KB262313

우리 아이를 위한 내몸 사용설명서

우리 아이를 위한 내몸 사용설명서

지음_ 마이클 로이젠 · 메멧 오즈
감수_ 김동수
옮김_ 김성훈

1판 1쇄 인쇄_ 2013. 8. 20
1판 1쇄 발행_ 2013. 8. 26

발행처_ 김영사
발행인_ 박은주

등록번호_ 제406-2003-036호
등록일자_ 1979. 5. 17.

경기도 파주시 문발동 출판단지 515-1 우편번호 413-756
마케팅부 031) 955-3100, 편집부 031) 955-3250, 팩시밀리 031) 955-3111

이 책의 한국어판 저작권은 KCC를 통한 저작권자와의 독점 계약으로 김영사가 소유합니다.
저작권법에 의하여 한국 내에서 보호받는 저작물이므로 무단 전재와 무단 복제를 금합니다.

값은 뒤표지에 있습니다.
ISBN 978-89-349-6419-3 13510

독자 의견 전화_ 031) 955-3200
홈페이지_ www.gimmyoung.com
이메일_ bestbook@gimmyoung.com

좋은 독자가 좋은 책을 만듭니다.
김영사는 독자 여러분의 의견에 항상 귀 기울이고 있습니다.

우리 아이를 위한
내몸 사용설명서

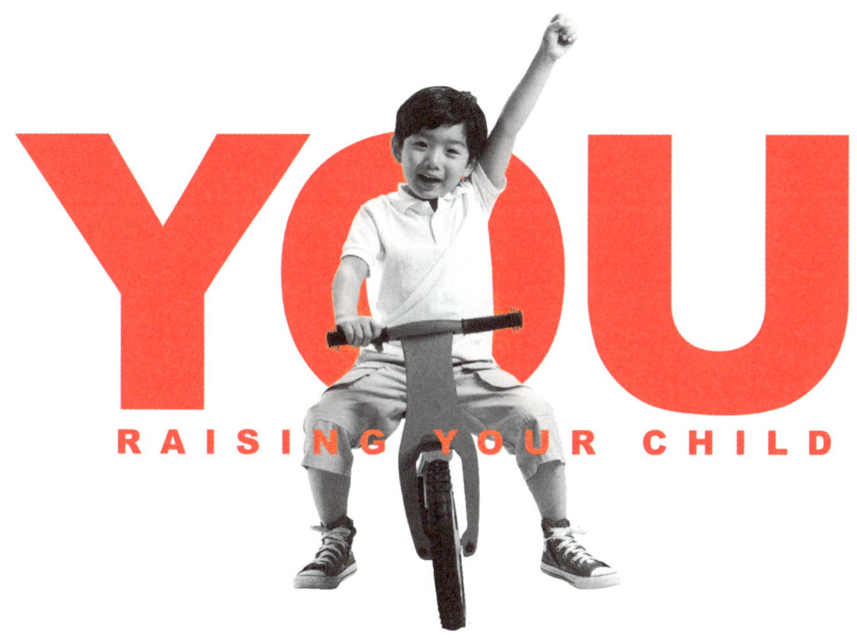

탄생의 순간부터 6세까지, 내 아이의 폭발적 성장 과정을 추적하라!

마이클 로이젠 · 메멧 오즈

김동수 감수(세브란스 어린이병원장) | 김성훈 옮김

김영사

차 례

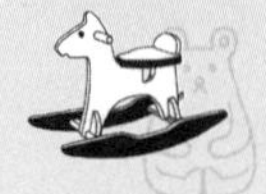

부록

한국 최초로 '어린이날'을 만든 소파 방정환, 그는 어린이가 한 인격체로 보호받고 대접받아야 하는 존재임을 한국 사회에 널리 알렸습니다. 우리는 그제야 어린이가 어른의 축소판이 아니라, 성인과 다름없는 한 인간이라는 사실을 깨달았습니다. 아이는 미래를 짊어지고 이끌어갈 이 땅의 소중한 주인입니다.

한 생명체가 잉태되어 태어나고 성인으로 자라는 과정은 정말 신비롭고 놀라운 여정입니다. 아이는 성인으로 자라 독립할 때까지 성장과 발달이라는 특별하고도 중요한 과정을 겪습니다. 여기에는 부모에게 물려받은 유전적 소인과 다양한 외부 요인, 즉 환경이 복합적으로 영향을 미치지요. 특히 태어나서부터 취학 전까지의 기간은 아이를 둘러싼 환경과 유전적 요인이 결정적 영향을 미치는 중요한 시기로, 신체적·정신적으로 성장하기 위한 모든 준비를 끝마칩니다. 다시 말해 평생 건강을 책임지는 모든 성장 시스템이 그 역할을 수행하기 위한 준비 태세를 갖추는 것이지요. 이때 부모가 제공하는 적절한 환경과 자극은 아이가 이 세상에서 더욱 건강하고 현명하게 살아갈 수 있도록 돕습니다.

따라서 부모는 아이 성장 발달의 전 과정을 잘 이해해야 합니다. 아이가 건강한 성인이 될 수 있도록 도와줄 의무와 책임이 있기 때문이지요. 그러나 모두 알다시피 육아는 결코 쉬운 일이 아닙니다. 그 과정을 지켜보며 함께하는 것 자체가 어쩌면 두려운 일일 수 있습니다. 그래서 어떻게 하면 우리 아이를 바르고 건강하게 키울 수 있을지 밤잠을 설쳐가며 고민하는 부모가 많습니다.

현대인에게 인터넷은 정보를 전달해주는 아주 유용한 수단입니다. 아이의 성장과 발달에 관한 모든 내용을 손쉽게 찾아볼 수 있는 것이죠. 또 서점에 가도 유사한 책들이 넘쳐납니다. 하지만 앞서 말한 대로 성장을 위한 결정적 시기에 초점을 맞춘 육아서는 많지 않습니다. 그런 점에서《우리 아이를 위한 내몸 사용설명서》의 감수를 맡은 것은 저에게 무척 보람되고 기쁜 일이었습니다. 책 내용을 살펴보면서 저 스스로도 무관심한 부분까지 세심하게 잘 정리하고 있다는 사실에 놀랐습니다. 학습 방법, 식생활, 바이러스와 알레르기, 질병, 의약품, 안전사고, 병원 수칙 등 아이의 올바른 성장에 꼭 필요한 정보를 모두 담고 있어 많은 부모에게 큰 도움이 될 것으로 생각합니다.

그러나 이 책은 기본적으로 사회적·문화적 환경이 다른 미국을 기준으로 하기 때문에 이를 우리나라 상황에 맞게 바꾸고 부족한 부분에 대한 설명을 추가하는 작업에 심혈을 기울였습니다. 그래도 부족한 부분은 독자의 의견을 통해 수정, 보완해나갈 생각입니다.

저는《우리 아이를 위한 내몸 사용설명서》을 선택하고 읽은 모든 부모는 올바른 지식과 정보로 육아의 어려움을 잘 극복하고, 다양한 육아 방법을 완벽하게 적용해나갈 수 있으리라 생각합니다. 유성우가 내리는 어느 날 새벽, 늙은 저도 우주에 대한 가슴 설레는 꿈을 꾸어보았습니다. 이 책을 읽는 부모들이 아이에게 쏟아지는 별처럼 무한한 꿈과 소망을 심어주기를, 그리하여 건강한 성인으로 키워주기를 진심으로 바랍니다.

세브란스 어린이병원장

김동수

갓 태어난 젖먹이나 이제 걸음마를 시작한 아이, 소꿉놀이를 하고 아빠 배 위에서 구르며 노는 개구쟁이…. 우리는 이런 사랑스럽고 귀여운 아이에게서 도무지 눈을 뗄 수가 없습니다. 그러다가 아이의 활동량이 늘어나기 시작하면 이때부터는 다른 이유로 또 아이에게서 눈을 뗄 수가 없죠. 놀다 다치지 않을까, 위험한 곳에 가지 않을까, 핸드폰을 물속에 빠뜨리지나 않을까 등 단 한순간도 눈길을 떼기가 불안합니다. 이러한 상황에서도 어렵사리 시간을 내 이 책에 눈길을 주신 부모님들께 감사드립니다.

아마도 이 책을 집어 든 이유 중 하나는 여러분의 마음속에 자리한 커다란 질문 때문일 것입니다. 여러분을 설레게 만들고, 한편으로는 아주 두렵게 만드는 질문이죠.

'우리 아이는 앞으로 어떻게 자랄까?'

네, 좋은 질문입니다. 여러분의 아이는 어떻게 자랄까요? 부모 혹은 예비 부모로서 여러분은 아마 수천 가지 인생의 시나리오를 머릿속에 그려 보았을 것입니다. 건강할까? 똑똑하고 예의 바를까? 인생의 중요한 단계들을 순조롭게 제때제때 거칠까? 음악가가 될까, 운동선수가 될까? 사장이 될까, 아니면 일자리를 못 구해 실업자가 되거나, 불량 청소년이 되지는 않을까? 헌신적인 자원봉사자가 될까, 영혼의 단짝을 만나고 올바른 시민으로서 사람들을 도우며 살까?

이런 질문들 중에는 쉽게 생각하기 어려운 것도 있죠. 특히 여러분이 사랑, 기쁨, 혹은 스트레스 같은 강력한 감정에 빠져 있는 동안에는 특히 그렇습니다. 실제로 이런 문제에 대해 고민하면서 밤늦도록 잠 못 이루는 날이 앞으로 더 많을 것입니다 지금도 이미 그렇겠지만 앞으로 그런 날이 더 많아지겠죠.

물론 우리 아이의 생물학적·심리적 삶이 모두 유전자 DNA에 의해 결정된다고 생각하면 속이야 편하겠지요. 하지만 연구를 진행할수록 아이를 이끌어주는 실질적 삶의 원동력은 DNA와 별 관계가 없다고 밝혀지고 있습니다. 사실 그 삶의 원동력은 따로 있습니다.

바로 '당신'이죠.

여기에는 혈액형이나 발 크기 같은 유전적 의미의 당신이 아닌 아주 다른 의미가 담겨 있습니다. 행동이나 삶의 원칙 등 여러분이 부모로서 보여주는, 눈에 띄거나 잘 띄지 않는 여러 가지 일들이 아이가 자라나는 환경을 만들어갈 것입니다. 당신이 만든 그 환경이 아이에게는 바로 당신 그 자체입니다.

그렇습니다. 이 책은 아이의 건강에 대한 책이지만, 여러분에 관한 책이기도 합니다. 《우리 아이를 위한 내몸 사용설명서》에서 여러분은 육아라는 어려운 문제를 풀어나가는 데 중요한 모든 기본 사항에 대해 최고의 정보와 조언을 얻을 것입니다. 알레르기, 감염, 안전, 영양 그리고 아이의 건강을 유지하는 데 도움이 될 많은 것을 알려드리겠습니다. 하지만 온갖 잡다한 내용을 나열해놓은 책이라면 차라리 백과사전식 의료 웹사이트를 추천하는 것이 훨씬 낫겠죠. 이 책은 단순히 문제를 해결하는 것뿐만 아니라, 좀 더 현명한 육아 지침을 가르쳐드립니다.

그러면 대체 현명한 육아란 어떤 것일까요?

우리는 대부분 본능에 따라 아이를 기르며, 이런 방식은 대부분 효과적입니다. 현명한 육아는 사실 의식적인 의사결정에 달려 있습니다. 자신의 느낌을 바탕으로 선택을 하는 것이 단기적으로나 장기적으로 아이에게 가장 좋습니다 의사결정은 아이가 태어난 첫날부터 시작되죠. 모유를 먹여야 하나 분유를 먹여야 하나? 어떤 예방접종을 언제 해야 하나? 백신 예방접종에 대한 내용은 부록의 453쪽에서 볼 수 있습니다. 현명한 부모는 육아를 '역설계 reverse engineering' 과정으로 생각하는 경우가 많습니다. 언제나 최종 목표를 염두에 둔다는 뜻이죠. 하지만 대부분의 부모는 시간과 여력의 제약에 시달립니다. 그래서 이 책에는 육아에 따르는 스트레스를 조금이나마 덜기 위해 핵심만 담았습니다.

우리의 궁극적 목표는 아이를 위한 최적의 환경을 만드는 방법을 알려드리는 것입니다. 아이가 육체적·정서적·사회적으로 잘 자라도록 이끌어주는 환경 말입니다. 왜 하필 환경이냐고요? 최근의 연구에 따르면 환경 물리적 공간만 아니라 부모나 다른 보호자의 행동에 따라 결정되는 환경까지도 포함합니다 이야말로 모든 영역에서 아이의 미래를 좌우하는 첫 번째 결정 요인임이 밝혀지고 있기 때문입니다.

이 책에서는 태어난 순간부터 6세까지의 아이 건강과 발육을 다룹니다. 여러분은 최첨단 연구 결과와 발육 관련한 다양한 육아 방법을 배우게 됩니다. 이 책을 쓰는 데 참여한 저자들의 자녀를 모두 합해보니 모두 14명이네요. 그중 2명은 소아과 의사이고, 특히 한 사람은 발달 소아학 전문의입니다. 따라서 이 책의 저자들도 모두 개인의 삶과 직업인의 삶 중 상당 부분을 여러분과 같은 문제로 고민하며 살아왔습니다.

벤저민 스포크 박사 1946년 《유아와 육아의 상식》을 출간해 전 세계적으로 베이비붐 세대의 부모에게 큰 영향을 미쳤습니다 _역자 주 가 활약하던 시기 이후로 많은 변화가 있었습니다. 세상이 돌아가는 방식도 바뀌었고 여러분의 부모님이 몰랐던 육아 문제들이 생겨났으며, 아이들 발달에 있어서도 새로운 사실들이 많이 발견되었지요. 여러분은 이미 알고 있을 것입니다. 아이가 돌고래와 비슷하다는 것을요. 돌고래가 초음파를 발사해 지형과 먹잇감을 파악하듯, 아이도 끊임없이 부모에게 무언의 신호를 보냅니다. 또 육아와 관련한 최고 교훈을 아이에게서 배울 때가 있음을 말입니다. 아이는 부모에게 자신의 재능이나 욕구가 무엇인지 메시지를 보냅니다. 그리고 아이는 사실 '덜' 배울 때 '더 많이' 배운다는 것두뇌에 관한 내용도 곧 뒤에 나옵니다과 거울 같은 존재라는 것도 알 것입니다. 사실 아이의 두뇌가 그러한 존재이지요. 아이는 여러분이나 자기를 돌보는 보호자, 그리고 자신의 삶에 영향을 준 인물들의 행동을 따라 합니다.* 그리고 아이가 태어난 날부터 성년이 될 때까지 여러분이 아이에게 보내는 가장 강력한 메시지는 결코 말이 아니라는 점도 알고 있습니다.

우리는 가장 자신 있는 분야를 통해 이 놀라운 통찰을 여러분께 알려드리겠습니다. 바로 생물학이죠. 궁극적으로 이 책에서 배울 모든 것은 생물학으로 귀결될 것입니다. 여러분이 설마 생물학과 관련이 있을까 생각하는 사소한 부분까지도 말입니다. 이렇듯 이유를 알면 무엇을 공부해야 할지 훨씬 더 쉽게 파악할 수 있습니다.

공부하는 동안 여러분도 한 가지 비유에 동참해주었으면 합니다. 그 비유 속에서 여러분은 강을 따라 여행을 안내하는 길잡이 역할을 맡습니다 [그림 0.1] 참고. 아이의 전반적 발달과 현명한 육아를 생각할 때 우리는 아이의 인생 여정이 예측 불가능한 긴 강줄기를 따라 배를 타고 내려가는 것이라 비유합니다. 여러분은 길잡이로서 배의 방향과 속도를 조절하고, 아이는 배 위에서 자기 주변에 일어나는 모든 것을 보고 배우지요부모의 모습을 지켜보는 것도 여기에 해당합니다. 그래야 결국 아이도 스스로 노를 젓고 배를 조종하는 법을 배울 테니까요. 이러한 비유가 육아를 단계별로 이해하는 데 도움이 되었으면 합니다.

---

* 이것이 바로 한 가정에서 자란 아이들도 서로 다른 이유 중 하나입니다. 아이가 생길 때마다 여러분의 육아 방식이 달라질 뿐 아니라 주변 환경도 함께 변하죠.

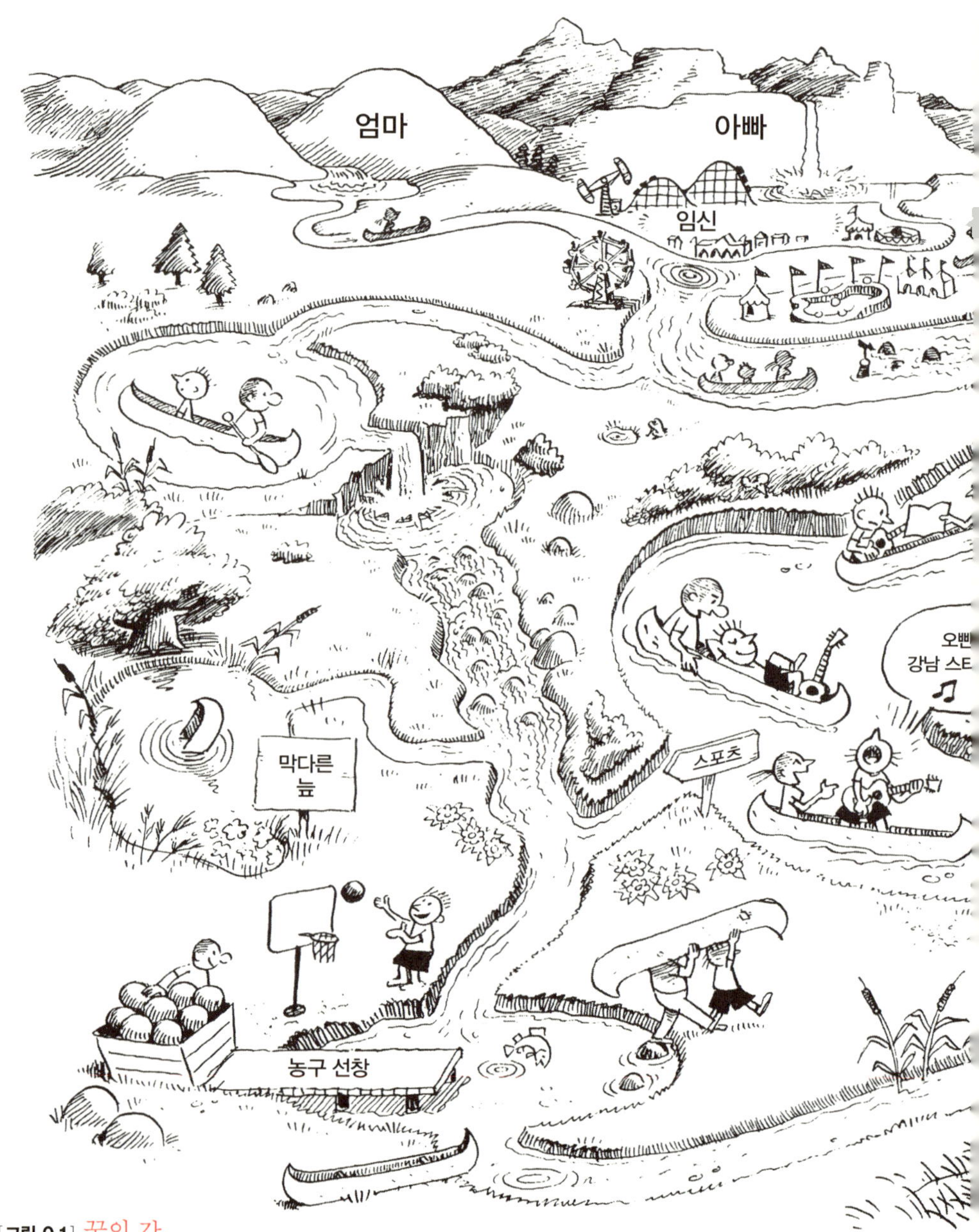

[**그림 0.1**] 꿈의 강

부모로서 여러분 역할은 아이를 배에 태우고 급류, 바위, 잔잔한 물살 등으로 이루어진 인생의 강으로 안내하는 길잡이입니다. 아이가 이 여정의 모든 즐거움을 만끽할 수 있는 환경을 만들어주세요. 아이 스스로 강점을 발견하도록 돕는 지름길입니다.

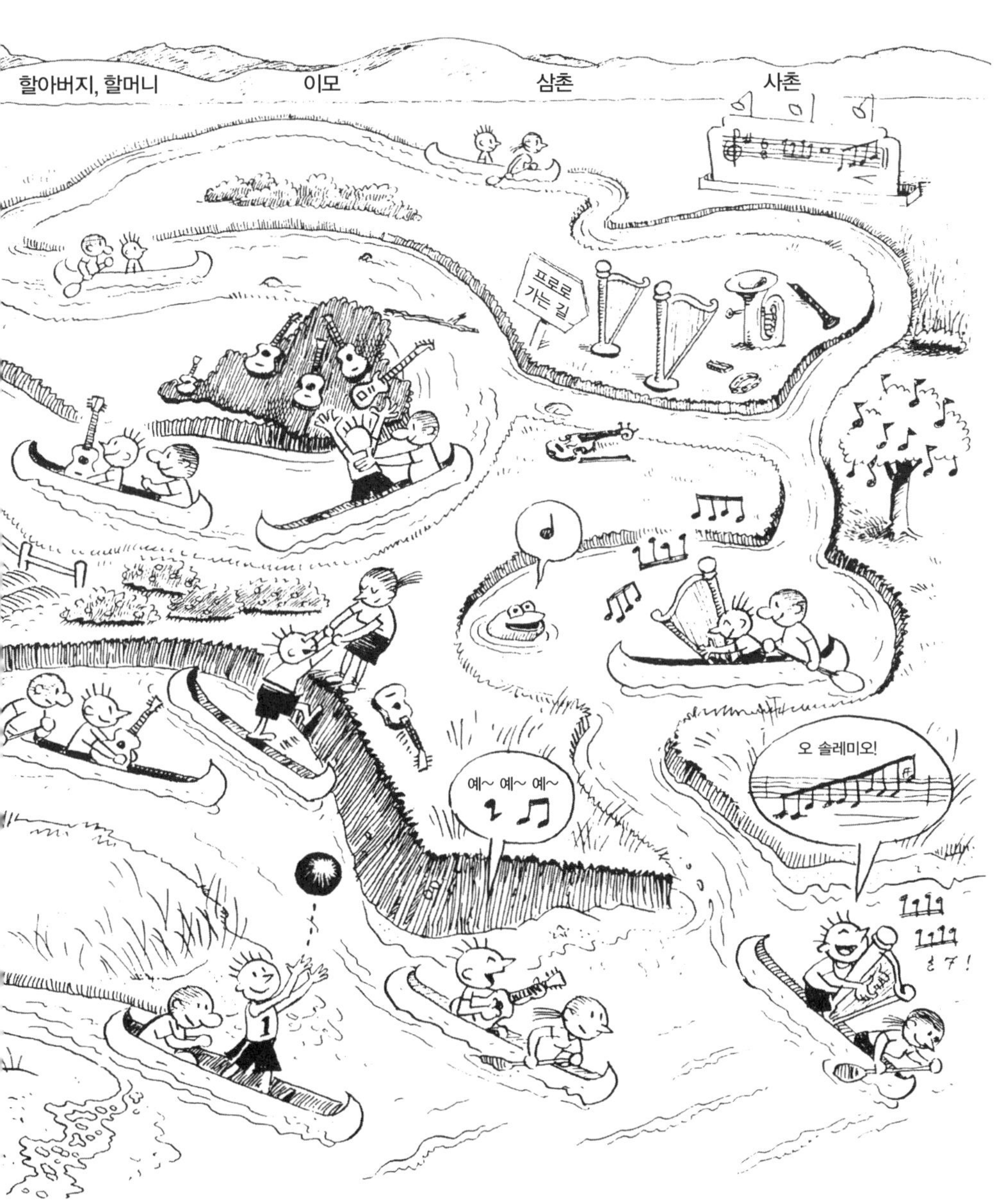

할아버지, 할머니
이모
삼촌
사촌
프로로 가는 길
오 솔레미오!
예~ 예~ 예~

배는 아이가 타고난 유전적 성향을 의미합니다 사람은 모두 조금씩 다르게 태어나지요. 이것은 강물을 항해하는 방법에 영향을 미치기는 하지만, 이로 인해 여행의 질이 결정되지는 않습니다.

노는 부모의 습성, 행동, 말 등을 의미합니다 여러분은 노를 이용해 배를 조종합니다. 어디로 갈지, 승객에게 무엇을 보여줄지 결정하죠. 또 배를 멈출 수도 있고 바위에 부딪쳐 오도 가도 못 하게 될 수도 있으며, 갈림길 중 어디로 갈지 선택할 수도 있고, 배의 속도를 높이거나 늦출 수도 있습니다. 대부분의 시간 동안 어떤 식으로든 배를 조종하고 있지요. 하지만 노 젓기에서 가장 중요한 교훈은 바로 이것입니다. 때로는 노를 젓지 않아도 원하는 곳에 갈 수 있다는 점이죠. 사실 과도하게 노를 저을 때도 많습니다. 잘해보겠다고 너무 열심히 저은 나머지 배를 엉뚱한 방향으로 몰고 가는 것이죠. 때로는 그저 물살에 배를 맡길 줄 알아야 합니다. 우리의 육아 철학은 '열심히'가 아니라 '현명하게' 하는 것입니다.

강은 아이가 살아가는 환경을 상징합니다 강줄기는 때로는 거칠고 때로는 잔잔합니다. 어떤 때는 드넓은 물줄기가 펼쳐지면서 배를 조종하는 방법도 많아지고 어떤 때는 강폭이 좁아지면서 급류를 돌파하는 것 말고는 선택의 여지가 없을 때도 있습니다. 결론은 이렇습니다. 여러분이 아무리 능숙한 길잡이라고 해도 환경은 여러분과 아이들의 항해에 어떻게든 큰 영향을 미친다는 것이죠. 강물을 따라 여행하면서 알게 될 중요한 사실 중 하나는 사람들이 자주 지나간 길이 여행하기 가장 편한 장소라는 것, 그리고 여러분도 항해하기 편한 장소를 찾을 수 있다는 사실입니다. 그곳으로 향하도록 아이가 도울 것입니다.

배에는 여러분에게 필요한 모든 장비가 실려 있습니다 앞으로 닥쳐올 거친 물살 "나 어깨에 문신할래요." 언젠가 딸이 이렇게 선언할지도 모릅니다을 예측할 수 있는 지도와 함께 헤쳐나갈 구명조끼도 마련되어 있습니다. 이것들은 모두 여러분이 이미 갖추고 있거나, 앞으로 갖추게 될 다양한 지원 시스템에서 나오지요. 배우자, 친구, 가족, 의사 등이 모두 여기에 해당하며, 여러분보다 먼저 성공적으로 여정을 마무리한 사람들이 알려주는 다양한 자료가 인터넷과 책 속에 들어 있습니다.

목적지요? 아이가 한 인간으로서 갖춰야 할 모든 품성, 기술, 태도, 행동 등이 되겠지요. 지금쯤 눈치채셨겠지만 목적지는 여러분이 어떤 길을 선택하고, 그 길을 어떻게 인도하느냐에 따라 크게 달라집니다. 말이 아니라 행동에 의해 결정되는 것이지요. 하지만 중요한 교훈 하나는 여러분이 아이에게 바라는 것이 사실 아이에게는 맞지 않을 수도 있다는 점입니다. 따라서 아이가 보내는 신호를 읽고, 아이가 원하는 곳으로 자연스럽게 흘러가도록 돕는 법을 배워야 합니다.

길잡이로서 부모의 궁극적 목표는 승객인 아이에게 강에 대해 충분히 가르쳐 결국 스스로 항해하게 하는 것입니다 이렇게 스스로를 책임지는 교육은 아주 어린 시절부터 시작되고배변 훈련도 여기에 해당합니다, 아이가 길을 안내하는 데 필요한 모든 기술을 익히면 막을 내리죠. 중요한 결정을 스스로 내리고, 역경에도 침착과 자신감을 잃지 않으며, 생산적이고 만족스러우며 독립적인 삶을 살아가는 법을 배웁니다. 이 모든 과정이 문제 없이 순조롭게 마무리되면 훌륭한 성인이 되어 자기 배에 여러분을 태울 것입니다.

이 책을 집어 든 것을 보면 아마도 여러분은 강물에 이미 배를 띄웠을 가능성이 큽니다. 이 책을 지도라 생각하세요. 여러분과 아이가 원하는 목적지에 무사히 도달하도록 이끌 것입니다. 뛰어난 길잡이에게는 두 가지 특성이 있습니다. 바로 '경험'과 '지식'이죠. 육아 경험이야 있을 수도 없을 수도 있지만, 적어도 이 책이 지식만큼은 도움이 되리라 믿습니다. 이제 여러분은 육아에 필요한 과학과 전략을 배울 것입니다. 이를 위한 정보와 전략이 준비되어 있으며, 어떻게 하면 아이가 잠을 잘 자고 건강하게 체중을 유지할 수 있는지, 열이 나면 어떻게 대처해야 하는지 등 중요한 부모 역할에 대해 빠짐없이 다루겠습니다. 그러면 이 책의 구성을 함께 살펴볼까요?

• 처음 세 개의 장에서는 육아를 위한 최적의 환경을 조성한다는 것이 무엇인지, 그리고 아이의 잠재력과 행복을 최대로 끌어올리기 위해 할 수 있는 일이 무엇인지 집중적으로 다룰 것입니다 사실 이것은 책 전반에 걸쳐 다루는 내용입니다. 심리학에 대해 이야기하나 싶을 수도 있지만, 사실 우리가 전달하는 내용은 신경학적인 것들입니다. 어떻게 하면 뇌가 잘 학습하고 발달하는지에 대한 과학이죠. 뇌 발달은 부모가 제공하는 자극환경과 어린 시절부터 형성해주는 건강한 습관에 좌우됩니다.

• 그다음에는 부모라면 누구나 신경 쓰기 마련인 건강과 의학 관련 문제를 다룰 것입니다. 모유수유에 문제가 생기면 어떻게 대처하나요? 아이가 왜 편식을 할까요? 알레르기는 어떻게 치료하나요? 아이가 아플 때는 어떻게 해야 하나요? 아이 엉덩이에 생긴 빨간 발진은 왜 생겼을까요? 이 책을 쓰는 우리도 의사이기에 앞서 부모입니다. 하루하루 아이의 뒷바라지와 건강에 온통 신경을 쓰다 보면 작은 부분을 벗어나 문제를 멀리서 바라보는 것이 얼마나 어려운지 잘 알고 있습니다. 그래서 질병의 진단, 치료, 예방법에 대해서도 얘기를 나누겠습니다.

• 여러분이 결정을 내리고 행동할 때 도움이 될 만한 실용적인 지침에 대해서도 다루겠습니다. 이를테면 좋은 소아과 의사나 어린이집을 선택하는 방법, 아이에게 안전한 집 안 환경을 만드는 방법, 자동차 유아용 보조의자 장착법80% 정도는 보조의자를 잘못 장착하고 있으니 꼭 확인하세요 같은 것이죠.

• 11장 '부모를 위한 조언'에서는 일반적인 아이의 중요한 발육 단계를 살펴보겠습니다부디 이 단계에 지나치게 집착하지는 마세요. 그리고 출생부터 6세까지 다양한 단계를 조금이라도 수월하게 보내는 데 도움이 될 정보와 기술에 대해서도 알아보겠습니다. 이 책 전체에 소개하고 있는 자세한 지도를 간단히 요약해놓은 것이라 보면 됩니다. 급하게 참조하거나, 내용을 확인할 필요가 있을 때 유용합니다.

• '부록'에서는 아이의 건강을 유지하기 위한 다양한 방식에 대해 알아보고, 예방접종에 대해서도 다양한 관점에서 살펴보겠습니다. 아이를 처음 키우는 부모에게 특히 도움이 될 것입니다. 여기에는 기저귀 갈기, 수유하기, 재우기, 목욕시키기 그리고 육아 관련 궁금증에 대한 다양한 정보가 들어 있습니다. 일반적이진 않지만 중요한 주제인 쌍둥이 출산, 새로운 가족 형태에서의 육아, 자폐증, 주의력결핍과잉행동장애ADHD 등 특수한 건강 관련 문제도 다룹니다.

네, 압니다. 어서 빨리 책장을 넘겨서 기저귀 발진이 생겼을 때 연고 바르는 방법이나 예절 교육 방법, 그리고 그보다 더 큰 주제들에 대해 알고 싶은 마음이 굴뚝같을 겁니다. 하지만 시작하기에 앞서 여러분에게 육아와 관련한 몇 가지 중요한 사고방식을 소개하겠습니다.* 매일 무대 전면에 등장하지는 않지만 세상에서 가장 위대한 일인 육아를 하는 동안 반드시 주목해야 할 주제입니다. 'YOU 육아 원칙'이라고나 할까요?

육아 = 복합적 문제를 인식하는 것

인생을 살다 보면 쉽게 해결되는 문제도 있습니다. 이를테면 다음과 같은 경우죠.

감염 X + 약 처방 Y = 건강 U

육아도 이렇게 간단하면 얼마나 좋을까요. 하지만 육아는 치열한 수사 활동과 비슷합니다. 여러분이 맞닥뜨리는 문제마다 늘 명확한 해결책이 존재하지는 않으니 말이지요. 인생에는 서로 다른 차원의 세 가지 문제가 존재합니다. 간단한 문제_{조리법만 따르면 해결되는 식사 준비 등}, 복잡한 문제_{이를테면 달에 로켓을 쏘아 올리는 일. 여러 사람이 힘을 모아 수많은 도전을 극복해야 하는 일이지만, 일단 성공한 후에는 어떻게 해야 하는지 알 수 있는 일입니다}, 그리고 복합적 문제_{육아가 여기에 해당합니다. 이것은 멈추지 않고 움직이는 과녁 같아서 수많은 요인이 복잡하고 미묘하게 얽혀 있죠. 때문에 똑같은 상황이란 존재하지 않습니다}입니다. 육아는 복합적이기 때문에 어떤 육아 방식이 언제나 옳거나, 언제나 그르다고 말할 수 없습니다. 대신 강한 방식과 약한 방식이 존재하죠. 하지만 어떤 결정을 내릴 때는 아이의 독특한 기질과 특성에 바탕을 두어야 합니다. 이것이 바로 우리가 이 책에서 추구하는 점입니다. 학습을 통해 여러분이 그 복합성을 이해하고, 거기에 맞춰 자신의 육아 방식을 다듬어나가도록 돕는 것이 이 책의 목적입니다.

---

* 육아가 혈압을 낮춘다는 사실을 알고 계신가요? 분명 이것도 육아의 긍정적 혜택 중 하나겠죠.

육아 = 모범을 보이는 것

여기에는 의견이 있을 수 없습니다. 부모는 모든 부분에서 아이의 본보기가 됩니다. 아이가 무언가를 배우는 가장 중요한 통로는 여러분의 말'내 말대로 해'이 아니라, 행동'내가 하는 대로 해'입니다. 우리는 3장에서 다룰 거울 뉴런의 생물학을 통해 이런 사실을 알았습니다. 이는 여러분을 안내하는 원칙이 될 것입니다. 아이를 건강하게 키우려면 여러분이 어떤 음식을 먹느냐도 중요하지만 어떤 모습을 보이는지, 타인과 어떻게 관계를 맺는지, 자기 자신을 어떻게 인식하는지가 아주 중요합니다. 아이는 여러분을 통해 배웁니다. 아이 앞에서 운전하면서 문자를 보내고 싶거나 다른 사람에게 욕을 하고 싶을 때는 이 점을 명심하세요.

육아 = 중용을 지키는 것

우리는 인생의 많은 부분에서 최고가 되어야 한다고 교육받습니다. 하지만 육아는 최고를 추구해서는 절대 안 됩니다. 수많은 과학적 연구에서 입증되었듯이 극단적 육아는 아이의 발달에 가장 파괴적 영향을 미칩니다. 무관심한 부모가 아이 건강과 발달에 좋지 않은 것은 분명하지만, 정반대인 부모도 좋지 않기는 마찬가지입니다. 아이의 모든 시간을 일일이 계획하고, 아이가 놀이기구에 기어오르지 못하게 자기 몸에 줄로 묶어놓는 등 육아에 지나치게 집착하는 부모는 아이의 발달을 방해합니다이유는 1장 참조. 이 양극단의 중간이 좋습니다. 아이에게 충분한 관심을 쏟으면서도 학습에서는 탐험과 독립을 중요시하는 겁니다. 최고의 부모가 되겠다는 마음을 버려야 최고 부모가 될 수 있습니다.

육아 = 입체적 경험을 제공하는 것

아이에게 3D 입체 안경을 씌우라는 얘기가 아닙니다. 현명한 육아의 진짜 비결은 아이에게 다중의 감각을 경험하게 하는 것입니다. 아이의 뇌는 스펀지 같다는 말을 들어봤을 겁니다. 아이가 가능한 한 많은 것을 접하게 해주세요. 무엇이든 아이 앞에 풀어놓으세요. 단어, 소리, 맛, 색깔, 모양, 냄새 그리고 세상 그 자체까지도 말입니다. 이렇게 하다 보면 아이는 자기가 좋아하는 것을 표현할 것입니다. 때로는 아주 미묘한 표현으로 나타나기도 하죠. 이런 단서를 잡으면 아이가 제일 재미있어하고 성공할 가능성도 가장 큰 아이의 타고난 관심사와 긴밀하게 연관되어 있기 때문이죠 방향으로 아이를 유도할 수 있습니다. 그렇다고 아이를 질리게 해서는 안 됩니다 '육아 = 중용을 지키는 것'을 보세요. 아이의 오감을 만족시키기 위해 노력하라는 뜻입니다.

육아 = 행복한 삶을 위한 환경을 만드는 것

여기서 몇 장만 넘기면 우리는 '후성유전학'이라는 중요한 개념을 접하게 됩니다. 유전학 개념에 대해서는 분명 들어봤을 겁니다. 아이의 유전적 구성은 아빠와 엄마한테서 절반씩 물려받죠. 아이의 육체적·성격적 특성이 부모에게서 어떻게 직접 전해지는지에 대해서도 할 말이 참 많습니다. 임신과 아이의 발달에 관한 최신 정보를 보면, 우리에게는 엄마 배 속에 있을 때부터 유전자의 발현 방식 즉 유전자가 우리의 특성에 미치는 영향을 바꿀 수 있는 능력이 있음이 밝혀졌습니다. 타고난 DNA의 영향에 아이가 그저 속수무책으로 끌려다녀야만 하는 것은 아닙니다. 아이를 어떤 환경에 노출시키느냐에 따라 유전자의 작동 방식을 바꿀 수 있습니다. 여러분이 그 스위치를 켤 수도 끌 수도 있다는 뜻이죠. 따라서 아이의 성격이나 행동 그리고 장래의 건강까지 아이 발달과 관련한 모든 부분에서 여러분은 핵심 역할을 맡고 있습니다. 실로 믿기 어려운 얘기지요. 유전자의 발현 방식을 바꾸면 아이의 삶도 바꿀 수 있습니다. 결국 이 모든 것이 무엇으로 귀결되는지 아시겠지요? 그렇습니다, 바로 '환경'이죠.

환경이야말로 이 책이 다루는 전부입니다. 우리는 아이들이 마음껏 탐색하고 배우며 건강하고 행복하게 살 수 있는 환경을 조성하도록 도와드리겠습니다. 이러한 환경은 여러분이 강물을 항해하는 방식과도 관련 있지만, 강물 자체와도 깊은 관련이 있습니다.

자, 이제 노를 쥐고 배 위에 올라타세요.
결국 이 항해는 여러분의 인생을 위한 것입니다. 장담하건대 아이도 이미 배에 오를 준비를 마쳤을 겁니다.

7

raising your child

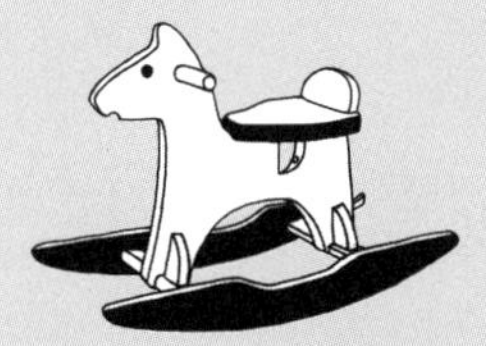

1

성장 환경의 영향

아이의 성장에 필요한 건강한 환경을 만들자

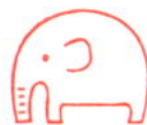

여러분이 이제 막 부모가 되어 아이와 함께한 시간이 그리 많지 않더라도, 자신의 어린 시절을 돌아보면 아이의 유형이 로또 번호 조합만큼이나 다양했던 것이 기억날 것입니다. 왕자를 좋아하는 아이, 공룡에 관심이 많은 아이, 음악을 좋아하는 아이, 운동을 좋아하는 아이, 한글을 빨리 떼는 아이, 우렁차게 소리 지르는 아이, 다리가 많은 짐승과 곤충은 무엇이든 무서워하는 아이 등등 끝도 없이 이어지죠.

여러분도 우리가 하고 싶은 말의 핵심을 짚었으리라 생각합니다. 삶에서 가장 경이로운 것 중 하나는 상자 속 크레용처럼 모든 아이들이 다른 색깔을 가지고 각자의 방식으로 아름다움을 뽐낸다는 것입니다. 이것은 우리가 이 책을 쓴 이유이기도 합니다. 이러한 차이점을 축복하고, 아이를 매력적인 존재로 만드는 특성을 더욱 키울 수 있도록 도우려 합니다.

그런 점에서 볼 때, 여러분이 이 책을 읽는 것은 육아를 제대로 하는지 확인하고 싶어서가 아닐까 추측해봅니다. 정상적이고 건강한 방식으로 아이를 잘 키우고 있는지 알고 싶은 것이죠. 다행히 여러분은 제대로 찾

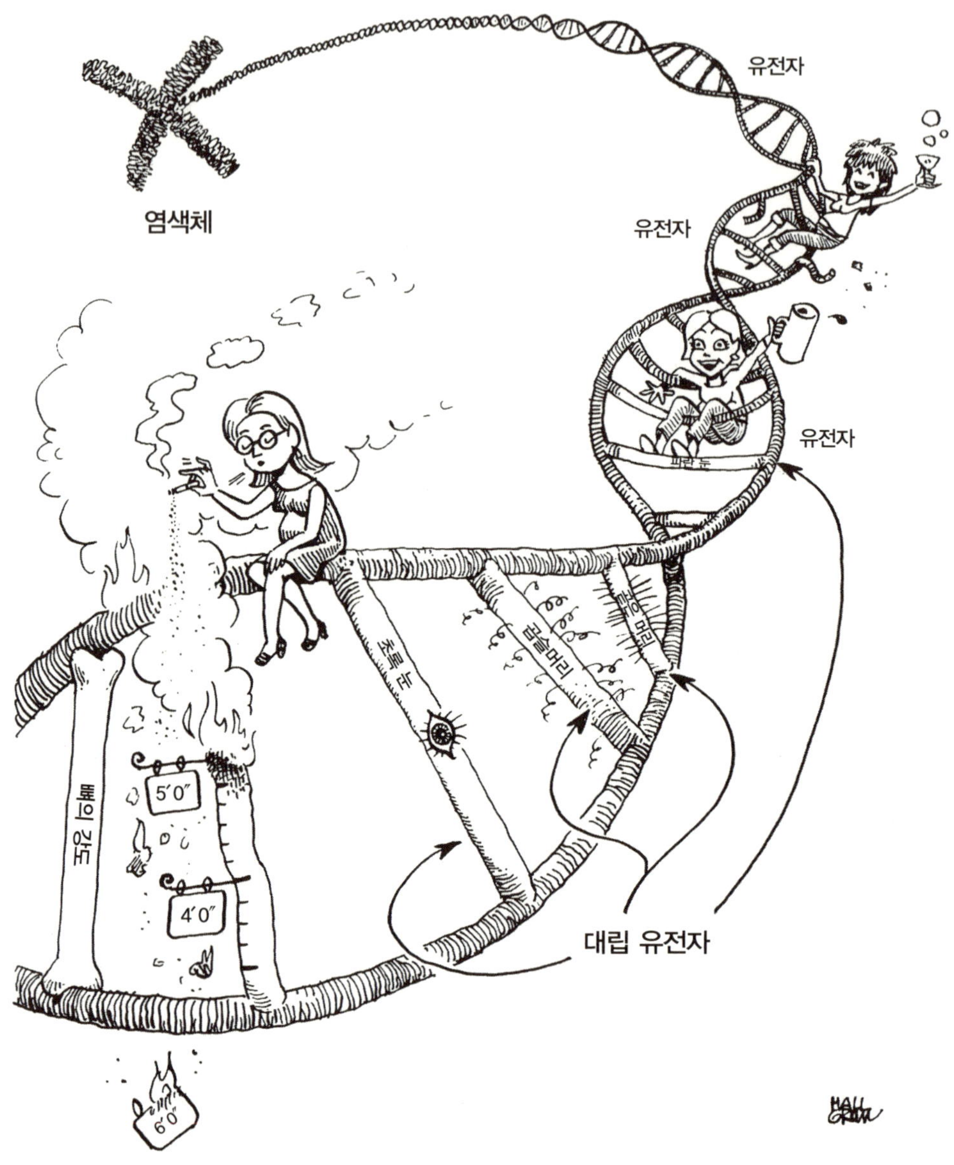

[그림 1.1] 유전자

아이는 그저 두 DNA의 사랑스러운 혼합물에 불과할까요? 생물학적으로 틀린 말은 아니지만 그렇다고 아이가 태어날 때부터 미래 모습이 프로그램되어 있다는 뜻은 아닙니다. 후성유전학에 따르면 여러분이 취하는 행동, 아이가 취하는 행동, 그리고 궁극적으로 아이가 자라나는 환경에 따라 유전자의 발현 방식이 결정됩니다.

아오셨습니다. 대부분의 아이들이 해당하는 공통의 생물학을 기반으로 발달에 이상적인 환경을 어떻게 만들어나갈지 이야기해보겠습니다.

여기서 '환경'이란 아이 방을 어떻게 꾸미느냐는 의미가 아닙니다. 부모로서 부딪힐 도전과 좌절에 대처하기 위해 어떤 준비를 해야 하는지를 의미합니다. 배 속 열 달 동안, 엄마는 말 그대로 아이의 환경 자체입니다. 배 속에서 나와 스스로 숨을 쉬어도, 아빠 엄마는 여전히 아이의 우주에서 중심을 차지합니다 아마 여러분은 반대로 생각하겠죠. 여러분이 제공하는 장난감, 음식, 음악, 그리고 주고받는 감정과 태도 등이 아이에게 지대한 영향을 미칩니다. 그냥 상징적 의미의 영향이 아닙니다. 실제로 이 모든 것은 인체의 모든 세포에 들어 있는, 두 줄로 꼬인 작은 가닥에 영향을 미칩니다. 네, 바로 DNA입니다. 이제 편안하게 앉아 이 세상에서 가장 신비롭고 경이로운 과정을 들어보세요. 어떻게 두 개의 세포가 만나서 귀엽고 사랑스럽기 그지없는 아이로 태어났을까요?

환경의 영향 선천성 vs 후천성

이 책에서 배울 내용 중 이것 하나만큼은 반드시 기억하세요. 아이의 발달을 통제하는 데 유전자는 환경만큼 중요하지 않습니다. 다시 말하면 아이의 발달을 결정하는 것은 선천성과 후천성인데, 이 둘이 일대일로 싸움을 벌이면 선천성은 후천성한테 상대가 안 된다는 것이죠.

이 개념은 후성유전학이라는 생물학 분야에 뿌리를 둡니다. 후성유전학에 따르면 유전자는 스위치가 켜졌을 때만 우리에게 해당 특성을 부여해줄 수 있습니다. 그 스위치는 환경의 영향에 따라 켜지기도, 꺼지기도 합니다. 요약하면 아이가 지금의 모습으로 자란 것은 단순히 유전자 때문이 아니라 그 유전자가 발현되었기 때문이며, 여러분에게는 그런 발현을 통제할 수 있는 막강한 힘이 있다는 것이죠 [그림 1.1] 참고. 초기의 후성유전학 연구를 보면, 임신 기간 동안 엄마의 행동이 발육 중인 태아에게 후성유전학적 변화를 일으킨다고 합니다. 예를 들면 임신 기간에 흡연을 하면 유전자의 발현 방식에 변화를 일으켜 키를 작게 만들고, 주의력 결핍 같은 문제도 일으킬 수 있습니다. 좀 더 최근의 연구를 보면, 후성유전학적 변화는 어느 때고 일어날 수 있다고 합니다. 즉 엄마 배 속에서 끝나는 것이 아니라 태어난 이후에도 일어나고 사실상 평생에 걸쳐 일어나죠. 환경은 우리의 유전자가 특정 방식으로 작동하도록 조종해서 특정 질병에 잘 걸리는 체질로 변화시키거나 다양한 습성, 습관, 성격 등을 만들어냅니다.

여기서 말하는 환경의 영향이란 그저 담배 연기나 기타 독소에 노출되는 것만을 의미하지 않습니다. 육아 방식 같은 무형의 환경도 DNA 발현에 큰 영향을 미칩니다. 이와 관련한 동물 연구 결과를 하나 살펴보지요. 아기 쥐 형제들 중에서 어미에게 핥기와 털 고르기를 받지 못한 쥐는 다른 쥐들보다 겁이 많고 스트레스에도 더 민감합니다. 후성유전학적으로 결정된 성향이죠. 같은 DNA를 물려받았을 경우 사랑과 관심을 받지 못하고 스트레스를 많이 받은 개체는 더 큰 두려움 속에서 삶을 삽니다.

환경이 꼭 후성유전학을 통해서 아이의 발달에 영향을 미치란 법은 없습니다. '학습 경관'이라는 또 다른 방식이 존재하지요. 얼마 전까지만 해도 정신의 발달은 오직 유전자의 영향을 받는다고 믿었습니다. 학습 능력은 부모의 유전자를 바탕으로 정해지는 공식 같은 것이라 여겼죠. 하지만 유전자 혼자 정신적·정서적·지적 발달 등을 지휘하는 것이 아님이 분명해졌습니다. 그 대신 정신은 어떻게 발달하고, 무엇을 학습해야 하는지에 대한 단서와 신호를 환경에서 찾아냅니다. 여러분이 조성해준 학습 경관이 아이의 학습에 영향을 미칩니다.*

<h2 style="color:#e8542a;text-align:center">아이가 원하는 것</h2>

아이는 태어나면서 바로 자기 의견을 표현하지 못하지만, 자기가 좋아하는 것과 싫어하는 것이 무엇인지 이미 알고 있습니다. 특히 감각적 자극에 대해 그렇죠. 아이가 좋아하는 것이 무언지 살펴보죠.

- **시각** 갓 태어난 아이는 머지않아 사람 얼굴을 빤히 쳐다보기 시작합니다. 알록달록한 장난감도 좋아하지만, 사람의 얼굴을 무척 좋아하죠.
- **청각** 엄마의 목소리를 즉각적으로 알아듣고, 주파수가 아주 높거나 낮은 소리에 민감합니다.
- **촉각** 피부와 피부의 접촉은 유대감을 강화하는 호르몬인 옥시토신 분비를 자극합니다. 모유수유를 하지 않는다 해도 젖병을 물릴 때는 아이를 품에 안은 상태에서 하는 것이 좋습니다.
- **후각과 미각** 아이는 단맛을 좋아하지만 쓴맛, 신맛도 구분할 줄 압니다. 재미있는 사실이 있습니다. 모유수유를 하는 아기는 생후 이틀이 되면 냄새만으로도 엄마의 모유를 구분할 수 있습니다

이 점을 다시 한 번 생각해봅시다. 여러분은 수영, 스케이트, 자전거 등을 책만 보고 배울 수 있나요? 물론 아니죠. 정신을 훈련시키려면 육체를 통해 환경으로부터 피드백이 필요합니다. 악보의 음표를 읽을 줄 안다고 바로 피아노를 연주할 수는 없는 노릇이죠. 피아노 연주 기술을 익히려면 자신의 환경을 체험하고 귀로 들어야만 합니다.

학습 의욕을 자극하는 물리적 환경뿐만 아니라 정서적 환경도 아이의 학습에 영향을 미칩니다. 아이가 밖에서 야구공 좀 던져달라는데 귀찮다

---

* 연구자들은 이 개념을 '체화된 인지embodied cognition'라고 부릅니다. 즉 우리가 학습하고 암기하고 기능하는 능력은 적어도 부분적으로는 우리와 주변 환경 사이에서 이루어지는 물리적 상호작용에 기반한다는 것이죠.

는 생각에 한숨이 먼저 나온다면, 의자에서 냉큼 일어나 기분 좋게 공을 던져주는 부모보다 아이를 훌륭한 야구선수로 키울 가능성은 그만큼 떨어지겠죠. 정글에서 엄마 원숭이가 뱀을 발견하고 재빨리 뒤로 물러나면, 아기 원숭이는 반복해서 보여주지 않아도 그 행동을 즉각적으로 배웁니다. 엄마 원숭이가 드러내는 정서적 맥락 스트레스, 공포 이 아기 원숭이에게 생존에 너무도 중요한 정보임을 알려주는 것이죠. 그래서 이 정보를 머릿속에 바로 각인시킵니다.

우리의 정신과 환경은 서로 얽혀 있습니다. 환경의 영향을 받아 특정 방식으로 발달하고 학습해서 지금의 우리가 되었죠. 아이에게는 이 점이 특히 중요합니다. 주변 세상을 탐험하는 데 필요한 지식과 기술을 익히는 과정에서 아이의 정신은 엄청난 속도로 팽창하기 때문이죠.

이 논리의 핵심은 유전학 개념을 완전히 무시하는 것이 아닙니다. 아이가 어떤 기질적 특성을 가지고 태어난다는 것은 의심할 여지가 없죠. 사실 20% 정도의 아이는 이른바 '고반응성' 기질을 안고 태어납니다. 이런 아이는 다른 아이들에 비해 낯선 것에 잘 놀라고, 수줍음이 많고 피에로 같은 것을 보거나 어둠 속에 있으면 무서워하는 경향이 많죠 나이가 들면서 이런 특성이 불안이나 우울증으로 발달하는 경우도 있습니다. 이런 아이는 분명 두뇌 구조가 조금 다릅니다. 뇌에는 감정과 정서를 담당하는 편도체라는 부위가 있는데, 이런 아이의 편도체는 지나치게 과활성 상태에 빠져 있습니다 [그림 1.2] 참고. 그래서 온갖 자극에 대해 정서적으로 반응하죠. 이것이 항상 나쁘기만 한 것은 아닙니다. 과각성 위험을 감지하기 위해 감각이 예민하게 각성된 상태를 말합니다 _역자 주 이 성실하고 시간도 잘 지키며 자기 통제도 엄격한 성격으로 이어지기도 하니까요. 고반응성 아이는 자라는 환경에 따라 그 성향이 달라지기도 합니다. 예를 들면 용기를 북돋우고 심리적 지지와 격려를 아끼지 않으면 수줍음 많은 아이도 편안함을 느끼고 스스로를 가둔 껍질

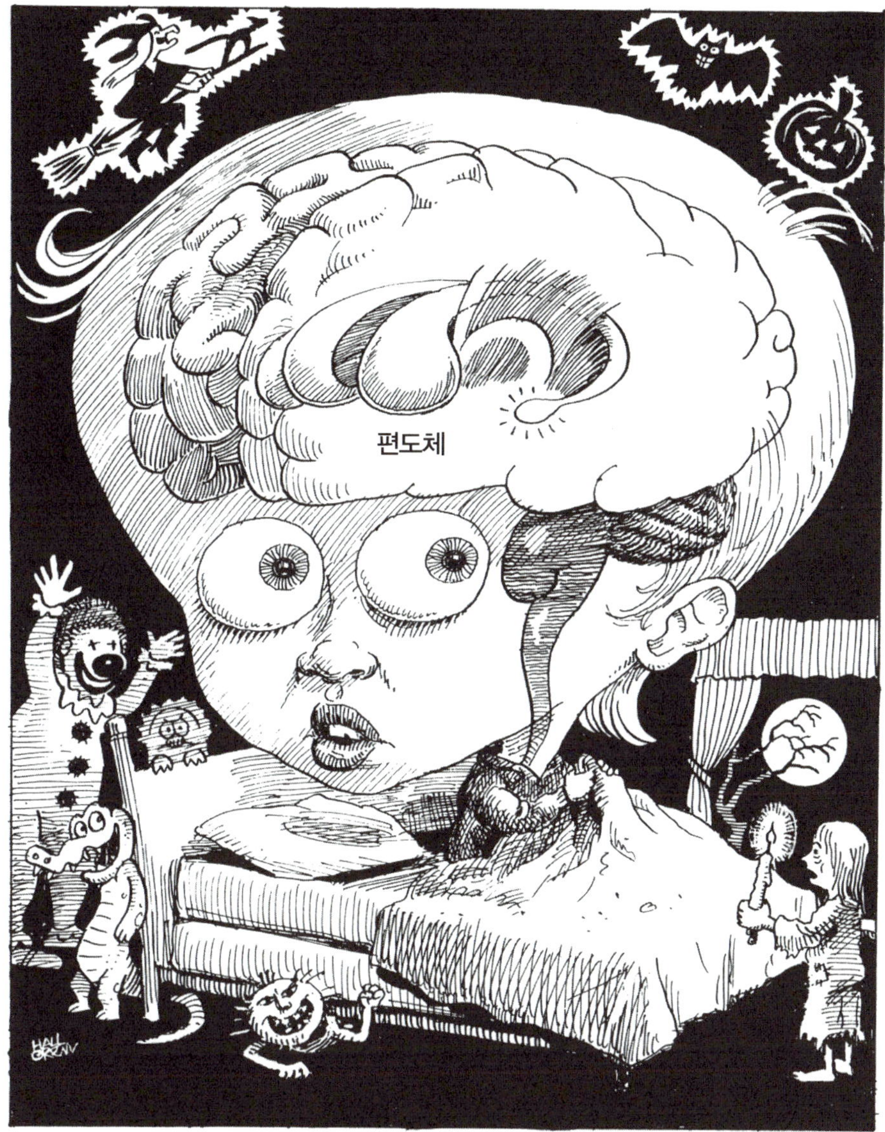

[그림 1.2] 잠재 능력의 계발

우리 뇌의 정서 중추 중 하나인 편도체는 아이가 처리하는 정보에 정서적 애착emotional attachment을 부여해서 학습을 돕습니다. 정보마다 좋고, 나쁘고, 무섭고, 바보 같다는 식으로 의미를 부여합니다. 부모라면 모두 명심해야 할 교훈입니다. 아이를 가르치며 흥미를 유지하고 싶다면, 뇌 속에 들어 있는 학습 중추를 자극해줄 필요가 있다는 뜻입니다.

을 깨고 나올 수 있습니다. 반면 아이가 느끼는 두려움을 무시하고 자꾸 다그치면 아이는 점점 더 껍질 속으로 숨고 싶어집니다. 결론은 이렇습니다. 정신의 발달 과정은 분명 유전적으로 결정된 부분이 존재하지만, 환경이 유전적 성향에 큰 영향을 미친다는 것이죠.

환경적 영향이라는 이 개념을 앞에 나온 강물의 비유로 생각하면 이해가 쉽습니다. 강물을 헤쳐나가는 방식은 어느 정도까지는 어떤 배DNA를 탔느냐에 달려 있습니다. 하지만 그 이후부터는 느린 물살을 타느냐, 급류를 타느냐에 따라 크게 달라지지요. 여러분은 매 순간 접하는 환경에 따라 다른 결정을 내리고 다른 행동을 취합니다. 또한 환경은 인생의 강줄기를 항해하는 방식도 변화시키죠.* 아이도 마찬가지입니다. 스트레스 받는 환경에 있느냐, 자극을 받는 환경에 있느냐, 보호받는 환경에 있느냐에 따라 정신이 모두 다르게 발달하죠. 그리고 그러한 환경이 어떻게, 또 얼마나 자주 변하느냐에 따라서도 다르게 발달합니다. 여러분도 그런 식으로 해서 여기까지 발달해온 것이죠.

당신은 어떤 부모인가

이제 여러분은 아이의 정신이 발달하는 데 환경이 왜 그토록 중요한지

---

* 환경적 영향의 중요성을 말해주는 이야기를 하나 더 들려드리겠습니다. 어떤 나라에서는 사람이 코끼리를 타고 다닙니다. 예전에는 코끼리가 등에 올라탄 사람의 지시에 따라 이동한다고 믿었습니다. 하지만 지금은 실제로 이동 방향을 결정하는 것은 코끼리 자신이라는 이론이 등장했습니다. 다만 등에 올라탄 사람이 그러한 결정을 재빨리 받아들여 합리화한다는 것이죠. 정신이 물질을 통제하는 것이 아니라, 물질이 정신을 통제하는 한 예입니다.

를 조금이나마 이해했습니다. 강과 아이 각각의 환경 요소를 비교해보면 강에서는 물의 속도, 도중에 만나는 바위의 수, 몸을 숙여 피해야 하는 나뭇가지 등이 환경 요소입니다. 인생과 마찬가지로 여기서도 예상 가능한 요소와 예상하지 못하는 요소가 뒤엉켜 있죠. 아이에게는 집, 장난감, 친구, 가족 등이 모두 환경 요소입니다. 이런 것이 모두 아이가 목적지까지 가는 길이 얼마나 순탄할지, 험난할지를 결정합니다.

하지만 아이의 배가 인생의 강줄기를 어떻게 항해할지 결정하는 가장 중요한 요소는 길잡이, 즉 부모입니다. 아이가 노를 쥐고 물살을 혼자서 헤쳐나갈 나이가 될 때까지는 여러분이 길잡이를 해주어야 합니다. 여러분은 아이의 발달에 기여하는 환경 요소 중에서도 으뜸입니다.

이 책에서 우리의 목표는 간단합니다. 여러분이 항로를 쉽게 결정할 수 있도록 거들고, 물살의 흐름에 배를 맡길 수 있도록 돕는 것이죠. 여러분이 최고의 노를 찾도록 그리고 원하는 항로를 선택하도록 도울 것입니다. 원한다면 잔잔하고 편안한 항로를 찾아 나설 것이고, 모험을 좋아한다면 안전하면서도 물살이 일렁이는 항로를 찾아 나설 것입니다. 어느 경우든 목표는 동일합니다. 안정감 있고 능력 있는 아이로 키워서 결국에는 노 젓는 연습을 시키고, 스스로 모든 것을 통제할 수 있도록 만드는 것이죠. 그러면 어디서 시작해야 할까요? 일단 한 가지 질문에서 시작해봅시다. 이 질문에 대해서는 여러분이 지금 당장 고민해야 하고, 부모 역할을 하는 동안에는 언제든 스스로를 재평가해보아야 합니다.

여러분은 어떤 부류의 부모입니까?

네, 맞습니다. 여러분은 아이를 사랑하고, 아이에게 아낌없이 나누어주고, 아이를 위해서라면 뭐든지 희생하는 존재입니다. 우리도 여러분과 마찬가지입니다. 세상 모든 부모가 같은 마음이라는 것을 잘 알고 있습아이의 환경에서 가장 중요한 것 중 하나는 바로 '부모'의 정신 상태입니다. 신생아의 산모 중 10~20%는 산후우울증에 걸립니다 출산 후 산모 대다수가 겪는 약한 형태의 우울한 기분을 말하는 것이 아닙니다. 미취학 아동의 엄마들도 3분의 1 정도는 비슷하게 우울증을 경험하지요 아빠도 산후우울증에 걸릴 수 있습니다. 최근 연구에 따르면 그 비율은 약 10% 정도라고 하네요. 엄마의 우울증은 아이의 환경에 막대한 영향을 미칩니다.

미국의 경우, 우울증이 있는 여성 중 실제로 의사를 찾아 상담하는 여성은 20%에도 미치지 못합니다. 하지만 우울증이 있는 경우에는 반드시 의사를 찾아야 합니다. 친구나 사랑하는 사람들에게 정서적·사회적 지지를 받는 것도 무척 중요하지요. 이런 사회적 네트워크는 우울증과 싸워 이기는 데 큰 도움이 됩니다. 그대로 방치하면 가족 전체에 영향을 미치니까요.

우울증에 걸린 엄마는 비록 몸은 아이 곁을 지키고 있지만, 정서적으로나 심리적으로는 멀어진 상태입니다. 이 경우 아이 역시 우울증이 생길 수 있고, 주변 사람과 잘 어울리지 않으며, 극단적 경우에는 정상적인 성장 과정을 이탈하기도 하죠.

만성 우울증에 시달리는 엄마가 키운 아이는 평생 사람들과 긴밀한 관계를 형성하는 데 어려움을 겪기도 합니다. 또 잘 졸고, 수동적이고, 성격이 까다롭고, 화를 잘 내며, 엄마와 떨어지는 것을 힘들어하고, 걱정이 많습니다. 우울증이 있는 엄마는 아이에게 말을 잘 걸지 않고, 아이가 보내는 신호에 제대로 반응해주지 않기 때문에 아이의 언어 습득도 늦어집니다. 하지만 엄마의 우울증을 치료하면 아이의 증상도 원래대로 되돌릴 수 있습니다.

우울증 척도 검사를 해서 몇 주 정도면 사라질 가벼운 증상인지 아니면 치료가 필요한 산후우울증인지 진단해볼 수 있습니다. 산후우울증으로 진단받은 경우에는 약물 치료 등 몇 가지 치료법이 있습니다. 가장 좋은

니다. 하지만 이 질문은 여러분의 육아 방식에 관한 것입니다. 여러분은 언어, 행동, 관심, 훈육에 대한 접근 방식 등 여러 분야에서 아이에게 어떤 환경을 제공하고 있습니까?

육아 방식은 기본적으로 두 가지로 생각할 수 있습니다. 하나는 여러분이 부모로서 권위를 세우는 방식이고, 다른 하나는 여러분의 육아 특성에 관한 것입니다. 다음에 나오는 육아의 유형을 살펴보면서 자신은 어디에 해당하는지 생각해봅시다.

권위의 유형

무조건 오냐오냐 하는 권위 제로형

심하다 싶을 정도로 응석을 다 받아준다.

이런 유형의 가장 두드러진 특성은 상황을 가리지 않고 무조건 오냐오냐 하는 것입니다. "그래, 아무 때나 자고 싶을 때 자도 돼", "밥 대신 솜사탕 먹어도 돼", "장난감을 물어뜯어도 돼" 식으로 아이의 행동을 전혀 제지하지 않습니다. 부모가 되기보다 친구가 되고 싶어 하는 이런 유형에서는

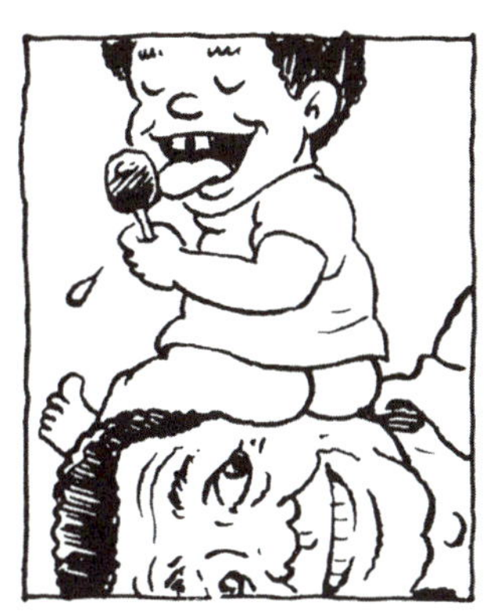

아이의 행동에 대한 지도가 거의 이루어지지 않습니다. 이런 엄마 아빠에게도 천적이 있죠. 바로 자신의 아이입니다. 아이가 부모를 가지고 노는 법을 배우기 시작하면 문제가 점점 커지고 서로의 관계가 잘못될 가능성이 높습니다.

완벽한 통제를 추구하는 독재자형

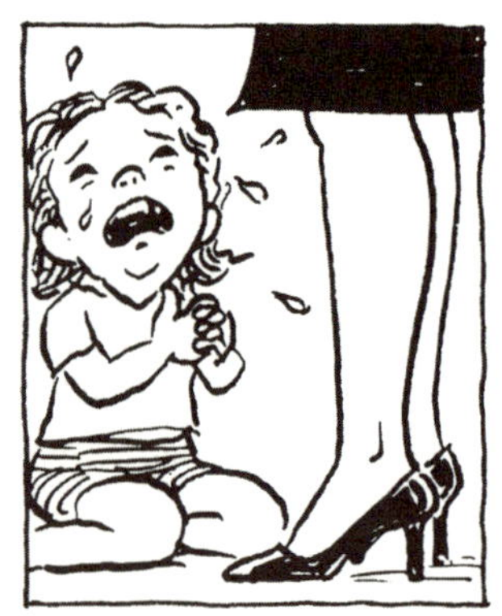

경직되고, 융통성 없고, 모두를 겁먹게 한다.

이 부류의 사람은 날카로운 말과 화난 목소리로 모든 사람을 두려움에 떨게 만듭니다. 모든 상황을 완전히 통제하려고 하죠. 아이가 사소한 부탁을 해도 돌아오는 대답은 "안 돼! 꿈도 꾸지 마!"라는 호통밖에 없습니다. 이 유형은 자기가 아는 유일한 방식, 즉 강압적이던 자신의 부모에게 물려받은 방식을 아이에게 강요합니다. 이런 방식은 단기 목표를 이루는 데는 효과적일 수 있지만, 장기적으로는 관계가 손상될 가능성이 아주 높습니다. 긴장이 계속 쌓이다 보면 아이가 반항할 가능성도 그만큼 커지거든요.

융통성 있는 가족을 지향하는 합리적 권위형

건강, 안정 등 우선 사항이 명확하다.
행동의 순서에 타당한 기본 원칙이 있다.
권위는 따뜻하고 사랑이 넘치는 환경에서 행사하며, 아이가 자유롭게 놀고 탐험할 수 있도록 융통성과 권위가 균형을 이룬다.
이 부류의 사람은 메모리폼 베개 같은 특성이 있습니다. 목을 든든히 받쳐줄 강도와 편안함을 주는 부드러움을 동시에 갖추고 있죠. 부모 모두 육아에 참여하고, 아이에게 안전한 사회적 울타리가 어디까지인지 본인만의 확고한 규칙을 가지고 있습니다. 동시에 아이가 스스로 배우고 자랄 수 있는 공간도 함께 마련해주죠. 이 부모들은 아이에게 안 된다고 말하는 걸 두려워하지 않습니다. 아이를 억누르려는 것이 아니라 그 행동이 왜 안전하지 못하고 용납할 수 없는지를 가르칩니다. 이런 가정에서는 아이가 건강하고 행복하게 자랄 가능성이 크죠.

일단 여러분이 어떤 권위의 유형인지 파악했으면, 다음에는 전반적 육아 특성을 고려해봅시다.

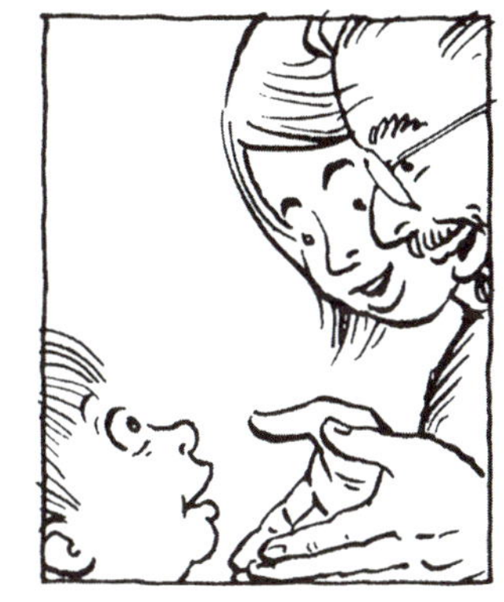

육아의 유형

극성스러운 부모

쉬지 않고 움직이며 계획을 짜고, 아이의 성공을 위해 동분서주한다.

아이를 대신해서 모든 것을 해주기 때문에 정작 아이는 스스로 문제 해결 방법을 배우지 못한다.

이런 부류의 사람은 육아를 일종의 격렬한 스포츠처럼 여깁니다. 모든 것을 통제하고, 항상 최고가 되려 합니다. 최고급 과자만 먹고, 최고 학교에 가고, 최고 동네에서 살아야 합니다. 아이의 모든 일과를 빈틈없이 짜야 하고, 무언가 생각하고 느끼고 휴식하는 시간은 남겨두지 않습니다. 학원이란 학원에는 빠짐없이 등록하고, 어떤 분야든 최고가 되지 못하면 과외 교사를 붙여서라도 기어코 최고로 만들려고 합니다. 목욕할 때는 꼭 항균 비누를 사용해야

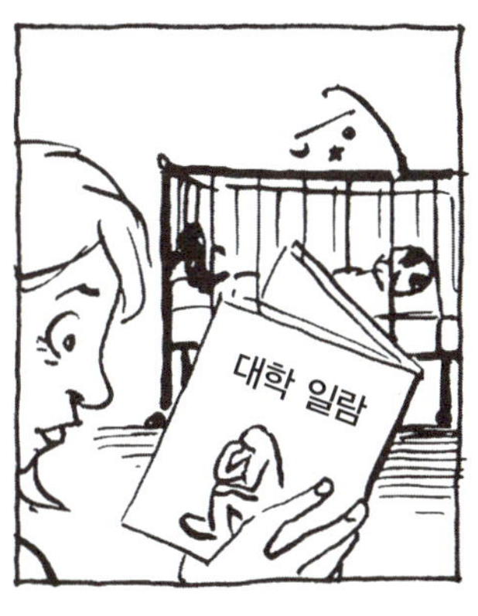

하고 모든 것을 책에 나온 대로 따라 해야 하며, 거기서 조금이라도 벗어났다가는 큰일 납니다. 말하자면 '완벽한 육아'를 꿈꾸는 사람입니다.

무관심한 부모

부모가 세상에 자신의 존재를 드러내기 싫어하는 성향이거나, 자기 삶이 너무 바빠서 아이에게 신경 쓸 시간이 없다.

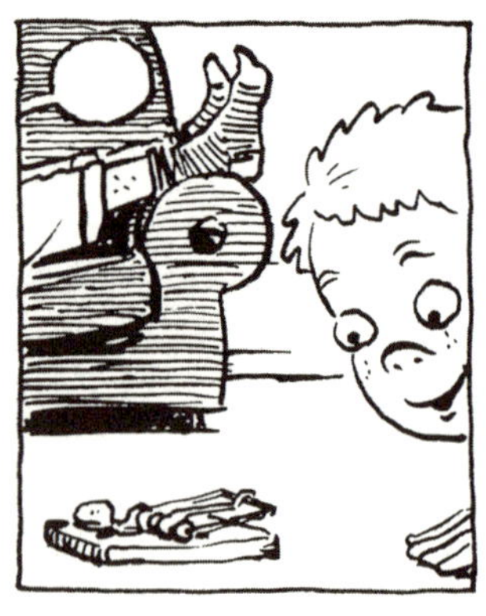

이런 부류의 사람은 가능하면 자녀 문제에 관여하지 않으려 합니다. 아이는 텔레비전 앞에 놔두고 그저 자신의 삶을 살아갈 뿐이죠. 아이와 부모 사이의 사회적, 정서적 교류는 거의 없습니다. 아이를 대하는 이들의 사고방식은 뻔합니다. 아이가 혼자 알아서 하게 놔둬야 하고, 세상이 얼마나 험한 곳인지 아이 스스로 알아야 한다는 것이죠. "우리 부모님도 내가 어릴 때 뭐 해준 게 없어. 그래도 이렇게 멀쩡하게 잘 자랐잖아."

유연한 부모

적응력이 뛰어나고, 그때그때의 상황에 맞추어 적절한 결정을 내릴 수 있다.

예측이 불가능한 인생처럼 아이도 언제 어디로 튈지 알 수 없습니다. 유연한 부모는 육아와 관련한 많은 상황과 난관도 적절하게 헤쳐나갑니다. 아이가 너무 느슨하지도, 험난하지도 않은 균형 잡힌 세상에서 살아갈 수 있도록 도와준다는 뜻이죠. 아이에게 세상은 군대처럼 고달프거나, 24시간 풀어놓는 놀이터 같은 곳이어서는 안 됩니다. 이 양쪽이 적절히 섞여 있어야죠. 유연한 부모는 적절한 자극을 주면서 휴식과 자유로운 놀이를 균형 있게 제공합니다. 상상력과 창의성을 키워주려면 자유 시간이 꼭 필요합니다이 시간에 아이는 훗날 문제에 부딪혔을 때 틀에 얽매이지 않고 혁신적으로 해결할 수 있는 자유로운 사고방식을 배웁니다. 틀에 얽매이지 않는 자유로운 놀이는 예측하지 못한 상황에 대한 대처 능력을 길러주고, 다른 사람이나 아이들과의 사회성도 키워주죠.

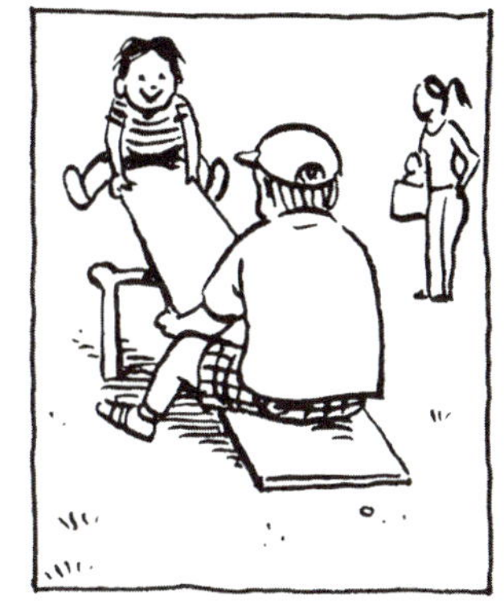

유연한 육아는 무조건 오냐오냐 하는 권위 제로 유형과는 전혀 다릅니다. 무조건적 방임과 사랑에서 우러난 제약은 차이가 있죠. 아이가 성장하는 데 건강한 환경을 제공해주려면 여러분은 '융통성 있는 가족'을 꾸리고, '유연한 부모'가 되는 것을 목표로 하기 바랍니다.

극단적 환경 속에는 육아에 중요한 힌트가 숨어 있습니다. 이유는 각각 다르지만 극단적 환경은 결국 아이에게 긴장감을 조성한다는 것이죠. 실제 연구에 따르면 만성 스트레스는 기억력 발달을 저해하고 커서 비만이 될 가능성을 높인다고 합니다. 또한 신경질적인 부모 아래서 자란 아이는 불안, 수줍음, 행동장애 등 많은 문제가 나타납니다. 아이의 건강을 위해서 원만한 부부 관계를 잘 유지하는 것이 중요한 이유입니다. 부모의 끊임없는 갈등을 바라보는 것은 아이에게 스트레스의 원인이 되니까요.

부모로서 우리의 목표는 최적의 학습 환경을 만들어주어 아이가 자신의 능력을 계발하고, 세상에 혼자 맞설 수 있게 돕는 것입니다. 지금 당장 쉬운 육아 방식을 선택하는 것은 또래들과 동화되는 데 필요한 울타리를 박탈하는 것입니다어른과 동화될 기회를 박탈하는 것은 물론이고요. 반면 육아 방식이 지나치게 강압적이고 극성스러우면 아이에게 두려움 속에서 삶을 살도록 가르치는 것입니다. 이는 실제로 학습을 저해할 정도의 큰 스트레스와 불안을

<u>부부 싸움</u>

부부 싸움은 부부뿐만 아니라, 그 모습을 보는 아이에게도 해롭습니다. 어린 시절의 부정적 경험학대나 가정 폭력 등은 아이에게 오랫동안 끔찍한 영향을 미칩니다. 힘든 상황에서 빠져나오기가 쉽지 않으므로 여러분은 지금 이대로 상황을 피하려 할지 모르지만, 부부 간의 학대 관계가 지속되면 아이에게 매우 파괴적인 결과를 초래합니다. 여러분 스스로를 위해서, 아이의 건강과 행복을 위해서라도 반드시 개선해야 합니다.

조성합니다.

어떤 사람은 강하면서도 융통성 있게 아이를 키우는 '중용'을 자연스럽게 터득합니다. 쉬운 일은 아닙니다. 어떤 때는 아이를 붙잡고 이유를 설명하고 설득하며 진을 빼느니 차라리 포기하고 해달라는 대로 다 해주거나, 아이를 윽박질러서 징징대는 소리조차 꺼내지 못하게 하는 것이 편하기도 합니다. 직장에서 피곤한 하루를 보내고 돌아와 아이를 무릎에 앉히고 백만 번쯤은 읽어준 것 같은 동화책을 다시 읽어주느니, 텔레비전을 켜주고 쉬고 싶을 때도 있습니다. 사실 하루하루 육아의 어려움과 씨름하며 중용을 지키려면 상당한 노력과 절제력, 그리고 집중력이 필요합니다.

관심 그리고 또 관심 중용 찾기

여러분이 중용을 지키며 유연한 부모와 융통성 있는 가정을 만들기로 결심했다면, 여기서 궁금한 점이 생깁니다. 도대체 언제 융통성을 발휘하고, 언제 유연해져야 할까요?

그 단서는 아이가 제공할 것입니다. 여러분은 그저 아이에게 관심을 기울이는 것뿐이죠. 어둠 속을 나는 박쥐나 심해를 헤엄치는 돌고래가 길을 찾기 위해 초음파를 보내듯이, 아이도 태어나는 순간부터 소리를 내고 꼼지락거리며 눈을 맞추는 등 계속해서 신호를 보냅니다. 그 신호를 통해 자신이 원하는 것을 알리죠. 여러분이 신호에 반응하면 아이는 만족과 안정을 느낍니다.

아이가 보내는 신호는 본능적으로 이해할 수 있습니다. 엄마가 되어 제일 먼저 터득하는 것 중 하나가 바로 '배고파요', '기저귀가 축축해요', '피곤해요', '예뻐해주세요' 같은 울음의 의미를 구분하고 적절히 반응하는 것이죠. 이러한 과정은 아이의 행동을 통해 강화됩니다아이가 운다. 엄마가 아이를 안아준다. 아이가 울음을 그친다. 이런 신호는 얼굴 표정이나 몸짓 등 비언어적 형태로도 전달됩니다오줌이 마려운 아이의 동작을 떠올려보세요.

그 신호에는 아이가 어떤 것에 흥미와 매력을 느끼는지에 대한 정보가 담겨 있습니다. 여러분이 할 일은 그 신호에 귀 기울이고 내용을 파악해서 적절하게 반응하는 것이죠. 그러면 아이가 바라는 환경을 조성하는 데 많은 도움이 됩니다.[*] 어떻게 해야 하냐고요? 다양한 방식으로 긍정적인 피드백을 주면 됩니다. 일례로 아이가 웅얼거리는 소리를 내면 그 소리를 따라 해줍니다. 그리고 이따금씩 웃으며 안아주세요. 아이가 에베레스트 산이라도 오를 듯한 모험심을 보여준다면 베개들을 쌓아서 요새를 만들어주세요. 아이가 개미에 푹 빠져 쳐다보고 있으면 개미를 죽이고 싶은 생각이 들어도 꾹 참아야 합니다. 자기가 좋아하는 공룡 이름을 줄줄 암

---

[*] 이것은 아이에게 '사인sign'을 보내는 것과 같습니다. 일부 부모는 아이와 비언어적으로 소통하기 위해 이런 사인을 이용합니다. 아이가 말을 배우기 전에 자신의 요구를 표현하도록 사인을 가르치는 것입니다. 그러면 아이가 자기 뜻을 전달하지 못해 불만이 생길 가능성은 줄어듭니다. 사인을 배우러 강의를 들을 필요까지는 없습니다. 그저 아이의 신호에 귀 기울이고 적절히 반응하기만 해도 결과는 똑같으니까요.

기하면서 자연스레 배우는 것을 좋아하는 아이로 자랄 것입니다.

아이가 신호를 보내는 것은 직접 노를 잡고 부지런히 저어보겠다는 첫 시도입니다. 그런데 아무런 반응을 보여주지 않거나 부정적 반응을 보이는 것은 아주 위험합니다. 아이에게 다시는 그런 시도를 하지 말라는 최악의 교훈을 남기는 것이니까요. 그러면 여러분이 해야 할 일은 무엇일까요? 아이의 신호소리, 몸짓, 시선에 관심을 기울이고 적극적으로 반응을 보여주세요. 아이가 제일 바라는 것은 바로 관심입니다. 아이가 여러분을 향해 손을 뻗거나 새로운 단어를 말할 때는 특히 관심을 보여주세요. 자동차나 기차에 흥미를 보이는 신호를 보내는데, 그 신호를 거부하거나 무시하고 여러분의 선택을 강요하면 안 됩니다. 이를테면 토마스 기차를 치워버리고 야구공을 가져다 놓는 것은 좋지 않습니다. 아이는 자기가 흥미를 느끼는 것을 더 잘 배우기 때문입니다이 점은 어른도 마찬가지이죠. 이 부분에 대해서는 다음 장에서 더 자세히 다루겠습니다.

정서의 중요성

여러분은 변기 사용법을 가르치고 얼른 한글을 가르치는 방법을 설명한 부분으로 당장 넘기고 싶겠지요. 하지만 아이의 발달 촉진보다 중요한 부분이 있습니다. 정서적 건강의 기반을 다지는 일이죠.

정서적으로 강한 아이인지는 '애착' 개념을 통해 판단할 수 있습니다. 이 정서적 유대감은 아이가 보호자에 대해 느끼는 신뢰감으로 건강한 정서의 기초가 됩니다. 우리는 대부분 자연스럽게 건강한 애착 관계를 형성합니다. 특히 어린 시절에 사랑이 넘치는 보호자 밑에서 자라면 이런 관계가 잘 형성됩니다. 하지만 일부 애착장애가 있는 아이는 부모와 유대감을 잘 형성하지 못합니다.

건강한 애착 관계가 이루어지려면 부모나 보호자가 아이에게 관심을 가지고, 매일매일 아이의 요구에 민감하게 반응해야 합니다. 아이가 무언가 필요로 할 때마다 즉각적이고 일관된 반응으로 애정과 관심을 표현해야 합니다.

여러분은 아이가 언젠가는 인생의 강줄기를 스스로 항해할 수 있는 어른이 되기를 바랄 것입니다. 그러면 여러분의 임무는 아이가 겪을지 모를 실망과 도전, 장애물 등이 아예 찾아오지 못하게 막는 것일까요? 당연히 그렇지 않습니다. 그런 문제가 일어났을 때 문제는 필연적으로 생기게 마련입니다 아이가 과도하게 스트레스를 받거나 공황에 빠지지 않고 당당히 맞서 해결할 수 있는 자신감과 통제력을 길러주는 것이 여러분의 역할입니다.

다음은 우리가 '일곱 가지 힘'이라고 부르는 항목입니다. 여기에 집중하면 정서적으로 왕성하고 건강한 아이로 키울 수 있습니다. 이 일곱 가지의 힘은 각각 여러분이 아이 마음속에 불어넣을 수 있는 어떤 속성을 담고 있습니다. 아이가 자라는 동안 잘 유지하고 있는 부분과 보충해주어야 할 부분을 계속 확인해야 합니다.

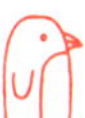

토막상식

기질에 관한 초기 연구를 보면, 연구 대상 아동의 70% 정도는 세 가지 행동 집단에 해당했습니다. 40%는 '까다롭지 않은 아동'으로 긍정적이고 적응을 잘하며 성격이 유순했습니다. 10~15%는 '까다로운 아동'이어서 부정적이고 감정적이며 적응이 느렸습니다. 그리고 15% 정도는 '발동이 늦게 걸리는 아동'으로 부정적이고 적응이 느리며 활동량이 적었습니다.

까다로운 아동들은 주의력결핍과잉행동장애 ADHD, 반항 행동 등 파괴적 행동장애가 불균형한 비율로 나타났습니다. 또 일반적으로 짜증을 잘 내고 정신적 고통에 취약하며 자신의 부정적 반응을 조절하는 데 어려움을 겪었습니다.

이것은 무슨 의미일까요?

요즘 들어 ADHD로 진단받는 아이가 예전보다 훨씬 늘어났다고 생각하는 사람이 많습니다 "우리 때는 안 그랬는데…" 하는 할머니 한숨 소리가 들립니다. 하지만 사실은 예전이나 지금이나 비슷합니다. 그저 예전에는 버릇없는 아이라고 불렀다가, 어느 때는 기질이 안 좋다고 했다가, 지금은 다른 이름이 붙은 것뿐입니다. 세대의 특성 자체가 전체적으로 변한 것이 아니라 이름과 분류 방식만 진화한 것이죠.

행복

앞에서 얘기한 육아 방식은 아이의 행복 수준과 직접 관련이 있습니다. 특히 독재자 같은 육아 방식의 부모 아래에서 발소리가 조금만 크게 나도 엄마한테 혼날까 봐 마음이 조마조마한 아이가 행복해지기는 힘들 테니까요. 그렇다고 늘 자기 하고 싶은 대로 하고 착한 행동을 할 때마다 보상을 받는 것이 아이의 행복이라고 오해하지는 마세요. 왜 그럴까요? 이러한 육아 방식에서 아이는 언제나 원하는 것이 충족됩니다. 하지만 아시다시피 실제 인생은 전혀 그렇지 않죠. 진정한 만족은 압박이 없는 환경에서 적절한 도전 과제에 성공적으로 대처했을 때, 즉 놀 때든 혹은 그저 세상을 탐험할 때든 무슨 일을 하더라도 아이가 자신의 모습 그대로 사랑받고 있다는 자신감을 느낄 때 찾아옵니다. 부모의 힘이 아니라 자기 힘으로 진정한 성취를 이루었을 때 찾아오는 것이죠. "안 돼"라고 얘기하면 아이가 시무룩해질 수도 있지만, 아이에게 아빠와 엄마가 자신을 염려하고 있다는 사실도 알려줍니다. 아이는 부모가 자신을 보호하고 있다는 느낌을 받을 때 상당한 행복을 느낍니다아마도 무의식적으로 느끼겠지요.

자신감과 독립심

아이마다 자신감의 정도는 모두 다릅니다. 처음 보는 택배 아저씨와 긴 대화를 할 만큼 대담하고 강한 아이가 있는 반면, 너무 수줍음이 많아 놀이터에서도 엄마 뒤에 숨어 있는 시간이 더 많은 아이도 있습니다. 두 가지 유형 모두 장단점이 있지만 가장 이상적인 유형은 이 양족의 중간쯤이겠지요.

한번 생각해보세요. 여러분이 뗏목을 타는데 뗏목꾼이 2m 높이의 폭포 아래를 향해 막무가내로 돌진할 만큼 무모하고 용감하다면 가슴이 철렁할 것입니다. 반대로 너무 얌전해서 급류를 타는 재미를 전혀 맛보지 못해도 섭섭하죠.

아이도 딱 알맞은 길잡이를 원합니다. 사실 어느 쪽으로든 극단에서 자라는 것은 좋지 않습니다. 아이가 자신감과 독립심을 키울 수 있는 환경을 조성해주는 것이 가장 이상적입니다. 이런 환경에서는 아이가 인생의 일부를 스스로 항해합니다물론 이때도 여러분은 아이를 지켜봐야 합니다. 아이는 놀이터에서 가본 적이 없는 곳을 가기도 하고, 조심스럽게 수영장 가장자리로 나가보기도 하고, 심지어는 무서운 놀이기구를 타볼 수도 있습니다. 바라보는 부모 입장에서는 당장이라도 뛰어가 도와주고 싶지만, 그렇게 해서는 현명한 판단 능력을 갖춘 강한 아이로 자라기 힘듭니다. 반대로 아이가 아직 물속에 들어가는 걸 무서워하는데 억지로 수영을 가르치면 오히려 역효과가 납니다. 아이의 자신감을 키워주는 가장 좋은 방법은 눈높이에 맞는 적절한 상황을 만들어 세상을 탐험할 용기를 북돋아주는 것입니다. 여러분이 할 일은 아이가 길을 잃었을 때 지도를 손에 쥐여주는 것이죠.

회복력

유명한 인용문이 담긴 책이나 웹 사이트에 보면 이런 비슷한 문구를 만날 것입니다. "한 번도 실패하지 않은 자가 있다면 분명 아무것도 시도해보지 않은 자일 것이다", "오뚝이처럼 다시 일어나라", "시도하고, 시도하고, 다시 시도하라", "실패는 성공의 어머니" 등은 아이가 실패했을 때 극복하는 힘을 가르쳐줄 완벽한 주문입니다.

여러분은 아이가 무엇이든 열심히 하고 맡은 일마다 악착같이 달라붙었으면 싶겠지만 아이에게 첫 타석부터 홈런을 치고, 그림책에 정확히 색칠하고, 세 살부터 구구단을 외우라고 가르치는 것은 학대나 마찬가지입니다. 극성스러운 부모는 아이를 무조건 몰아붙이면서 무엇이든 성공해야 한다고 압박합니다. 하지만 이는 아이가 나중에 실패하는 환경을 만드는 것이나 마찬가지입니다. 반항하는 아이로 만드는 것은 물론이고요. 실수를 피할 길은 없기 때문에 실수하지 않으려고 아예 시도조차 하지 않습니다. 위험을 감수하지 않으려는 것이죠똑똑한 아이가 부족한 성취를 보이는 이유는 바로 이것입니다.

여러분은 이 시간표를 뒤집어야 합니다. 실패해도 잃을 게 없는 어린 시절에 실패를 경험하게 하세요. 아이가 어렵다며 징징댄다고 아이 대신 퍼즐을 맞춰주면 안 됩니다.[*] 지금 당장은 퍼즐 조각을 한두 개밖에 맞추지 못하지만, 이 경험으로 다음에 더 잘하고 싶을 것입니다. 노력하고 배우려 하고 답을 알아내려고 애쓰는 모습을 칭찬해주세요. 어려운 일인데도 용감하게 나서는 모습을 칭찬해주세요. 완벽함이 아니라 그 노력을 칭찬해주면 여러분이 성공과 실패에 상관없이 아이를 믿으며 아주 훌륭하게 여기고 있다는 메시지가 전달되고, 아이는 조건 없이 자기를 믿고 헌신해주는 어른이 있다는 믿음을 갖습니다.

공감과 연민

여러분에게 아이가 있다면 이것 하나만큼은 분명합니다. 그 아이는 여러분에게 세상에서 가장 중요한 존재라는 것이죠. 그리고 이런 메시지를 사랑, 관심, 포옹, 따뜻한 눈길 등으로 아이에게 전달합니다. 부모라면 마땅히 하는 일이죠. 하지만 어느 시점에 가면 아이에게 다른 메시지를 보낼 필요가 있습니다. 이 세상에는 자기 혼자만 있는 것이 아니며, 자신처럼 소중한 다른 사람들도 있다는 것, 그리고 그들의 요구나 바람도 자신의 것만큼이나 중요하다는 메시지죠. 조금은 가혹하더라도 합리적 권위를 발휘해야 할 시점입니다.

여러분은 아이를 맘껏 사랑하고 돌보고 보호할 테지만, 명확한 선을 그어야 합니다. 다른 아이를 때리거나 힘없는 강아지를 괴롭히면 안 되

[*] 로이젠 박사 부부는 아이들이 "못 하겠다"라는 말을 절대 내뱉지 않도록 교육합니다.

고, 이웃집 화단의 꽃도 함부로 꺾으면 안 된다고 가르쳐야죠. 공감과 연민의 능력을 가르치는 방법은 소통입니다. 곧 아이는 이런저런 질문을 쏟아낼 겁니다. "왜요? 왜요? 왜요?" 이런 질문에 많이 대답해줄수록 발달에 더 좋습니다. 특히 다른 사람의 감정을 배려하는 법을 아이에게 빨리 가르치면 "친구가 네 인형을 가져가면 기분이 어떻겠니?" 가정환경보다 훨씬 다양하고 예측 불가능한 일로 가득한 세상에 나가서도 쉽게 동화될 수 있습니다.

쾌활함

여러분은 숨바꼭질 놀이를 하며 마지막으로 즐겁게 놀아본 때가 언제인가요? 전화는 쉴 새 없이 울려대고 집안일은 산더미며 가족들 식사 준비도 정신없습니다. 이렇게 어른으로서 책임감이 어깨를 짓누르면 쾌활함을 유지하는 일은 참 어렵지요. 하지만 한번 길게 바라보세요. 어느 하루 저녁 식사가 늦어진다고 해서 아이가 커서 그 사실을 기억할까요? 아니면 지저분한 빨랫감 뒤에서 엄마와 숨박꼭질을 하며 깔깔거리고 놀던 날을 기억할까요? 한숨 돌리고 아이와 함께 노는 시간을 만드세요. 집에서도 좋고 공원에 나가서도 좋고요.

리듬과 음악에 맞추어 즐기는 노래, 춤, 게임은 즐겁게 긴장을 풀 수도 있고 아이의 두뇌도 자극하는 좋은 방법입니다. 음악을 접하면 실제로 학습 속도가 증가하고 기억력이 향상된다는 사실이 밝혀졌습니다. 걸음마를 배우는 아이나, 그보다 월령이 많다면 다른 아이들과 어울리면서 규칙이 정해지지 않은 역할 놀이를 할 기회를 제공하세요. 공감과 연민의 감각을 강화해주죠.

실내에서만 노는 아이는 자연 속에서 편안함이나 친숙함을 느끼지 못하는 '자연결핍장애'리처드 루브Richard Louv가 《자연에서 멀어진 아이들Last Child in the Woods》에서 주장한 내용입니다. 감각의 둔화, 집중력 결핍, 육체적·정신적 질병의 증가 등 인간이 자연에서 멀어지면 여러 가지 문제점이 발생할 수 있다는 내용입니다 _감수자 주의 위험이 있습니다.

자연과 접촉하면 긍정적 효과가 많습니다. 다양한 동식물이나 광물 등을 탐험하면서 자연의 놀라움을 경험할 수 있죠. 또한 지적 호기심을 자극하고 장시간에 걸친 주의 집중력을 키워줍니다. 세부 사항에 대한 관심, 문제 해결 능력, 육체적 강인함, 운동 협응 능력의 향상과 긴장을 풀 기회도 얻을 수 있죠. 자연은 완벽한 학습의 장입니다.

만족 지연

융통성 있는 가족이 되려면 아이의 변덕과 바람을 모두 들어주지는 않아야 합니다. 이제는 고전이 된 한 연구 결과를 소개합니다. 아이들에게 막대사탕을 하나씩 쥐여주고 방에 혼자 두고 나오면서 그 사탕을 먹지 않고 기다리면 돌아와서 하나를 더 주겠다고 했습니다. 바로 만족 지연에 관한 실험입니다. 수십 년이 지나 어른이 된 후 살펴보니, 참고 기다린 아이들은 사탕을 바로 먹은 아이보다 더 많은 것을 성취했고 만족스러운 직업과 보수를 얻었습니다.

그렇다면 참지 못하고 사탕을 먹는 아이에게 만족을 지연시키는 법을 어떻게 가르쳐야 할까요? 어떤 아동 전문가는 아이에게 주의 분산 기법을 가르치라고 권합니다 다른 생각이나 일을 해서 정신을 딴 데로 돌리는 것이죠. 어떤 전문가는 장기적 목표를 설정하는 법을 가르치라고 합니다 용돈을 모아서 장난감을 사게 하고, 저축이 얼마나 좋은 것인지 가르치기 위해 특별한 보상을 마련해주는 것이죠. 이를테면 장난감을 사는 데 지불한 돈만큼 다시 용돈으로 주는 등. 가장 중요한 점은 아이가 원한다고 해서

다 들어주지는 않는 것이죠. 결국 이 문제는 마음대로 할 수 없는 상황에서도 마음을 편하게 먹는 법을 가르쳐줍니다.

마음의 힘

최근의 연구에 따르면 아이가 정신적으로 얼마나 단단한 뿌리를 가지고 있는지가 정서적 발달에 큰 영향을 미친다고 합니다. 마음의 힘은 아이가 세상 속에서 자신의 존재를 인식하는 것입니다.

다시 말해 아이가 자기 주변의 공동체와 잘 지낼 수 있는 능력을 의미합니다. 제일 먼저 만나는 공동체는 가족이 될 것이고 점차 이웃, 학교 등과 접하면서 더 큰 공동체로 확대되지요. 어떻게 하면 아이가 이런 마음의 힘을 갖출 수 있을까요? 방법은 많습니다. 생일이나 기념일을 중심으로 가족 행사를 치르거나, 지역 축제의 퍼레이드에 참가하거나, 가족 전체가 불우한 사람을 돕는 자원봉사를 나가는 것도 좋은 방법입니다.

이런 힘들을 아이에게 심어주는 것이 말처럼 그리 쉽지 않은 이유는 우리가 박사 학위 논문보다도 더 복잡한 세상에 살기 때문입니다. 주위에 신경 써야 할 부분이 워낙 많다 보니 현명한 육아법을 익히는 일이 쉽지 않습니다. 하지만 갈등과 스트레스에 어떻게 대처할지, 그리고 아이에게 어떻게 알려줘야 할지 이해하고 나면 한결 쉬울 것입니다.

스트레스의 대처

스트레스도 없고 갈등이나 걱정도 없는 곳에서 그저 뱃놀이나 일광욕을 하면서 *자외선 차단제는 꼭 발라야 합니다!* 살 수 있다면 인생이 얼마나 즐거울까요? 하지만 안타깝게도 아이를 키우는 시간은 인생에서 가장 큰 스트레스를 경험하는 시기이기도 합니다. 육아, 업무, 대인 및 가족 관계, 집안일, 경제적 문제 등 다양한 스트레스를 받죠. 여기에 배우자와의 성격 문제까지 겹치면 스트레스는 더욱 커집니다. 다시 아이 시절로 돌아간다면 어떨까요? 돈이나 일 걱정 없이, 하루 종일 놀고 단지 걱정이라고는 더 놀고 싶은데 어서 자라는 엄마의 잔소리밖에 없었죠. 정말 단순한 시절이었습니다. 그런데 정말 그랬을까요?

절대적 의미에서는 물론 그렇습니다. 아이는 빚도 없고 눈치 볼 시부모나 장인 장모도 없습니다. 하지만 아이도 온갖 종류의 스트레스를 겪고 있습니다. 새로운 사람이나 상황을 마주하는 스트레스, 자신의 시간을 마음대로 통제할 수 없다는 스트레스, 모든 것을 남에게 의존해야 한다는 스트레스 등이죠. 아이는 실제로 선택의 여지가 거의 없습니다. 싫다고 형제자매, 부모, 인생을 바꾸어달라고 할 수도 없죠. 아이는 지속적으로 뭔가를 배워야 하고 부모의 기대치는 나날이 높아집니다. "이런, 스트레스가 있으면 있다고 말해야지!" 하지만 이런 스트레스는 대부분 무의식적이기 때문에 표현하지 못할 때가 많습니다. 하지만 스트레스는 엄연히 존재하고 실제로 아이 행동에도 영향을 미치죠.

좀 더 분명하게 드러나는 다른 형태의 스트레스도 있습니다. 이런 스트레스는 아이의 연령에 따라 다르게 나타나죠. 수영장으로 처음 뛰어들 때, 유치원에 들어갈 때, 커다란 이빨을 번득이는 무서운 짐승을 봤을 때 등 이 모든 상황이 아이에게 벅찬 스트레스가 될 수 있습니다.

아이 스트레스 중 가장 강력한 것은 부모나 집안 어른들 사이의 긴장 상태입니다. 갈등 자체는 문제가 안 됩니다. 사실, 사람들 사이에서 의견이 엇갈리는 것을 보는 일은 오히려 유익합니다. 그런 경험이 없으면 사람들 사이의 상호 교류에 대해 비현실적 개념을 만들어 버립니다. 그리고 갈등을 회피하여 부정적 결과로 이어질 수 있습니다. 진짜 문제는 따로 있습니다. 어떤 부부나 인간관계에서도 갈등은 당연히 일어나지만 이를 해소하는 것을 보지 못하는 경우가 문제입니다.

한번 생각해보죠. 아빠와 엄마가 한 가지 문제를 두고 싸웁니다. 긴장 감이 높아지고 아이도 불안을 느낍니다. 그러다가 가시 돋친 말이 오가고 두 사람은 아이의 눈을 피해 조용한 곳으로 가서 싸우기로 합니다. 결국 아이는 두 사람 사이에 갈등이 어떻게 해결되고 화해가 이루어지는지 볼 기회가 없습니다. 화해 과정을 보지 못한 아이는 아빠 엄마의 관계가 앞으로 어떻게 될지 몰라 불안합니다.

갈등이 존재하지 않는 것처럼 꾸미는 것은 현실적이지도 않고 도움도 되지 않습니다. 부부 싸움을 보여주는 것도 건강하지 않죠_{이혼에 대처하는 법에 대해서는 412쪽 참고}. 결국은 서로 사랑하는 분위기야말로 상처를 치유하고, 서로를 존중하고, 의견 차이를 해소할 수 있습니다. 이런 행동을 모범으로 꼭 보여주어야 하죠.

아이를 위해 좋은 환경을 만드는 과정에는 매일매일 셀 수 없이 많은 요인이 영향을 미칩니다. 여러분이 융통성 있는 부모가 되는 데 실패한 다고 해도 언제든 다시 회복할 기회는 있습니다. 이왕 실패했다면 아이 에게도 여러분의 실수를 알려주세요. 여러분의 경험을 통해 아이는 세상 그 누구도 완벽하지 않다는 것을 배웁니다.

건강한 아이로 자라는 데는 여러분이 갈등과 스트레스에 어떻게 대처 하고, 어떤 행동 모범을 보이느냐가 중요하다는 사실을 잊지 마세요.

정서적 발달에 건강한 환경은 건강한 두뇌 발달의 밑바탕이기도 합니 다. 다음 장에서는 두뇌가 기술_{운동 및 언어 기술 등}을 어떻게 받아들이는지에 대해 알아보겠습니다. 그 전에 '부모와 아이를 위한 팁'을 읽어보고 아이 와 여러을 위해 최고의 환경을 만드세요.

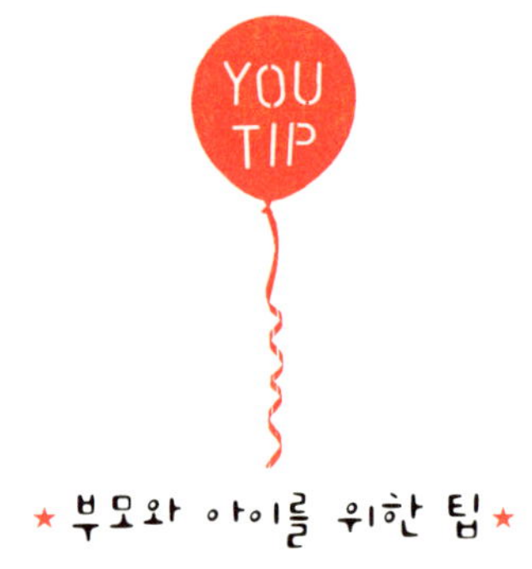

모든 감각을 동원하라 균형잡힌 발달을 위해서는 아이가 자신의 감각을 총동원해서 세상을 경험해야 합니다. 시각과 청각만 이용하는 편이 물건을 보여주면서 큰 소리로 이름을 말해주는 등 훨씬 쉽겠지만, 기회가 닿는 대로 촉각·미각·후각을 활용하세요. 학습 경관을 강화할 수 있는 것은 최대한 이용해야 합니다. 사과를 보여주면서 '사과'라는 단어뿐만 아니라 손으로 만져보게 하고 냄새도 맡아보게 하고 가능하다면 맛도 보여주는 것이 좋습니다. 그저 한두 가지 감각만 이용하는 것보다 여러 감각을 이용한 접근 방식이 기억에 잘 남습니다. 물론 모든 상황에서 모든 감각을 총동원할 필요는 없습니다 잡초를 뜯어다가 맛볼 필요는 없죠. 그저 다차원적인 환경을 만들려고 노력해야 한다는 뜻이죠.

밖으로 데려가라 아이를 밖에서 뛰놀게 하는 것은 상당히 이로운 효과가 있습니다. 건강한 육체에 건강한 정신이 자리 잡는 것은 물론, 비만을 예방하는 효과도 있죠 밖으로 나가는 것이 군것질하러 동네 가게에 가는 것을 의미하지 않는다면 말이죠. 자연은 새나 벌레 같은 살아 있는 생명체를 보고 배울 수 있는 소중한 기회를 제공합니다. 자기 몸집보다 훨씬 큰 것도 척척 나르는 개미, 암컷보다 더 화려한 색깔을 뽐내는 수컷 새들, 비만 오면 땅 위로 기어 나오는 지렁이 등 자연 속에는 수많은 이야기가 숨어 있지요. 자연에서 체험 학습을 한 아이는 시험에도 더 강합니다. 주의력결핍과잉행동장애가 있는 경우에도 야외 활동은 큰 도움이 됩니다. 우리가 다중 지능을 가지고 있다는 다중지능이론을 주장한 하워드 가드너는 여덟 번째 지능으로 자연 환경에 대한 감각을 갖춘 자연 탐구 지능을 꼽았습니다. 아이와 함께하는 야외 활동은 현명한 육아를 실천에 옮기는 기회입니다. 자연과 교감하는 아이를 바라보는 여러분 역시 즐거울 것입니다. 어쩌면 당신도 겪고 있을지 모를 자연결핍장애가 함께 치유될 것입니다.

아이 내면에서 운동선수를 이끌어내라 아이가 몸을 움직이게 만들어야 합니다. 아이의 정신은 그저 무언가를 보고 듣는 수동적 과정만으로는 발달하지 않습니다. 자신의 환경을 능동적으로 경험할 때 많은 일이 일어나죠. 공을 던지고 사다리를 오르는 등의 육체 활동을 통해 강력한 근육 기억이 생기는데, 이는 지식과 지능이 함께 형성되는 아주 중요한 방식입니다. 육체와 정신의 진정한 결합이라 할 수 있죠. 그러니 아이가 자기 몸을 열심히 움직인다면 안심해도 좋습니다. 아이의 정신적 근육도 함께 운동하고 있으니까요.

아이 내면의 탐험가도 함께 이끌어내라 아이가 밖으로 나가 세상을 탐험하게 이끄세요. 부모 입장에서는 아이가 물웅덩이에서 뒹굴고 나무를 기어오르며 새로 빨아준 운동화를 신고 진흙탕을 뛰어다니는 것을 보고만 있기 힘들 때도 있습니다. 하지만 안전을 위해 늘 지켜보면서도, 아이가 자신의 세상을 발견하도록 놔두는 노력이 필요합니다. 새로운 경험에 노출되는 것은 성장 발달에 아주 좋습니다. 사실 진정한 학습 기회는 이런 자발적인 발견 속에 있죠. 그렇다고 아이를 위험한 환경에 방치하라는 것은 아닙니다. 다만 안전한 울타리 안에 가두어두는 것은 아이 마음이 자라는 데 도움이 되지 않습니다.

누가 감당해야 하는 문제인지를 가르쳐라 아이에게 매번 안 된다고만 할 것이 아니라 조금 머리를 굴려 볼까요? 아이에게 자신의 행동에 뒤따르는 결과를 알려주면, 여러분이 지켜보지 않을 때에도 현명한 선택을 내릴 수 있을 것입니다. 아이가 의자 위에 올라설 때마다 소리만 지르지 말고 차분한 목소리로 이렇게 말해보세요. "너, 그러다 떨어지기라도 하면 엄마는 정말 가슴이 아프겠다. 네가 의자에서 떨어지면 다쳐서 축구도 못 하고 응급실에 있어야 하니까 말이야." 급박한 위험이 닥친 상황에서는 강력하게 "안 돼"라고 말해야겠지만, 일상적으로 벌어지는 순간마다 일찍부터 이런 가르침을 이용하면 그 효과는 평생 지속됩니다.

지켜보기만 하라 이 책 전반에서 우리는 아이와 상호 교류하고 아이를 자극하는 것이 중요하다고 강조하지만 그렇다고 계속 아이 곁에서 무언가를 지도하라는 뜻은 아닙니다. 사실 한발 뒤로 물러나서 아이가 어떤 행동을 하고 아이는 여러분에게 계속 신호를 보내고 있다는 것 기억하시죠? 어떤 표정을 지으며 무언가에 노출되었을 때 어떤 반응을 보이는지 관찰하는 것만으로도 여러분은 아이가 어떤 자극을 원하고, 어떤 감정을 품고 있는지 많은 것을 알아낼 수 있습니다. 육아와 관련한 최고 정보는 책이 아니라 아이를 직접 관찰해서 얻는 정보입니다. 아이의 신호에 반응함으로써 아이가 관심받고 있다는 느낌을 줄 수 있고, 긍정적 학습 환경이 만들어집니다.

아이가 원하는 흐름을 따라가라 무언가에 흥미가 있으면 빨리 배우게 마련입니다. 여러분께 당부하고 싶은 교훈은 아이가 이끄는 대로 따르라는 것입니다. 방금 사준 인형보다 개미집에 더 관심을 보이면 그 흐름을 따라가세요. 또 장난감을 사주었더니 장난감 상자를 더 좋아하면 그렇게 놀게 놔두십시오. 아이는 처마에서 떨어지는 빗방울을 구경하고 싶은데, 억지로 방 안에 앉혀놓고 공부를 시키는 것은 물을 거슬러 배를 저어가는 것과 같습니다. 아이 관점에서 새로운 것을 배울 수 있도록 마음을 열고 아이와 노는 시간을 함께 즐기세요. 그럴수록 아이도 그 시간을 즐기게 됩니다.

아무 것도 하지 않는 시간을 즐겨라 우리는 완벽한 부모가 되려는 욕심에 아이를 항상 자극할 필요는 없다는 사실을 종종 잊어버립니다. 사실, 자기만의 시간을 갖는 것은 아이에게 상상력과 창의력을 북돋아주고 틀에서 벗어난 사고를 하도록 돕습니다. 그래서 예측하지 못한 상황에 대처하는 법과 능숙한 사회적 기술도 배우게 되죠. 아이가 혼자 앉아서 놀고 있으면 괜히 나서서 다른 장난감을 디밀거나 다른 활동을 하도록 재촉하지 마세요. 그냥 여러분도 휴식을 즐기세요!

자신의 스트레스를 조절하라 부모가 불안, 공포, 분노 등 스트레스에 반응하는 모습을 보고 자란 아이는 극심한 스트레스 상황을 만나면 자신도 똑같이 따라 하도록 머릿속에 각인됩니다. 그런 반응은 논리적이라기보다 감정적으로 일어납니다. 때문에 아이에게 스트레스와 갈등 대처법에 대해 적절한 메시지를 보낼 수 있도록 여러분 자신이 스트레스에 잘 대응하는 법을 익혀야 합니다.

2

raising your child

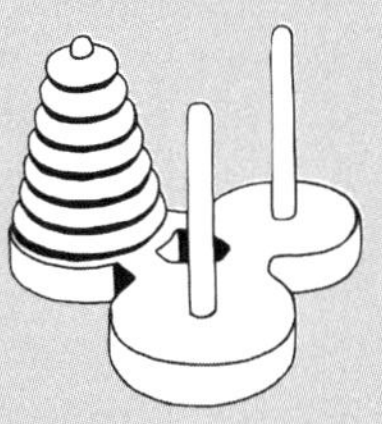

두뇌와 감각

아이는 어떻게 배우는가

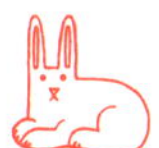

세상에서 우리를 가장 즐겁게 해주는 존재는 무엇일까요? 〈개그콘서트〉나 〈무한도전〉일까요? 아닙니다. 바로 아이입니다. 아이는 정말 놀라운 질문을 던지죠. "엄마, 애완동물로 아르마딜로 키우고 싶어. 이름은 장갑차라고 할까?" 아이는 정말 놀라운 말을 합니다. "오늘 구름이 저렇게 많은 걸 보니까 하느님이 담배를 피우나 봐." 또 놀라운 행동도 하지요. "음, 구슬을 우유컵 속에 숨겨야겠다. 그러면 절대로 못 찾을걸? 우히히!" 어찌 보면 바보스럽고, 어찌 보면 천재 같은 저 조그만 뇌 속에서 대체 무슨 일이 일어나는지 너무나 궁금합니다. 그렇지 않으세요?

앞 장에서는 아이의 학습을 촉진하는 환경에 대해 이야기를 나누었으니, 이 장에서는 그 내용을 바탕으로 인지 발달에 대해 이야기할까 합니다. 우리는 여러분을 아이의 뇌 속으로 안내해서 뇌가 구조적으로 어떻게 발달하고 생화학적으로 어떻게 작용하는지 알아보고, 이 모든 과학이 아이가 평생 사용할 삶의 기술을 배우고 발달시키는 데 어떻게 도움이 되는지 설명하겠습니다. 아이의 발달 지표를 회계원처럼 꼼꼼히 챙기는 부모라면 이 장이 적성에 딱 맞을 겁니다. 하지만 꼼꼼한 것을 좋아하지 않는 사람이라도 이 복잡한 신경학적 시스템과 과정을 이해할 필요가 있습니다. 두뇌가 어떻게 돌아가는지 알면 아이가 똑똑하게 자라는 데도 도움이 되지만, 여러분이 똑똑한 부모가 되는 데도 큰 도움이 되니까요.

여러분은 분명 뇌의 막강함과 복잡함, 그리고 그 정교한 작동 방식에 놀랄 것입니다.

뇌의 발달

인간의 뇌 안팎을 이해하려면 머리를 좀 써야 합니다. 우리 몸에서 지방이 제일 많은 이 기관인간의 뇌는 적어도 60%가 지방으로 이루어져 있죠*인 뇌의 생물학적 구조를 살펴보면, 아이에게 풍부하고 가치 있는 환경을 만들어주는 일이 왜 그리 중요한지 이해할 것입니다. 앞으로 신경과학 교과서에나 나올 법한 용어를 몇 개 만날 테지만, 우리를 믿고 따라오세요. 아이의 조그마한 뇌 안에서 얼마나 멋진 일들이 일어나고 있는지 알기 쉽게 설명해드리겠습니다.

우선 뇌가 어떻게 발달하는지부터 알아보기로 하죠. 맨 첫 단계부터 말입니다. 임신하고 첫 30일 동안 태아의 중추신경계가 모양을 잡기 시작합니다. 길고 납작한 구조물이 발달해 나온 후에 가운데가 홈 형태로 말리면서 관을 만듭니다. 이 관의 한쪽 끝이 부풀어 오르기 시작하는데

---

* 오장육부에 있는 내장지방은 염증을 일으키며 기관처럼 기능하지만, 지방 자체는 기관이 아닌 조직의 유형을 말하는 것이라 대상에서 제외했습니다. 비정상 상태인 지방간도 제외하여 건강한 기관만 대상으로 했습니다. 정상적인 간은 20~30%가 지방이지만, 지방간은 90%까지 지방이 들어차기도 하죠.

이것이 바로 뇌가 되고 나머지는 척수가 됩니다. 임신 8주가 되면 이미 뇌의 큰 부분들은 만들어지고 시상이나 대뇌피질 같은 부위도 자리를 잡은 상태이죠. 이것들은 기억·학습과 관련한 부위입니다. 임신 마지막 몇 달 동안 뇌는 자라고 두꺼워지면서 실제로 활동을 시작합니다.

학습은 뇌의 신경세포, 즉 뉴런에서 시작합니다 [그림 2.1] 참고. 뉴런은 뇌의 한 부분에서 다른 부분으로 정보를 실어 나르고, 이러한 전달은 척수와 뇌신경이라는 특수화된 일부 구조물을 통해 뇌와 몸의 나머지 부분 사이에서도 일어납니다. 이를 통해 우리에게 생각하고, 학습하고, 느끼고, 움직일 수 있는 능력을 부여해주지요. 뉴런은 나무처럼 생겼는데, 수상돌기라는 강한 뿌리와 가지가 함께 달려 있습니다. 신경세포는 뿌리에서 정보를 받아서 나무의 몸통 축삭돌기을 통해 가지로 보냅니다. 이 가지들은 전화선처럼 다음 뉴런에 정보를 전달하는 역할을 하지요.

한 뉴런에서 나온 가지는 다음 뉴런의 뿌리와 직접 접촉하지 않습니다. 메시지가 전달되려면 두 뉴런 사이의 떨어진 공간인 시냅스를 과감하게 뛰어넘어야 합니다. 어떻게 뛰어넘을까요? 신경전달물질이라는 화학적 메신저 덕분입니다. 곧 살펴보겠지만, 뉴런 사이의 연결 강도와 복

두 가지 언어를 사용하는 아이

두 가지 언어를 구사하는 가족의 언어 사용 방식을 보면 무척 흥미롭습니다. 만약 엄마는 한국어를 쓰고 아빠는 영어를 쓴다면, 엄마 아빠가 평소와 다른 언어로 말한다 해도 아이는 아빠에게는 영어로, 엄마에게는 한국어로 대답할 것입니다. 두 가지 언어를 사용하는 일부 아이는 일찍부터 언어를 섞어 쓰면서 때로는 언어 표현이 약간 늦어지기도 합니다. 하지만 시간이 지나면 문맥상으로도 정확하며 나이에 적합한 문장을 두 언어 모두 완전하게 사용할 수 있습니다.

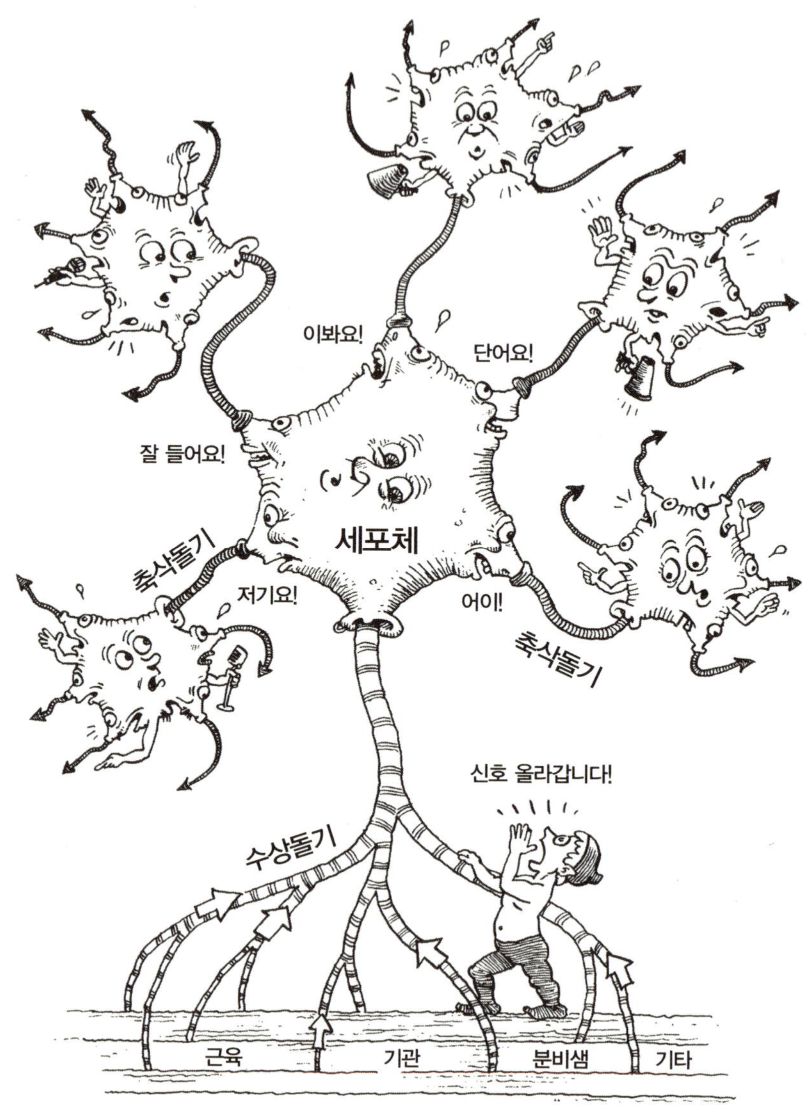

[그림 2.1] 메시지 전달

우리는 신호가 한 뉴런에서 다른 뉴런으로 전달되는 과정을 통해 학습합니다. 한 뉴런이 우리 몸의 근육·기관·호르몬에서 변화를 감지하면, 그 뉴런은 신호를 해석해서 주변 뉴런에 메시지를 전달합니다. 모든 메시지는 뉴런 사이의 작은 공간인 시냅스를 통과하지요. 단어나 대상 등에 반복적으로 노출되어 이 연결 부위가 강화될수록 아이의 학습 능력도 향상됩니다. 반면 사용하지 않으면 이 연결 부위는 사라져버립니다. 따라서 나이가 들수록 새로운 것을 학습하기 어려워지는 것이죠.

잡성이 학습과 두뇌 발달에서 핵심 역할을 합니다.

아이의 신경망 구축 속도를 보면 입이 딱 벌어집니다. 엄마 배 속에 있는 동안 뇌는 분당 25만 개의 뉴런을 구축해서 태어날 즈음에는 뉴런 수가 1,000억 개로 불어납니다. 엄청난 학습 잠재력이죠. 하지만 뇌도 아무것이나 닥치는 대로 학습하느라 에너지를 낭비할 수는 없습니다. 효율적으로 작동하려면 뇌도 적응이 필요합니다. 오래된 것을 지우고 새로운 것을 학습하는 것이죠. 다행히 뇌는 유연합니다. 이런 적응성plasticity 덕분에 환경에 적응해서 필요한 것만 학습하고, 필요 없는 것을 학습하느라 에너지를 낭비하지 않습니다.

토막상식

아이가 오른손잡이인지, 왼손잡이인지는 만 1~3세까지 시기에 점차적으로 분명해집니다. 하지만 일반적으로 만 4~6세까지는 우세손이 뚜렷하지 않죠. 그런데 만약 생후 12개월 안에 우세손이 나타난다면, 그것은 뇌 발달과 관련해서 문제가 생겼음을 의미하므로 의사의 진단을 받아야 합니다. 우세손은 유전적 경향이 대단히 강합니다. 하지만 오른손잡이 부모 밑에서 태어난 아이 중에서도 2% 정도는 왼손잡이가 됩니다.

발달 초기태아기와 유아기에 뇌가 할 일은 그저 숲처럼 무성히 자라서 그 속에 가능한 한 많은 나무를 가꾸는 것입니다. 풍요로운 신경의 숲을 만드는 것이죠. 이 시기가 지나면평균 생후 40주, 아이 뇌의 크기는 성인 뇌의 약 4분의 1 정도밖에 되지 않지만, 앞으로 존재할 대부분의 뉴런이 정확한 위치에 자리를 잡습니다. 생후 첫 해에는 뇌가 급속히 성장해서 거의 성인과 같은 크기로 자라는데 시냅스 연결은 대부분 이 시기에 형성되고, 시냅스의 총 숫자는 성인의 두 배에 육박합니다.

흥미롭게도 시냅스 연결은 특정 순서에 따라 형성됩니다. 처음에는 1차 감각 시냅스가 형성됩니다. 그래서 아이는 주변 세상을 감각으로 느낄 수 있죠. 그다음으로 대운동을 조절하는 시냅스가 형성됩니다. 이것을 통해 아이는 위험을 감지하고 달아날 수 있습니다. 그다음으로는 미세 운동을 조절하는 시냅스가 형성되는데, 이 덕분에 아이는 자기가 한 일을 글로 쓸 수 있습니다. 마지막으로 동기, 판단, 추론 등 높은 수준의 뇌 기능을 조절하는 시냅스가 형성됩니다. 이를 통해 아이는 주어진 상황에서 자기가 무엇을 올바르게 하고 그르게 했는지 배웁니다. 이 마지막 경로는 10대 후반, 심지어 20대 초반에 이르러서야 완전히 완성됩니다. 이것으로 이해할 수 없는 10대들의 행동을 설명할 수 있죠.

뇌에 관한 놀라운 사실들

- 뇌 무게는 체중의 2% 정도에 불과하지만, 우리 몸에서 사용하는 산소와 에너지의 20~25%를 소비합니다.
- 뉴런 사이의 신호 전달 속도는 모두 다릅니다. 어떤 신호는 걷는 듯 느린 속도로_{초속 45cm}, 어떤 신호는 제트기처럼 빠르게 전달됩니다_{초속 120m}.
- 갓 태어난 신생아는 성인만큼 민감하게 통증을 느낄 수 있지만, 통각 위치를 제대로 파악하지 못합니다. 통증이 어디서 오는 것인지를 잘 모른다는 뜻이죠. 그리고 통증에 대한 반응도 늦습니다. 뇌 자체는 통증 수용기가 없어서 통증을 느끼지 못합니다.
- 깨어 있는 동안 뇌는 최고 23와트의 전기를 만들어냅니다. 방 하나를 밝히고도 남을 정도죠.
- 단순히 아침에 눈을 뜨는 것만으로도 뇌 에너지의 75%가 활성화됩니다.
- 만 5세 이전에 두 가지 언어를 배우는 아이는 성인이 되었을 때 회백질이 아주 치밀합니다. 말 그대로 뇌가 더 커지는 것이죠.

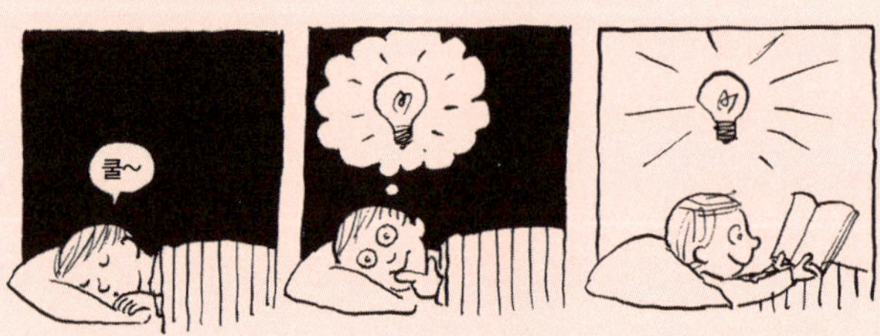

만 1세 정도부터 아이는 새로운 환경에 노출됩니다. 성장에서 가지치기로 발달의 방향이 바뀌기 때문이죠. 숲을 관리하는 것과 비슷하다고 생각할 수 있습니다. 강하고 건강한 나무들이 잘 자라도록 하려면 죽은 나무나 덤불 등을 쳐내야 합니다. 뇌는 사용하지 않고 남아도는 시냅스 연결을 제거합니다. '아이가 탭댄스를 배울 일이 없나? 그럼 '따딱 따닥' 시냅스 연결은 잘라버리자.' '아이가 집에서 한국어와 영어를 모두 사용하고 있나? 그럼 언어 시냅스 연결을 강화하자.' 이런 식이죠. 아이가 하루 종일 집에서 비디오만 본다고요? 그럼 시냅스 연결은 아주 헐거울 것입니다.

수치를 좋아하는 분들을 위해 나이별로 간단히 요약하면 다음과 같습니다. 아이는 만 1세 정도에 인생에서 최대로 많은 수의 시냅스를 가집니다. 그리고 만 3세가 되면 그 수가 절반 정도로 떨어집니다*연구에 따르면 밤낮 텔레비전이 켜져 있는 집의 아이는 시냅스를 더 빠른 속도로 잃어갑니다*. 출생 후 만 3세까지 아이에게 적절한 자극을 주는 것이 아주 중요한 이유는 바로 이것입니다. 적절한 자극을 받아야만 아이의 뉴런이 현명한 방식으로 가지치기될 테니까요.

뉴런은 질긴 미엘린 수초로 싸여 있습니다. 뉴런을 보호하는 이 코팅 성분은 가지들이 서로 엉키지 않게 막아주고*가지가 엉키면 혼선이 일어나 연결이 깨지고 말겠죠*, 신호 전달이 더 빠른 속도로 이루어지게 해줍니다. 미엘린은 80%의 지방과 20%의 단백질로 구성되었기 때문에 뇌가 건강하게 자라고 유지되려면 몸에 좋은 지방이 대단히 중요합니다. 예비 엄마들에게 임신 기간 동안 DHA 보충제를 권하는 이유가 바로 이것이죠. DHA*docosa hexaenoic acid*는 건강한 오메가-3 지방의 97%를 차지합니다. 12개월까지는 모유*혹은*

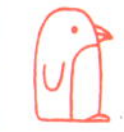

첫째 아이는 어휘나 문법이 동생들보다 더 뛰어납니다. 이것은 엄마가 첫째 아이에게 말을 더 많이 거는 경향이 있다는 점과 관련 있습니다. 반면 대화 기술은 그 이후에 태어난 아이가 더 능숙합니다. 아마도 가족 구성원이 늘어나서 상호 교류로 대화를 나눌 기회도 그만큼 많아지기 때문인 것 같습니다.

뇌 발달을 얘기하면서 반드시 알아야 하는 한 가지가 있습니다. 감각의 발달이 뇌의 기능성을 나타내는 중요한 지표라는 사실입니다.

출생 후 몇 해 동안은 아이의 시각과 청각에 관심을 기울여야 합니다. 뇌 발달과 관련되어 있기 때문입니다. 뒤에서 시각과 청각에 대해 더 자세히 다루겠지만, 감각이란 세상과 만나는 수단에 불과한 것이 아니라 뇌를 들여다보는 작은 창임을 기억하세요.

약 10% 정도의 아이는 모든 감각을 통합하는 데 어려움을 겪습니다. 즉 감각으로 받아들이는 정보를 지각하고 거기에 적절히 반응하지 못한다는 얘기죠. 이런 아이는 특정 질감의 음식을 먹지 않으려 하거나, 목욕 또는 머리 깎는 걸 극도로 싫어하기도 합니다. 물이나 가위가 피부에 닿으면 깜짝 놀라기 때문이죠. 또 화재 경보나 진공청소기 소리에 지나치게 예민하거나, 달리기할 때나 방향을 바꿀 때 방향 감각을 상실하기도 합니다 '중력 불안'이라고 하죠.

이런 반응을 완화하고 아이가 주변 세상에 익숙해지도록 돕는 치료 기법이 있습니다. 예를 들어 촉각에 문제가 있으면 치료사나 부모가 아이 몸을 붓으로 쓸어주고, 중력과 관련한 문제는 위아래로 뛰게 하는 등의 방법입니다.

아이가 감각 통합 문제로 힘들어하면, 소아과 의사나 가정의에게 문의하세요. 정상적인 발달을 회복하려면 전문가의 도움을 받아 초기에 치료하는 것이 가장 중요합니다.

DHA가 강화된 영아용 조제분유를 권하고* 적어도 만 2세가 될 때까지는 전유 지방을 제거하지 않은 일반적인 우유로 일부 제품에는 DHA가 강화되어 있습니다를 권장하는 것도 바로

---

* 모유수유를 오래 한 사람은 짧게 한 사람보다 모유에 지방 성분이 더 많은 것으로 조사되었습니다. 한 연구에 따르면 모유수유 기간이 12개월 이상인 여성의 모유는 지방 성분이 17%인 반면, 6개월 이하인 여성은 5%였습니다.

이런 이유 때문입니다. 그리고 어릴 때부터 아이의 식단에 아보카도, 올리브유 같은 건강에 좋은 지방과 DHA 강화 우유를 넣어주세요.

학습의 생물학 아이는 어떻게 배우나

이제 여러분은 아이의 학습 방식에 대해 상당히 많이 배웠습니다. 이 책의 마지막 장에서는 학습 경관을 환경과 정신이 최고의 조합을 이루는 방식에 대해 다룰 것입니다. 그리고 방금 전에는 숲 관리와 비슷한 뉴런의 관리 방식을 살펴보았습니다. 일단 잘 자라게 한 후 가지치기를 하고, 다시 자라게 하고서 가지치기를 하는 방식이죠. 자, 그러면 그다음으로 우리가 알아야 할 것은 무엇일까요?

이 두 가지를 조합해보면 짐작이 갈 것입니다. 신경 연결을 가지치기하는 과정은 아이를 둘러싼 환경과 직접 관련이 있습니다. 사용하지 않는 신경 연결은 결국 잘려나갑니다. 특정 자극에 노출되지 않으면 그와 관련한 연결은 사라지는 것이죠. '사용하지 않으면 퇴화한다'는 오랜 개념이 그대로 적용됩니다. 아이에게 말도 걸지 않고 책도 읽어주지 않으면 아이 두뇌는 결국 언어 관련 뉴런이 필요없다고 판단합니다. 그 반대 상황도 성립하죠. 무언가에 반복해서 노출되면 뇌는 그 연결을 중요하다고 생각해서 더욱 강화합니다. 그래서 아이에게 좋은 습관을 들이려면 생활 방식을 규칙으로 정해놓는 것이 효과적입니다. 이 내용은 다음 장에서 더 자세히 다루겠습니다.

이러한 두뇌 형성 방식은 생존을 위해 만들어진 것입니다. 먼 옛날 뇌의 주요 업무는 정보를 총동원해서 생존에 관해 판단하는 일이었습니다. 배고픈 맹수가 가까이 다가오는 것이 보인다고요? 꽁지 빠지게 도망가야죠! 이후에는 멀리서 그르렁 거리는 소리만 들어도 걸음아 나 살려라 도

걸음마

일반적으로 8~18개월에 아이가 처음 걷기 시작할 때 보면, 중심을 잡기 위해 발을 넓게 벌리고 손을 위로 드는 경향이 있습니다. 발과 무릎을 밖이나 안으로 틀어서 걷는 경우도 많은데, 이것은 정상입니다.

대부분의 아이는 특별한 신발이나 보조기구 없이도 걸음걸이를 습득합니다. 하지만, 혹시라도 염려스러운 점이 있다면 의사에게 문의해보아야 합니다. 가끔은 안짱다리나 그 외의 정형외과 관련 문제점이 생기기도 하니까요404쪽 참고.

망갈 겁니다. 인간의 뇌가 뛰어난 이유 중 하나는 바로 예측 시스템을 갖췄다는 점이죠. 우리는 무언가 판단하고 행동할 때 도움이 될 만한 것을 기억해둡니다. 이는 우리 꼬마 악당들도 마찬가지입니다. "만약 내가 한밤중에 울면 엄마가 와서 젖을 줄 거야. 대단하지? 오늘 밤에도 울고, 내일 밤도 그리고 그다음 날 밤도 계속 울어야지."

아이의 학습 잠재력을 최대로 끌어올리기 위한 작은 비밀 하나를 알려드리겠습니다. '정점 처리peak processing'라는 개념입니다. 신경 경로를 강화하려면 반복 노출이 중요하지만, 그 노출의 타이밍 또한 중요합니다. 그렇다면 아이는 언제 정보를 학습하고 유지할 가능성이 가장 높을까요? 다음의 도표를 통해 알아봅시다.

수평축은 '친숙도'입니다. '새로움'부터 '익숙함'까지 나타나 있습니다. 수직축은 '흥미도'입니다. 아이가 아무런 흥미를 느끼지 않는 경우에서 아주 높은 흥미를 나타내는 상태까지 있습니다. 완벽한 학습 기회표 맨 위에 있는 별을 보세요는 흥미도가 절대적으로 높고, 친숙도는 정확히 중간일 때입니다.

이 도표의 원리를 좀 더 알아보겠습니다.

어떤 대상을 학습하려면 거기에 아이사실 모두에게 해당합니다의 흥미가 있어야 합니다. 지루한 상태에서는 정보를 처리하려 하지 않죠. 하지만 그 정보가 너무 익숙한 것이라면 거기서는 배울 것이 아무것도 없습니다. 그렇다고 너무 새로운 것이어도 곤란합니다. 무언가 새로운 것을 받아들이려면 그것을 이해하는 데 필요한 맥락이 있어야 하는데, 아이는 아직 익숙하지 않은 대상에 이런 맥락을 갖추고 있지 않기 때문입니다. 따라서 까다로운 일이지만, 부모는 친숙도를 높여주면서도 너무 친숙해지지 않게 조절해주어야 합니다. 무언가에 과도하게 노출되면 지루해져 흥미를 잃으니까요.

아이를 축구, 바이올린, 그림책 등 서로 다른 다양한 분야에 노출시켜주세요하지만 모든 것은 적당해야 합니다. 뇌를 과도하게 자극하는 것은 좋지 않습니다. 그러면 아이는 자기가 좋아하는 것과 좋아하지 않는 것이 무엇인지 신호를 보낼 것입니다1장에서 얘기했듯이 아이가 보내는 단서를 읽을 줄 알아야 합니다. 여러분이 이 신호를 읽으면 아이가 좋아하는 것에 대한 노출은 늘리고, 좋아하지 않는 것에 대한 노출은 줄일 수 있습니다.

뇌는 가지치기와 미엘린 수초 형성이 부위별로 서로 다른 시기에 이루어지기 때문에, 어떤 기술에 흥미를 느끼고 학습할 수 있는 생물학적 기회는 각각 다른 시기에 시작됩니다. 이 정확한 타이밍은 아이마다 다르

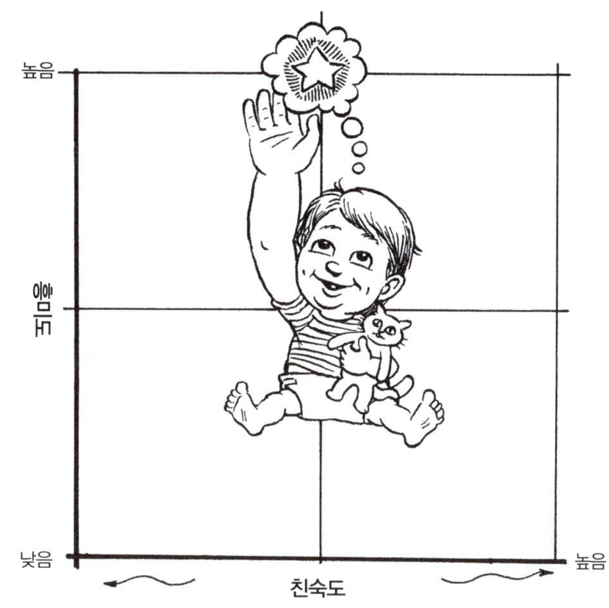

아이는 어릴 때부터 수많은 표준화 검사를 받습니다. 이는 또래 아이들과 비교해 수행 성과 정도를 판단할 수는 있지만, 창의력이나 과제 지속 능력 등을 평가하기에는 좋은 방법은 아닙니다두 가지 모두 학업이나 직업에서의 성공을 예측하는 데 중요한 지표이죠. 문제는 이런 검사를 어린 나이에 할수록 아이가 똑똑한 사람으로 자랄지에 대한 예측도 정확하지 않다는 점이죠.

영재로 분류된 유치원생 중 초등학교 3학년까지도 영재로 남는 아이는 25%에 불과합니다. 검사 방법의 문제가 아닙니다. 유치원생은 모든 면에서 충분히 발달하지 못한 상태이므로 정확한 평가가 힘들다는 것입니다.

영재로 분류되면 좋은 기회를 얻을 수는 있지만, 그것이 궁극적인 것은 아닙니다. 첫 검사에서 성적이 좋지 않다고 나중 검사에서도 그런 결과가 나오라는 법은 없고, 반대의 경우도 마찬가지입니다. 따라서 검사 결과에 집착하지 말고 아이가 수업 내용이나 숙제를 잘 따라가는지, 교육에 영향을 미치는 요소는 무엇인지에 관심을 기울여야 합니다. 그리고 아이에게 지나친 압박자극을 가하지 않으며, 동기를 유발해주어야 합니다.

아이의 지능 수준은 무시하고 무조건 똑똑하다고 얘기하는 것도 신중해야 합니다. 똑똑하다는 소리를 듣고 자란 아이는 실패가 두려워 위험을 감수하려 하지 않습니다. 지능에 상관없이 노력하는 과정을 칭찬받고 자란 아이는 실패를 거듭하더라도 상처받지 않고 계속 성장합니다. 이것은 연구에서도 확인되었습니다. 아이에게 어려운 퍼즐을 풀어보라고 했을 때 일부 아이는 문제가 풀리지 않으면 쉽게 포기해버리지만, 어떤 아이는 그 과정 자체를 즐기며 비록 실패하더라도 또 다른 문제를 풀려고 합니다.

일찍 아이가 똑똑하다, 똑똑하지 못하다 낙인찍으면 아이의 통제력, 더 나아가 자칫 운명도 바꿀 수 있습니다. 아이가 홈런을 쳤을 때만 칭찬할 것이 아니라, 헛스윙을 했을 때도 칭찬을 아끼지 말아야 할 또 다른 이유이죠.

죠. 아이가 걸을 준비도 되지 않았는데 억지로 걸음마를 시키지 않는 것처럼, 두 살배기 아이가 글자 공부에 관심이 없다면 뒤로 미뤘다가 몇 달 지나서 다시 시도해보세요. 그러지 않으면 정작 글자 공부에 흥미를 보이기 시작할 때 모든 것이 너무 익숙해져 아이의 학습 잠재력을 최대로 끌어올리지 못합니다.

긍정적인 학습 방법

우리는 관심사뿐 아니라 뭔가를 배우는 방식도 모두 다릅니다. 아이도 예외가 아니죠. 어떤 아이는 시각적으로, 어떤 아이는 청각적으로, 어떤 아이는 신체 활동을 통해 배우기를 좋아합니다. 대부분의 아이는 여러 가지 방식을 모두 동원하여 배웁니다. 하지만 여기에는 공통점 한 가지가 있습니다. 바로 무의식적으로 일어나는 학습이죠. 아이는 여러분이 보내는 신호를 읽을 때 여러분의 몸짓이나 눈빛을 통해 그 안에 담긴 단서를 찾아냅니다. 실제 연구 결과에 따르면, 어떤 메시지를 보낼 때 직접 한 말의 내용보다는 목소리가 20배나 더 중요하게 작용한다고 합니다. 갓난아이의 부모이든, 10대의 부모이든 상관없이 모두 새겨들어야 할 이야기죠.

아이가 여러분이 말하는 것을 듣고 받아들이는 내용 중에서 비언어적 소통과 거기에 담긴 정서가 차지하는 비중은 90%에 달합니다. 부모가 아이에게 보내는 메시지의 영향력을 분석해보면 언어가_{단어 등} 7%, 목소리가_{목소리 크기, 높이, 리듬 등} 38%, 몸짓이_{주로 얼굴 표정을 통해} 55%를 차지했습니다.

단어는 그저 정보만 전달할 뿐입니다. 그 정보에 의미를 부여하려면 정서를 담아야 합니다. 역시 현명한 육아의 핵심은 정서를 주고받는 것입니다. 아이에게 긍정적 정서를 전달하는 방법은 다음과 같습니다.

앞으로 여러분의 아이는 수학 시험, 국어 시험, 운전면허 시험 등 온갖 종류의 시험과 검사를 받을 것입니다. 그전에 아이가 어떤 영역에 재능이 있는지 한번 알아볼까요? 한 가지 당부하자면 이 검사는 재미 삼아 하는 것으로, 아이의 학습 방식에 대한 개념을 여러분에게 설명하기 위한 것일 뿐입니다. 아이가 이 검사를 통과하지 못하거나 거부한다고 해서 지진아라는 뜻은 절대로, 절대로 아니라는 점을 유념하세요. 이 검사로 미래의 지능을 예측할 수 있는 것은 더더욱 아닙니다 72쪽에서 그 이유는 이미 말씀드렸습니다.

• 생후 3개월 아이 아이 입에 여러분의 손가락을 넣고 빨게 한 상태에서 눈을 맞추면서 "바바바바바바…"라고 반복해서 말합니다. 여러분이 '바' 소리를 내기 시작하면 처음에는 아이가 손가락을 더 세게 빨지만, 점점 빠는 속도가 느려질 것입니다. 이번에는 다시 똑같은 방법으로 이어서 하되 '바' 대신 '파' 소리를 내보세요. "바바바바…" 소리를 내다가 "파파파파…"로 바꾸면 아이가 손가락 빠는 횟수가 많아지는 것을 알 수 있습니다. 이런 변화가 나타나면 아이가 바와 파의 소리 차이를 인식한다는 뜻이죠. 변화가 느껴지지 않는다고 걱정할 필요는 없습니다. 여러분의 손가락이 무뎌서 감지 못하는 것일 수도 있으니까요. 그리고 이 검사를 하는 동안 아이 행동에 영향을 미치는 다른 요소도 많습니다. 너무 졸려서 손가락 따위는 관심이 없을 수도 있거든요. 그럼 빨리 재워야지요.

• 생후 18~24개월 아이 아이가 들 수 있을 정도로 충분히 작고, 입으로 빨 수는 있어도 삼킬 수는 없는 크기의 새 장난감 열 개를 준비하세요. 그중 다섯 가지는 동물 모양, 나머지 다섯 가지는 탈것으로 준비합니다 자동차, 트럭, 비행기 등. 아이가 어떤 순서로 장난감을 가지고 노는지 관찰해보세요. 이 시기에 범주의 유형에 대한 개념이 생긴 아이는 일반적으로 한 범주

의 장난감을 먼저 만진 다음, 다른 범주의 장난감을 만집니다. 아이가 더 자라면 동물과 탈것을 번갈아가며 만질 수 있습니다.

• 생후 30~36개월 아이 아이에게 익숙하지 않은 물건을 세 가지 준비합니다. 그중 두 가지는 형태가 같지만 색상과 질감은 다른 것, 나머지 하나는 색상과 질감은 같지만 형태는 다른 것으로 준비합니다. 아이에게 형태가 같은 것 중 하나를 보여주며 이렇게 묻습니다. "이거 보여? 이건 드라이버야." 그러고 나서 나머지 두 물건을 보여주며 묻습니다. "이 둘 중에서 어느 것이 드라이버일까?" 단어를 빠르게 습득하는 시점에 도달한 아이는 형태가 같은 물건을 가리킬 것입니다.

• 눈 맞추기 아이와 눈을 맞추면 소통이 시작됩니다. 아이에 대한 관심과 염려, 따뜻함과 신뢰를 전달할 수 있습니다.

• 얼굴 표정 진실된 표정은 온기, 행복, 친근함, 유대감을 전합니다. 잊지 마세요. 미소는 전염성이 아주 강합니다.

• 몸짓 활달한 부모는 아이의 관심을 얻기 쉬우므로 가르치는 것도 쉬워집니다. 일례로 대화하면서 고개를 끄덕이면 귀를 기울이고 있음을 알려줄 수 있고, 긍정적 강화 positive reinforcement, 아이가 어떤 바람직한 행동을 했을 때 보상해주어 이를 더욱 강화하는 것을 말합니다 _역자 주 를 일으킬 수 있습니다.

• 자세와 몸의 방향 여러분은 걷고, 말하고, 서고, 앉는 방식을 통해 다양한 메시지를 전달할 수 있습니다. 몸에 힘을 빼고 자연스럽게 서서 아이를 향해 살짝 몸을 기울이면 어떤 말이라도 들을 준비가 되어 있다는 느낌을 줍니다. 이런 자세는 어른들 사이에서도 아주 유효하죠.

여러분 중 일부는 다음에 소개한 발달 지표와 비교하며 아이의 모든 행동을 감시할지도 모릅니다. 하지만 부디 마음의 여유를 가질 것을 당부합니다. 이 평균 발달 지표는 말 그대로 평균에 불과하니까요. 이 지표보다 빠른 아이도 있고 늦게 발달하는 아이도 있지만, 대부분은 이 지표에 맞추어 발달이 이루어집니다.

만약 어떤 중요한 발달이 지표보다 몇 주 이상 늦어지고, 발달 과정이 정상 범주에서 벗어나거나, 발달에 중요한 부분이 제대로 형성되지 않는 조짐이 보이면 여러분은 부모로서 본능이 발동할 것입니다. 이때가 바로 전문가의 의견이 필요한 시점이죠. 발달 지체는 분명 어떤 문제가 있음을 의미합니다. 특히 언어나 운동 기술의 영역에서 그렇습니다. 이런 문제는 대부분 아이가 유치원에 갈 때가 되면 저절로 해결되지만, 지체가 계속된다면 전문가와 상담해볼 필요가 있습니다.

이 지표를 강을 여행하는 동안 잘 가고 있는지 확인하는 지도라 생각하세요. 지금부터 특정 시기마다 아이에게 전형적으로 발달하는 능력과 특성, 습관 등을 알아보겠습니다.

생후 3개월

사회적·정서적 특성
- 주위 자극에 반응해 미소를 짓는다 사회적 미소.
- 얼굴과 몸을 통해 자신의 느낌을 전달한다.
- 울음의 종류가 다양해진다 배고플 때의 울음, 아플 때의 울음.

운동
- 엎드릴 때 고개와 가슴을 세운다.
- 발을 뻗어서 찬다.

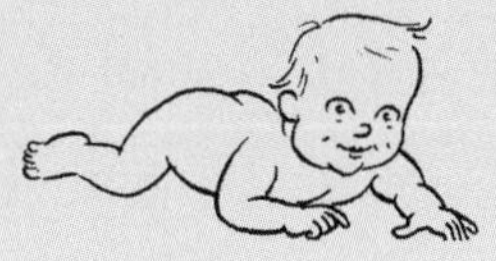

- 손바닥을 쥐었다 폈다 한다.
- 손을 입으로 가져간다.
- 손에 쥔 장난감을 흔든다.

감각

- 상대의 얼굴을 바라보고 움직이는 물체를 눈으로 쫓는다.
- 조금 떨어진 거리에 있는 익숙한 사물이나 사람을 알아본다.
- 목소리에 미소 짓는다.
- 웅얼거리기 시작하고 소리를 따라 한다.

생후 7개월

사회적·정서적 특성

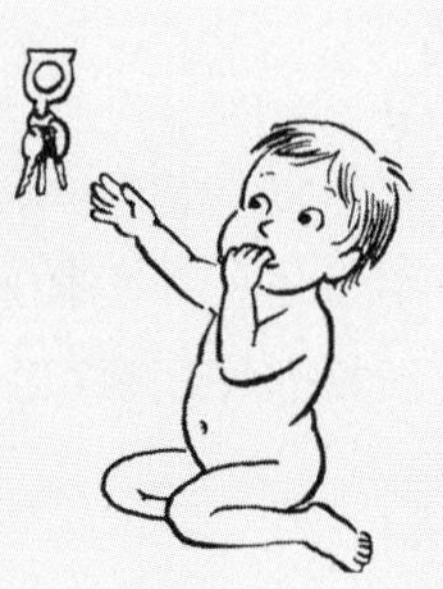

- 거울에 비친 모습에 흥미를 보인다.
- 다른 사람의 감정에 반응한다.
- 손과 입으로 주변을 탐색한다.
- 물체에 손을 뻗어 잡으려고 애쓴다.
- 좋은 사람과 싫은 사람이 생기기 시작한다.
- 개성이 나타나기 시작한다.

언어

- 자기 이름이 들리면 그쪽을 바라본다 보통 8~12개월 사이.
- 소리가 들리면 자기도 소리를 내며 반응한다.
- 목소리를 통해 감정을 나타낸다.
- 웅얼거린다.

운동

- 몸을 앞뒤로 뒤집을 수 있다.
- 5개월이면 손으로 받쳐주어야 앉을 수 있고, 6개월 이후에는 혼자 앉

을 수 있다.

- 손을 뻗어 잡고 물건을 손에서 손으로 이동할
  수 있다.

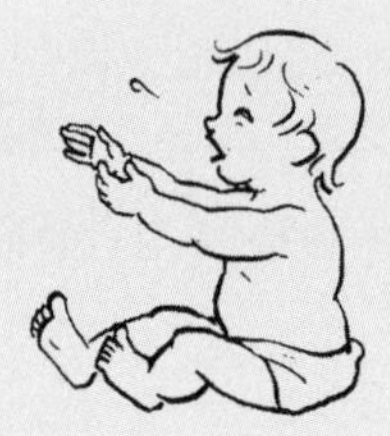

만 1세

사회적·정서적 특성

- 낯선 사람을 보면 수줍어하고_{표현 강도는 다양합니다} 부모가 보이지 않으면
  운다.
- 다른 사람보다 자신을 늘 돌봐주는 사람을 더 좋아한다.
- 소리를 반복한다.
- 놀 때 사람을 흉내 내기 시작한다.

학습

- 흔들고 두드리는 등의 방식으로 사물을 탐구한다.
- 컵을 입에 가져다 대는 등 사물의 사용법을 정확히 안다.
- 사물 이름을 말하면 해당 그림을 찾아서 바라본다.

언어

- "안 돼" 등 말로 하는 간단한 지시에 반응한다.
- 웅얼거릴 때 말투에 변화를 준다.
- 아빠와 엄마를 특정하는 "빠", "어마" 등의 단어를 사용한다.
- 단어를 흉내 내려 애쓴다.
- 원하는 물건을 손가락으로 가리킨다.

대운동

- 네 손발로 기어 다닌다_{어떤 아이는 기는 과정을 건너뛰기도 합니다. 기는 것은 정상적 발달에 필수적인 부분은 아닙니다.}
- 스스로 일어나 앉는다.

- 손으로 무언가를 잡고 의지해 일어난다.
- 가구 등을 붙잡고 의지하며 걷는다.
- 잡아주지 않아도 혼자 서거나 몇 걸음 옮길 수 있다.

미세 운동

- 상자에 물건을 넣거나 꺼낼 수 있다12~15개월.
- 두 물건을 쌓아 올리거나 서로 부딪칠 수 있다.
- 손가락으로 찌른다.
- 종이에 흔적을 남기려고 애쓴다.

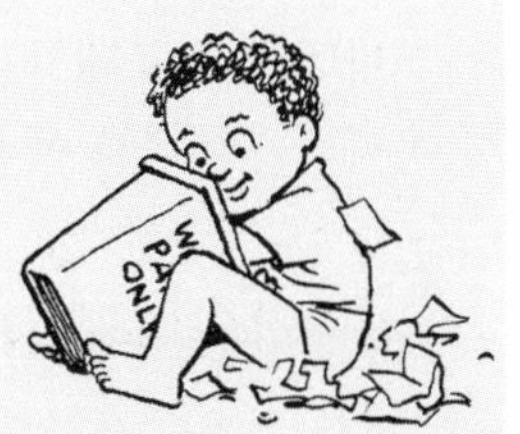

만 18개월

사회적·정서적 특성

- 자기 위안담요에 애착을 느끼는 등을 한다.
- 감정이입, 공유, 수치심, 죄책감 등이 나타난다.
- 독립심이 싹튼다.
- 사회성이 발달한다.

대운동

- 혼자서 걷는다.
- 큰 물건을 밀고 당긴다.
- 서서 공을 던질 수 있다.

미세 운동

- 육면체 두 개를 쌓아 올릴 수 있다.
- 자발적으로 낙서를 한다.

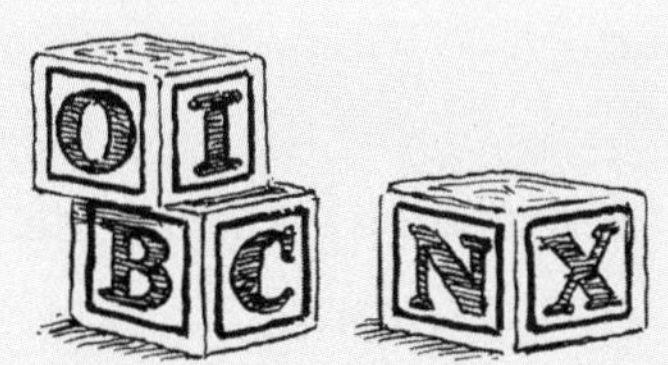

언어

- 10~20개 정도의 단어를 말한다.

- 인형이나 자동차 장난감을 가지고 논다.

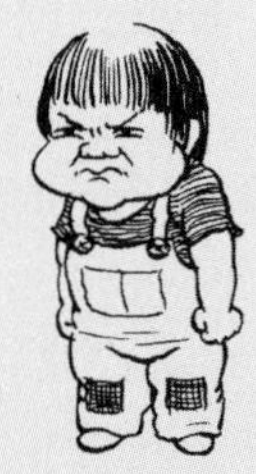

만 2세

사회적·정서적 특성

- 타인을 흉내 내서 기쁘게 하려고 한다.
- 다른 아이들과 함께 있는 것을 좋아한다.
- 좀 더 독립적이고 싶어 한다.
- 반항심을 나타낸다_{인형이나 가상의 친구에게 "안 돼"라고 말하는 것}.

학습

- 숨겨놓은 물건을 찾아낸다.
- 사물을 모양이나 색상별로 분류한다.
- 가상으로 흉내 내는 놀이를 한다.

언어

- 사람과 사물의 이름을 알아듣는다.
- 문구나 두 단어로 된 문장을 구사한다.
- 몇 단계로 구성된 지시 사항을 따른다.
- 단어를 반복한다.
- 50개 이상의 어휘를 구사한다.

대운동

- 제자리에서 위로 뛸 수 있다.
- 걸을 때 장난감을 가지고 다닌다.
- 뛰기 시작한다.
- 발끝으로 선다.
- 공을 찬다.
- 가구를 기어서 오르내린다.

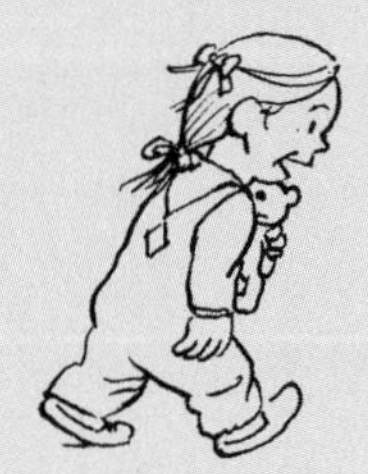

미세 운동

- 몇 개의 블록으로 탑을 쌓아 올릴 수 있다.
- 양손 중 더 자주 사용하는 손이 나타나지만, 아직 우세손이 확실히 결정되지는 않는다.
- 용기에 든 내용물을 부을 수 있다.

만 3세

사회적·정서적 특성

- 놀이 친구와 어른들을 흉내 낸다.
- 순서를 지키며 놀이를 할 수 있다.
- 애착과 광범위한 감정을 표현한다.
- 부모와 쉽게 떨어질 수 있다.

학습과 언어

- 손에 쥔 물건과 그림을 서로 짝지을 수 있다.
- 조각 몇 개로 이루어진 간단한 퍼즐을 완성할 수 있다.
- 대부분의 문장을 이해한다.
- 흔한 사물을 알아본다.
- 3~4개 정도의 단어로 문장을 구사한다.
- 자기 이름과 나이를 말할 수 있고, 대명사를 사용한다.

대운동

- 잘 기어오른다.
- 계단을 오르내린다.
- 쉽게 달릴 수 있다.
- 세발자전거를 탄다.

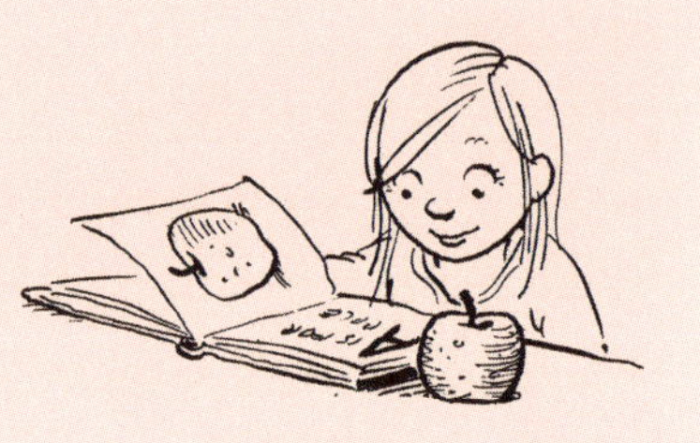

미세 운동

- 연필로 선이나 원을 그릴 수 있다.
- 책을 보며 한 번에 한 장씩 넘
  길 수 있다.
- 블록 여러 개로 탑을 쌓을 수 있다

• **목소리** 부모가 혹은 토크쇼 진행자가 단조로운 목소리로 웅얼대면 듣는 입장에서는 금세 지루해집니다. 다양한 목소리 톤이나 리듬, 억양, 크기 등으로 아이의 관심을 붙잡으세요.

아이의 발달

여러분의 아이는 앞으로 음악계의 거장, MVP, 최고경영자로 자라겠지요. 하지만 그에 앞서 먼저 기본을 익혀야 합니다. 우리가 앞에서 논의한 것을 바탕으로 기본 기술의 발달에 대해 기억해야 할 두 가지 중요한 사실이 있습니다.

첫째, 중요한 발달은 순리에 맞고 예측 가능한 과정으로 진행됩니다. 앉기도 전에 먼저 걷는 아이는 없죠. 걷는 법을 배우려면 자리에 앉고 몸을 뒤집는 과정에서 익히는 몸통의 지지가 필요하기 때문입니다.

둘째, 아이의 발달은 매우 오랜 시간에 걸쳐 일어납니다. 그리고 모든 아이는 발달의 속도가 조금씩 다릅니다. 주요 발달이 시간표에 맞춰 딱딱 일어나지 않거나, 어떤 기술이 발달했다가도 잠시 사라지고 몇 달 후에 다시 나타나는 일도 흔하죠. 그러니 예상외의 일이 벌어진다고 해서 안절부절할 필요는 없습니다 76~82쪽의 발달 지표 참고. 특정 발달의 시기가 아이에 따라 몇 달 정도 차이가 나는 경우도 많습니다.

하지만 발달 과정을 놓치고 지나갔다면 지체 없이 전문의의 도움을 구해야 합니다. 빨리 도움을 받을수록 아이가 정상 궤도로 돌아올 가능성도 커집니다.

아이의 발달에 중요한 기본 기술은 크게 세 가지로 분류할 수 있습니다.

언어 기술

아이 입이 열릴 날만 기다리는 부모의 마음은 설렘과 긴장으로 가득합니다. 아이가 처음 내뱉는 말은 무엇일까? 엄마? 아빠? 뽀로로? 아이의 첫 단어는 육아 일기에 적어놓을 만큼 소중한 발달 중 하나입니다. 하지만 아이의 적절한 언어 기술 발달을 위해 여러분이 해야 할 일 만큼 중요하지는 않습니다. 환경과 뉴런에 대해 앞에서 이야기한 내용을 떠올리면 언어가 어떻게 발달하는지 어느 정도 알 수 있을 것입니다.

아이가 단어에 반복적으로 노출되면 뉴런은 그 정보를 처리하는 데 필요한 연결을 강화합니다. 반면 소리나 단어, 전체 언어 영역 중에서 아이가 접하지 않는 부분에 해당하는 신경 연결은 사라지고 맙니다. 본질적으로 아이 두뇌는 이렇게 생각합니다. "내가 '핵물리학'이라는 용어를 접할 일이 없다면, 그 용어를 기억하느라 에너지를 쏟아부을 필요는 없지." 이와 반대도 마찬가지입니다. "'엄마'라는 소리는 하루에도 수십 번이나 들리네. 그러면 상당히 중요한 단어니까 기억하고 저장해두었다가 써먹어야지." 아이가 처음 내뱉는 단어가 무엇이든 간에 아이는 그 단어를 수천 번은 들어보았을 것입니다. 교훈은 이렇습니다. 아이에게 말을 걸고 책을 읽어주세요. 아주 많이요.

대운동 기술

이 기술은 아이가 몸을 움직일 때 사용하는 큰 근육들과 관련이 있습니다. 아이가 세상을 탐험하고 자기 몸을 쓰는 법을 배우면서 만들어내는, 머리부터 발끝까지의 모든 동작이 이 기술에 해당합니다. 고개를 들고, 몸을 뒤집고, 앉고, 기고, 무언가를 붙잡고 일어서고, 걷는 모든 행동을 말하지요. 여기서도 환경이 큰 역할을 합니다. 앉아 있는 아이 앞에 적당한 높이의 의자나 탁자를 놓아두면 아이는 그걸 붙잡고 일어설 것입니다. 없다면 아이는 그냥 앉아 있겠죠. 성숙도, 기회, 조화로운 운동 능력, 근력, 성격 등 다른 요소들도 아이가 얼마나 빨리 기고 걷고 놀이터 미끄럼틀에서 멋지게 내려올지 결정하는 데 영향을 미칩니다.

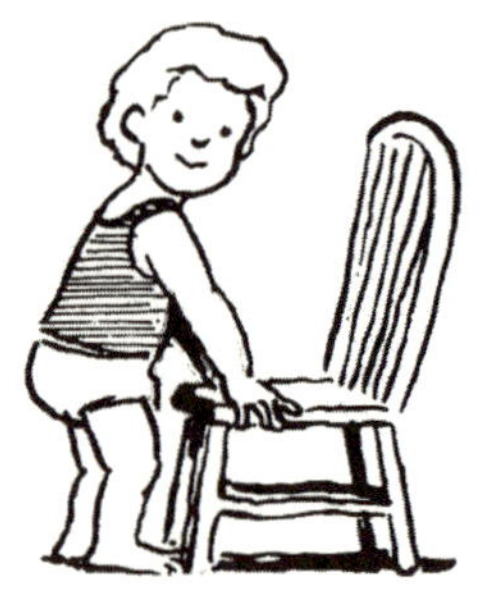

하지만 여기서 많은 부모가 알아야 할 진정한 교훈이 있습니다. 대운동 기술 발달에 관해서는 아이가 정상 범위에서 조금 뒤처지더라도 당황하지 말라는 것입니다.

미세 운동 기술

아이의 미세 운동이라고 하면 연필 쥐기나 피아노 연주 같은 것을 떠올리겠지만, 어린 월령에서는 눈과 손의 협응을 말합니다. 아이가 손과 손가락을 이용해 과자를 집어 입으로 가져가는 복잡한 과제를 수행하는 능력도 여기에 해당하죠. 미세 운동 기술이 발달하는 데 가장 중요한 것은 아이가 생활 속에서 다양한 작은 사물을 안전하게 탐색하는 것입니다 날카롭거나 독성이 없고, 음식은 소화가 잘되고 쉽게 삼킬 수 있을 정도로 작아야 합니다. 두루마리 휴지심 법칙을 이용하세요. 물건이 휴지심을 통과한다면 유아나 걸음마하는 아이가 가지고 놀기에 너무 작다는 뜻입니다. 나무 퍼즐, 고무 찰흙, 크레용, 레고처음에는 큰 것으로, 블록 같은 간단한 것들은 아이가 미세 운동 기술을 발달시키는 데 더할 나위 없이 좋은 교구입니다. 정점 처리에 대해 다룬 도표를 기억하나요?71쪽 참조 그 도표는 여기서도 큰 의미가 있습니다. 아이의 흥미를 유지하려면 자극 역시 새로운 상태여야 합니다. 반대로 아이가 미세 운동 기술을 충분히 익히고 능숙해지려면 충분히 익숙한 것이어야 합니다. 두 가지를 충족시킬 좋은 방법이 있습니다. 장난감들을 모두 꺼내놓지 말고, 일부는 수납장에 넣어두면서 2주마다 교대로 꺼내놓는 것입니다.

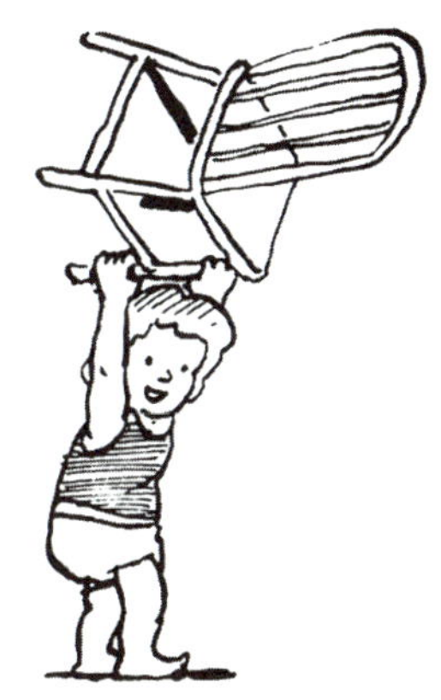

비정상적 발달

뇌 발달을 다루다 보면, 특히 자폐증이나 다양한 주의력 결핍 문제에 관심 있는 분이 많습니다. 대중매체를 보면 이와 관련해 수많은 이론과 사례

내 아이에게 맞는 교육 방법

아이를 키우다 보면 교육과 관련해 어려운 결정을 내려야 할 시기가 옵니다. 아이를 사립학교나 공립학교, 혹은 대안학교로 보낼지 등등을 결정해야 하죠.
어떤 학교가 좋다고 이 책을 쓰는 것은 아닙니다. 저자들의 경우 다양한 유형의 학교에서 아이 교육을 성공적으로 마쳤습니다. 우리는 몬테소리 교육 방식에서 관심을 가질 만한 교훈을 얻었습니다. 이탈리아에서 의대를 졸업한 최초의 여성인 마리아 몬테소리가 1900년대 초에 개발한 이 교육 방식에는 커다란 원칙이 있습니다. 아이는 두뇌가 학습 내용을 특히 잘 받아들이는 기간 동안 자기만의 속도, 리듬, 능력에 따라 배운다는 것이죠. 이 교육 방식은 애초에 장애 아동의 교육적 필요에 맞추기 위해 몬테소리가 고안한 것이었습니다.

무엇보다 몬테소리 박사는 아이가 자기만의 고유한 발달 패턴을 가지고 있다고 믿었습니다. 따라서 어른들의 생각과는 다른 방식으로 아이를 가르쳐야 한다고 믿었습니다. 또 아이는 역동적 존재이며, 자신의 감각을 통해 세상을 배우고, 스스로 흥미를 느끼는 것을 학습하며, 반복 활동을 통해 익히고, 다양한 상황에서 스스로 깨우칠 수 있다고 믿었습니다.

그러면 이 프로그램에서는 어떻게 아이를 가르칠까요?
이 교육 방식은 체험 교육을 강조하며 온갖 종류의 재료를 이용해 감각을 자극합니다. 아이에게 사물을 제공하고 작은 것부터 큰 것까지, 가벼운 것부터 무거운 것까지, 밝은 색에서 어두운 색으로 배열해보라고 하지요. 다양한 등급의 사포를 주고 매끄러운 것부터 거친 순서로 배열해보라고도 하고, 작은 병 여러 개에 온도가 다른 물을 채워 차가운 것에서 뜨거운 순서대로 배열하는 과제를 주기도 합니다. 선생님은 관찰자 입장에서 참가합니다. 앞에서 우리는 현명한 부모라면 아이가 어떤 패턴을 보이고 어떤 부분에 흥미를 느끼는지 유심히 관찰할 줄 안다고 했는데, 이것과 일맥상통합니다. 결과적으로 아이는 스스로 발견하며 많은 것을 배웁니다.

요즘은 이런 방식에 동의하지 않는 사람도 많습니다.
전통적 교육 방식을 신뢰하는 사람들은, 몬테소리 교육에서는 아이가 자신만의 속도에 맞추어 혼자 배우기 때문에 사회성이 떨어져 좀 더 전통적이고 집단적인 프로그램에는 잘 적응하지 못한다고 말합니다. 또 상상력을 동원하는 프로그램이 부족하다고도 합니다.

아이가 학교에 갈 준비가 되면 교육 환경과 관련한 모든 선택 사항을 고려해보아야 합니다. 여러분이 걸어온 길을 무턱대고 아이에게도 권하지는 말라는 뜻입니다. 아이와 여러분 사이에는 공통점이 많겠지만, 모든 사람은 다른 환경에서 각자 다르게 반응하기 마련입니다. 따라서 아이의 학습 범위를 넓혀야 할 시기가 오면 충분한 시간을 들여서, 선택할 수 있는 모든 사항을 꼼꼼하게 검토해볼 만한 가치가 있습니다.

우선 관심이 있는 유치원이나 학교를 방문해서 아이가 그곳에 잘 적응할 수 있을지 생각해보세요. 그리고 시설 내부를 둘러보세요. 벽에 어떤 것이 붙어 있나요? 주로 '하지 마시오', '금지'라는 문구들이 가득하다면 아이를 숨 막히게 할 장소인지도 모릅니다. 반대로 창의력을 발휘할 요소들이 보인다면 아이에게 최고 장소일 수 있죠.

혹시 여아용 장난감만 있거나, 남아용 장난감만 있지는 않은가? 좌뇌 활동_{단어, 책, 글쓰기 등}과 우뇌 활동_{퍼즐, 입체 장난감 등} 교육 자료를 모두 갖추고 있나? 선생님이 너무 무뚝뚝해 보이지는 않나? 학교를 찾아오는 다른 부모들은 어떤가? 이곳을 권하는 지인이나 아이가 있었나?_{아이가 어떤 친구를 만날지 결정합니다} 등등을 살펴보아야 합니다.

가 난무하고 있으며, 아직 답을 모르는 부분도 여전히 많습니다. 여러분도 혹시나 아이에게 발달장애가 있지 않을까 걱정하고 있을지도 모릅니다. 발달장애는 생각보다 높은 빈도로 나타납니다. 예를 들면 ADHD_{주의력결핍 과잉행동장애}는 전체 아동의 5~7%에서 발생하고, 아이 110명당 1명이 자폐스펙트럼장애_{autism spectrum disorder}로 진단받고 있습니다.

자폐증이나 주의력결핍과잉행동장애에 대해 좀 더 자세히 알고 싶은 분은 389쪽에서 상세한 내용을 만날 수 있습니다. 여기서는 이런 문제 뒤에 어떤 원인이 있는지에 대해 살펴보겠습니다. 발달장애의 원인은 모두 시냅스 연결을 만들어내는 문제로 귀결됩니다.

시냅스 연결이 정점에 치달을 때는 그 수가 실로 막대합니다. 필요 이상으로 많아서 장기적으로 관리하기 힘들 정도지요. 그러나 성장하면서 이런 잔가지와 연결들은 중요한 것만 남고 모두 잘려나갑니다. 주의력에 문제가 있는 아이는 이런 가지치기가 늦어지는 경향이 있습니다. 그 결

전문가나 치료사 찾아가기

만약 여러분이나 담당 의사가 아이에게 발달상 어떤 문제가 있다고 판단했다면, 전문의소아신경과, 소아 발달 행동 전문의에게 의뢰해 진단을 받고 그 원인과 추가 검사 등의 조언을 구하면 됩니다.

아동 치료는 훈련받은 전문가를 통해 조기에 실시하는 것이 중요합니다. 적절한 전문가를 만나면 아이를 다시 정상 궤도에 올려놓을 수도 있습니다. 교사도 추천해줄 만한 좋은 곳을 알고 있는 경우가 많습니다. 중요한 세 영역의 전문가는 다음과 같습니다.

- **물리치료사** 물리치료사는 운동 능력과 운동 한계 등을 살펴봄으로써 걷기 같은 대운동 기술의 발달 상황을 평가합니다. 치료 과정에는 놀이뿐만 아니라 운동과 행동 훈련도 포함되어 있고, 필요하면 장치나 장비를 이용하기도 합니다.
- **작업치료사** 작업치료사는 미세 운동 기술과 팔의 사용 그리고 감각 처리 기능을 함께 살핍니다. 또 이들 발달 기술을 배우는데 도움이 되는 다양한 장비와 훈련 방법을 이용합니다.
- **언어치료사** 언어치료사는 언어 기술을 평가하고 말하기, 어휘, 단어의 의미 이해, 문장 구사 등을 발달시키는 치료를 합니다말하기와 관련한 문제에서는 항상 청각 기능의 평가도 함께 이루어집니다.

과 두뇌 활성이 과도해져 한 가지에 집중하기 어려운 것입니다. 전선들이 서로 엉키거나 전력이 과잉 공급된다고 상상해보세요. 시스템이 과도하게 활성화되므로 공급을 낮춰야 하지만, 뇌에 대해서는 불가능합니다. 이럴 때는 행동 치료나 약물을 통해 도움을 줄 수 있습니다.

자폐증광범위하게 나타나는 유사한 장애들을 묶어서 나타내는 용어입니다이 있는 아이는 신경 연결이 제 기능을 발휘하지 못합니다. 따라서 언어 발달 지체나 사회성 발달장애 등 다양한 형태의 문제로 발현됩니다.

　아이의 머리를 열어 뇌를 직접 살펴볼 수는 없지만, 행동을 통해 뇌가 어떻게 기능하는지는 볼 수 있습니다. 무언가 이상한 점이 있다면 다음의 특성이 보이는지 확인하기 바랍니다. 이런 특성이 나타난다고 해서 바로 어떤 장애라고 진단할 수는 없지만, 이 중 어느 한 가지 특성이라도 보이면 추가 검사를 해볼 필요가 있습니다.

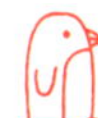

신생아 500명당 1명꼴로 발생하는 뇌성마비는 일종의 뇌 손상으로, 대부분 엄마 배 속에서 일어나고, 드물기는 하지만 출생 과정에서도 발생합니다. 운동 지체, 비정상적 운동, 혹은 음식섭취장애나 기저귀 교환 시에 다리를 벌리지 못하는 등 육체적 문제를 특징으로 하는 뇌성마비는 완치가 불가능합니다. 그러나 꾸준히 치료하면 아이의 기술과 발달 개선에 도움을 줄 수 있습니다 이때도 역시 치료는 빠를수록 좋습니다.

　말하기 지연: 아이는 기본적으로 12개월 정도면 불분명한 발음이라도 한 단어 정도는 말할 수 있습니다. 18개월경에는 적어도 20단어, 24개월 정도에는 50개 정도의 어휘를 갖춘 상태에서 두 단어를 조합할 줄 알아야 합니다. 또한 만 2세 정도에는 낯선 사람이라도 50% 정도는 이해할 수 있는 말하기 수준이 됩니다. 만 3세 아이는 75%, 만 4세 아이는 거의 100% 전달할 수 있어야 합니다.

　청각 상실: 종합병원에서 태어난 아이는 태어날 때 청각 검사를 기본적으로 실시하지만, 그 이후 청각 상실이 일어날 수도 있습니다. 또 출생 시 문제를 발견하지 못할 가능성도 있습니다. 따라서 아이의 청각이 정상인지 조금이라도 의문이 생긴다면 곧바로 다시 검사해보아야 합니다. 말하기 능력이 지연되거나, 말이 불분명하거나, 이름을 불러도 돌아보지 않는 경우에도 청각 검사가 필수적입니다. 그저 소리가 들리느냐 들리지 않느냐를 확인하는 것만으로는 부족합니다. 문제는 아이가 말하기 능력을 발달시킬 수 있을 만큼 명확하게 듣고 있느냐는 것입니다.

　반응 결여: 12개월의 아이는 자기 이름을 부르는 사람을 쳐다볼 수 있

어야 합니다. 그리고 무언가를 손가락으로 가리키면 눈길을 그쪽으로 향하고, 부모와 시선을 마주칠 수 있어야 합니다.

껴안는 행동의 결여: 아이가 애정을 보이지 않는 것이 아빠한테 물려받은 유전자 탓이라고 넘겨버려서는 안 됩니다. 소아과 의사와 꼭 상담해 보아야 합니다.

집착: 만 2세 아이가 다른 것은 제쳐 두고 오직 한 가지에만 집착해서 논다면 문제가 있습니다 공룡처럼 대부분의 아이가 큰 관심을 보이는 대상일지라도 마찬가지입니다. 그리고 깃발이나 끈 등 보통 아이들이 잘 가지고 놀지 않는 물건에 집착하는 것도 문제가 있습니다. 양쪽 모두 강박장애나 자폐스펙트럼장애의 징조일 가능성이 있습니다. 강박이란 한 가지 특정 과제나 사물, 혹은 활동에만 완전히 사로잡혀서 다른 것은 모두 무시해버리는 것으로 다른 학습을 방해하거나 가로막는 결과를 초래하죠.

놀이 기술의 결여: 지능은 전체적으로 언어 발달에 크게 영향을 받습니다. 하지만 시각-공간 기술 시각 정보와 실제 공간을 연관 짓는 문제 해결 능력과 문제 해결 기술도 지능에 큰 영향을 미치죠. 따라서 아이가 생후 1년이 되도록 무언가를 두드리거나 던지는 등 사물을 가지고 놀이 활동을 하지 않으면 소아과 의사에게 데려가야 합니다. 18개월 정도 되면 아이는 크레용으로 무언가 흔적을 남기거나, 블록을 쌓거나, 상자에 물건을 담고 꺼내거나, 물건을 도구로 사용하는 등의 문제 해결 능력을 보여야 합니다. 문제 해결 능력이란 예를 들면, 여러분이 접근하지 못하게 막아놓은 무언가에 접근하는 방법을 생각해내는 것을 말합니다.

줄어드는 혹은 빈약한 **사회성**: 아이가 생후 2년이 되어서도 특정 환경에서

만 말하거나 이를테면 집에서는 말을 하지만 엄마와 함께 참여하는 수업 시간에는 입을 닫는 경우, 사회성 또는 타인과의 상호 교류가 부족하거나 없는 경우에는 발달 과정에 문제가 생겼다는 징조일 수 있습니다.

대부분의 경우 이런 징조는 여러 가지가 복합적으로 나타납니다. 사회성이나 소통의 면에서 발달장애가 있다는 것은 자폐증의 신호일 수 있습니다. 이런 사실을 부정하거나 혼자 해결하려 한다면 문제는 더욱 악화됩니다. 주의력 관련 문제는 단독으로 나타날 수도 있고 자폐증, 강박적 행동, 난독증 다른 문제가 없는데도 기대한 만큼의 학업 능력과 지식을 습득하지 못하는 경우 등 다른 문제와 겹쳐서 나타날 수도 있습니다. 이 경우 역시 조기 치료가 가장 중요합니다.

아이에게 조기교육을 시킬 때는 고려해야 할 점이 많습니다. 하지만 아이가 학교에 발을 처음 내딛기 전에 이루어지는 비공식적 교육은 건강하고 행복한 아이로 자라는 데 결정적 역할을 합니다. 뒤에 나오는 '부모와 아이를 위한 팁'을 꼼꼼히 살펴 적용해보기 바랍니다. 아이에게 궁극의 학습 환경을 만들어주는 데 도움이 되는 지식과 기술들을 소개했습니다.

여기에서 말하는 성은 아이의 성적 발달에 관한 것입니다. 성과 관련한 문제는 아주 어린 월령의 아이한테도 발생합니다. 여러분도 기억해야 할 흥미로운 사실들을 알아보지요.

• 아이도 역시 성적인 존재입니다. 발기가 일어나는 것은 매우 정상적인 현상이며, 몸속 배관이 제대로 작동한다는 의미입니다. 발기가 일어나는 것을 보지 못했다고 걱정할 필요도 없습니다 발기가 일어나지 않는 아이도 있습니다 _감수자 주. 양쪽 모두 정상이니까요.

• 걸음마를 배우는 아이는 빠르면 생후 15개월 정도부터 남녀의 몸 차이를 알아차리고 흥미를 느낍니다.

• 생후 18개월 정도가 되면 아이는 남녀가 다르다는 사실을 알고, 성기 등 자신의 겉모습에 대한 자각이 커집니다.

• 만 2세가 되면 아이는 자신의 성기를 형제자매나 친구, 엄마 아빠와 비교하기도 합니다.

• 만 3~5세 아이는 외모를 꾸미고 성을 바꾸는 역할 놀이를 하는 경우가 많습니다.

이런 행동들은 아주 정상적인 것으로 막아서는 안 됩니다. 유아기 이후로 아이가 보이는 가장 흔한 성적 행위는 자기 성기를 만지는 것입니다 남자아이에게 특히 많습니다. 만지기 쉽기 때문이죠. 이때는 아이를 꾸짖을 것이 아니라 오히려 교육의 기회로 삼아야 합니다. 사람들 앞에서 방귀를 뀌는 것이 실례인 것처럼 공공장소에서 그런 행동을 하는 것도 역시 예의 바르지 못한 행동이라고 설명해주세요.

또한 남자아이와 여자아이 모두에게 성기는 은밀한 부위임을 쉽게 설명해주어야 합니다. 자기가 만지는 것이나, 엄마 아빠가 씻어주는 것이나, 병원에서 검사하는 것까지는 괜찮지만, 다른 사람들이 만져선 안 된다는 인식을 심어주어야 합니다. 만약 다른 누군가가 은밀한 부위를 만지려고 하면 바로 엄마나 아빠에게 얘기하라고 교육하세요.

대부분 5세 이전의 연령에서는 아이가 몸을 난폭하게 다루지 않는지 잘 관찰하는 정도로 충분합니다. 아이가 남녀의 몸 차이를 탐구하고 궁금해하는 것은 정상적 행동입니다. 여러분은 아이가 궁금해하는 것에 대해 객관적으로 대답해주고, 정확한 용어로 성기에 대해 설명해주어서 성에 편견을 갖지 않도록 해야 합니다.

아이가 어릴 때부터 성과 관련한 문제를 터놓고 이야기한다면, 성숙한 이후에도 편한 마음으로 부모에게 성에 대한 조언을 구할 것입니다. 성에 대한 지식을 정확히 아는 것은 바람직한 일입니다. 연구에 따르면 성에 대해 많이 아는 청소년일수록 성병에 옮거나 원치 않는 임신을 할 가능성이 줄어듭니다.

아이가 어린 나이에 산부인과 놀이를 한다면, 그 놀이를 어디에서 배웠는지 확인해야 합니다. 혹시 아이가 성적으로 학대를 받지는 않은지? 아이를 돌봐주는 사람이 혹시 포르노 동영상을 본 것은 아닌지? 아이가 있을 때 텔레비전이나 라디오에서 어떤 프로그램이 나오고 있었나? 건강한 성인에게는 문제가 되지 않을 성인 프로그램도 취학기 아이에게는 과도한 자극이 될 수 있습니다.

성에 관한 문제는 참으로 복잡합니다. 특히 아이가 자랄수록 더 복잡해지죠. 지금 부모가 취할 수 있는 현명한 자세는 성이라는 것 역시 아이가 자라고, 배우고, 세상을 탐험하는 과정에서 나타나는 수많은 발달 중 하나임을 인정하는 것입니다.

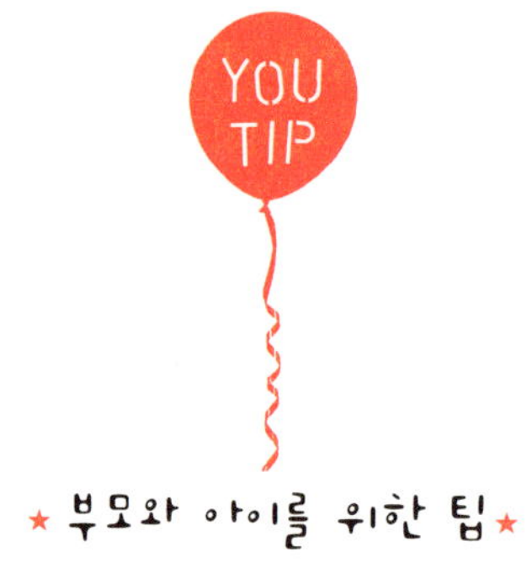

★ 부모와 아이를 위한 팁 ★

성공이 아니라 놀이를 강조하라 기본적으로 아이들은 일반적 학습 패턴을 따르지만 서로 조금씩 다릅니다. 어떤 아이는 청각과 시각을 이용할 때 더 잘 배우는 반면, 어떤 아이는 직접적 행동과 실천을 통해 배웁니다. 방법이야 어떻든 간에 정말로 중요한 것은 아이가 안전하게 놀면서 세상을 탐험할 수 있도록 도와주는 것입니다. 여기서 성공과 실패를 따지는 것은 그다지 의미가 없습니다. 정말 중요한 것은 아이의 지적 흥미를 북돋우는 것입니다. 6세 이하 아이에게는 실제로 특정 과제를 훈련시키는 것보다는 흥미를 유발하는 것 자체가 훨씬 단단한 학습 기반을 마련해줍니다.

크고 당당한 목소리로 책을 읽어줘라 아무리 강조해도 지나치지 않는 말입니다. 크게 읽고 또 크게 읽어주세요. 아이와 일대일로 얼굴을 마주하는 아주 유익한 시간일 뿐만 아니라, 아이의 어휘력에도 놀라운 영향을 미칩니다. 아이가 2세에 갖추는 어휘력은 그때까지 접한 단어의 수에 비례합니다. 아이가 어릴 때는 여러분의 말에 똑같이 대응하지 못하지만, 뇌에서는 그런 말을 다 처리하고 있습니다. 뉴런들을 항상 염두에 두어야 합니다. 여러분이 문장을 말할 때마다 아이의 두뇌에서는 더욱 강력한 언어 연결이 구축되고 있습니다.

질문하고 설명하라　아이가 아직 말을 하지 못한다고 해서 단어 몇 개로만 쉽게 얘기하거나, 말을 걸지 않는 경우가 있습니다. 하지만 여러분이 말하는 모든 것은 아이의 언어는 물론, 정서 발달에도 큰 도움을 줍니다. 다음에 소개한 예를 참고해 아이와의 대화 방법을 생각해보세요.

　　좋은 예: "강아지가 배가 고픈 것 같니?"
　　나쁜 예: "지금 가서 강아지 밥 줘야겠다."
　　질문은 대화를 시작하는 역할을 하고, 문장 끝의 억양이 올라가기 때문에 아이의 관심을 유발합니다.

　　좋은 예: "흙을 가까이에서 보면 정말 예쁘지 않니? 그래도 입에 넣지는 마. 맛도 이상하고, 배가 아플 수 있으니까."
　　나쁜 예: "엄마가 먼지 먹지 말라고 했어, 안 했어?"
　　긍정적 관찰은 호기심을 북돋아주는 반면, 부정적 지시는 호기심을 억누르지요. 또 어떤 행동에 따르는 결과를 설명해주면 아이는 나중에 스스로 올바른 판단을 내릴 수 있는 지식을 얻습니다.

대화를 나눠라　아직 말을 하지 못하는 아이와 대화를 나누는 가장 좋은 방법은 마치 아이가 말을 잘하는 존재인 양 생각하는 것입니다. "낮잠이 자고 싶니?", "오늘 하루는 정말 길었지?", "이 고구마는 정말 웃기게 생겼다. 안 그래?" 식으로 아이가 마치 질문에 대답할 수 있는 것처럼 말을 걸어 보세요. 이런 대화를 통해 아이는 자기가 곧 사용할 언어와 단어의 패턴을 인식합니다. 짧은 문장으로 천천히 말하고, 몸짓과 얼굴 표정으로도 단어의 의미를 표현하세요.

배경 소음을 줄여라 아이는 텔레비전과 같은 배경 소음 때문에 필요한 소리와 불필요한 소리를 구분하기가 어렵습니다. 따라서 텔레비전은 끄고, 실제 방 안에 있는 사람들의 목소리를 들려주세요. 연구에 따르면 자기 방에 텔레비전이 있는 아이는 비만도 많고, 학교 성적도 떨어진다고 합니다. 결론적으로 텔레비전이 지능을 떨어뜨립니다.

미술 활동을 시켜라 아이의 창의력이 샘솟게 하는 최고 방법 중 하나는 온갖 종류의 미술 활동을 시키는 것입니다. 연필로 종이에 낙서를 하는 것도 좋고, 물감이나 크레용을 가지고 노는 것도 좋습니다. 이런 활동은 아이의 상상력을 키워주고, 미세 운동 기술을 발달시키는 데도 큰 도움이 됩니다 연필이나 크레용 잡기, 물감이나 접착제 짜기 등. 미술 활동을 일주일마다 정기적으로 하기를 권합니다. 그리고 이래라저래라 하는 규칙은 너무 많이 만들지 마세요 그래도 종이가 아닌 벽지에 그리는 것은 말려야겠죠. 미술 활동을 하다 보면 벽이나 바닥이 망가지는 일이 다반사이겠지만, 그런 과정을 통해 아이는 자유롭게 자기 생각을 표현할 수 있습니다.

음악 교습을 시켜라 아이를 세계적 스타로 만들자는 것이 아닙니다. 음악 교습을 받는 것은 단순히 모차르트 연주곡 몇 개를 배우는 것 이상의 효과가 있습니다. 3년간 악기를 배운 아이는 음악과 관련이 없는 다른 분야에서도 습득하는 속도가 빠릅니다. 손재주가 좋아지는 것은 물론 언어 능력, 심지어 기억력도 향상됩니다.

보여주고 말하라 아이와 함께 외출할 때는 여러분이 보고 듣고 냄새 맡는 모든 것을 아이에게 알려주어 세상을 가르쳐주세요. 이것은 대자연 속에서도, 쇼핑몰에서도 언제나 적용됩니다. 사물이 어떻게 변화하는지 보여주는 것도 큰 도움이 됩니다. 가을이면 색이 바뀌는 나뭇잎, 봄이 되면 꽃이 피는 나무, 과자로 변하는 밀가루 반죽 등 모든 것을 보여주세요.

목소리만 나오는 교육 비디오는 피하라 아이를 천재로 만들어준다는 유아용 비디오가 시중에 넘쳐 납니다. 하지만 일부 연구에 따르면 이런 비디오를 보고 자란 아이는 그렇지 않은 아이보다 어휘력이 부족한 것으로 밝혀졌습니다. 대체 왜 그럴까요? 이런 비디오는 언어 학습을 강조하지만, 화면에 사람은 보이지 않고 목소리만 등장하는 경우가 많기 때문입니다. 아이는 언어를 소리로만 배우는 것이 아닙니다. 얼굴을 보면서 단어가 어떻게 시작하고 끝나는지 추적합니다 자폐스펙트럼장애가 있는 아이는 입술을 보는 경향이 있습니다. 소리만 들려주는 단어는 실제 언어라기보다 오히려 무의미한 횡설수설이나 다름없습니다. 게다가 언어 발달에는 서로 주고받는 대화가 큰 역할을 하죠. 유아를 대상으로 제작한 비디오들보다 아동용 텔레비전 프로그램이 차라리 아이의 두뇌 발달에는 더 낫습니다. 여기서는 적어도 말하는 사람이 화면 속에 등장인물로 나오니까요.

엎드려 있는 시간과 바닥에서 노는 시간을 충분히 제공하라 아이가 깨어 있는 동안에는 엄마나 아빠가 지켜보는 상태에서 아이에게 엎드려 있는 시간을 충분히 주세요 하지만 잘 때는 유아돌연사증후군의 위험이 있으니 옆으로나 똑바로 뉘어 재워야 합니다. 116쪽 참고. 엎드려놓는 것이 중요한 이유는 상체의 힘을 길러 고개를 들고 몸을 뒤집는 등 대운동 기술이 발달하기 때문입니다. 그리고 머리를 모든 방향으로 움직이는 법을 배우도록 아이의 위치를 정기적으로 바꾸어줘야 합니다. 고정된 위치에서 자기가 좋아하는 모빌만 계속 바라보면 머리 한쪽이 납작해질 수 있습니다. 만약 이미 납작해져 교정이 필요하다면 모빌을 조금씩 반대쪽으로 움직이거나, 아이의 눕는 위치를 바꿔서 머리를 움직이도록 만들어줍니다. 또한 깨끗한 바닥에서 아이가 기어다닐 수 있게 하세요. 이를 통해 가구나 장난감 등 온갖 장애물을 피해서 움직이는 법을 배우고 대운동 기술 역시 발달합니다. 아이가 더 자라면 이 행동은 바닥에서 공을 굴리고, 몸을 구르며 노는 것으로 바뀝니다.

아이의 장점에 집중하라 네, 조금은 역설적인 말입니다. 부모가 극성스럽게 아이를 다그치면 오히려 역효과를 낳는 경우가 많죠. 그런데 흥미로운 사실이 있습니다. 이른바 천재가 되는데 필요한 핵심 요소는 바로 '연습'이라는 것이죠. 뛰어난 성취를 이룬 아이들은 어떤 한 가지 일에 수천 시간 넘게 매달리는 경향이 있습니다. 그런 연습은 부모가 시켜서 하는 것이 아닙니다. 자신이 좋아하기 때문에 하는 것이죠. 아이에게 바이올린을 들려 방 안에 가둬놓고 몇 시간이나 연습하나 시간을 재고 있어 봐야 아무 소용 없습니다. 대신 아이가 가능한 한 다양한 것과 접할 수 있도록 해야 합니다. 그래야 아이는 자기가 좋아하는 것이 무엇인지 알 수 있고, 또 그것을 계속하고 싶다는 동기가 생깁니다. 사소한 단점들을 모두 향상시키려 노력할 것이 아니라 아이의 장점에 집중하세요.

DHA를 첨가하라 뇌에서 가장 중요한 성분이 지방임을 명심하세요. 지방은 뇌세포를 감싸서 뉴런 사이의 정보 소통을 강화합니다. 연구에 따르면 적절한 수준의 DHA가 보충된 식사를 한 아이는 인지 검사 성적도 높고, IQ도 더 높습니다. 예전에는 대구의 간유 등을 통해 건강에 좋은 지방을 섭취했지만, 요즘에는 다양한 보충제가 나와 있어 더욱 간편해졌습니다. 우리가 아이에게 권장하는 섭취량은 이렇습니다_{만 4세까지의 아이를 대상으로 하는 자료는 아직 나오지 않았습니다}. 출생 후 만 20세가 될 때까지 하루 복용량을 30mg에서 시작해 매년 30mg씩 늘려갑니다_{즉 만 2세에는 60mg, 만 3세에는 90mg, 20세에는 600mg}. 알약을 잘라서 먹거나 복용할 수도 있고, 액상 제품은 건강 음료와 섞어서 마셔도 좋습니다_{우리나라 아이들에게는 DHA대신 오메가3가 풍부한 식품을 권장합니다. 오메가3에 속하는 다불포화지방산PUFA의 경우 5개월 이하는 0.3mg, 12개월 미만은 800mg으로 권장하고 있습니다 _감수자 주}.* 영양에 관한 추가적 정보는 4장을 참고하세요.

속도를 늦춰라 아이의 작은 엔진은 처음부터 돌고 있습니다. 다만 빠른 속도가 아니라 느린 속도로 꾸준히 돌고 있을 뿐이죠. 따라서 천천히 느긋하게 가야 합니다. 특히 생후 1년까지는 더욱 그렇지요. 아이를 자극에 노출시키는 것은 좋지만, 서커스같이 자극적 분위기를 만들 필요는 없습니다. 아이에게 말을 할 때는 천천히 하고, 단어를 반복해서 말해주세요. 여러분은 아이 두뇌에 학습에 필요한 문을 만들고 있는 셈입니다. 크고 넓은 문을 만들려면 충분한 시간적 여유가 필요합니다. 식탁에서 일어나는 일을 아이가 말로 표현할 때 엄마가 정확한 발음과 단어로 반응해주면 실제로 학습 효과가 높아집니다.

---

* 가급적 음식을 통해 영양분을 섭취하기를 권하고 싶습니다만, DHA가 포함된 식품이 그리 다양하지 않은 것이 현실입니다.

3

raising your child

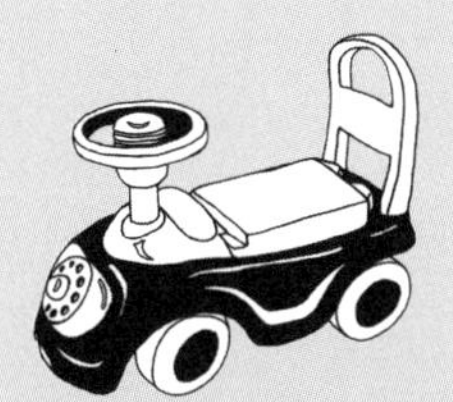

3

좋은 생활 습관

어릴 때부터 좋은 습관이 필요한 이유는 무엇인가

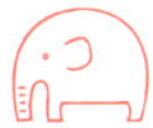

현명한 육아를 한마디로 정의하자면, 아이에게 좋은 습관을 들이고 나쁜 습관은 피하게 해주는 것이 아닐까요. 우리는 아이에게 좋은 습관을 들이면 건강하고 행복해진다고 가르칩니다. 우유를 먹으면 뼈가 튼튼해지고, 책을 읽으면 머리가 좋아지고, "고맙습니다"라는 말을 많이 하면 맛있는 떡이 하나 더 생긴다고 말이죠. 반면 나쁜 습관은 아이가 바라지 않는 결과를 가져온다고 가르치지요. 친구 머리를 장난감으로 때리면 즐거운 놀이 시간이 끝나고, 이를 닦지 않으면 치과에 가서 아픈 치료를 받을 것이고, 침대에 오줌을 싸면 엄마가 불같이 화를 내겠죠.

그래서 이 장은 무척 중요합니다. 건강한 습관을 몸에 익히는 생물학적·심리적 틀을 마련해주기 때문입니다. 수면 습관이나 대소변 가리기 훈련 등 아이에게 중요한 습관을 만들어주는 방법에 대해서 자세히 설명하겠습니다. 이러한 구체적 방법 속에 숨어 있는 중요한 원칙들은 이후에도 계속해서 여러분의 육아에 큰 도움이 되리라 믿습니다.

습관이란 사실 뇌에 무언가를 새기는 것입니다. 하루라도 빨리 이러한 신경학적 기초를 다져야 하는 이유는 너무도 많습니다. 다시 한 번 처음의 강줄기 비유로 돌아가봅시다. 일단 강줄기를 한 번, 두 번, 수백 번 오가고 나면 그 후에는 강을 탐험하는 것이 아주 쉬워지겠지요. 따라서 여러분이 일찍부터 아이에게 좋은 습관을 만들어주면 좋은 행동은 자동적으로 따라옵니다'자동적'이라는 단어가 핵심입니다. 불행하게도 이것은 나쁜 습관에도 그대로 적용되지요. 여기서 주체는 '여러분'이라는 사실을 명심하세요. 솔선수범을 통해 무엇이 건강한 습관이고, 나쁜 습관인지 아이에게 보여주는 것은 여러분의 몫입니다. 아이의 강줄기 여행은 여러분의 여행과는 다르겠지만, 이미 여러분은 그 강줄기를 여행한 적이 있습니다. 아이를 이끌어줄 소중한 경험이죠.

자동으로 좋은 행동을 하는 사람들이 얻는 이득은 실로 막대합니다. 생물학적으로 보면, 자동적인 생활은 몸의 에너지를 최소한으로 소비합니다. 모든 행동을 일일이 신경 쓰며 하는 것보다 스트레스를 적게 받기 때문이죠. 습관은 스트레스를 줄여주어 더욱 중요한 일에 집중할 수 있습니다. 아이가 좋은 습관을 들이면 여러분은 예의 바르고 단정하고 건강한 아이를 키우는 만족을 얻을 뿐만 아니라, 육아의 좌절감보다 즐거움을 만끽하는 시간이 더 많을 것입니다.

하지만 모든 것이 언제나 쉽게 풀리기만 할까요? 물론 아닙니다. 먹고자고 싸기만 하는 갓난아이에서 세상을 탐험하고 도전하고 호기심 많은 아이가 되기까지는 시간과 노력 그리고 실질적인 육아 지식이 필요합니다. 이 장에서는 여러분의 좋은 습관을 아이에게 물려주는 방법들을 알아보겠습니다.

아이는 어른의 거울 말로 하지 말고 행동으로 보여라

아이는 정말 습관의 동물입니다. 손가락 빨기, 코 후비기, 동생 발로 차기 등등 끝도 없죠. 어떤 때는 아이가 하지 말라는 부모 말을 들을 생각이 아예 없어서, 혹은 오직 부모 속을 뒤집어놓을 생각으로 저런 행동을 하는 것이 아닐까 싶기도 합니다. 그러나 대부분의 경우 더욱 심오한 심리적·생물학적 이유가 있습니다.

먼저 아이의 습관이 만들어지는 심리적 이유를 알아보겠습니다. 여러분이 스트레스를 받았을 때 어떤지 생각해보세요. 어떤 사람은 소리를 지르고, 어떤 사람은 명상을 하고, 또는 술을 마시거나 폭식을 합니다. 일부 스트레스 반응은 건강하지만_{명상}, 상당수는 그렇지 못합니다_{폭식}. 하지만 어떤 반응을 보이든 우리가 그러한 행동을 하는 이유는 같습니다. 통제하지 못하는 상황에 처했을 때 통제력을 회복하려고 애쓰는 것입니다.

그럼 이제 갓난아이의 일상을 한번 생각해보세요. 아이는 사실상 아무런 통제력이 없습니다. 말도 못하고 냉장고 문을 열어 벌컥벌컥 음료수를 마실 수도 없으며 텔레비전에서 오백 번도 넘게 본 프로그램이 나와도 채널을 돌릴 수도 없습니다. 정말 좌절 그 자체이죠. 그래서 아이는 자신만의 스트레스 반응을 일으킵니다. 우는 아이도 있지만 많은 아이들이 습관, 즉 엄지손가락 빨기나 담요 쓰다듬기 등의 행동을 보입니다. 아이는 자라면서 통제력을 회복하고_{칭얼대기, 짜증 내기} 스스로를 달랠_{손톱 깨물기, 머리카락 꼬기} 다른 방법을 찾아 나서는데, 이것이 습관으로 자리 잡습니다.

두 번째로는 순수하게 진화적 관점에서 살펴보겠습니다. 동굴에 살던 선사시대에는 습관의 장점이 있었습니다. 특히 부족과 잘 융화하는 습관을 가진 경우에 그랬죠. 다른 부족 구성원과 비슷한 습관을 만든 아이는

이상한 습관

아이의 건강 문제와 마찬가지로 습관도 정상 발달과 주의가 필요한 증상을 구분하는 미세한 경계가 있습니다. 습관은 정상적인 것이지만, 경련 tic 은 건강에 문제가 있는 경우 나타납니다.

이 둘을 어떻게 구분해야 할까요?

습관은 특정한 행동인 반면, 경련은 특정 근육의 반복적 수축입니다. 보통 의지로 통제할 수 없는 경우가 많습니다. 대부분의 경련은 지속 기간이 1년을 넘지 않으며, 전체의 20% 정도 되는 아이들이 이런 증상을 겪습니다 여자아이보다 남자아이에게서 훨씬 더 많이 나타납니다. 경련은 근육 패턴 과도한 눈 깜빡거림 등, 혹은 언어적으로 나타나기도 합니다 한 가지 소리를 반복해서 내는 등.

만 2~3세 아이가 다른 사람이 내는 소리를 반복하는 증상인 반향어 echolalia 현상을 보이면 자폐증, 뚜렛증후군 tourette's syndrome, '틱장애'라고도 불리는 신경학적 유전병으로 흔한 질환은 아닙니다. 순간적으로 어떤 행동을 하거나 소리를 내는 등의 경련을 일으키는 것이 특징입니다 _감수자 주 또는 기타 장애의 징조일 수 있습니다. 하지만 말을 배우는 어린아이가 옹알이나 단어를 반복하는 것은 지극히 정상적 현상입니다.

소아과 의사에게서 경련이 심각한 것이 아님을 확인했다면, 저절로 사라지도록 놔두면 됩니다. 만약 경련이 스트레스 때문에 생겼다면 머리카락을 쥐어뜯는 아이에게 대신 고무줄 밴드를 가지고 놀게 하는 등 좀 더 안전한 행동으로 대체해주는 것도 치료 방법이 될 수 있습니다.

무리에서 튀지 않고 부족의 일원으로 쉽게 인정받았습니다. 습관이 공동체에 융화되는 데 무의식적으로 기여한 것이죠.

마지막으로 습관의 형성에는 중요한 생물학적 요소가 작용합니다. 바로 거울 뉴런이라는 것입니다 (그림 3.1) 참고. 거울 뉴런은 여러분이 다른 누군가의 행동을 보면 그 행동을 따라 하고 싶게 만듭니다. 여기에 해당하

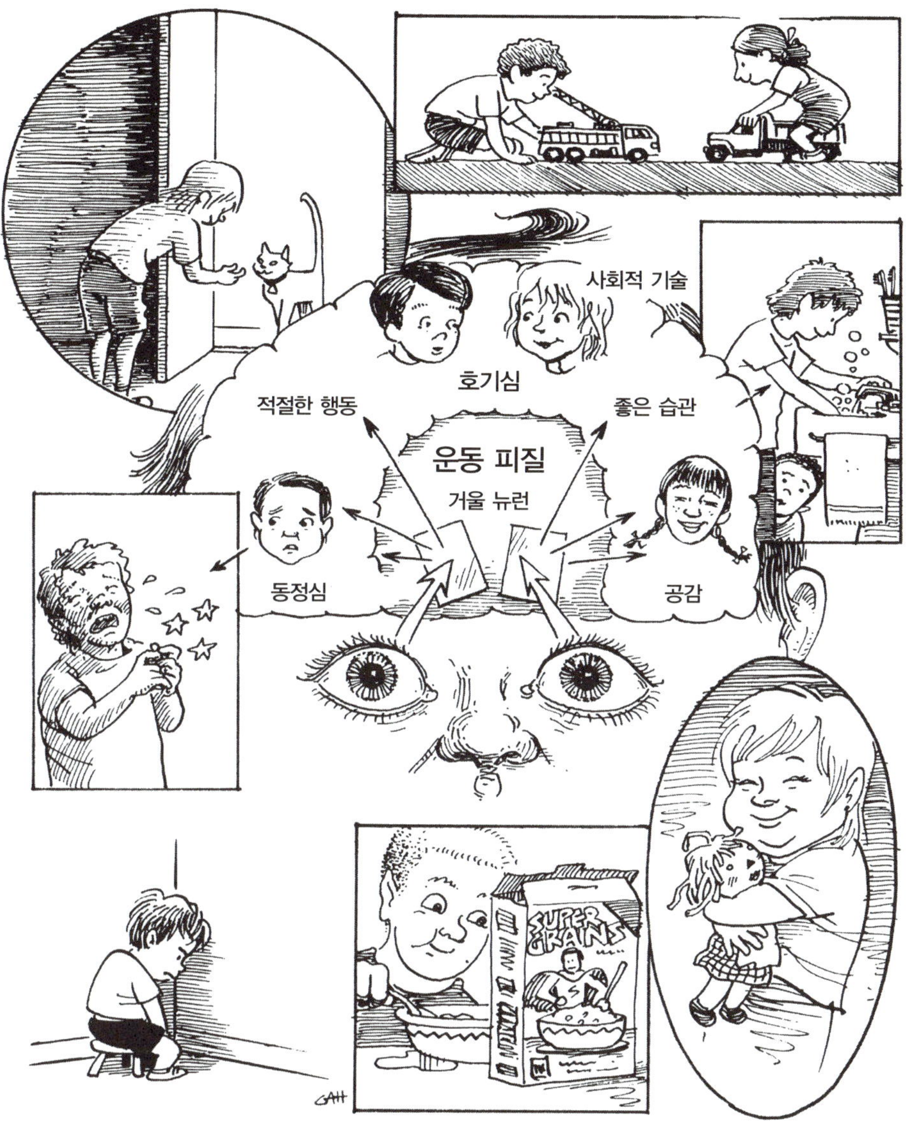

[그림 3.1] 거울에 비춰보는 시간

아이에게는 부모가 최고 선생님입니다. 말을 통해서가 아니라 행동을 통해서이죠. 바로 거울 뉴런 때문입니다. 거울 뉴런은 타인의 행동을 흉내 내면서 배우도록 유도합니다. 따라서 아이의 발달 과정에서는 단어보다 비언 어적 몸짓, 목소리, 행동 등이 훨씬 중요하게 작용합니다.

아이의 습관 형성에는 여러분이 가장 큰 영향을 미칩니다. 아주 이른 시기부터 아이는 정서적으로나 육체적으로나, 말 그대로 여러분에게 달라붙어 떨어지지 않죠. 이것은 아주 멋진 일입니다 만화영화가 아닌 영화다운 영화를 보고 싶을 때는 참 괴롭지만 말이죠.

이르면 생후 9개월부터 아이는 부모와 떨어지면 불안을 느끼고, 만 2세 정도에는 이런 현상이 정점에 달합니다. 부모가 눈에 보이는 상태에서는 다른 사람과 함께 있어도 별문제 없지만, 부모가 시야에서 사라지면 울음바다가 됩니다. 이것은 아이가 여러분과 안정된 애착 관계를 형성했다는 의미입니다. 동시에 아이를 떼어두고 집을 나서려면 한바탕 울고불고 난리를 각오해야 한다는 뜻이죠. 하지만 보통 이런 난리는 여러분이 떠나고 3~4분 정도면 그칩니다. 한번 믿어보세요. 부모와 떨어지는 것에 대한 불안은 보통 만 2~3세에 사라지지만, 심한 형태로 오래 남아 있는 경우도 있습니다.

분리 불안이 해소되지 않고 오래가면 아이를 어린이집이나 유치원, 혹은 학교에 보낼 때 문제가 됩니다. 여기에 대처하는 방법을 소개하겠습니다.

• **입학 전** 학교에 대한 책을 읽어주고 이와 관련한 역할 놀이를 해봅니다. 학생 역할도 했다가, 선생님 역할도 맡겨주세요. 학교에서 일어나는 일을 정확하게 묘사하고 설명하는 것도 도움이 됩니다. 그리고 혼자 하기 무서운 일이 있으면 선생님이 도와줄 거라는 점을 분명하게 알려주세요. 한두 번 정도 아이와 직접 학교에 찾아가는 것도 중요합니다. 그래야 학교가 어떤 곳인지 머릿속으로 그림을 그릴 수 있으니까요.

특히 아이의 걱정이나 궁금증에 신경 써야 합니다. 아이에게는 두려운 시간이니까요. 겁이 나는 것은 당연하다고, 하지만 학교에 가면 신나고 재미있는 일이 많을 거라는 말도 잊지 마세요.

• **입학 2주일 전** 모든 입학 준비를 아이와 함께하세요. 책가방과 학용품도 함께 고르고, 책이나 도시락에 이름표도 같이 붙이세요. 학교 시간표에 맞춰 일어나고 옷 입고, 아침 식사하고, 등교하는 연습도 필요합니다. 이런 과정을 통해 학교생활에 대한 스트레스를 줄이고 흥미를 느낄 수 있습니다.

• **입학 전날** 아이에게 등교할 때 입을 옷을 미리 고르게 하세요.

• **입학 첫날** 아이가 좋아하는 장난감을 책가방에 넣어주세요. 학교생활에 처음 적응할 때 위로가 됩니다.

• **학교에서** 첫날에는 학교에 적응할 수 있도록 15분 정도 함께 있다가 오세요. 아이와 함께 교실을 돌면서 사물함에 붙은 아이 이름표도 보여주고, 신기한 물건들도 보여주세요. 그렇다고 너무 오래 있는 것도 좋지 않습니다. 여러분도 긴장을 풀고 다정한 모습을 보여주세요. 사실 속으로는 여러분도 아이와 헤어지는 것이 조금은 불안하겠지만. 아이는 여러분의 감정을 금세 알아차리거든요. 아이를 한 번 안아주거나, "있다가 보자" 등의 특별한 인사를 건넨 후 돌아오세요. 아이가 울더라도 참아야 합니다. 그렇지 않으면 엄마가 매일 자기를 구하러 올 거라고 믿게 됩니다. 잠시 교실 밖에 기다리면서 아이가 울음을 그치고 선생님 말씀을 잘 따르는지 확인해도 좋겠지요.

는 대표적 행동이 다른 사람의 하품을 따라 하는 것입니다. 하품이 바이러스가 아닌 신경학적 메커니즘을 통해 전염되는 것이죠. 아이 앞에서 까꿍을 해보세요. 아이도 바로 따라 할 것입니다. 뇌 전체에 퍼져 있는 거울 뉴런은 아주 작은 비디오카메라처럼 우리가 매일 접하는 정보를 기억했다가 자기 것으로 소화하게 만듭니다. 이 정보는 행동뿐만 아니라 감정에서도 마찬가지입니다. 그래서 주변 사람들이 고통받을 때 우리는 그 고통을 함께 느끼고 공감할 수 있지요.

그렇다면 거울 뉴런은 어떻게 작용할까요? 우리가 무언가를 관찰하면 거울 뉴런은 뇌의 한 부분에서 그 정보를 처리한 다음 뇌의 나머지 부분에 방금 목격한 행동을 따라 하라고 알려줍니다. 그래서 아이가 부모의 사투리를 따라 하고, 부모와 비슷한 성격으로 자라는 것이죠.

습관의 형성은 거울 뉴런들이 어떻게 흥분하느냐에 따라 달라집니다. 부모가 "내가 하는 대로 하지 말고, 내가 말하는 대로 해!"라고 이야기해도 사실 소용없습니다. 거울 뉴런 때문이죠. 여러분은 매일 고기반찬만 먹으면서 아이에게 채소를 많이 먹으라고 다그치면 과연 아이는 어떤 음식이 더 먹고 싶을까요? 여러분이 화가 날 때마다 비명을 지르고 베개를 집어 던진다면, 친구가 아이의 장난감을 망가뜨렸을 때 아이가 어떤 반응을 보일 거라 생각하세요? 여러분의 모습과 다르지 않을 겁니다.

여기서 배워야 할 교훈은 분명합니다. 아이에게 건강한 습관을 심어주는 가장 좋은 방법은 바로 모범을 보이는 것이죠. 사실 이것이 현명한 육아의 전부입니다. 우리 모두는 선생님이고 지도자입니다. 우리에게는 아이가 안전하게 강물을 항해할 수 있도록 배를 저어야 할 책임이 있죠.

좋은 습관 들이기

부모라면 아이의 습관과 관련해 피해갈 수 없는 큰 도전 과제가 있죠. 밤에 아이 재우기, 화장실 사용하는 법 가르치기, 텔레비전·컴퓨터·게임기를 끄게 하기, 공공장소에서 소리 지르지 않게 하기 등의 생활 습관입니다. 이제 이런 문제들을 심도 깊게 파고들 때가 되었습니다.

우리는 두 가지 목표를 가지고 이 문제를 다루려 합니다. 하나는 이런 특정 상황에 대처하는 구체적인 도구를 제공하는 것입니다. 또 하나는 각각의 주제를 좀 더 넓은 시야에서 바라보며, 그 바탕에 있는 원리를 찾아, 아이에게 어떤 습관을 가르칠 때 그 원리를 적용하는 것입니다.

수면 습관

만약 여러분이 잠이 부족한 상태라면 아이에게 수면 습관을 들이는 일은 1,000조각짜리 퍼즐보다도 더 어려울 겁니다. 하지만 노력할 가치가 있는 일이죠_{장담합니다}. 수면 습관은 일찍 들일수록 좋습니다. 처음부터 아이가 잠자리에 들어야 할 시간이 정해져 있다는 사실을 깨닫도록 노력해야 합니다_{그리고 정해진 잠자리에서 잠을 자야 한다는 사실도 알려줘야 하죠}. 수면이 아이의 전체 건강에 미치는 영향은 아무리 강조해도 지나치지 않습니다. 수면은 뇌에 에너지를 공급하고, 뇌의 성장은 물론 학습을 위한 회로 구성을 돕습니다. 수면은 적절한 영양 공급과 함께 성장 발달에 가장 중요한 요인입니다. 수면 상태가 나쁘면 뇌의 발달이 지체되고 때로는 학업 성적과 주의력 저하, 불쾌감, 피로, 나쁜 행동, 심지어 비만의 원인이 되기도 합니다_{아이의 기분은 충분한 수면을 취하고 있는지를 나타내는 지표가 됩니다. 아이가 평소에 행복해한다면 아마 충분히 자고 있다는 뜻일 겁니다.}

아이마다 차이는 있지만, 수면 시간 목표치는 다음과 같습니다.

- 생후 1~4주: 하루 15~16시간
- 생후 1~12개월: 하루 14~15시간
- 만 1~3세: 하루 12~14시간
- 만 3~6세: 하루 10~12시간

좋아하는 축구팀이 승리했을 때 아빠가 내지르는 소리에 아이는 깜짝 놀라 잠에서 깨기도 합니다. 아이가 잠에서 깨는 이유는 이외에도 다양합니다.

- **악몽** 악몽은 영아부터 꿀 수 있지만, 만 2~5세가 될 때까지 아이는 악몽을 기억하지도 말로 표현하지도 못합니다 만 5세 이후부터는 모두 기억하죠 _감수자 주. 악몽은 2단계 수면 렘수면 동안 일어나는데, 아이가 겁에 질려 소리 지르며 깨어나는 때가 바로 악몽을 꾼 것이죠. 아이는 꿈의 내용과 그에 대한 위로도 모두 기억합니다. 아이가 다시 잠들려면 시간이 조금 걸릴 수 있습니다.

- **야경증** 이 증상은 훨씬 깊은 잠인 4단계 수면에서 일어납니다. 일반적으로 아이는 겁에 질려 혼란스럽고 어리둥절한 상태로 땀을 흘리며 깨어나죠. 아이는 다시 빠르게 잠들고, 다음 날 아침에는 이 사건을 기억하지 못합니다. 이 증상은 보통 여자아이보다 남자아이에게 더 흔하고 악몽은 반대입니다, 4% 미만의 아이에게서 나타납니다.

- **몽유병** 이 증상은 보통 만 5세 이전에는 나타나지 않습니다. 몽유병이 있는 아이는 일반적으로 밤에 일어나서 먹거나 돌아다니지만 스스로 그 일을 기억하지는 못합니다. 몽유병 증상이 사라졌다가 다시 생기는 일은 잘 없지만 당분간은 방문, 베란다 문, 유리창, 장롱 등의 문을 안전하게 잠가놓아야 합니다.

뜻밖의 사실이 있습니다. 수면 부족으로 나타나는 증상들은 대부분 알아채기가 어렵습니다. 아기와 어린아이 모두 마찬가지입니다. 그래서 수면 부족으로 아이에게 손상이 일어나고 있음을 대부분 눈치채지 못합니다. 만 2세 정도가 되면 비로소 문제가 드러나기 시작합니다. 이 때는 2년 동안 잠을 제대로 못 자서 피곤해진 아이가 반항적이고 비협조적으로 변해 온갖 말썽을 피울 준비를 마친 상태이죠.

다음을 참고해서 아이에게 좋은 수면 습관을 들여주세요. 아이와 부모 모두에게 도움이 됩니다.

• 아이는 태어나서부터 일정한 리듬으로 이루어지는 '먹고-자기' 주기에 들어갑니다. 그렇다고 아이에게 낮에는 북적거리고 밤에는 조용해지는 낮과 밤의 차이를 가르칠 수는 없습니다 여러분이 아이의 24시간 일주기 생체리듬에 영향을 미칠 수는 없습니다. 자기의 생체리듬은 타고나는 것이니까요. 아이가 낮잠을 자는 동안에는 다른 볼일을 보세요. 집안일을 할 때 발생하는 소음은 오히려 아이에게 약간의 소음에도 깨지 않고 자는 법을 가르쳐줄 것입니다.

• 아이가 저녁 7~8시 이후는 자는 시간이라고 생각하도록 환경을 만드세요. 잠자리에 들기 전에는 음악이나 모빌, 밝은 빛, 적극적인 대화 등 가능한 한 모든 자극을 최소로 줄이세요. 밤에는 할 일이 없으니 자는 것이 제일 낫다는 사실을 알려줘야 합니다. 이렇게 하지 않으면 아이는 자랄수록 더 큰 자극을 기대하고, 잠자리에 들 시간도 놀이 시간이라 여깁니다. 밤중에 수유를 한 후 아이를 다시 자게 하려면 이런 분위기 조성이 특히 중요합니다. 해가 긴 여름철에는 커튼 같은 것으로 빛을 가려주세요. 자극을 줄이는 한 가지 방법은 '먹이고 – 기저귀 갈고 – 놀게 하고 – 재우기'의 일상 패턴을 '기저귀 갈고 – 먹이고 – 재우기' 순서로 바꾸고 소품 없이 아이를 재우기 위해 음악을 틀거나, 요람을 흔들거나, 업어서 재우거나 하지 않고 어둑한 조명 속에 재우는 것입니다.

• 아이를 따뜻한 물로 씻기거나, 책을 읽어주거나, 간단한 몸짓을 이용

해서 재울 수도 있습니다. 이를테면 손가락으로 이마에서 코끝을 향해 붓질하듯 어루만지는 것이죠. 어떤 아이는 이런 조건화 반응에 잘 반응해서 두세 번만 어루만져도 벌써 눈꺼풀이 내려앉기 시작합니다.

• 아이에게 잠자리에서 인형이나 담요를 이용해 스스로 안정을 찾는 법을 가르치면 이 교육은 아이가 유아돌연사증후군의 위험이 줄어드는 생후 6개월 이후에 시작하세요. 116쪽 참고, 한밤중에 깨어도 혼자서 다시 잠들 수 있습니다. 이때 침대나 요람을 흔들며 아이를 재우면 어떻게 될까요? 아이는 계속해서 그렇게 해주길 기대합니다.

아이가 울거나 칭얼댈 때마다 달려가지 마세요. 아이는 자면서 수많은 소리를 냅니다. 일단 어떤 소리를 내는지 살피세요. 만약 우는 소리라면 '꿈을 꾸다 일어나서 뭐가 뭔지 모르겠어요!'라는 뜻일 수 있고, '어서 와서 우유를 주세요. 그리고 축축하니까 기저귀도 갈아주세요'라는 뜻일 수도 있겠지요.

울기는 하는데 급박한 상황이 아닌 것 같으면 잠시 기다리면서 스스로 다시 잠드는지 살펴보세요. 소리가 날 때마다 아이에게 달려가면 스스로를 진정시키는 방법을 배울 수 없습니다. 그뿐만이 아니죠. 아이는 무언가 호들갑을 떨거나 울어대면 분명 부모가 자기한테 달려올 거라는 것을 압니다. 여러분을 힘들게 할 나쁜 습관이죠. 아이를 혼자 놔두는 것에 죄책감을 느낄 필요가 없습니다. 아침이 되면 아이는 자기가 울었다는 것도 까맣게 잊어버립니다. 사실 아이가 우는 순간에 정말 힘든 사람은 바로 여러분입니다. 그 점을 명심

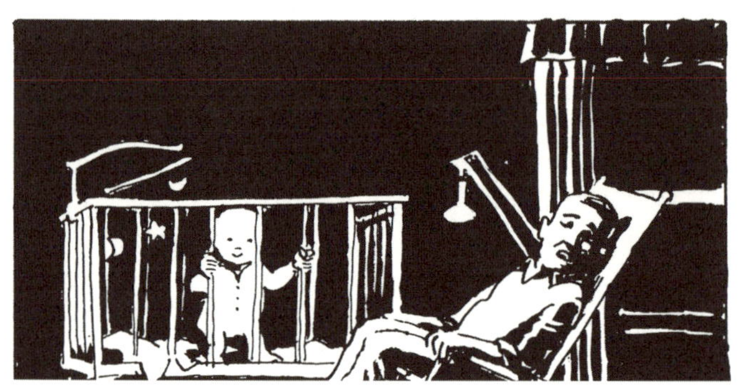

하세요. 그리고 스스로를 달래는 습관은 아이의 일생 동안 여러모로 큰 도움이 되는 대처 기술이라는 점도 기억하세요.

• 아이를 주로 돌보는 사람이 여러분이라면, 아이가 한밤중에 배가 고파 깼을 때 배우자에게도 젖병을 물리도록 해보세요. 그래야 아이가 다시 잠들 때 한 사람에게만 의지하지 않습니다. 이는 여러분에게는 휴식 시간을 주고, 배우자에게는 아이와 유대감을 만들어줍니다. 아이가 생후 15~18개월이 지난 후에도 계속 밤중에 일어나 배가 고프다고 칭얼대면, 컵이나 젖병에 물을 넣어 물려보세요. 물은 우유보다 맛이 없기 때문에 아이가 별로 좋아하지 않습니다. 이것이 반복되면 결국 밤중에 일어나 보채는 일도 줄어들 것입니다. 우유에 물을 부어 조금씩 희석시키면서 점차적으로 진행하는 방법도 있습니다. 이는 귀의 감염이나 충치를 예방하는 데도 효과적입니다. 아이가 우유를 먹다가 그대로 잠드는 것은 다발성 충치의 원인이 됩니다.

• 아이가 배고프지 않으면서도 습관적으로 잠에서 깰 때, 부모의 태도를 크게 두 가지로 나눌 수 있습니다. '울다 지치도록 내버려두자'와 '아이가 가여우니 우리 침대로 데려오자'라는 태도이죠. 우리는 이 두 가지를 절충한 방식을 권합니다. 아이에게 버림받은 것이 아니라는 확신을 심어주되, 다시 잠을 자야 한다는 사실을 알려줘야 합니다.
하나의 방법을 소개하면, 몇 분 정도 울게 내버려두며 아이가 스스로 진정할 기회를 줍니다. 이후에도 아이가 계속 울면 손이나 엉덩이를 부드럽게 토닥여주세요. 말을 걸거나, 안아주거나, 침대를 흔들어주는 등 아이를 적극적으로 달래고 싶은 마음이 굴뚝같겠지만 참아야 합니다. 그리고 나서 방을 나가세요. 이렇게 했는데도 계속 울면, 이번에는 조금 더 오래 기다렸다가 다시 들어가세요. 원래 별문제 없이 잠을 자는 아이라면 이 방법으로 하루 이틀 안에 효과를 볼 수 있습니다 때로는 하룻밤 만에 효과를 보는 경우도 있고 길게는 2주 정도 걸리기도 하지만, 그런 경우는 드뭅니다. 우는 아이를 혼자 두고 나가는 것이 꺼려진다면 방 안에 의자를 하나 마련해 어둠 속에서 조용히 앉아 지켜보는 것도 좋습니다. 아이는 관심을 끌기 위해 울겠지만, 여러분이 관심을 주지 않으면 결국 지루해져서 다시 잠이 듭니다.

• 한 사람만 나서서 아이를 재우는 것은 바람직하지 않습니다. 다른 가족도 참여하게 하세요. 그러면 한 가지 수면 방식에 의지하지 않습니다. 모유수유를 하고 있다면 가끔씩 잠자리에 들 때 모유를 젖병에 담아 다른 사람이 젖병을 물리세요. 처음 몇 주나 몇 달 동안은 직접 아이를 재우는 것이 뿌듯하고 경이롭겠지만, 시간이 지나면 차츰 여러분도 가끔은 밤에 바깥바람을 쐬고 싶을 겁니다. 하지만 아이를 다른 사람이 재울 수 없는 상황이라면 외출은 꿈도 못 꿀 일이죠.

• 아이를 절대로 여러분의 침대로 들이지 마세요. 정말 고치기 어려운 습관이 될 수 있습니다. 만약 여러분이 그렇게 하기로 마음먹은 것이라면 편의를 위해서든, 아이를 더 가까이 지켜보고 싶은 것이든, 가족의 유대감 강화를 위한 것이든 어쩔 수 없습니다. 하지만 아이와 같은 침대를 쓰면 유아돌연사증후군과 유아 사망의 위험이 증가한다는 사실을 명심하세요. 대부분 질식으로 사망합니다 술 마신 날은 절대로 아이와 한 침대를 쓰면 안 됩니다. 앞에서 말했듯이 아이가 자는 곳에는 두툼한 이불이나 베개 등 입을 막을 가능성이 있는 푹신한 물체가 있으면 절대 안 됩니다. 아이와 침대를 같이 사용하기를 주장하는 사람도 있지만, 우리는 따로 잘 것을 권합니다. 적어도 부부로서 여러분의 사생활만큼은 보장받을 수 있으니까요.

• 일찍부터 낮잠 자는 습관을 들이세요. 낮잠을 자는 데 가장 좋은 시간은 보통 아침 9시와 오후 2시경입니다. 24시간 일주기 리듬 때문에 아이가 제일 졸릴 시간이죠. 여러분의 스케줄에 따라 아이를 억지로 재우거나 깨우지는 마세요. 낮잠을 재우지 않는다고 해서 아이가 밤에 잠을 더 잘 자는 것은 아닙니다. 10대와 달리 어린아이는 밤에 늦게 잠들었거나, 낮잠을 안 잤다고 아침에 늦잠을 자지는 않습니다. 결국 잠을 못잔 시간은 고스란히 수면 부족으로 남지요. 물론 모든 아이

가 똑같지는 않으므로 아이의 타고난 수면 리듬과 가사 일정을 적절히 조절해야 합니다.

• 어떤 아이는 만 4~5세가 될 때까지 낮잠을 자고, 어떤 아이는 만 2세 이전에 낮잠 자는 걸 멈춥니다. 대부분은 하루 두 번 낮잠 자던 것이 생후 12~15개월쯤 되면 하루 한 번으로 줄어들죠. 아이의 행동을 잘 관찰해서 언제쯤 낮잠 시간을 한 번으로 줄일지 결정하세요. 아이가 하루에 두 번 15분 정도씩 낮잠을 잔다면 하루 한 번으로 줄여도 괜찮습니다. 이른 오후 시간에는 꼭 집에 있다가 아이에게 편안한 잠자리를 마련해주고 자극없는 조용한 환경을 만들어 주세요. 아이가 낮잠을 자는 동안 아이를 데리고 운전하거나 유모차에 태워 외출하면, 습관이 되어 카시트나 유모차에 태워야만 낮잠을 자려 할 것입니다. 낮잠을 재우고 싶을 때마다 아이를 차나 유모차에 태우고 한 시간 정도 돌아다녀야 한다고 생각하면 끔찍하지요? 궂은 날씨라면 더욱 곤혹이겠죠. 오후에 두 시간 정도 묶여 있다고 생각하지 말고 오히려 미뤄둔 전화 통화나 집안일도 하며 잠시 쉴 수 있는 기회라고 생각하세요.

• 밤새 잘 자던 아이가 한밤중에 깨기 시작한다면 여러 가지 이유가 있습니다. 급격한 성장기일 수도 있고, 새로운 기술을 발달시키는 중일 수도 있고 기기나 걷기, 이가 나고 있을 지도 모르고 구체적 내용은 131쪽 참고, 불안하기 때문이거나 예를 들면 입학하기 전, 일상에 변화 때문일지도 모릅니다. 이런 경우에도 앞서 설명한 것처럼 주위를 조용하게 만들고 아이가 스스로 진정할 기회를 주거나, 그런 단계가 지나갈 때까지 며칠 동안 아이 방에 머물며 지켜보세요.

대소변 가리기 훈련

어느 시기가 되면 아이나 엄마나 기저귀라면 지긋지긋해집니다. 기저귀를 떼고 화장실 이용법을 배울 때가 되었다는 뜻이죠. 일반적으로 대소변 가리기 훈련에는 세 가지 방식이 있습니다. 첫 번째는 부모에 의해 시작하는 방식입니다. 생후 몇 개월이 지나 시작하는 경우가 있는데, 그리 흔치는 않습니다. 예를 들면 어떤 문화권에서는 생후 6주부터 대소변 가리기 훈련을 시킵니다. 때가 되면 유아용 변기를 갖다 대거나, 그 앞에 붙잡아 세우고 "쉬~" 소리로 소변을 유도하는 것이죠.

두 번째 방식은 아이에 의해 시작하는 것입니다. 보통 만 2세 즈음에 시작하죠. 세 번째는 사회적 이유 때문에 이루어지는 방식입니다. 즉 3세 정도 되어서 다른 사람이 하는 것을 따라 하다가 이루어지기도 하고, 기저귀없이 유치원에 가려하지 않는다는 것을 엄마가 눈치챘을 때 이루어지기도 하죠. 이것은 그리 바람직한 상황은 아닙니다. 한계선이 정해져서 압박감을 느끼면 일을 처리하기가 더 어려워지기 때문이죠.

아이가 준비를 마쳤다는 징후가 보이면 가급적 빨리 대소변 가리기 훈련을 시작할 것을 권합니다. 그만큼 성공 가능성이 높으니까요. 그런 조짐은 다음과 같습니다.

- 아이가 밤중에 이불에 실례하지 않는다 어느 정도 방광 조절 능력이 생겼음을 의미합니다.
- 아이가 지시에 잘 따른다.
- 아이가 다른 가족의 행동을 흉내 낸다.
- 아이가 대소변이 마렵다는 신호를 보낸다 사타구니를 움켜쥐거나, 발을 동동 구르는 등의 행동을 보입니다.
- 아이가 기저귀가 젖거나 더러워진 느낌이 싫다고 얘기한다 일회용 초강력

아이에게 흔히 일어나는 증상이기는 하지만 야뇨증은 보통 만 4~5세가 되면 대부분 사라집니다. 그보다 야뇨증이 길어지는 아이 중 여자아이보다 남자아이에게 더 많습니다. 이유는 명확하지 않지만 통계적인 수치가 그렇습니다 _감수자 주 10% 정도는 청소년기까지 그런 증상이 이어집니다. 가족 중 야뇨증 경험이 있는 경우에는 더 그렇습니다. 만약 아이의 야뇨증이 계속 이어진다면 다음과 같은 방법을 추천합니다.

첫째, 병원에서 방광 감염 등 야뇨증의 다른 이유는 없는지 확인하세요. 둘째, 침착하세요. 마음이 급해 아이를 다그쳐도 도움이 되지 않습니다. 셋째, 어느 정도 연령이 있는 아이라면 침대에 오줌을 쌌다고 여러분이 나서서 호들갑을 떨 것이 아니라, 별일 아니라는 듯한 태도로 아이가 침대보 가는 일을 스스로 하도록 권하세요.

혹시라도 아이가 집 밖에서 자야 하는 경우에는 항이뇨 작용이 있는 데 스모프레신 desmopressin, DDAVP, 우리나라에서도 흔히 처방하고 있는 약물입니다 _감수자 주 같은 좋은 약을 사용해도 됩니다. 이 약은 콩팥에서 생산하는 오줌의 양을 줄여줍니다. 데스모프레신은 알약이나 비강 스프레이 형태로도 나옵니다. 비싼 약이라서 세탁비가 약값보다 더 많이 나오지 않는 한, 집에서는 잘 사용하지 않습니다. 다음과 같은 다른 방법도 있습니다.

- 저녁 7시 이후로는 물이나 음료수를 마시지 않습니다.
- 여러분이 잠자리에 들기 전에 아이를 다시 한 번 오줌을 누입니다. 아이가 이미 잠든 상태라도 깨워서 변기 앞에 세우세요.
- 야뇨증 삐삐를 사용하는 것도 방법입니다. 이 장치는 습기를 감지하면 진동을 일으켜 잠든 아이를 깨워줍니다.
- 아이가 며칠 밤을 야뇨증 없이 보내면 멋진 팬티를 선물해주세요.

- 아이가 대변을 보는 시간을 예측할 수 있다이를테면 매일 오후 낮잠 자고 일어나서.
- 아이의 대변이 덩어리지고 무르지 않다.

이 같은 징후를 보이면 다음의 단계로 나가세요.

• 아이가 편안하게 앉을 수 있는 어린이용 변기를 구입합니다바닥에서 끌고 다닐 수 있는 것으로. 성인용 변기는 구멍이 너무 커서 아이가 중심을 잡기 힘듭니다. 그 위에 어린이용 변기 커버를 장착해도 아이에겐 여전히 불편합니다. 발을 바닥에 딛는 것이 좋습니다. 높은 곳보다는 낮은 곳이 겁이 덜 나니까요. 만약 일반 변기를 그대로 사용하려면 아이의 발 밑에 받침대를 받쳐주세요.

• 변기 사용법과 관련한 책을 읽어주거나 비디오를 보여주세요.

• 아이에게 변기를 사용하는 이유를 쉽게 얘기해주고, 대소변 신호가 어떤 것인지도 알려주세요. 그런 느낌이 오면 변기에 앉아야 할 때라고 말이죠. 아이에게 이제 아빠나 엄마처럼 화장실에 갈 때가 되었다고 강조해주세요. 지금쯤이면 아이도 가족이 화장실에 가는 모습을 많이 보았을 테니까요.

• 변기 시트 위에 어떻게 앉는지 보여주면서 일단 옷을 입은 채로 연습을 시키세요연습이라는 것을 강조해야 합니다. 옷 입은 상태에서 일을 보면 곤란하니까요. 그다음에는 바지를 어떻게 내리고 앉는지 보여주세요. 남자아이의 경우에는 바지를 내린 후 변기 시트를 올리고, 잘 조준해서 오줌 싸는 법을 가

르쳐야 합니다. 힘들어하면 우선 앉아서 싸는 법을 가르쳐도 좋습니다.

• 아이가 오줌이 마렵다고 하지 않아도 20~30분마다 아이를 화장실로 데려가서 배변을 시도해야 성공할 가능성이 높습니다. 아이가 오줌이 마려운 것을 느꼈을 때는 이미 늦는 경우가 많으니까요. 아이를 주기적으로 화장실에 데려가다 보면 어느 시점에서 시간이 제대로 맞아떨어질 겁니다. 이때가 바로 긍정적 반응을 통해 행동을 강화할 수 있는 절호의 기회이지요. 어찌 보면 고된 작업이지만, 아주 효과가 빠른 방법입니다. 특히 앞에서 소개한 준비 신호를 보이는 경우라면 더더욱 그렇지요. 이런 방법을 사용한 부모들 얘기를 들어보면 보통 1~2주 정도 아이를 훈련시켰다고 합니다.

• 일상 습관을 만들어주세요. 아이가 잠자리에 들기 전, 차에 타기 전,

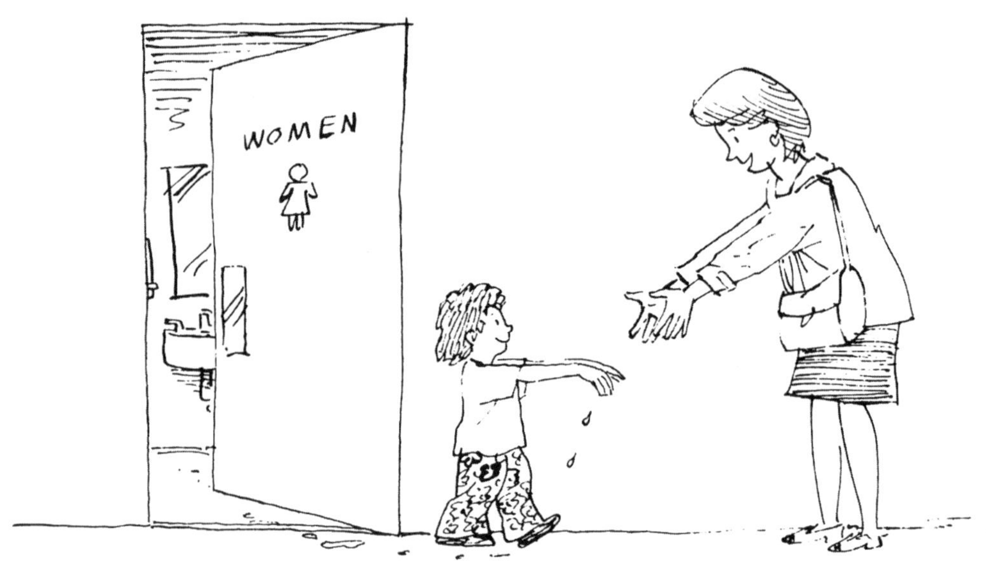

저녁 식사 후 등에는 반드시 화장실에 가도록 습관을 들이세요. 물론 아이가 생리 현상을 여러분 마음대로 조종할 수야 없겠지만, 어느 정도 유도해줄 수는 있습니다. 지금 당장 시작해야 할 또 다른 습관이 있습니다. 화장실에서 일을 본 후에는 반드시 손을 씻도록 하는 것이죠.

• 아이를 혼내며 훈련시키기보다는 긍정적으로 강화해주는 것이 훨씬 효과적입니다 대소변 가리기 훈련에서 생기는 실수가 아동 학대의 가장 흔한 원인 중 하나입니다. 아이가 변기에 제대로 볼일을 보면 초콜릿이나 과자 같은 것을 상으로 주는 일종의 보상 제도를 이용하는 부모가 많습니다. 이때 되도록 설탕이 없는 것을 주는 것이 좋겠지요.

• 대소변 가리기는 조금씩 나아가는 과정입니다. 일주일을 잘 보냈다고 해서 대소변 가리기가 완전히 끝난 것은 아니죠. 이제 훈련이 다 되었나 싶으면 한 발짝 후퇴하는 때가 옵니다. 특히 어린이집에 가거나, 유아용 침대나 그리고 손가락 빨기 등을 포기해야 할 때, 이사를 가거나, 새로 동생이 태어나는 등으로 스트레스를 받으면 이런 퇴행 현상이 나타나기 쉽습니다. 이런 시기는 대소변 가리기 훈련을 하기에 적합하지 않습니다.* 크게 좋아졌다가 다시 후퇴하는 것은 정상적 현상이니 계속해서 아이를 이해하고 용기를 북돋아주세요. 아이가 밤에도 소변을 조절할 수 있으려면 보통 6~8개월 정도 대소변 가리기 훈련을 해야 합니다. 아이의 방광이 작고, 가족 중에 야뇨증을 오래 겪은 사람이 있다면 기간이 더 길어져 1년을 넘기기도 합니다.

----

* 여름은 대소변 가리기 훈련을 시작하기에 적합한 시기입니다. 입은 옷이 적어서 아이가 옷을 내리기도 쉽고, 실수를 해도 빨랫감이 적으니까요.

전문 지식이 없어도 아이는 자기가 원하는 것을 얻기 위해 짜증을 내거나 떼쓰기를 이용한다는 것쯤은 쉽게 알 수 있습니다. 슈퍼마켓에서 아이가 사탕이 먹고 싶다고 합니다. 엄마가 안 된다고 하니까 아이는 징징대기 시작합니다. 그래도 안 된다고 하자 아이는 소리를 지르며 바닥에 드러눕습니다. 그러면 엄마는 이렇게 말하죠. "알았다, 알았어. 이번 한 번만이야." 하지만 다음에 아이는 무언가 원하는 게 생기면 즉시 드러눕기 모드로 돌입하죠.

아이의 떼쓰기 특히 사람들 앞에서가 육아에서 가장 힘든 순간 중 하나라는 사실은 모두 공감할 것입니다. 아이와 어떤 싸움을 벌일지는 여러분이 선택하세요. 시리얼에 우유를 더 부어주지 않으면 아이가 징징댈 것을 아는 마당에 우유를 조금 더 따라주면 뭐가 나쁘겠습니까? 아이가 떼쓰고 난리를 치면 그것을 멈추는 제일 쉬운 방법은 우선 아이에게 지고 들어가는 것이죠. 하지만 그것이 바람직하지 않다는 것을 우리는 알고 있습니다. 나쁜 버릇이 들 테니까요. 사실 아이와의 싸움에서는 지는 것보다 지지 않고 버티는 것이 훨씬 어렵습니다. 하지만 어렵다고 불가능한 것은 아니죠. 다음의 전략들이 도움이 될 것입니다.

• 아이의 기질과 성격은 분명 선천적 면이 있지만, 아이의 행동 중 상당 부분은 모방을 통해 형성되죠. 부모가 소리 지르는 모습을 보고 자란 아이는 화가 나면 소리를 지를 가능성이 많습니다. 따라서 제일 중요한 부분은 여러분 스스로 침착과 냉정을 잃지 않는 것입니다. 아이를 훈육할 때도 말입니다. 그렇게 하면 아이의 거울 뉴런이 실력을 발휘하기 시작합니다. 장기적으로 보면 여러분도 파괴적 행동을 보이는 횟수가 훨씬 줄어들 것입니다.

• 짜증을 다스리는 최고의 방법은 예방입니다. 아이가 우유를 먹다 말고 옆 사람에게 젖병을 내던질 가능성이 큰 순간이 언제일까요? 아이의 행동을 관찰하며 그 순간을 예측해보세요. 그러면 문제가 터지기 전에 적절하게 끼어들어 민망한 상황을 피할 수 있습니다. 사실 짜증은 예측하기 아주 쉽습니다. 아이는 지쳐 있거나, 과도하게 자극받았거나, 배가 고플 때 자주 짜증을 냅니다 사실 어른도 마찬가지입니다. 그렇지 않나요?. 짜증이 폭발하기 전에는 보통 말없이 뚱한 시간이 찾아옵니다. 폭풍 전야의 고요함이죠. 그러다가 아이가 뭔가 금지된 일을 하려다가 제지 당하면 가볍던 칭얼거림이 태풍으로 발전하는 것은 시간문제죠. 아이의 배를 채워주고, 충분히 쉬게 하면 조용한 시간을 마련해주는 것도 낮잠을 재우는 것만큼 효과적입니다 태풍이 오는 일은 훨씬 줄어들 것입니다.

• 아이가 짜증을 내는 습관이 있다고 해서 "안 돼"라는 말을 하지 않는

건 옳지 않습니다. 여러 가지 이유로 아이에게는 제약이 필요하고, 아이도 "안 돼"라는 말을 들어야 합니다. 하지만 이 말보다 다른 표현이 효과적인 경우도 많습니다. 아이의 행동을 제지할 때 그 뜻을 전달하는 방식에 변화를 주면 불안한 상황을 누그러뜨리는 데 도움이 됩니다.

오늘은 물웅덩이에서 뛰어놀 수 없는 이유를 간단히 설명해주어도 좋겠죠. 이때는 긍정적 말로 시작하는 것이 좋습니다. "엄마도 초콜릿 쿠키가 좋아. 하지만 한 시간만 있으면 우리 저녁 먹을 거잖아." 혹은 안 되는 이유가 아이 때문이 아니라 여러분 때문이라고 말할 수도 있습니다. 예를 들면, 네 살배기 아이에게 "네가 계단 난간을 오르다가 떨어져 다치기라도 하면 엄마가 얼마나 가슴이 아프겠니"라고 설명하는 것이죠. 누가 감당해야 할 문제인지 가르치라고 조언한 것을 기억하나요? "네가 그런 일을 하면 엄마는 정말 가슴이 아프겠다. 여기서 재미있게 놀지도 못하고 병원에 있어야 할 테니까 말이야."

• 아이를 돌보는 모든 양육자는 행동과 훈육에 관련한 여러분의 원칙을 자세히 알고 있어야 합니다. 일관성은 아이가 좋은 습관을 들이는 데 도움이 됩니다. 여러 양육자들의 훈육에 일관성이 없으면 아이는 혼란에 빠지고 짜증이 나게 마련이죠 이 점에 대해서는 '부모와 아이를 위한 팁'에서 좀 더 다루겠습니다. 할머니, 할아버지, 이모, 삼촌 등 온 가족이 모여 가족회의를 통해 일관성을 확인하는 것도 중요합니다. 여러분은 아이에게 텔레비전을 보여주지 않는 것을 원칙으로 하는데, 할머니나 할아버지가 아이에게 텔레비전 프로그램을 보여주면 안 되겠죠. 그때문에 나중에 다투기까지 한다면 아이에게 좋은 영향을 줄 리 없습니다.

• 아이의 짜증을 무시해도 별문제가 되지 않을 곳이라면 그냥 무시하세요. 여러분이 아무런 반응도 보이지 않으면 아이는 결국 지칩니다. 하지만 명심하세요. 만약 무시하기로 마음먹었다면 끝까지 고수해야 합니다. 30분 정도 계속된 짜증에 결국 두 손 들고 원하는 것을 들어주면 나중에는 보상을 얻어내기 위해 더 심하게 짜증을 부리죠. 아이가 짜증을 내는 이유가 무엇이든 간에 그것을 멈출 방법을 알아냈다면 그 방법을 고수하세요. 때때로 아이가 바라는 것은 그저 자기 말을 들어달라는 경우도 있습니다. 두 살배기 아이가 "세발자전거 갖고 싶어요"라고 말하면 귀 기울여주고, 그 마음을 이해한다는 것만 알게 해도 충분할 때가 있습니다. "그래, 세발자전거가 갖고 싶었구나. 세발자전거가 타고 싶었어." 이런 식으로 아이 말에 대답해주세요.

• 어떤 아이는 심하게 떼를 쓰다가 과호흡이 일어나기도 합니다. 울다가 그럴 수도 있고, 아닌 경우도 있습니다. 때로 아이가 의식을 잃으면 부모 입장에서는 아주 겁이 나죠. 이런 경우에는 아이가 넘어지지 않도록 아예 바닥에 눕힙니다. 처음 15초 정도 강력한 자극에 아이를 노출시키면 정신을 차리게 하는 데 도움이 됩니다. 약물은 권장하지 않습니다. 그리고 이런 짜증에 대처할 때도 다른 때와 같은 일관된 방식으로 해야 합니다.

행동과 분노의 형태가 일반적 수준을 넘어서는 아이도 있습니다. 그런 경우 아이와 다른 사람들의 안전을 최우선으로 생각해야 합니다. 그저 타임아웃 작전138쪽 참조만으로는 부족하다면 전문가의 도움을 받을 필요가 있습니다. 발을 구르고, 소리 지르고, 바닥을 뒹굴며 발버둥 치기까지 했는데도 여전히 바라는 것을 얻지 못하면 아이가 기분이 좋을 리 없죠. 아이는 결국 스스로 지쳐서 짜증을 멈춥니다. 이때가 긍정적 강화를 이 아이의 훈육에 대해 얘기하고 있으니, 잘못된 형태의 훈육에 대해서도 짚고 넘어가겠습니다. 사실 그리 내키는 주제는 아니군요. 이런 문제를 꺼낼 필요도 없는 때가 오기를 바랄 뿐입니다. 하지만 현실에서는 수많은 아이가 다양한 형태의 학대를 겪고 있습니다.

보고에 따르면 미국에서는 만 3세 미만의 아이가 1,000명당 16명꼴로 학대를 당하고 있다고 합니다. 실제 비율은 그보다 열 배 정도 더 높을 것으로 예상합니다.

아동 학대에는 아동 방임보고된 사례 중 60%. 방임이란 부모로서 마땅히 아이를 돌봐야 함에도 그렇지 않아 아이에게 실질적·잠재적으로 피해가 가는 것을 말합니다, 신체적 학대20%, 성적 학대10%, 심리적 학대7% 등이 해당합니다. 실로 염려스러운 통계입니다.

심지어는 학대의 위험성을 충분히 인지하고 있는 부모조차 어떤 상황에서는 폭력적으로 돌변합니다. 그 이유는 아이에 대한 비현실적 기대예를 들면, 다섯 살 아이가 이불에 오줌을 싸면 안 된다는 생각, 양육에서의 일관성 결여여러 사람이 돌아가면서 아이를 돌보면서 생기는 일관성의 결여, 부모의 탈진오래 잠들지 않는 아이를 잡고 뒤흔든다거나, 이미 가정 폭력이나 약물 남용 등의 문제가 있는 가정환경에 놓인 경우 등입니다.

정서적·육체적·심리적·경제적으로 스트레스를 받는 부모는 그만큼 아이를 학대할 위험도 큽니다. 그러니 여러분 스스로에 대한 통제력이 약해지고 있다 싶으면 아이에게 후회할 일을 저지르기 전에 주변에 도움을 구하세요.

또 다른 사람이 아이를 학대하는지도 신경 써야 합니다. 특히 성적 학대는 가장 중요합니다. 성적 학대의 가해자는 여성보다 남성이 많으며, 범인 대다수는 친척, 부모, 선생님 등 아이가 아는 사람입니다.

예방의 핵심은 감시하고, 또 감시하는 것입니다. 또 아이의 행동에 적절히 대응해야 합니다. 만약 아이가 다른 곳에 머물다 와서는 이상한 행동을 하거나, 누군가의 집에 가기 싫어하면 그 말을 믿어주며, 아이가 자기 느낌을 솔직히 털어놓을 수 있는 편한 환경을 만들어주세요. 그리고 성적 학대가 의심스러우면 바로 소아과 의사를 만나보세요. 지금 당장요!

용할 수 있는 좋은 기회입니다. "이제 차분해졌구나. 아주 잘했어."

마지막으로 아이를 이해하려 노력하라고 당부하고 싶습니다. 아이는 때로 무언가에 짓눌리거나, 피곤하거나, 긴장을 해소하기 위해 유치원이나 어린이집에서 돌아온 후에도 이런 경우가 많죠, 혹은 말로는 정확히 표현하지 못하지만 어떤 어려움이 생겨 발을 구르고, 고래고래 소리를 지르기도 합니다. 이런 경우 아이는 여러분을 이기려고 그러는 것도 아니고, 기 싸움을 하는 것도 아닙니다. 아이가 억눌린 감정을 표현하는 유일한 수단이 짜증밖에 없기 때문입니다. 아이도 자신의 감정을 밖으로 표출해야 하니까요. 이럴 때는 아이를 안아주고, 친밀하게 대화를 나누고, 안심시켜주는 것이 도움이 됩니다.

텔레비전 시청과 게임

텔레비전 자체가 나쁜 것은 아닙니다 우리도 텔레비전을 매일 보는데요, 뭘. 하지만 아이가 텔레비전 그리고 나중에는 비디오나 게임기 앞에서 너무 많은 시간을 보내면 건강에 나쁩니다. 우선 텔레비전을 보는 동안에는 친구와 어울리고, 책을 읽고, 탐험하고, 창조적 놀이를 하고, 야외에서 뛰노는 등의 건강한 활동을 할 수 없습니다. 더욱이 아이는 텔레비전에서 본 행동을 따라 하는 경향이 있는데, 그 행동이 바람직한 것만은 아니죠. 날로 심해지는 프로그램의 폭력성과 선정성은 말할 것도 없고, 패스트푸드 광고도 바람직하지 않습니다. 아이는 하루 평균 세 시간 정도 텔레비전을 시청하는데, 자라면서 이 시간은 점점 늘어납니다. 과도한 텔레비전 시청이 비만으로 이어진다는 사실은 그리 놀랄 일이 아니죠. 다음의 전략을 이용해 아이의 텔레비전 시청 시간을 제한해주세요. 아이가 텔레비전 속 등장인물을 아무리 좋아한다고 해도 말이죠.

• 미국소아과학회와 아이의 두뇌 발달을 상세히 관찰한 연구자들에 따르면 아이가 만 2세가 된 이후에는 하루 텔레비전 시청 시간을 1~2시간으로 제한할 필요가 있습니다 2세 이하 아이는 텔레비전을 많이 시청할 이유가 없습니다. 아이가 커서 컴퓨터나 게임기로 게임을 하는 시간도 시청 시간에 포함해야 합니다. 그리고 미리 프로그램이 아이에게 유익한지 꼭 확인하세요. 수동적으로 시청만 하는 것보다 아이의 능동적 참여를 유도하는 프로그램 아이에게 질문을 던지거나 춤을 함께 따라 하는 등이 가장 유익합니다. 그 외의 프로그램을 고를 때도 아이는 텔레비전에서 본 것을 그대로 따라 한다는 사실을 꼭 명심하세요.

• 아이 방에는 절대로 텔레비전을 두지 마세요. 소아비만, 수면장애, 행동장애 등이 나타날 가능성이 큽니다. 텔레비전을 보면서 식사하는 습관도 고쳐야 합니다. 칼로리를 과도하게 섭취하기 때문입니다 179쪽 참고.

• 텔레비전보다는 차라리 비디오나 DVD가 더 낫습니다. 내용을 미리 살펴볼 수 있으니까요. 되도록 아이의 참여를 유도하는 프로그램을 선택하세요. 비디오에서는 패스트푸드 광고도 나오지 않습니다. 텔레비전 프로그램을 녹화해서 광고를 건너뛰며 보여주는 것도 방법입니다.

• 보지도 않으면서 텔레비전을 틀어놓는 일이 없어야 합니다. 이런 습관은 아이도 따라 합니다. 그리고 텔레비전은 아이의 언어에도 영향을

미칩니다. 설마 아이가 텔레비전 속 인물의 거친 언어를 배우기를 바라진 않겠지요? 아이는 여러분에게 말을 배워야 하는데, 텔레비전은 그 과정을 산만하게 만듭니다. 또 여러분이 보고 싶어 틀어놓은 프로그램은 드라마, 뉴스 등을 아이도 함께 본다는 점을 명심하세요. 아이는 자기가 보는 것을 흡수해서 그대로 반복합니다.

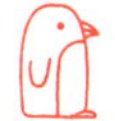

연구에 따르면 텔레비전에서 성인 대상의 성性적 내용을 접한 아이는 그렇지 않은 아이보다 청소년기에 성적으로 일찍 눈뜰 가능성이 높습니다. 그만큼 프로그램 선별이 중요하다는 뜻이겠죠.

텔레비전이나 게임 말고도 건강한 방식으로 아이를 즐겁게 해줄 방법은 상당히 많습니다. 그중에서도 최고는 역시 독서죠. 독서는 평화롭고 안정된 환경에서 아이와 소통할 수 있는 가장 좋은 방법입니다. 게다가 앞으로의 학습을 위한 지적 능력을 높여주고, 어린 시절에 형성되는 신경 회로를 향상시키는 데도 놀라운 효과를 발휘하죠. 더 구체적 내용들은 뒤에서 다루겠습니다 141쪽 참고.

위생 습관

아이에게 건강하고 좋은 위생 습관을 들이기 위해서는 많은 노력이 필요합니다. 다음에 나오는 지침을 따라서 아이가 몸을 건강하고 청결하게 유지하도록 도와주세요.

치아 관리

- 생후 6개월 정도에 이가 나기 시작하면 치아발육기 teething ring 를 물려주세요. 이때 발생할 수 있는 통증을 일부 완화해줍니다 베이글 같은 단단한 빵이나 수건 얼린 것도 효과적입니다. 아이가 많이 아파한다면 항염증성 진통제인 아동용 이부프로펜 우리나라에는 부루펜이라는 상품이 있습니다 _역자 주 이 필요할 수도

있습니다. 국소마취제인 벤조카인을 함유한 도포제_{오라젤Orajel 등}는 추천하지 않습니다 우리나라에서는 필요에 따라 벤조카인이 함유된 '울트라케어Ultracare'를 사용하고 있습니다 _감수자 주. 메트헤모글로빈혈증이라는 잠재적 부작용이 있기 때문입니다. 이 부작용은 드물긴 하지만 생명을 위협할 수 있는 증상으로, 적혈구의 산소 운반 능력을 저해합니다. 이런 장애가 생긴 아이는250명당 1명꼴 산소가 결핍되어 말 그대로 얼굴이 새파랗게 변합니다 청색증.

• 젖병을 물리고 그대로 재우면 안 됩니다. 젖병을 물고 잠들면 치아가 우유 속에 들어 있는 천연 당분인 젖당에 푹 잠겨서 충치 발생률이 높아집니다.

• 아이가 애초에 탄산음료나 사탕 등에 맛을 들이지 않도록 하세요. 이런 충치 발생 음식을 접하지 않으면 먹고 싶어 하지도 않습니다. 주스도 마찬가지입니다. 특히 잘 때 젖병에 담아 물려주는 것은 더욱 좋지 않습니다. 시판하는 대부분의 주스는 치아를 당분에 과하게 노출시킬 뿐 아니라, 영양가 없이 칼로리만 높기 때문입니다. 아이가 좀 더 크면 통과일이나 물을 먹도록 유도해주세요.

• 젖니에도 관심을 기울이세요. 나중에 빠질 치아라고 해서 무시하면 안 됩니다. 젖니가 충치에 감염되면 영구치가 제대로 자라지 못할 가능성이 커집니다. 젖니가 있을 때의 구강 환경은 영구치가 나온 이후에도 그대로 이어질 가능성이 크고, 젖니에 충치가 생겨 뿌리에 고름이 잡히면 영구치의 성장에도 악영향을 미칩니다. 그리고 충치로 젖니가 미리 빠지거나, 한쪽이 무너져버리면 치열 자체가 틀어져 영구치가 나올 때 자리를 잡지 못해 덧니가 될 가능성도 높지요. 떡잎이 건강하지 못한데, 본잎이 건강하기는 힘든 법입니다.

• 만 1세가 되면 하루에 한 번 아이의 치아를 닦아주세요. 깨끗한 손가락에 치약을 아주 조금만 묻혀서 닦아주어도 좋습니다. 젖니가 머리를 내밀면 바로 젖은 수건을 이용해 닦아주세요. 치아 수가 많아지면 본격적인 칫솔질 단계로 넘어갑니다. 아이가 만 2세에 접어들면 칫솔질을 하루 두 번으로 늘리세요.

• 만 3세 이후에는 불소 치약을 사용합니다. 일부 천연 치약에는 불소가 함유되지 않았습니다. 치약은 콩알 크기 정도만 사용하고, 치약을 삼키지 말고 뱉도록 가르치세요. 맛을 첨가한 아동용 치약을 사용한다면 아이가 먹으려 들 수도 있습니다. 조금 먹는 것은 문제가 되지 않지만, 치약 안에 들어 있는 불소 성분을 많이 먹으면 독성을 띨 수 있습니다. 치약을 아이 손이 닿지 않는 곳에 보관하고, 아이가 이를 닦을 때는 항상 곁에서 지켜보세요.

• 부드러운 나일론 칫솔을 사용하세요. 약 2분 정도 위아래 치아를 빠짐없이 안팎으로 꼼꼼히 닦으세요. 칫솔질을 놀이처럼 알려주며 흥미를 느끼고 습관화할 수 있게 도와주세요. 그리고 아이가 한 번 한 후 엄마가 한 번 더 칫솔질해주세요.

• 만 1세 무렵 치과에 데려가는 것이 좋습니다. 적어도 만 2세 이전에는 꼭 한 번 데려가야 합니다. 그리고 첫 방문 이후에는 6개월에 한 번씩 정기 검사를 받으세요. 첫 방문에서는 치아 발육이 정상인지, 전체 구강 상태는 어떤지 확인합니다. 아이의 성장에 따라 치과 의사는 불소 도포 치료나 치면열구전색실런트, X-선 촬영 등 필요한 부분을 권장해줄 것입니다.

충치는 세균 감염으로 아이에게서 흔히 생기는 질병이죠. 미국에서는 유치원에 들어가기 전에 충치에 걸리는 아이가 거의 절반에 가깝습니다. 충치는 대부분 엄마 때로는 아이를 돌보는 사람로부터 옮긴 세균 때문에 생기죠. 엄마가 아이에게 뽀뽀를 하면서 침을 통해 전염되기도 하고, 아이 숟가락으로 음식을 맛보거나, 엄마가 먼저 음식을 씹어서 아이에게 먹일 때 전염됩니다.

충치 부위를 치과에서 메워준다 해도 완전히 치료되는 것은 아닙니다. 감염을 제거하는 단계를 거치지 않으면 아이는 2년 안에 다시 치과 의자에 앉을 가능성이 높습니다.

감염 제거 단계로는 불소 치료, 항균성 구강 양치액, 정기적인 치실 사용, 불소 치약 사용, 당분이 든 음식 피하기 등이 포함됩니다. 세균은 당분이 있어야 살 수 있는데, 우리 식단에 당분이 점점 증가하다 보니 5세 미만 아이의 충치 발생도 증가합니다.

충치는 당분을 얼마나 많이 섭취하느냐가 아니라, 얼마나 자주 섭취하느냐에 좌우됩니다. 당분을 섭취하면 세균은 그것을 발효시켜 치아를 녹이는 산 성분을 만들어내죠.

어린 시절에 발생한 충치는 장기적으로도 영향을 미치지만 아동기의 충치 발생을 살펴보면 그 이후의 양상도 가늠할 수 있습니다, 즉각적 영향도 상당히 많습니다. 이른 시기에 충치에 걸리면 언어 발달이나 기분, 학습, 영양 상태에도 영향을 미칩니다. 충치를 예방하려면 만 1세 이후에는 6개월마다 치과를 찾아가 정기적으로 검진을 받으세요.

• 아이의 치아 건강에 대해서는 다른 치과 의사의 의견도 함께 들어보면 좋습니다. 의사가 충치를 잘못 진단하는 경우도 있고, 의사에 따라

작은 충치는 굳이 치료할 필요가 없다고 주장하기도 합니다. 작은 충치는 칼슘이나 치아 안팎의 다른 미네랄 성분에 의해 저절로 치료될 수 있기 때문입니다. 충치를 제거하기보다 불소 도포 등을 통해 충치를 재광화remineralization, 충치로 인해 빠져나간 미네랄 성분이 다시 공급되어 단단해지는 과정 _역자 주하는 쪽으로 치료 방향을 옮겨가는 치과 의사가 늘고 있습니다우리나라도 이 방법을 시행하고 있습니다 _감수자 주. 치과 치료를 통해 충치를 메운다고 해서 충치 발생이 멈추지는 않습니다. 충치는 입속에 살고 있는 세균 때문에 발생하는 것이니까요.

손 씻기

외출에서 돌아왔을 때, 기저귀를 갈 때, 볼일 보고 나올 때, 음식을 준비하거나 먹을 때 등 늘 손 씻는 모범을 보여 아이에게도 손 씻는 습관을 들여주어야 합니다. 아이가 화장실을 이용하기 시작하면, 스스로 손을 씻고 말리는 법도 가르쳐야 합니다. 세면대 아래에 아이가 올라설 수 있는 발판을 마련해주면 쉽게 손을 씻을 수 있겠죠.

목욕

아이가 스스로 목욕하기에는 아직 이르다면, 일찍부터 좋은 목욕 습관을 들여주는 것이 중요합니다. 그래야 목욕은 기분 좋은 일이라는 이미지가 자리 잡을 수 있으니까요. 탯줄이 떨어질 때까지는 물에 적신 스펀지 등으로 아이를 목욕시키다가 그 이후에는 작은 욕조에 아이를 담그고 씻겨주세요. 주방 싱크대는 곤란합니다. 위생적이지 못하니까요.

따뜻한 물손으로 먼저 온도를 확인하세요과 저자극 아기 전용 샴푸를 사용하세요. 스펀지나 가제 수건 등으로 몸통과 머리카락을 문질러 씻어주는데, 그 과정이 즐거워야 합니다. 그래야 아이의 머릿속에 목욕이 즐겁다는 인식이 자리 잡습니다. 플라스틱 용기나 계량컵 등은 최고의 목욕용 장난감입니다. 일주일에 몇 번 정도는 잠자리에 들기 전에 목욕시킬 것을 권장합니다. 하지만 식사 후 너무 서둘러 하는 것은 좋지 않습니다. 그리고 목욕시킬 때 아이에게서 절대로 눈을 떼서는 안 됩니다. 전화를 받아서도 안 되고, 수건을 가지러 간다고 자리를 비워서도 안 되고, 다른 자녀에게 아이를 대신 지켜보라고 맡겨서도 안 됩니다. 무조건 여러분의 눈을 아이에게 고정해야 합니다.

엄지손가락 빨기

엄마 배 속에 있을 때부터 엄지손가락을 빠는 아이도 있습니다. 왜냐고요? 손가락 빨기는 마음을 차분하게 진정시켜주기 때문이죠. 태어난 후에도 마찬가지입니다. 손가락을 빠는 것은 지극히 자연스러운 반응이죠. 어떤 아이는 6개월이 되도록 자기 엄지손가락을 찾지 않고, 손가락 빠는 습관이 아예 안 생기기도 합니다.

손가락 빠는 습관이 염려되는 이유는 나중에 치아와 구강 발달에 문제가 생길 수 있기 때문입니다. 대부분은 생후 6개월이면 이런 습관이 사라지지만 만 2세 이후에도 습관이 지속된다면 치과 의사와 상담을 해보아야 합니다.

행동 수정용 스티커를 이용해서 아이가 손가락을 빨지 않고 오래 버티면 상을 주는 방법도 추천할 만합니다. 아이가 좋아하는 스티커를 긍정적 강화에 이용하는 방법입니다. 걸음마를 배우는 시기의 아이에게는 부드럽게 신체적으로 각성해주는 것도 도움이 됩니다. 손가락을 입 밖으로 빼주는 등. 긍정적 강화 방식이 효과가 없으면 아이 손에 벙어리장갑을 끼우는 것도 하나의 방법입니다.

나쁜 습관을 고치는 것보다는 일찍부터 좋은 습관을 들이는 것이 훨씬 쉽습니다. 아무리 강조해도 지나치지 않은 사실이죠. 따라서 아이에게 어떠한 문제가 생기기 전에 나쁜 습관을 어떻게 고쳐줄지, 문제가 생기면 어떻게 대응할지 미리 생각해두는 것이 좋습니다. 아이의 건강과 가족의 행복을 지키는 데 도움이 될 좀 더 실용적인 정보를 다음의 '부모와 아이를 위한 팁'에서 살펴보겠습니다.

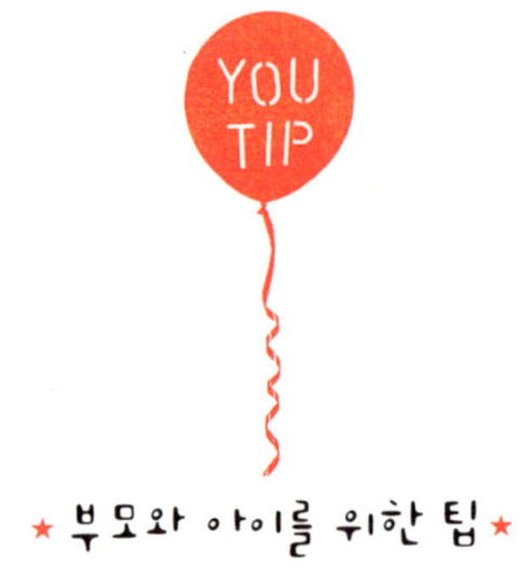

모범을 보여라　애지중지하는 옷에 아이가 기어코 코딱지를 묻혀놓겠다고 고집을 부리면 끓어오르는 화를 참기가 정말 힘들죠. 오죽하면 미운 세 살이라는 말까지 나왔을까요. 하지만 이 책이 전달하는 메시지를 딱 하나로 압축한다면 바로 '아이는 여러분의 행동을 따라 한다'는 것입니다. 따라서 여러분 스스로 좋은 행동을 보여야 합니다. 그것이 아이에게 줄 수 있는 최고의 선물입니다. 아마도 아이는 몇 년 후에 스마트폰이 엄마가 줄 수 있는 최고의 선물이라고 생각하겠죠.

타임아웃을 외쳐라　타임아웃은 이렇게 합니다. 만약 아이가 금지한 행동을 한다면 경고와 함께 천천히 셋을 세겠다고 알려주세요. 그리고 셋을 셀 때까지 하던 일을 멈추고 행동을 바로잡을 기회를 주겠다고 하세요. 하나를 세면서 아이에게 경고합니다. 그래도 잘못된 행동이 멈추지 않으면 분명하게 말합니다. "엄마가 인형을 식기세척기에 넣지 말라고 했지. 이제 둘까지 셌어." 그런 후 셋을 세도록 변화가 없다면 아이를 집 안에 마련해 놓은 타임아웃 장소로 보냅니다.

조용하고 아이의 관심거리가 없는 곳에 의자를 마련해서 타임아웃 장소로 삼으세요. 재미도 없고 심심한 곳으로 만드는 것입니다. 연령 수만큼 몇 분을 잡아서 아이를 그 장소에 둡니다. 주어진 시간을 보낸 후에는 아이의 행동이 왜 잘못된 것이었는지 설명하고 이해했는지 물어봅니다. 그렇다고 장황하게 연설을 하지는 마세요. 그냥 간단하게 잘못한 사실만 말해주세요. 이것이 습관이 되면 아이는 벌받는 것이 싫어 애초에 금지된 행동을 하지 않게 됩니다

아이가 만 3~4세 정도 되면 자기 행동이 옳은지, 그른지, 혹은 타임아웃을 받을지 물어올 수도 있습니다. 이것은 아이가 옳은 것과 그른 것의 차이를 인지하게 되었다는 것, 그리고 아직은 그 경계가 확실치 않아 확인해야 한다는 것, 무엇보다 자기 행동의 주인이 될 정도로 성숙해졌다는 것을 의미합니다. 타임아웃은 아이가 자신이 취할 수 있는 행동의 경계를 깨닫도록 합니다.

남자아이는 몸으로 풀어주어라 아이는 성별에 따라 분노, 스트레스, 훈육에 서로 다른 방식으로 반응합니다. 여자아이는 언어 능력이 상대적으로 빨리 발달하기 때문에 말로 푸는 경향이 있는 반면, 남자아이는 누군가를 때리고픈 마음이 먼저 듭니다. 우리가 발견해낸 효과적인 방법이 있습니다. 남자아이가 감정적·신체적으로 반응하면 함께 레슬링 놀이를 해주세요. 이렇게 하면 아이는 실제로 누군가를 때리지 않아도 육체적으로 스트레스를 발산하고 상황을 누그러뜨리는 데도 도움이 되죠.

아이가 스트레스를 발산할 언어 능력을 갖추지 못했다면 차라리 여러분이 아이를 데리고 야단법석을 떠는 것이 좋습니다. 이 행동 속에는 아이에게 전달하는 무의식적인 메시지가 들어 있습니다. 비록 아이를 제약하고 있지만, 그와 동시에 아이를 안아서 달래고 있습니다. 아이에

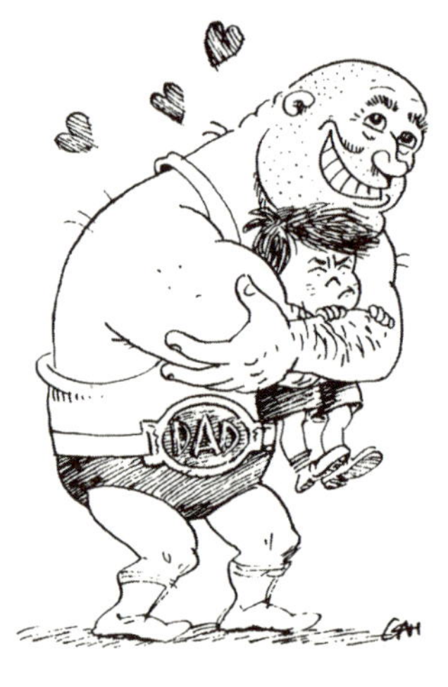

게 이것은 아주 강력한 메시지입니다. 여러분이 아이 감정에 관심을 가지고 있음을 보여주는 동시에 부모의 권위 도 세워줍니다. 일반적으로 이 행위는 남자아이에 대한 설명이긴 하지만, 여자아이에게 적용한다고 해서 문제 될 것은 없습니다. 아이의 성격은 천차만별이니까요.

양육을 도와줄 사람을 교육하라 이제 여러분은 모든 것을 갖추었습니다. 타임아웃, 수면 습관 들이기, 짜증 다스리기 등 모든 전략이 아주 기가 막히게 효과를 보죠. 하지만 그것도 내 품에 있는 동안의 얘기입니다. 만약 아이를 할아버지나 할머니에게 맡겼는데, 아이가 밤 10시까지 잠을 자지 않아도 마냥 오냐오냐, 매직으로 벽에 낙서를 해도 오냐오냐, 장난감을 사달라고 할 때마다 오냐오냐한다면 상황은 달라지죠. 아이를 키우면서 가장 힘든 부분 중 하나가 바로 아이를 돌봐주는 다른 양육자와 여러분이 규칙을 공유하는 것입니다. 여러분을 도와주는 사람한테 이래라저래라 잔소리를 해야 한다는 것이 죄책감마저 들 수 있습니다.

이렇게 하다 보면 교육해야 할 사람이 한둘이 아니죠. 친척, 보모, 육아 도우미, 다른 형제들, 어린이집 선생님 등. 이들은 아이에게 애써 들여놓은 좋은 습관을 단 몇 분 만에 깨뜨릴 수 있습니다. 여러분이 아이에게 '어떻게' 하는지뿐만 아니라, '왜' 그렇게 하는지에 대해서도 솔직하게 얘기 나누어야 하는 이유가 바로 이것입니다. 아이를 돌봐줄 사람들에게 당부하는 내용을 담은 지침서 119 등 긴급 전화번호도 함께를 만드는 것도 좋습니다. 그렇다고 할아버지, 할머니가 아이의 습관을 망쳐놓는다고 너무 조바심 내지는 마세요. 갈등이 생기면 아이의 기억 속에는 그 갈등 상황만 남을 수도 있습니다. 그냥 여러분의 배가 강물 위를 지나가는 중에 작은 돌멩이에 살짝 흔들린 것처럼 흘려버리세요.

예의범절을 가르쳐라　고맙습니다, 실례합니다 등의 인사말은 일찍 가르칠수록 좋습니다. 아이가 말을 시작하기 전이라도 여러분이 이런 말을 적절한 상황에서 반복해 사용하면 좋은 예의범절이 몸에 밸 것입니다. 하지만 아이의 나이에 걸맞지 않은 것을 기대해서는 안 됩니다. 두 살배기 아이가 어른처럼 오랜 시간 밥상에 앉아 점잖게 밥을 먹을 수는 없죠. 10분 정도만 가족과 함께 앉아 밥을 먹어도 기특하게 여겨야 합니다. 아이가 자라면서 그 시간을 차츰 늘려가면 됩니다. 성공 가능성을 높이려면 아이가 식탁에 앉기 전에 음식을 모두 준비해놓으세요. 아이를 밥상에 앉혀놓고 그 귀한 10분을 음식 차리느라 허비해서는 안 됩니다. 아이가 가족과 함께 식사하며 대화하도록 해야 합니다. 그래야 아이도 가족과 함께 식사하는 것을 즐겁게 여길 테니까요. 어린아이를 외식 장소에 꼭 데려가야 할 일이 생기면 다른 손님들을 생각해서 아이가 집중할 수 있는 그림책이나 장난감을 준비하세요.

독서하는 습관을 들여라　텔레비전대신 책으로 눈을 돌려보세요. 우리가 권하는 방식은 다음과 같습니다.

- 독서가 습관으로 자리 잡도록 그림책으로 시작해서 단 5분이라도 거르지 않고 매일 읽어주세요. 어린아이에게는 찢어질 위험이 적은 보드북이 좋습니다. 아이가 씹을 수 있고, 침대나 욕조에서도 볼 수 있는 헝겊 책도 좋습니다. 물에 젖으면 색이 변하는 헝겊 책도 있습니다.

- 읽는 책을 바꾸어줘도 좋고, 아이가 좋아하는 책이라면 한 책을 계속 반복해서 읽어주어도 괜찮습니다. 아이가 원하는 대로 해주세요.

똑같은 이야기라도 상관없습니다. 중요한 것은 책을 읽어주면서 이루어지는 부모와 아이의 상호작용 자체입니다.

• 언어를 발달시키는 데는 운율이 있는 책이 아주 효과적입니다. 나중에는 여러분이 한 행의 마지막 단어를 읽어주지 않고 기다리면 아이가 그 부분을 알아서 채워 넣을 수 있을 겁니다.

• 여러분 스스로 독서하는 모습을 보여주어야 합니다. 아이가 놀고 있을 때 텔레비전 리모컨만 붙잡고 있지 말고 책을 보세요. 솔선수범만큼 중요한 것은 없습니다!

웃어라 아이와 함께 웃으세요. 어떤 상황에서 누군가와 함께 웃는 것은 아주 강력한 대처 방안이 될 수 있습니다. 예를 들어 아이가 짜증이란 짜증을 다 부릴 때, 아이가 웃지 않고는 배기지 못하게 간질여보세요. 아니면 아주 우스꽝스러운 얼굴 표정을 지어서 웃길 수도 있습니다. 간지럼 태우기는 앞에 살펴본 레슬링 놀이와 같은 효과를 발휘합니다. 간지럼을 태우는 아빠나 엄마 품에 안겨 있으면 아이는 '나는 너를 사랑하고, 우리는 함께 웃는 거야'라는 메시지를 받습니다. 이런 전략이 언제나 먹히는 것은 아니지만, 가끔씩은 효과가 있습니다.

아이의 주의를 분산시켜라 짜증의 특성 중 하나는 일단 짜증에 휩싸이면 행동의 악순환에 빠져들어 아무리 논리적으로 설득해도 쉽게 빠져나오기 힘들다는 것입니다. 아이가 이 소용돌이에 빠지면 저절로 가라앉을 때까지 참고 기다리는 것 말고는 뾰족한 방법이 없을 때가 많죠. 하지만 짜증이 폭발하려는 징조를 미리 알 수 있다면 아이가 블랙홀 속으로 들어가기 전에 주의를 분산해 예방할 수 있습니다. 먼저, 아이의 혈당치가 낮아져 신경이 예민해졌을 가능성이 있다면 간식을 먹이세요. 그래도 효과가 없으면 갑자기 우스꽝스러운 노래를 부르거나, 추격 놀이를 시작하거나, 간지럼 태우기 전략을 사용해보세요.

여행을 떠나자 모든 것을 훌훌 털어버리고 아이와 함께 여행을 떠나보세요. 순조로운 여행을 위한 몇 가지 팁을 소개합니다.

- 해외로 여행을 갔다면 시차 적응을 돕기 위해 수면 시간과 식사 시간을 여행지의 시간대에 맞추세요. 아주 어린 유아의 경우에는 아이가 원할 때마다 먹이면 됩니다. 되도록 외출을 많이 하세요. 햇빛은 새로운 시간대에 몸이 적응하는 데 도움이 됩니다.

- 세균 감염을 막을 수 있도록 항균 손 세정제를 가지고 다니면서 항상 위생에 신경 쓰세요. 아이를 데리고 여행하는 것도 쉬운 일은 아니지만, 아픈 아이를 데리고 여행하는 것은 더 끔찍합니다.

- 아이가 잘 때 안고 자는 인형이나 담요는 두 개씩 준비하세요. 혹시나 잃어버리거나 망가지면 새로 구하기 어려울 테니까요. 똑같은 것이 또 하나 있으면 아이가 짜증낼 일은 없겠죠.

4

raising your child

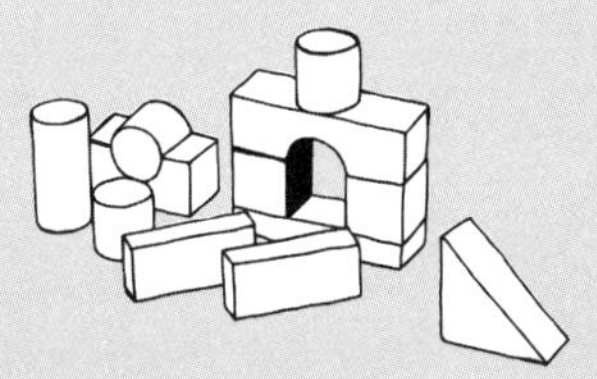

식사와 영양

지금의 영양 습관이 평생 건강을 책임진다

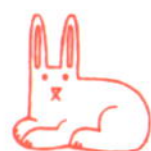

아이가 태어나자마자 먹는 모유나 분유 그리고 뒤이어 먹을 음식들은 아이의 건강과 발달에 초석이 됩니다. 아이의 먹을거리에 대한 고민은 모유를 먹일지 분유를 먹일지 등 아주 간단한 것에서부터 시작합니다. 그리고 아이가 자랄수록 이 고민은 점점 복잡해져서 밀크셰이크, 초콜릿 등 다양한 제품 중 어떤 것을 먹일가의 고민으로 바뀝니다. 그리고 일상에서 접하기 쉬운 유해한 음식들로부터 아이를 지켜야 합니다.

우리는 앞선 두 장에서 아이의 조그만 두뇌 속에서 무슨 일이 일어나는지 살펴보았습니다. 이제는 조금 아래로 내려와 아이가 턱받이에 흘려가며 먹는 음식에 대한 모든 것을 알아보겠습니다.

아이가 섭취하는 영양은 두뇌 발달, 행동, 집중력에 영향을 미치고 성인이 되었을 때 비만, 천식, 심장 질환, 발기부전, 암, 시각장애, 기억상실 등의 질병의 발생에도 중요한 영향을 미칩니다.

강줄기 항해에 비유하자면, 영양은 뗏목을 이끌고 나아가는 노의 일부라고 생각할 수 있습니다 '들어가며'에서 '노'는 여러분이 부모로서 내리는 모든 선택 그리고 나중

 영양의 측면에서 여러분이 목표는 아이가 평생 지치지 않고 순조롭게 강줄기를 항해하도록 튼튼한 노를 만들어주는 것입니다.

음식이 에너지에 어떤 영향을 미치는지 한번 생각해보세요. 건강한 음식을 충분히 섭취하지 않으면 노를 물속에 담그기도 버거울 만큼 기운이 없습니다. 그리고 어떤 음식^{설탕 같은}은 먹고 나면 15분 정도는 미친 듯이 노를 저을 수 있지만, 그 후로는 바로 물에 젖은 솜뭉치처럼 축 처지고 말지요. 이런 증상은 아이에게서 더욱 극단적으로 나타납니다. 건강한 영양은 아이가 장애물을 넘어 강을 잘 헤쳐나갈 수 있도록 에너지와 지구력 그리고 힘을 불어넣습니다.

아이의 영양 관리에서 어려운 점은 인스턴트식품이나 패스트푸드 등을 피하는 것입니다. 솔직히 달콤한 음료수나 설탕과 크림이 듬뿍 든 패스트푸드의 유혹을 물리치기 어렵다는 것을 우리도 잘 압니다.

다행히도 이런 기름진 음식 중독에서 벗어나는 것이 불가능한 일은 아닙니다. 대부분의 입맛은 학습된 것이기 때문이죠. 사실입니다! 지금 적절한 영양의 기반을 잘 닦아놓으면 아이가 평생 건강한 먹거리를 좋아하게 됩니다. 굳이 옆에서 잔소리하지 않더라도 달달한 음료수보다는 물을, 과일 맛 사탕보다는 진짜 과일을, 튀김보다는 채소를 좋아하는 아이로 자랍니다.

이 장에서는 아이의 초기 영양 발달에 대해 알아보겠습니다. 제일 먼저 모유수유의 장점과 수유의 과정에서의 어려움을 이기는 방법에 대해 얘기하겠습니다. 그리고 아이가 고형식으로 옮겨갈 때 필요한 전략도 알아보겠습니다. 그다음 지방의 생물학에 대해 탐험한 후, 신체 활동에 대해서도 이야기하겠습니다. 이 장의 내용을 실천에 옮긴다면 아이는 건강한 두뇌, 건강한 신체, 건강한 삶을 영위할 수 있을 것입니다.

아이의 첫 음식

아이가 태어났을 때 처음 먹을 음식에 대해서는 그다지 선택의 여지가 없습니다. 엄마의 젖가슴에서 나오는 모유를 먹일 것인가, 그게 불가능하다면 분유를 먹일 것인가, 오직 이 두 가지 선택만 존재합니다. 이 장에서는 모유수유의 생물학과 그 아름다움에 대해 주로 이야기할 것입니다. 모유야말로 아이에게는 자연이 내린 완벽한 음식이죠. 이와 함께 분유수유에 대해서도 다루겠습니다.

아이에게 영양을 공급하는 최고의 길은 바로 모유수유입니다. 엄마 몸은 아이에게 필요한 것이 무엇인지 정확히 알고, 최고의 성분들을 끌어모아 모유를 만들어냅니다. 모유에는 단백질, 건강에 좋은 지방, 당분, 비타민, 미네랄 그리고 인체를 보호하는 각종 면역 성분이 들어 있어 아이가 건강하게 자라도록 돕습니다. 모유의 가장 놀라운 특징 중 하나는 아이가 자라면서 필요 성분이 달라지면, 모유 성분도 거기에 맞추어 변한다는 점이죠. 실제로 모유가 감염, 알레르기, 천식 등 여러 가지 질병으로부터 아이를 보호해준다는 명확한 증거들이 나와 있습니다. 이것만으로는 모유수유를 해야 할 충분한 이유가 못된다고요? 다이어트로 고민하는 분들에게 귀가 번쩍 뜨일 정보를 하나 알려드리죠. 모유수유를 하면 하루에 500칼로리나 소모됩니다. 허릿살이 빠지는 소리가 들리지 않으세요?

모유가 어떻게 만들어지는지 보겠습니다[그림 4.1] 참고. 임신하면 에스트로겐과 프로락틴이라는 호르몬이 엄마의 유방에 있는 젖샘과 젖샘관을 자극해서 크기를 키웁니다. 젖샘은 젖이 만들어지는 곳이고, 젖샘관은 젖을 젖샘에서 젖꼭지로 운반하는 통로이지요. 젖꼭지는 스프링클러 노즐처럼 생겼는데, 스무 개 정도의 작은 구멍이 뚫려 있어서 젖이 소방 호스에서 나오는 물처럼 콸콸 쏟아지지 않고 조금씩 짜내듯 나오죠. 덕분에 더 편하게 수유할 수 있습니다.

임신 후기가 되면 엄마의 몸에서 초유가 만들어집니다. 초유는 모유에 앞서 생성되는 크림 같은 노란 젖으로 단백질·비타민·미네랄과 감염에 저항하는 항체들이 가득합니다. 초유는 갓난아이를 이틀간 먹일 수 있는 양이 나옵니다. 이후 대부분 초유는 모유로 바뀌고 아침에 일어나면 가슴이 불어난 것을 느낄 수 있습니다. 처음에는 아이에게 필요한 양보다 모유가 훨씬 많이 나옵니다. 하지만 호르몬이 양을 조절하고, 아이의 식이 패턴이 확립되면 정확히 아이가 필요로 하는 만큼 분비됩니다.

어떤 엄마는 다섯 쌍둥이를 먹이고도 남을 만큼 많은 모유가 생성되고, 어떤 엄마는 분유로 보충해주어야 할 정도로 모유 생성이 빈약한 경우도 있습니다. 아이는 생후 첫 일주일 동안에는 체중이 감소했다가 2주 정도 지나면 출산 때의 체중으로 되돌아옵니다. 일반적으로 생후 6개월이 되면 태어날 때 몸무게의 두 배가 되고, 12개월에는 세 배로 늘어납니다. 아이가 이 속도보다 빨리 자라고 있다면 분유를 보충해 먹일 필요가 없습니다. 아이는 온갖 이유로 울어대기 일쑤인데, 이때 젖을 물려 울음을 진정시킬 수도 있습니다. 아이는 꼭 젖을 먹을 때가 아니라도 무언가 입에 물고 빨고 싶어 합니다. 의사들은 이것을 '비영양성 빨기'라고 부릅니다. 한마디로 노리개젖꼭지를 물려주는 것이죠. 프로이트는 이때를 '구강기'라고 했습니다. 아이가 울면 노리개젖꼭지나 손가락을 먼저 물려보세요. 그렇게 해서 아이가 진정된다면 배가 고파 우는 것이 아닙니다.

여기서 반드시 기억해야 할 점이 있습니다. 여러분이 먹는 음식이나 음료수 때문에 아이에게 필요하지 않은 성분들까지 모유를 통해 제공된다는 사실입니다. 따라서 모유수유 방법을 알기 전에 여러분의 영양 관리를 재정비할 필요가 있습니다.

최적의 영양분을 공급하기 위해서는 임산부용 비타민을 지속적으로 복용하고, 다음에 소개한 영양분도 충분히 섭취하세요. 모유의 질을 높

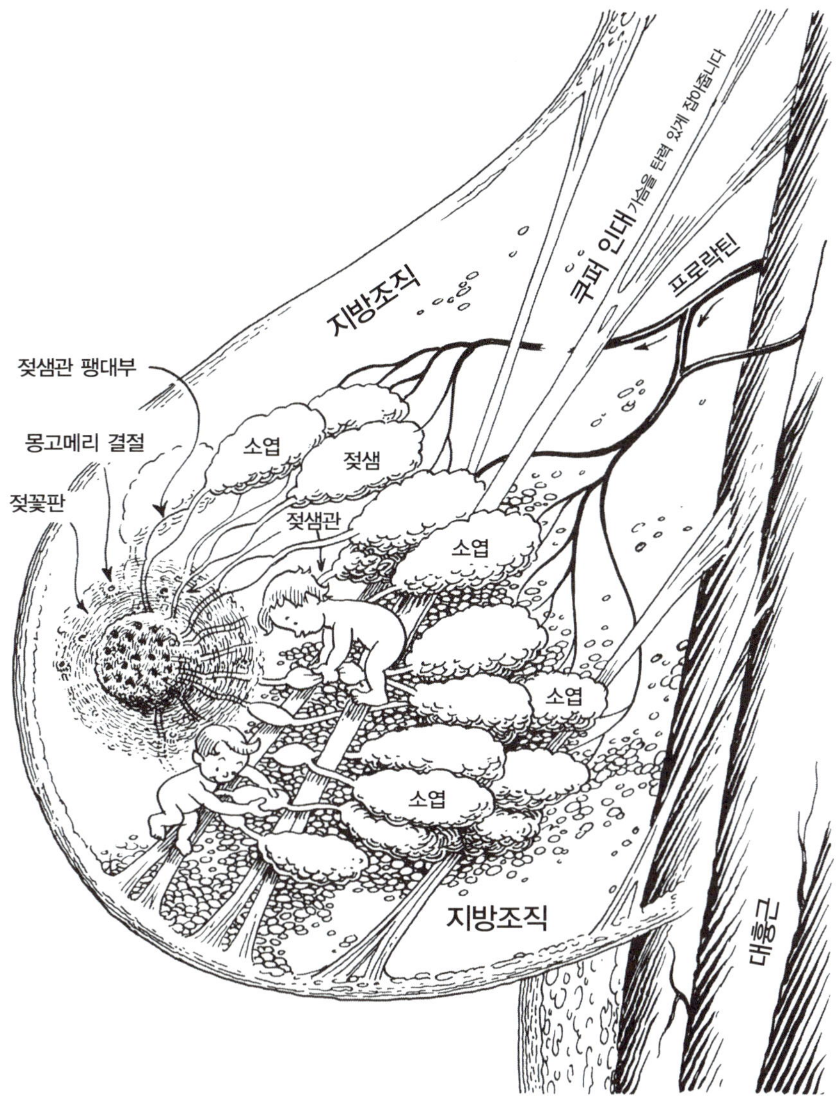

[**그림 4.1**] 엄마 젖이 최고야!

엄마의 몸속 호르몬이 유선을 자극해서 젖을 만들어냅니다. 자연이 준 완벽한 음식인 젖은 아이가 필요로 하는 모든 영양분을 공급해줍니다. 생후 6개월이 지난 후에도 모유수유를 계속한다면 추가적으로 성장에 필요한 단백질을 보충해줘야 합니다. 고기를 다져 만든 이유식이나 두부, 치즈, 콩죽 등을 먹이면 좋습니다.

여주어 아이의 건강 향상에 효과적이라고 밝혀진 성분들입니다.

단백질: 닭과 오리 등 유기농으로 키운 가금류껍질은 제거, 해산물수산물과 작은 어류, 연어, 송어, 농어, 가자미 등, 달걀, 저지방 유제품, 콩 요리 등을 하루에 2~3인분 정도 섭취합니다. 어류는 특히 몸에 좋은 단백질 공급원이지만, 수은과 기타 미량원소들을 과잉 섭취할 위험이 있으므로 일주일에 2~3번으로 제한합니다. 연어와 송어, 등 푸른 생선 등은 오메가-3 지방산 EPA과 DHA의 훌륭한 공급원입니다.

칼슘: 칼슘 보충제, 저지방 유제품, 칼슘 강화 오렌지 주스, 두유, 두부, 브로콜리, 시금치, 정어리, 콩, 참깨, 오렌지 등으로 하루 1,300mg의 칼슘을 섭취해야 합니다. 두 시간 안에 섭취하는 칼슘의 양은 600mg을 넘지 않게 하세요. 음식으로든, 보충제로든 인체가 한 번에 섭취할 수 있는 최대량입니다. 알약을 복용하기로 마음먹었다면 구연산칼슘calcium citrate, 비타민 D_3, 마그네슘이 들어 있는 보충제를 적어도 하루에 두 번 복용하세요. 마그네슘칼슘 복용량의 3분의 1은 칼슘으로 인한 변비나 더부룩함을 예방하기 위해 필요합니다. 신장 기능에 이상이 있는 사람은 칼슘 보충제를 복용하면 안 됩니다칼슘의 과잉 공급으로 신석이 생길 수도 있으며, 상황에 따라 오히려 칼슘을 투여하는 경우도 있으니 의사와 상의하는 것이 좋습니다 _감수자 주.

철분: 가금류, 해산물, 마른 콩이나 마른 과일, 달걀노른자 등을 통해 하루 20mg 정도의 철분을 섭취하세요. 종합비타민제에는 철분이 보통 이보다 많이 들어 있기 때문에 임신, 모유수유, 생리 기간에도 비타민제

만으로도 충분합니다 제품마다 함유된 철분의 양은 다르겠지만, 영양제로도 충분한 양을 공급해줄 수 있습니다. 그러나 영양소는 가능하면 균형 잡힌 식사로 섭취하는 것이 가장 좋습니다 _감수자 주.

DHA : 하루에 600mg을 섭취하세요 연어, 송어, 등푸른 생선 등이 중요한 공급원입니다 _감수자 주. 약국에서 조류algae로부터 추출한 DHA 제품을 쉽게 접할 수 있는데, 이것이 가장 이상적입니다 우리나라에서 공식적으로 개발·판매하는 제품은 없지만, 외국 제품을 판매하는 경우는 있습니다 _감수자 주. 독소가 포함되었을 염려가 없고, 알약 형태라 거부감도 없습니다.

비타민 C : 감귤류, 고추, 브로콜리 등으로 하루 800mg을 섭취하세요.

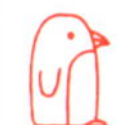

아이는 음식에 대한 맛의 기호를 어떻게 만들어갈까요? 바로 여러분을 통해서입니다. 엄마 배 속에 있을 때 엄마가 먹는 음식의 맛은 양수를 통해 아이에게 그대로 전달됩니다. 아이는 그 맛을 통해 미각을 발달시키죠. 마늘이나 고추 등이 들어간 음식의 자극적 맛은 특히 강력하죠. 모유도 맛을 전달하기 때문에 아이의 미각 발달에 영향을 미칩니다.

균형 잡힌 식사와 충분한 양의 물은 건강에 아주 중요합니다. 세끼를 거하게 먹는 것보다는 대여섯 번에 나누어 조금씩 먹는 것이 더 좋습니다. 아주 맵거나 방귀를 유발하는 음식, 카페인이 든 음료수나 술 등은 피하세요. 모유수유를 하는 기간에 술을 마셨다면 마지막 모금을 마신 후 적어도 네 시간 동안 젖을 물리면 안 되고, 취기가 조금이라도 남아 있다면 더 기다려야 합니다 엄마가 술을 조금 마시고 다음 날 모유수유를 했는데도, 아이가 급성 알코올중독증으로 심각한 위험에 처하는 경우가 있습니다. 음주 후의 모유수유는 대단히 조심해야 합니다 _역자 주.

음주 때문에 수유를 하지 못해 유방이 심하게 부어오르면 젖이 차서 부풀어 터질 것 같은 느낌이 들면 유축기를 이용해 일부를 짜서 버립니다. 취기가 남아 있지 않다면 유축한 모유를 굳이 버릴 필요는 없습니다. 핏속에서 알코올이 정화되면 모유에서도 제거되니까요. 알코올이 모유 속에 축적되지는 않습니다 이론상으로 술을 마신 후 네 시간이 지나 취기가 없으면 바로 젖을 물려도 문제가 없습니다. 그러나 우리나라 정서상 술을 취하도록 마시면서까지 모유수유를 하는 경우는 거의 없습니다 _감수자 주 .

모유 성분을 눈으로 직접 확인할 수도 없고, 양을 측정할수도 없지만, 모유가 제 할 일을 다하는지는 알 수 있습니다. 아이의 체중이 적절하게 증가하고, 기저귀도 자주 간다면 필요한 만큼 넉넉히 먹이고 있다는 얘기니까요. 아이의 체중이 늘지 않으면 문제가 있지 않은지 의사와 상담할 필요가 있습니다.

보통 모유수유는 별 어려움 없이 이루어지지만, 과정이 쉽지 않은 경우도 종종 있습니다. 다음에 소개한 단계를 고려해서 모유수유를 원활하게 진행해보세요.

안는 자세

아이를 안고 젖을 물리는 것은 장바구니를 드는 것처럼 간단하지 않습니다. 훨씬 섬세하게 접근해야 하죠. 아이가 젖에 편하게 닿아야 하고, 젖을 먹는 동안 아이 머리와 등도 받쳐줘야 합니다. 그리고 무엇보다 엄마가 긴장을 풀어야 하죠. 엄마 몸이 뻣뻣하고 불안하면 아이도 신경질적이고 반항적으로 변합니다.

다음의 네 가지는 아이가 젖을 아주 편안하게 빨 수 있는 자세입니다. 여러분에게 맞는 자세를 선택하세요.

- 요람식 자세 전통적 자세
- 교차요람식 자세 아이 머리 위치를 조절하기 쉽습니다
- 미식축구식 자세 쌍둥이에게 젖을 물릴 때 적합니다
- 옆으로 눕는 자세 제왕절개 분만을 한 엄마에게 특히 좋습니다. 절개 부위에 압박이 가지 않고, 밤중에 수유할 때도 유리하죠

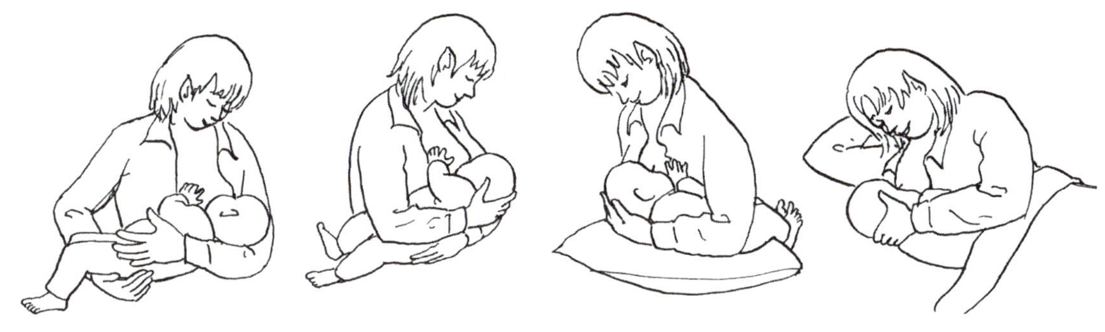

요람식 자세 교차요람식 자세 미식축구식 자세 옆으로 눕는 자세

젖 물리기

아이 입을 젖꼭지에 가져다 댄 후 아이가 삼키는 소리에 귀 기울이세요. 아이 턱이 위아래로 움직이는 것을 보면서 짧고 빠르게 빨던 소리가 느려지고 길고 깊숙이 삼키는 소리로 바뀌는지 확인해야 합니다. 이렇게 소리가 바뀔 때 가슴이 조금 따끔거리는 느낌이 들곤 합니다. 이것은 '사출반사'라는 것으로, 모유가 아이에게로 매끄럽게 흘러들어 가고 있다는 뜻입니다. 아이에게 처음 젖을 물렸을 때는 가슴 깊은 곳에서 따끔거리는 통증이 있습니다. 이것을 제외하면 이러한 통증도 몇 주 안으로 사라집니다 모유수유 시 다른 통증은 없어야 합니다. 만약 통증이 있으면 아이가 제대로 젖을 물었는지 확인하세요.

아이가 입을 충분히 벌려서 젖꽃판유륜이 대부분 입 속으로 들어가야 합니다. 아이가 제대로 물지 못했을 때는 손가락을 아이 입속에 부드럽게 넣어 빨기를 멈추고 다시 제대로 물리세요.

대부분의 아이는 매번 양쪽 젖을 모두 먹습니다 중간에는 트림을 하죠. 자세한 내용은 뒤에 나옵니다. 아이가 젖을 빨기 시작해서 처음 나오는 젖보다 조금 시간이 지난 뒤 나오는 젖에 영양분이 제일 많습니다. 두뇌를 강화하는 지방

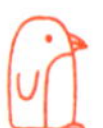 **토막상식**

모유수유를 하는 경우에는 아이에게 폴리비
졸Poly-Vi-Sol, 우리나라에는 올비틸 등의 제품이 있습니다.
3개월부터 하루에 한 번 3ml씩 먹이면 됩니다 _감수자 주을
보충제로 먹이세요. 일반적으로 생후 2개월부
터 하루 1ml씩 먹이기를 권하지만, 먼저 담당
의사와 상담해보세요. 이 종합비타민제는 중
요합니다. 모유에는 비타민 D3가 들어 있지
않아서 구루병이라는 뼈 질환 위험성이 높기
때문입니다. 이 비타민은 햇빛을 쬐어야 만들
어지는데, 아이를 직접 햇빛 아래 데리고 갈
수는 없지요.

도 가장 풍부합니다. 따라서 아이가 한쪽 젖만 오래
빨고 다른 한쪽 젖은 잠깐만 빤다고 해도 문제 되지
않습니다. 아이가 잠깐 빨고 만 젖은 유축해두었다
가 외출할 때 먹이거나, 아예 엄마가 양쪽 젖을 교
대로 물리는 것도 방법입니다. 아이에 따라서는 어
느 한쪽 젖만 잘 빨기도 하는데, 자세 때문에 그럴
수 있으니 자세를 바꾸어 나머지 한쪽 젖도 잘 무는
지 확인하세요.

아이의 젖 빠는 속도가 제각각이라는 점도 알아
두세요. 어떤 아이는 빠는 힘이 강해서 5분만에 위
에서 말한 영양이 풍부한 모유를 얻는 반면, 어떤 아
이는 한쪽을 빠는 데 꼬박 20분이 걸리기도 합니다. 좋은 소식을 하나 알
려드리자면, 여러분이 스스로의 건강, 수면, 영양을 잘 챙기고 수유를 많
이 할수록 더욱 질 좋은 모유가 만들어집니다.

아이가 젖 빠는 것을 어려워하는 이유는 여러 가지입니다. 잠이 덜 깨
서 그럴 수도 있는데, 이때는 옷을 벗겨주면 정신을 차리는 데 도움이 됩
니다. 유두가 함몰된 경우에도 젖 빨기가 어렵습니다유두가 외부로 충분히 나오지
않아 아이가 젖을 제대로 물지 못하는 경우를 말합니다. 이때는 주변 피부를 늘여서 유두가
튀어나오게 해주는 교정기를 이용하면 좋습니다. 유두가 함몰되었다면
임신 후기부터 이 장치를 미리 사용하세요. 하지만 자연적으로 해결되는
경우도 많습니다.

아이의 혀에 하얀색 반점이 생기지 않았는지도 살펴야 합니다. 이는
일종의 곰팡이균 감염인 '아구창'으로, 아이가 젖을 빠는 것을 방해합니
다. 아구창은 니스타틴Nystatin, 우리나라에서도 흔히 처방하는 약품입니다 _감수자 주이라는
약으로 쉽게 치료할 수 있습니다. 하루 네 번 1.25ml씩 혀에 짜줍니다뺨에
도 반점이 생겼으면 발라주어도 됩니다.

트림시키기

한쪽 젖에서 다른 쪽 젖으로 옮기기 전, 그리고 수유를 마친 후에는 아이를 트림시켜야 합니다. 아이 머리가 여러분의 어깨 위로 가도록 안은 후, 위쪽 방향으로 등을 문지르거나 부드럽게 두드려주세요. 이때 가장 중요한 것은 여러분의 쇄골로 아이의 배를 살짝 눌러주는 것입니다. 등 두드리기가 공기방울을 제거해주는 것은 사실이지만, 실제로 효과를 발휘하는 것은 배에 가하는 부드러운 압력입니다.

위쪽으로 문지르는 방법을 사용해도 됩니다. 엄지손가락을 아이 배에 대고 나머지 손가락은 등 쪽에 댄 상태로 양쪽을 위로 부드럽게 문질러주세요. 손으로 공기방울을 위로 살살 끌어낸다는 느낌이면 됩니다. 이 동작은 한 손으로 아이 머리와 몸통을 지지한 채 넓적다리 위에 앉히거나, 무릎 위에 눕힌 상태에서 해줍니다.

모유는 여러모로 건강에 이롭습니다. 전문가들이 모유수유를 강력하게 권장하는 이유입니다. 그러나 직장에 다니는 경우에는 모유수유나 유축을 하기 어렵고, 약을 먹거나 다른 건강상의 이유로 모유수유가 힘든 경우도 있습니다. 쌍둥이로 태어났거나 아이에게 의학적 문제가 있거나 엄마가 담배나 마약을 하는 경우에도 모유수유를 할 수 없습니다. 그렇다고 모유 말고 다른 방법이 없는 것은 아닙니다. 바로 분유이죠.

분유를 선택할 때는 콩 단백질보다 우유로 만든 것을 권합니다. 우유가 모유에 제일 가깝기 때문입니다. 분유통에 있는 성분 표시

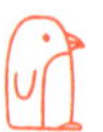 **토막상식**

12개월 이전의 아이에게 요구르트나 아이스크림을 아주 조금 맛보여줄 수는 있지만, 그 이상을 먹이면 안 됩니다. 더 자란 뒤에는 문제가 되지 않지만 요구르트에 든 단백질은 입자가 커서 아이의 장에 작은 구멍을 낼 수 있습니다. 아이용 분유를 따로 개발한 이유도 바로 이것입니다. 모유에 들어 있는 소화하기 쉬운 단백질을 공급하기 위한 것이죠. 아이가 만 1세를 넘길 때까지는 전유 whole milk 를 권하지 않는 이유도 이것입니다.

를 꼼꼼히 확인해서 식물성 DHA 성분이 제일 높은 것을 고르세요.

분유는 얼마나 먹여야 할까요? 한 번 먹일 때마다 일반적으로 온스 1온스는 약 28g _역자 주 단위로 아이의 개월 수에 2~3을 추가한 양을 먹이면 적당합니다. 그럼 1개월 된 아이는 한 번에 3~4온스, 2개월 된 아이는 4~5온스 정도를 먹겠죠. 아이가 24시간 동안 먹는 분유의 양이 32온스 약 900g _역자 주 정도가 된다면 고형식을 시도해볼 시기입니다. 하지만 이 시기가 절대적인 것은 아닙니다. 아이마다 조금씩 다르니까요. 분유수유를 하면 아이가 엄마 젖을 물 때보다 빨리 먹습니다. 그래서 필요 이상으로 많이 먹기도 하죠. 과식을 하면 쉽게 토해버려서 엄마가 토해낸 분유를 뒤집어쓰기도 하죠. 아이가 토한다면 분유량을 줄이거나, 모유를 달라는 신호입니다.

생후 1개월 아이가 한 번에 분유를 70g 약 2.5온스 밖에 먹지 않는다고 당황할 필요는 없습니다. 체중이 증가하고 잘 자라고 있다면 문제없으니까요. 그러나 6개월에는 체중이 두 배로 늘고, 1년 후에는 세 배로 늘어야 하는데, 체중이 여기에 크게 못 미친다면 혹시 문제가 있는지 의사와 상담해야 합니다. 만약 아이의 체중이 그보다 훨씬 많이 나가는 경우에는 필요 이상으로 많이 먹고 있다는 뜻이니 양을 줄이세요.

이유식의 시작

언젠가는 아이가 젖병을 걷어차는 날이 반드시 옵니다. 물론 어느 날 갑자기 젖병과 완전히 담쌓는 것은 아니죠. 아이는 좀 더 다양한 음식을 원할 것입니다. 이 과정이 부모를 매우 힘들게 할 수도 있습니다. 이유식은 언제 시작해야 하나? 얼마나 먹여야 하나? 아이에게 먹이면 안 되는 것이 있나? 꼭 저렇게 얼굴 잔뜩 묻히며 먹어야 하나?

아이가 태어나고 몇 개월 지나면 이유식을 시작해야 합니다. 모든 아이에게 적용되는 절대 규칙 같은 것은 없지만, 참고할 만한 일반적인 지침은 있습니다. 경험상 얻은 지식으로는 이유식을 하면 아이가 밤중에 깨지 않고 잠을 자는 데 도움이 됩니다. 아이와 부모 사이의 상호작용도 더 원활해집니다.

생후 4~6개월 정도 되어 아이가 의자에 앉을 수 있다면 작은 그릇에 유아용 분말 시리얼 한두 숟가락과 모유나 분유 30~60g 정도를 묽게 섞어서 먹이기 시작하세요 우리나라는 처음부터 쌀미음으로 시작하길 권합니다 _감수자 주. 젖병에 담아 주면 안 됩니다. 하루에 두 번 숟가락으로 떠먹이세요. 그래야 다음 단계 이유식을 진행하는 데 도움이 됩니다. 며칠 지나면 모유나 분유의 양은 그대로 두고 분말 시리얼만 서너 숟가락 정도로 늘려서 더 걸쭉하게 만들어 먹입니다.

아이가 차분하고 초롱초롱할 때 시도해야 성공 가능성이 높습니다. 아이가 너무 배가 고플 때는 안 되고, 반대로 모유나 분유를 배불리 먹인 다음도 안 됩니다. 살짝 배가 고픈 듯 만 듯 할 때 시도해야 제일 잘 받아 먹습니다.

이유식을 너무 일찍 시작하면 아이가 거부하기도 합니다. 말로 하지 못하는 아이는 '혀 내밀기 반사'라는 반사작용으로 표현합니다. 아이는 혀를 밖으로 내밀어 이유식을 뱉을 것입니다. 엄마는 아이가 이유식을 좋아하지 않아서 그런다고 생각하겠지만, 사실 이것은 혀를 이용해 젖꼭지에서 젖을 빨 때 사용하는 반사작용으로 생후 4개월 정도 되면 사라집니다. 이유식을 시도할 때 이런 반응을 보이면 일주일 정도 후에 다시 시작하세요.

어떤 식품을 고르든지 아이 엉덩이에 발진이 생기거나, 먹일 때마다 토하는 등 극적 반응이 없다면 최소 4일 연속으로 시도하세요. 만약 이런 반응이 나타난다면 아이가 식품 알레르기가 있을지 모르니 바로 중단해야 합니다식품 알레르기에 대해서는 7장 참고. 첫 4일을 무사히 지내고 나면 다른 음식을 추가합니다. 이때도 같은 방법으로 하세요. 새로운 음식을 4일 동안 시도하고 괜찮으면 다른 음식으로 넘어갑니다아기 음식 만들기에 대한 조언은 175쪽 참고. 초기에 선택할 수 있는 음식은 다음과 같습니다.

- 여러 종류의 시리얼쌀미음도 좋습니다 _감수자 주
- 껍질콩, 당근, 완두콩, 호박, 고구마 등의 채소로 만든 이유식. 녹색 채소로 만든 음식과 오렌지우리나라에서도 많이 먹입니다 _감수자 주로 만든 음식을 번갈아 먹이세요. 오렌지가 들어간 음식을 너무 많이 먹이면 아이의 피부색이 오렌지색이 될 수 있습니다. 이런 증상을 카로틴혈증이라고 하지요.

유기농 식품

가능하다면 아이에게는 유기농 식품을 먹이는 것이 좋습니다. 하지만 유기농 식품은 그만큼 가격이 비싸서 모든 식재료를 유기농으로 준비하기에는 부담이 커집니다. 그렇다면 중요한 일부 품목을 골라서 구입에 우선순위를 부여하는 것도 좋은 방법입니다.

이를테면 우유라든가, 농약 성분이 많이 든 종류의 식품복숭아, 사과, 양상추, 감자, 딸기 등은 유기농 제품으로 구입합니다. 아이와 함께 텃밭을 가꾸는 것도 훌륭한 방법입니다. 수입 농산물의 경우는 어느 나라에서 수입한 것인지 확인하면 좋습니다. 나라별로 농약 사용 규제 방안이 각기 다르니까요.

- 사과 소스, 바나나, 배, 살구, 복숭아 같은 아기 전용 과일아기 전용 과일의 특별한 기준은 없습니다. 다만 아이에게 주어도 크게 무리가 없는 과일을 말합니다 _감수자 주. 이것을 시리얼과 섞어 먹이지는 마세요. 시리얼을 과일과 섞어서 먹이면 그 후로는 과일을 섞지 않은 시리얼은 먹지 않으려고 할 테니까요!

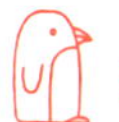

토막상식

질식은 아이 사망 원인 중 가장 큰 비중을 차지합니다. 질식의 위험에 대해서는 언제나 경계해야 합니다. 재료를 잘게 썰어서 음식을 만들고 딱딱한 사탕, 땅콩, 씨앗, 포도, 당근 같은 덩어리 음식은 특히 조심해야 합니다. 식재료를 자를 때는 길게 자르세요. 둥근 모양으로 자르면 기도를 막을 수 있습니다.

5~6개월 정도 된 아이의 하루 식단은 다음과 같은 식으로 진행됩니다. 여기에 더해 아침에 일어나서, 식간에, 그리고 잠들기 전에 모유나 분유를 수유합니다.

- 아침: 분말 시리얼과 과일
- 점심: 채소와 과일
- 저녁: 분말 시리얼과 채소

아이가 이유식을 먹는 양이 많아지면 분유나 모유를 먹는 양은 조금 줄어듭니다. 아이가 알아서 조절하도록 하세요. 적게 먹는 날이 있으면, 그 다음 날에는 또 그만큼 많이 먹어서 보충할 것입니다. 아이가 절대 먹지 않겠다고 고개를 돌리는 음식을 꼭 먹여야겠다 싶으면 계속 시도해보세요. 대부분의 아이는 반복해서 접하다보면 익숙해지고, 익숙해지면 좋아하기 마련입니다. 이렇게 되려면 최소 열 번 정도는 접해야 합니다. 상당수의 아이는 자기가 그것을 싫어했다는 사실을 잊어버립니다. 따라서 편식 습관이 있는 아이에게도 좋은 방법이죠.

생후 6개월이 되면 소고기, 돼지고기 등을 믹서에 갈아서 이유식에 첨가해 먹일 수 있습니다. 다만, 닭고기는 최소 생후 9개월이 될 때까지는 세상에 먹을 것이라고는 딱 한 가지밖에 없는 것처럼 편식하는 아이들이 있습니다. 좋아하는 몇 가지 음식만 먹고 다른 것은 아예 입에 대지도 않으려 하죠. 이것은 맛 때문이 아니라 조절의 문제입니다. 음식을 두고 아이와 벌일 전쟁을 미리 막으려면 편식하는 습관을 고쳐야 합니다.

• 아이에게 선택의 기회를 주세요. 아이가 생선을 입에 대지 않는다면 우선 다른 단백질 음식을 주세요. 그리고 친구들이 먹는 걸 보며 긍정적 압박을 받을 때 다시 권해보세요. 예를 들어 생선을 잘 먹는 아이 친구가 집에 놀러 오면, 식사에 생선 요리를 내세요. 친구나 형제, 친척들의 행동은 아이에게 강력한 동기가 됩니다.

• 전체적으로 영양의 균형이 잡혀 있거나 종합비타민으로 보충이 가능한 정도라면, 같은 음식을 계속 먹어도 크게 문제 될 것은 없습니다. 며칠이나 몇 주 심지어는 몇 달까지 땅콩버터만 줄곧 먹는 아이도 있습니다. 부모 입장에서는 화가 나지만 긍정적 면을 보려고 노력하세요. 어쩌면 손쉽게 만들어줄 수 있는 식단이 생긴 셈이니까요. 건강식품점에서 유기농으로 만든 땅콩버터를 고르세요. 일반 상품으로 나온 땅콩버터에 들어 있는 유화제는 잠재된 알레르기 성향을 자극합니다7장 참고.

• 아이가 새로운 건강식품을 계속 접하게 해주세요. 그러다 보면 좋아하는 음식이 걸릴 수 있습니다. 음식으로 게임을 하는 것도 방법입니다. "크림치즈를 묻힌 셀러리에 건포도를 몇 개나 붙여서 먹을 수 있을까?"

• 아무래도 이러다가 아이와 크게 한판 붙을 것 같으면 한 발짝 물러나세요. 당근 하나 안 먹는다고 해서 아이의 건강에 치명적 영향을 미치는 건 아니니까요.

- 매일 종합비타민을 먹이세요. 식이 습관이 불완전한 아이에게는 일종의 안전 장치가 됩니다. 하지만 복용량을 잘 지켜야 합니다. 만 2세 미만의 아이는 반 알, 그 이상은 한 알을 추천하는 제품도 있는 반면 만 2세 미만은 한 알, 그 이상은 두 알을 권장하는 경우도 있습니다.

- 자폐증이 있는 아이의 경우, 음식 맛뿐만 아니라 질감도 편식의 대상이 될 수 있습니다. 이런 아이는 한 가지 질감의 음식^{갈아놓은 음식 등}이나 한 가지 색깔의 음식만 먹기도 합니다. 또 극단적인 편식으로 종합비타민 섭취로도 보충이 불가능한 경우가 있지요. 다른 부류의 음식은 아예 먹지 않기 때문입니다^{특히 단백질, 지방의 결핍이 잦습니다}. 아이가 그나마 입을 대는 음식에 부족한 성분을 보충하거나 강화한 다른 음식을 섞어서 주세요. 필요한 영양의 균형을 맞추는 데 도움이 될 수 있습니다. 잘 먹는 음식으로 적응을 시작해보고, 아이의 식생활을 전문으로 하는 작업치료사와 함께 시도하는 것도 도움이 됩니다.

먹이지 마세요. 달걀도 완숙한 노른자는 괜찮지만, 흰자는 생후 12개월이 될 때까지 기다려야 합니다. 두 식품 모두 알레르기를 유발하는 경우가 많습니다.

이제 하루 식단은 대략 아래와 같이 구성됩니다.

- 아침: 분말 시리얼과 과일
- 점심: 분말 시리얼, 고기, 채소
- 저녁: 고기, 채소, 과일

이 식단을 아침저녁으로 섞어도 상관없습니다. 각각의 음식이 하루에 두 번씩 들어가게만 하면 됩니다. 아이가 만 1년이 되었을 즈음에 갈아 만든 이유식에서 일반 고형식으로 넘어가면 하루 세 번의 균형 잡힌 식사_{단백질과 채소}와 함께 간식_{과일과 탄수화물}도 먹여도 좋습니다. 하지만 이때 아이가 간식을 더 좋아하게 만들거나, 건강에 나쁜 간식을 주면 안 됩니다. 간식으로 잔뜩 배를 불리고, 식사는 부실하게 하는 습관이 들지도 모릅니다. 저녁 식사보다는 아침과 점심을 더 많이 먹이세요. 평생 좋은 식습관의 바탕이 됩니다. 아이에게 음식을 상으로 주는 것은 신중하게 생각하세요. 아이가 옳은 일이나 행동을 할 때마다 디저트 같은 간식을 상으로 줄 필요는 없습니다. 칭찬만으로도 훌륭한 상이 됩니다.

식사를 준비할 때마다 일일이 계산기를 두드리며 영양을 계산할 필요는 없지만, 전체 영양의 균형에 대해서는 생각해야 합니다. 대략 하루 칼로리 중 아이에게 좋은 영양 구성은 20~25%는 단백질_{근육 발달에 중요}, 20~25%는 건강에 좋은 지방, 그리고 50~60%는 통곡물·과일·채소 등 건강에 좋은 탄수화물에서 얻는 것입니다.

걸음마를 배우는 아이의 경우 하루에 500~600mg 정도의 칼슘이 필요합니다. 뼈의 60% 정도는 만 13세를 전후한 사춘기에 완성되기 때문에 튼튼한 골격 기반을 갖추어주려면 일찍부터 칼슘을 충분히 섭취해야 합니다.

걸음마를 배우는 아이의 이상적인 하루 식단을 예로 들어보겠습니다.

- 아침: 100% 통곡물 분말 시리얼, 통과일, 우유
- 간식 1: 과일 하나나 100% 통곡물 크래커, 물
- 점심: 샌드위치 1/2쪽_{아이가 어리면 잘게 잘라주세요}, 사과 소스, 당근, 우유
- 간식 2: 요구르트
- 저녁: 단백질_{콩 요리, 두부, 생선, 달걀, 기름 없는 소고기 및 돼지고기, 껍질 벗긴 닭고기 등}, 탄수화물_{100% 통밀 요리, 현미 등}, 녹색 채소, 과일, 우유 또는 물

아이의 식사량을 너무 계획대로 맞추려 하지는 마세요. 아이는 대부분 스스로 알아서 잘 조절합니다. 아이가 예상 성장 곡선을 따라 자라고, 지나치게 과도하거나 부족하지 않다면420~421쪽 참고, 강제로 먹이려 하지 말고 스스로 식사량을 조절하게 놔두세요. 지속적으로 과식하게 만들면 자라는 내내 필요 이상으로 많이 먹습니다.

이 식단을 지키는 것이 뭐 그리 어려울까 싶겠지만 사실 그리 만만하지가 않습니다. 편식하는 아이도 있고162~163쪽 '편식 대처법' 참고, 단것을 너무 좋아하는 아이도 있습니다. 게다가 아이는 유혹적인 광고에 노출되어 있습니다설탕이 들어 있는 시리얼에 과일 이름을 붙이는 등. 아이는 이러한 광고를 정확하게 해석할 수 있는 지식이 없지요. 사탕은 슈퍼마켓 계산대 바로 옆에 진열되어 있고, 기름진 식품이 아이가 좋아하는 공룡 모양으로 만들어져 나옵니다. 아이는 이러한 먹을거리의 유혹을 물리치기가 쉽지 않습니다. 아이가 신경과민이다 싶을 정도로 까다롭게 음식을 고르면 문제이지만이것은 장래의 식이장애로 이어집니다, 건강에 좋으면서 영양도 많은 성분과 건강에 해로운 성분을 구분하는 법을 가르쳐주고픈 것이 부모의 마음이죠.

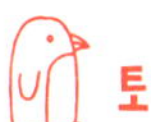

토막상식

일반적으로 7세 이하 아이에게는 식이장애가 거의 일어나지 않지만, 식이장애가 아예 없다는 뜻은 아닙니다. 아이에게 식이장애가 생기지 않도록 하려면 지켜야 할 두 가지가 있습니다. 첫째, 자신이나 배우자의 체중에 대해 강박적 얘기를 꺼내지 말아야 합니다. 이런 이야기를 계속 듣다 보면 아이에게도 그런 강박관념이 생기니까요. 둘째, 식사 시간은 즐거워야 합니다. 대화의 시간, 놀이 시간이 될 수도 있습니다꼭 음식과 연관된 게임이 아니어도 좋습니다. 낱말 놀이도 훌륭합니다. 걸음마를 배우는 아이라면 빈 플라스틱 용기를 쌓아 올리는 놀이도 좋습니다. 이런 놀이는 식사 시간을 가족과의 즐거운 의식으로 자리 잡게 해줍니다.

살과의 전쟁 소아비만의 위험을 줄이자

아이에게는 두뇌 발달, 면역계 구축, 몸속 기관의 기능을 최대한 발휘할 수 있는 균형잡힌 영양이 필요합니다. 지금부터 균형잡힌 영양 섭취를 위한 식단 작성에 대해 다루겠습니다. 또한 소아비만을최종적으로는 성인비만에도 부추기는 나쁜 요소로부터 아이를 보호하는 법에 대해서도 이야기 하겠습니다. 이 두 가지만 잘 지켜도 아이의 건강과 가족 전체의 행복을 얻을 수 있을 것입니다.

비만은 아이들 사이에서 가장 눈에 띄는 만성 질환이지만, 대부분은 예방이 가능합니다. 비만의 가장 큰 책임은 바로 여러분한테서 시작하죠. 성인의 경우에는 직장 상사 스트레스, 잘못된 결혼 더 많은 스트레스, 나쁜 유전자 등 비만을 탓할 핑곗거리가 아주 많습니다. 하지만 아이는 비만에 영향을 미치는 유전적·의학적 문제를 가지고 있을 가능성이 거의 없죠. 소아비만의 가장 큰 원인은 간단히 말하면 나쁜 식사 습관 때문입니다 이것은 주로 부모 때문에 생깁니다. 이 장에서 소개하는 전략이 아이에게 건강한 습관을 들이는 데 도움이 될 것입니다.

아이가 좀 뚱뚱한 것이 무슨 문제냐고 생각하는 분은 다음의 통계에 대해 깊이 생각해보기 바랍니다.

- 미국에서는 1980년대에서 1990년대로 오는 동안 만 13세 미만에서 소아비만이 54% 증가했습니다. 현재 만 6~19세 아이 중 20%가 비만이며, 일부 도시나 인종 그리고 민족에 따라서 이 수치가 30% 이상 나오는 경우도 있습니다.

- 소아비만은 성인비만으로 이어질 확률이 높습니다. 만 7세에 비만이 있었다면 성인비만으로 이어질 확률이 41%, 만 12세의 경우에는 75%, 청소년기에 비만이 있었다면 90%입니다.

- 소아비만으로 인한 의학적 결과는 충격적입니다. 고혈압, 2형 당뇨병 이것은 한때 성인형 당뇨병이라고 일컫기도 했지만 지금은 심지어 9세 아이에서도 나타납니다!, 관상동맥 질환, 관절 질환, 뇌졸중, 암, 그 외 수많은 질환의 발병 확률

이 크게 높아집니다. 과체중이 학업 능력 저하와도 관련이 있다는 것을 말씀드렸던가요? 부모로서 매우 신경이 쓰이는 부분이죠.

• 생후 첫해가 특히 중요합니다. 체지방이 많고 갑자기 체중이 증가한 아이는 평생 심혈관 질환과 당뇨병에 걸릴 위험이 높습니다. 걸음마를 배우는 시기 또한 중요합니다. 식사량을 조절하지 않고 오랫동안 너무 많이 먹이며 키운 아이는 자기 몸이 필요한 양보다 더 많이 먹습니다. 남기지 않고 모두 깨끗이 먹으라고 다그치는 게 꼭 좋은 것만은 아니죠.

• 비만으로 인한 심리적 문제는 육체적 문제만큼이나 심각합니다. 비

소아비만의 원인

여러 통계를 보면 소아비만이 급속도로 증가하고 있음을 알 수 있습니다. 왜 이런 현상이 생길까요? 한 가지 이유만으로 설명할 수는 없습니다. 여러 가지 이유가 서로 얽혀 있죠. 아이들이 예전보다 인스턴트식품이나 패스트푸드를 접할 기회가 많아졌고, 식품 제조업체는 포화지방, 단당류, 염분 등 중독성 있는 성분의 첨가량을 늘리고 있습니다. 이런 성분은 더 많은 칼로리를 섭취하게 만듭니다.

학교에서는 신체 활동 시간을 줄였습니다. 아이들이 텔레비전과 컴퓨터 앞에서만 있으니 앉아 있는 시간도 늘고, 패스트푸드 등의 광고에도 점점 더 많이 노출됩니다. 요즘에는 밖에서 뛰어노는 아이도 별로 없고 학교에 갈 때도 차를 이용하는 경우가 많습니다. 소아비만을 유발하는 이유를 들자면 끝도 없습니다.

하지만 결국 선택은 여러분의 몫입니다. 아이를 유혹하는 아이스크림이나 게임기 때문에 비만을 피할 수가 없다고 계속 남 탓만 하든가, 아니면 여러분이 주도권을 쥐고 적극적으로 아이의 삶을 바꿔나가야 합니다.

만인 아이는 또래들과도 잘 어울리지 못합니다. 아
이들에게 따돌림을 받아 자긍심이 떨어지고 놀림이
나 장난의 대상이 되며, 자신을 향한 부정적 이미지
와 차별에 평생 시달리는 경우가 많습니다.

• 부모 중 한쪽이 비만이라면 아이가 성인비만으
로 이어질 가능성은 40%입니다. 만약 엄마와 아빠
모두 비만이라면 가능성은 80%로 커지죠. 여러분
스스로 식생활을 관리하면 아이는 건강한 식생활
이 중요하다는 것을 저절로 배웁니다. 아이는 여러
분의 말이 아니라 행동을 따라 한다는 사실을 명심하세요.

다행인 점은 처음부터 아이에게 건강한 식습관을 가르치면 이런 잠재
적 위협을 피할 수 있다는 것입니다. 이미 늦은 감이 있더라도 다시 시작
할 수 있으니 낙담하지 마세요. 만약 아이에게 이미 비만이 시작되었다
고 해도 여러분이 그 방향을 돌려놓을 수 있습니다. 하지만 더 이상 뒤로
미루어서는 안 됩니다. 생물학적으로 보면, 다시 방향돌려서 건강한 습
관을 고정시킬 수 있는 최적의 시간은 만 6세 이전입니다.

지방의 생물학 음식은 어떻게 지방으로 바뀌는가

이제 건강한 아이로 키우기 위해 가정에서 쉽게 따라 할 수 있는 방법
을 알려드리겠습니다. 그에 앞서 우리가 왜 음식을 먹고, 몸속에 들어온
음식이 어떻게 처리되는지에 대한 생물학을 먼저 설명하겠습니다.

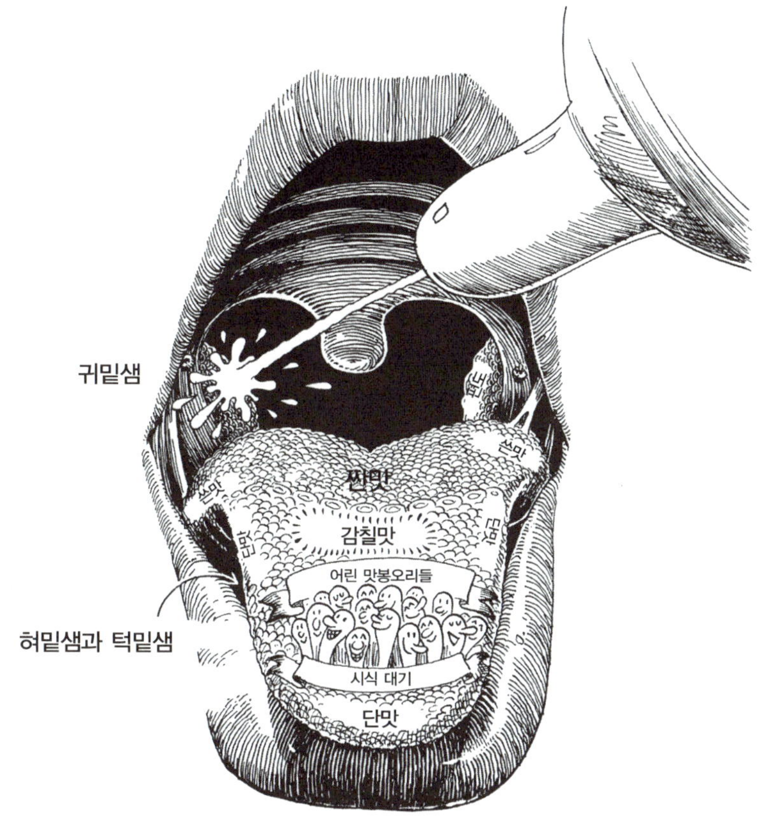

맛

인체에서 가장 강력한 근육 중 하나인 혀는 아동기에 수많은 작용을 합니다. 아이는 혀를 가지고 놀기도 하고, 내밀기도 하고, 간질이기도 하지요. 코는 냄새를 통해, 혀는 맛을 통해 음식을 먹고 선택할 때 필요한 정보를 제공합니다. 맛의 정보는 다섯 가지 요소로 구성되어 있습니다.* 바로 단맛, 신맛, 짠맛, 쓴맛, 감칠맛이죠. 감칠맛은 치즈나 베이컨같이 지

---

* 아이는 출생 시에 약 1만 개의 맛봉오리미뢰를 가지고 있지만, 만 8세 정도 되면 그 숫자는 3,000개 정도로 떨어집니다.

방분이 많은 음식 고유의 맛입니다. 어떤 음식이 맛있고 어떤 음식이 맛없는지 결정하는 취향은 유전적 영향도 큽니다. 하지만 맛봉오리를 후천적으로 프로그래밍하면 특정 맛을 좋아하게 만들 수 있습니다. 예를 들어 아이에게 어떤 음식을 열 번 정도 접하게 하면 이를 좋아할 가능성이 커집니다. 반대로 어떤 음식을 접할 기회를 차단하면 단 음식이나 포화지방이 많은 음식, 애초에 혀가 그런 맛을 좋아할 기회가 생기지 않죠.

식욕

우리는 보통 식욕을 조절하는 기관이 위라고 생각합니다. 배 속에 들어 있는 음식량이 배가 고픈지 아닌지를 결정한다는 것이죠. 하지만 사실 식욕은 뇌 속에 어떤 화학물질이 들어 있는가, 그리고 위를 얼마나 늘여놓았는가에 따라 좌우됩니다 [그림 4.2] 참고. 과식으로 위가 늘어난 사람은 충분한 음식이 들어가도 속이 비어 있다는 신호를 느낍니다. 위에서 뇌로 이런 메시지를 전달하는 호르몬은 크게 두 가지가 있습니다. 하나는 그렐린 ghrelin 이라는 호르몬입니다. 그렐린 수치가 높으면 아이는 심한 배고픔을 느낍니다. 나머지 하나는 렙틴 leptin 이라는 호르몬으로 렙틴을 사랑해야 합니다! 그렐린과 반대 신호를 보내죠. 렙틴 수치가 올라가면 아이는 포만감을 느낍니다. 식욕과의 싸움은 사실 이 두 화학물질 사이의 전투로, 결론은 이렇습니다. 아이에게 단백질, 몸에 좋은 지방, 섬유소가 풍부한 건강한 음식을 먹이면 렙틴 수치가 올라가서 배가 부른 포만 상태를 유지해줍니다. 하지만 아이에게 트랜스 지방, 설탕과 과당이 많은 액상 시럽 등이 함유된 유해 식품을 먹이거나, 매일 과식을 시켜서 정상적인 양으로는 포만감을 느끼지 못할 만큼 위를 늘여놓으면 그렐린 수치가 천장을 뚫고 치솟을 것입니다. 그러면 위에서도 그렐린의 뒤를 따라 배고프다고 난리를 치겠죠.

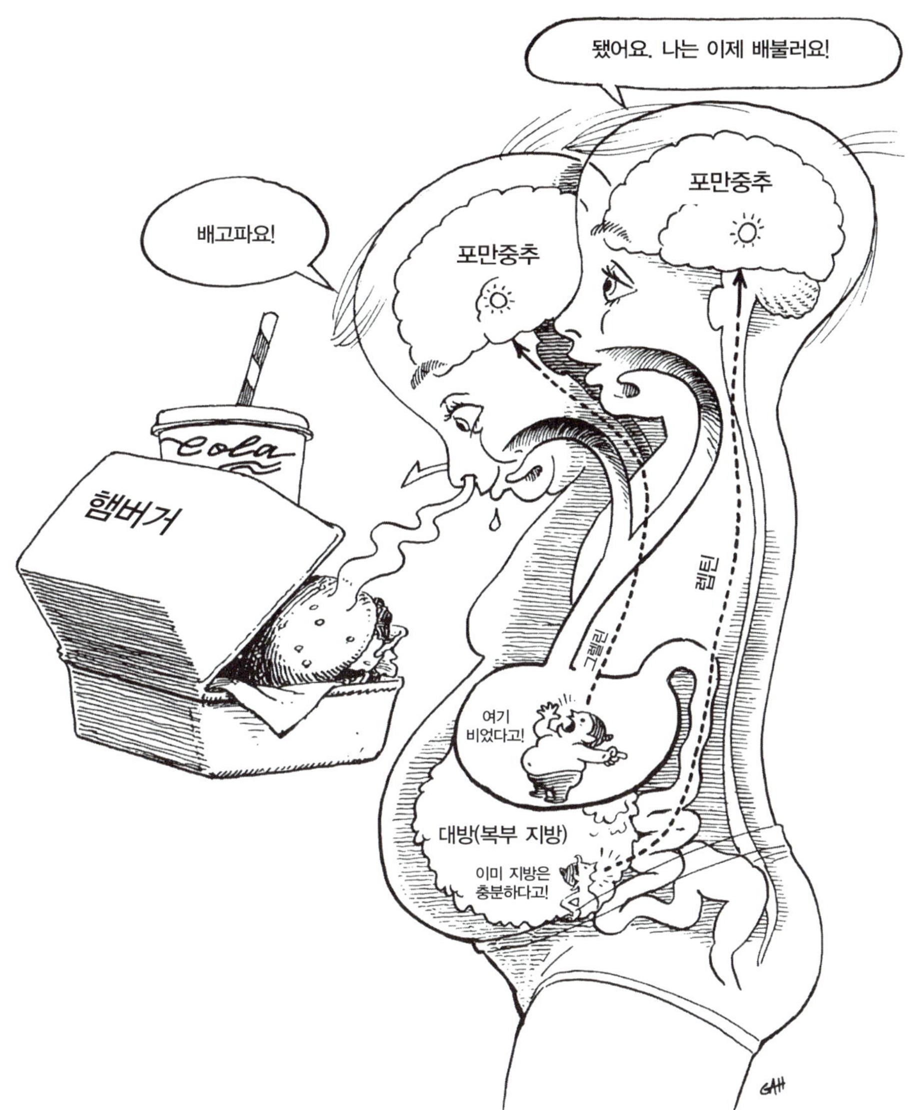

[그림 4.2] 음식과의 전쟁

아이 몸에서는 배고픔과 포만감 사이의 줄다리기가 끊임없이 이어지고 있습니다. 이 두 기분을 조절하는 것은 호르몬이죠. 렙틴은 배고픔을 억제하는 반면, 그렐린은 배가 고프게 만듭니다. 식품 광고는 음식에 대한 유혹을 더 커지게 만들죠. 소아비만을 막으려면 건강한 식생활 환경을 만들어 렙틴을 증가시키고 그렐린을 낮춰줘야 합니다.

지방 저장소

음식은 곧 에너지입니다. 우리가 음식을 먹으면 우리 몸은 소화 과정을 통해 음식을 잘게 부수고, 그 영양분을 흡수해서 간에 영양분을 공급합니다. 피는 이 영양분을 무릎, 뇌, 폐 등 피가 통하는 모든 곳으로 운반하지요. 단백질, 탄수화물, 지방 등 모든 영양분은 포도당이라는 화학물질로 바뀌어 근육 등의 인체 기관에 에너지를 제공합니다.

음식이 없다면 몸은 일을 할 수 없죠. 하지만 몸에 들어가 사용되지 않는 음식은 어떻게 될까요? 몸속에 남은 포도당은 결국 모두 지방으로 저장됩니다. 지방을 먹기 때문에 몸에 지방이 불어나는 것이 아닙니다. 어떤 음식을 먹든 그저 소비하는 칼로리보다 먹는 칼로리가 많으면 지방이 쌓이는 것입니다.

생후 첫해에는 아이의 지방세포 수가 사실 많지 않습니다. 만 4~6세에 지방세포의 수가 증가하는데, 이 시기에 축적된 지방세포들은 밥을 달라고 평생 아우성을 칠 것입니다. 이것이 과체중 아이가 어른이 되어서도 과체중일 확률이 높은 이유 중 하나입니다.

지방 연소

사실 체중 조절의 방법은 어른이나 아이나 똑같습니다. 체중 조절을 할 때 가장 큰 전쟁은 부엌에서, 슈퍼마켓에서, 그리고 외식에서 치르는 음식과의 싸움이죠_{가족 전체가 이용하는 식사 전략 수립은 《내몸 다이어트 설명서》 참고}. 일상생활에서도 커다란 차이를 만들 수 있습니다. 게임기 앞에 앉아서 손가락 근육만 열심히 움직이는 아이는 운동장에서 뛰놀고, 술래잡기를 하고, 정글짐을 누비는 아이에 비해 몸이 나빠질 수밖에 없습니다.

신체 활동은 근육량을 늘려 결국 대사작용도 활발하게 해주죠. 대사란 칼로리를 태워 에너지로 사용하는 작용입니다. 근육량이 늘어나면 아이가 몸을 쓰지 않는 동안에도 대사작용이 활발합니다. 하지만 그 반대도 성립합니다. 아이가 앉아 있는 시간이 늘어날수록 대사작용도 줄어들어 지방이 쌓이는 속도가 증가하죠. 여기에는 이견의 여지가 없습니다. 여러분은 아이에게 몸을 움직이고, 신나게 놀고 세상을 탐험해야 한다는 것을 가르쳐주세요. 그리고 그러한 활동의 재미도 함께 일깨워주세요. 여러분도 소파에만 앉아 있지 말고 아이와 어울려 논다면 더할 나위 없이 좋겠죠440쪽의 '가족이 함께하는 운동' 참고.

여러분은 아이의 건강에 영양과 신체 활동이 중요한 영향을 미친다는 것을 진작 알고 있었겠지만, 이제 그것이 중요한 이유에 대한 생물학적 통찰까지 얻으셨기 바랍니다. 부모로서 우리는 힘든 일이 많습니다. 때로 너무 지쳐서 그저 편한 선택을 하는 경우가 있습니다. 하지만 일찍부터 비만과 영양 결핍을 예방하는 것이 나중에 그로 인해 발생한 문제를 처리하는 것보다 훨씬 쉽습니다. 명심해야 합니다. 이 책의 부록에 나오는 운동 방법과 더불어 다음의 팁을 참고해서 아이를 처음부터 옳은 길로 이끌어주세요. 행여 아이가 궤도를 이탈해도 다시 되돌아올 수 있도록 도와주세요.

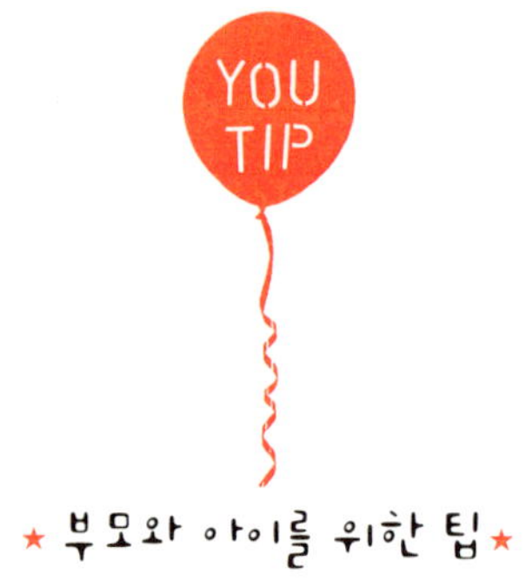

여유로운 모유수유 시간을 만들자　스트레스를 받거나, 신경 쓸 일이 생기거나, 또는 젖을 오래도록 물리고 있다 보면 모유수유가 힘들어지기도 합니다. 젖을 제대로 물리지 못하면 아이는 모유를 충분히 먹지 못해 머지 않아 다시 배가 고파지겠죠. 가능하면 조용한 시간에 젖을 물리세요. 모유수유를 하는 동안 필요한 것을 미리 준비해두고 심호흡을 하고 의자나 바닥에 편안히 앉으세요. 도중에 목을 축일 물도 한 잔 준비하고, 편안한 음악도 준비하세요. 전화도 손이 닿는 위치에 두어야겠죠. 여러분과 아이가 모유수유에 익숙해지면 아이의 젖꼭지 자극에 여러분의 몸이 자동으로 반응하기 때문에 다른 일을 같이 해도 됩니다.

유축하는 법을 알아두자　여분의 모유가 필요할 때가 분명 있습니다. 예를 들면, 아빠가 수유를 할 차례라든가 외출할 때, 혹은 직장에 가야 할 때 등이죠. 이런 일이 생기기 전에 미리 여분의 모유를 유축해두면 스트레스를 줄일 수 있습니다. 매운 음식을 먹었거나, 술을 한잔한 경우에는 모유를 유축해서 버려야 할 때도 있습니다. 가끔씩 유축을 한다면 손으로 해도 충분합니다. 하지만 정기적으로 할 계획이면 강력한 자동 유축기를 대여하는 것도 좋은 방법입니다. 만약 아이를 여러 명 계획하고 있다면 대여보다는 구입하는 것이 유리할 수 있습니다. 여분의 모유를 유축하기에 제일 좋은 시간은 아이에게 그날의 첫 모유를 수유한 바로 다음입니다. 대부분 아침에 모유가 풍부하게 만들어져 있습니다.

처음 유축할 때는 불편합니다. 하지만 어쩔 수 없는 부분이죠. 유축 관리의 지침을 알아두세요. 모유는 상온에서 4~8시간 정도 보관이 가능합니다. 그리고 단열 처리한 아이스박스에서는 하루, 냉장실에서는 일주일, 냉동실에서는 3~6개월 보관이 가능합니다 유축 날짜를 반드시 기록해두세요. 보관할 때, 특히 냉동 시에는 가급적 유리 제품을 사용하세요. 플라스틱 제품은 환경호르몬인 비스페놀 A가 나옵니다. 사실 물병을 포함해 모든 병은 비스페놀 A가 들어 있지 않은 제품을 사용해야 합니다. 그리고 아이의 입을 만지거나 모유, 분유, 이유식 등을 먹이기 전에는 늘 손을 깨끗이 씻으세요 영수증 종이에서 나오는 비스페놀 A의 양은 가장 질이 낮은 젖병 제품에서 나오는 양보다 훨씬 많습니다. 플라스틱 삽입물이 있는 용기는 사용하지 마세요. 플라스틱은 세균이 증식해서 모유를 상하게 할 가능성이 큽니다.

아이의 이유식을 직접 만들자 이유식을 직접 만들고 싶다면 믹서로 갈아서 냉동실 얼음틀에 넣어 얼려두세요. 그리고 한 번에 두세 개 정도 꺼내서 녹여 먹이면 간편합니다. 아이의 음식을 전자레인지로 데운 후에는 깨끗한 손가락으로 저어보세요. 혹시 녹지 않아 너무 뜨겁거나 차가운 부분은 없는지 확인해야 합니다 전자레인지를 이용할 때는 늘 이렇게 확인하세요. 시판 이유식을 구입할 경우 근대, 순무, 당근, 케일, 시금치 등이 들어가는 음식은 유아용 식품 전문 제조회사의 것으로 구입하세요. 재배 지역에 따라 이런 채소에는 대량의 질산염이 들어 있는데, 이것이 아이에게 빈혈 적혈구 결핍을 일으키기도 합니다. 질산염에 과도하게 노출되면 아이 피부가 파랗게 변할 수도 있습니다 이런 증상을 청색증Cyanosis이라고 합니다. 질산염이 아이의 몸에 흡수되어 적혈구의

. 유아용 식품 전문 제조회사에서는 이런 질산염의 존재 여부를 확인합니다. 그래도 걱정된다면 저장한 것 말고 신선한 유기농 채소를 사용해 직접 만들어 먹이세요. 채소는 오래 보관할수록 질산염이 늘어납니다.

독소를 줄이자 음식을 플라스틱 용기에 담아 전자레인지에 돌리지 마세요. 비스페놀 A나 다른 플라스틱 잔여물이 음식에 흡수되니까요. 비스페놀 A는 호르몬과 대사작용에 장기적으로 영향을 미칩니다. 그리고 프탈레이트를 함유한 화장품이나 디오더런트를 피하세요. 비닐을 부드럽게 하는 데 사용하는 이 독성 화학물질은 쉽게 몸에 흡수되어 모유를 통해 아이에게 전해질 수 있습니다.

가족이 함께 식사하자 텔레비전에서는 축구 경기나 드라마가 끊임없이 방송되고, 엄마는 직장에서 늦게 들어오고, 누나는 숙제하느라 바쁘고, 오빠는 발표 준비에 정신없다 보면 덫에 빠져들기 십상입니다. 식사를 빨리 먹어치우거나, 텔레비전을 보며 먹거나, 패스트푸드 등으로 간단히 때우고 마는 것이죠. 정말이지 큰 실수입니다!
여러분이 할 수 있는 가장 중요한 행동은 가족이 함께 저녁 식사를 하는 것입니다. 연구에 따르면 일주일에 두 번 이상 가족이 모여 식사를 하면 아이의 허리둘레, 식사 습관, 학업 성적, 전체 심리 발달에 긍정적 영향을 미친다고 합니다. 올바른 식사 예절을 보여줄 수 있는 좋은 기회이기도 하죠. 가족이 모이는 저녁 식사는 많을수록 좋습니다. 일주일에 다섯 번 이상 자리를 마련하려고 노력하세요. 가족의 일정에 따라 꼭 저녁이 아니라 아침 식사나 점심 식사 시간도 괜찮겠지요.

빨간불, 파란불 놀이를 하자　이 놀이는 놀이터에서도 할 수 있지만, 부엌에서 아이에게 좋은 음식을 가르칠 때도 유용합니다. 채소, 과일, 튀기지 않은 생선 등 '파란불 음식'과 청량음료나 인스턴트식품 등 '빨간불 음식'의 목록을 간단히 작성하세요. 놀이를 통해 즐겁게 배우면 아이는 평생 이어질 좋은 습관을 형성할 수 있습니다. 아이와 함께 하면 좋은 게임들을 추가로 소개합니다.

- 식료품점에서 영양성분표 라벨을 보며 제일 좋은 상품 찾아내기
- 아이가 요리하는 날 정하기. 아이가 도울 수 있는 건강한 식단을 골라서 함께 요리하세요.

규칙을 만들자　아이는 상상력이 넘치고, 경쟁심도 강합니다. 이런 점을 이용하여 재미있는 규칙을 정하면 아이는 스스로 행동을 변화시킵니다. 우리가 좋아하는 한 가지 방법을 소개합니다. 클리블랜드 클리닉에서 개발한 '5에서 0까지'입니다.

- 5: 하루에 과일과 채소 '5'인분 먹기
- 4: 칼슘과 비타민 D₃의 섭취를 위해 하루에 무지방 유제품 '4'인분 먹기
- 3: '3'번의 칭찬_{칭찬하기와 칭찬받기를 통해 양쪽 모두에게 긍정적 환경 만들어주기}
- 2: 텔레비전 시청과 게임 시간은 '2'시간 이하로
- 1: 뛰어놀기나 운동은 '1'시간 이상
- 0: 저지방 우유를 제외하고 당분이 들어간 음료수 섭취는 '0'으로_{만 2}
  세 미만 아이는 저지방 우유 대신 전유

이 여섯 항목은 여러분이 원하는 다른 내용으로 만들어도 좋고, 먹어야할 음식이나 해야 할 일로 대체해도 좋습니다. 아이가 여럿일 때는 각각의 아이가 이 규칙을 얼마나 잘 지켰는지 함께 보며 아이들 사이에 경쟁심을 유발할 수 있습니다.

일찍 시작하자 기초적인 생물학적 사실이 있습니다. 아이는 익숙하지 않은 음식은 갈망하지 않는다는 점이죠. 아이가 고형식을 시작하자마자 앞에서 설명한 전략을 철저히 지켜야 합니다. 설탕이나 시럽을 음식에 첨가해서는 안 되고, 한 끼당 포화지방의 양을 4mg 이하로 제한하며, 현미등 100% 통곡물만 먹이세요. 아이가 사탕, 탄산음료 같은 고당분 음식을 처음부터 맛보지 않으면 자라면서도 그런 음식을 찾지 않을 것입니다. 하루종일 "딱 한 입만, 엄마, 응?" 하면서 졸졸 쫓아다니지도 않겠죠. 그리고 아이가 글을 읽으면 영양성분표 보는 법을 가르치세요. 하지만 이런 것을 강박적으로 강요해서는 안 됩니다. 지나치게 강박적으로 접근하면 아이에게 식이장애 행동이 생긴다는 주장이 있습니다.

현명하게 얘기하자 아이에게 건강에 좋은 음식을 먹어야 한다는 개념을 만들어주고 싶다면 먹지 말아야 할 불량 식품 얘기를 하는 것이 아니라, 먹어야 할 건강에 좋은 음식에 대해 자주 얘기해주세요. 무언가를 금지할수록 그에 대한 욕망은 커지기 마련입니다.

음식을 채찍과 당근으로 사용하지 말자 음식을 벌이나 포상으로 사용하는 건 바람직하지 않습니다. 아이에게 혼란스러운 메시지를 전달하기 때문이죠. '착한 일을 하면 과자가 생기는구나!' 이것은 아이에게 어떤 의미일까요? 착한 행동을 하면 몸에 나쁜 음식을 상으로 받는다는 개념입니다. 장기적으로는 아이에게 해롭게 작용합니다.

몸에 좋은 지방을 섭취하자 부모가 저지방 식단으로 다이어트에 성공했다면 아이에게도 그 식단을 강요하는 것을 종종 봅니다. 하지만 썩 좋은 전략으로 보기는 어렵네요. 아이의 두뇌가 건강하게 발달하려면 몸에 좋은 지방이 꼭 필요합니다.

건강한 가정을 만들자 건강한 삶을 위한 원칙과 실천 내용을 습관으로 만드세요. 건강한 습관을 유지하는 일도 그만큼 쉬워집니다. 가급적 외식을 자제하고 건강한 도시락을 준비하는 것도 그런 방법 중 하나죠. 그리고 일주일에 적어도 한 번은 가족이 함께 신체 활동을 하세요. 팝콘을 먹으며 영화를 보는 대신 산책이나 볼링을 즐기는 것도 아주 좋습니다.

텔레비전 앞에서 식사하지 말자 직장에서 긴 하루를 마치고 집으로 돌아와 가족들과 편안하게 둘러앉아 식사를 하면서 텔레비전을 보는 것도 삶의 즐거움 중 하나일 것입니다. 하지만 바람직하지는 않습니다. 텔레비전을 보면서 식사를 하면 아이는 더 많이 먹는 경향이 있습니다이 점은 어른도 마찬가지이지요. 왜 그럴까요? 음식의 소중함을 느끼지 못하고, 먹는 행위가 아무 생각 없이 이루어지기 때문입니다. 과식하는 지름길이죠. 먹는 것에 집중할 때는 몸이 보내는 포만 신호에 더욱 예민해집니다. 그뿐 아니죠. 아이는 한 시간 텔레비전을 시청할 때마다 약 150걸음 정도를 덜 걷게 됩니다. 텔레비전을 보면서 하는 식사는 이중으로 악영향을 받습니다. 음식은 더 많이 먹고, 칼로리는 덜 소모하니까요.

아이를 뛰놀게 하자 아이에게 공을 주고 밖으로 나가서 뛰놀게 하세요. 요즘에는 몇 시간이고 밖에서 뛰노는 아이를 보기가 어렵습니다. 우리가 다시 되찾아야 할 풍경이죠. 아이가 즐거운 마음으로 신나게 몸을 움직이게 만드는 좋은 방법은 얼마든지 있습니다. 정기적으로 산책을 하거나 숲에서 하이킹을 하는 것은 부모나 아이 모두에게 좋은 신체 활동으로 유대감도 돈독해집니다. 아이에게 좀 더 체계적인 운동 습관을 들이고 싶으면 부록의 '가족이 함께하는 운동'을 참고하세요. 아이의 몸과 마음을 건강하게 만들어줄 것입니다.

유모차를 치우자 걷기는 가장 쉽고 효과가 높은 운동 중 하나입니다. 그저 유모차를 치우는 것만으로도 만 세 살이 되면 유모차를 사용하지 않기를 권합니다 아이의 활동량이 늘어나고, 주변 환경에 더욱 관심을 가지게 됩니다. 아이를 유모차에 태우면 장보기는 훨씬 쉽겠지요. 하지만 이런 노력은 그만한 가치가 충분히 있습니다.

적극적으로 요구하자 꼭 직접 만들어야만 아이에게 좋은 음식을 먹일 수 있는 건 아니죠. 외식할 때도 요구사항을 적극적으로 이야기할 필요가 있습니다. 필요하면 메뉴에 없는 음식이라도 주문하고, 이러저러한 재료는 빼달라고 주문하세요.

적절한 양만 먹자 전 세계적으로 기아에 허덕이는 많은 아이를 염려하는 마음은 이해합니다. 하지만 아이에게 그릇 바닥까지 깨끗이 먹으라고 시킨다고 멀리서 기아로 고통받는 아이들의 상황이 더 나아지는 것은 아닙니다. 아이가 적절한 영양을 섭취했다면 밥을 다 먹을지 말지는 아이가 결정하게 놔두세요. 아예 처음부터 조금만 주고 필요하면 더 먹게 하는 것이 훨씬 낫겠죠. 외식할 때도 양을 줄여달라고 부탁하면 됩니다.

또래 친구를 이용하자 또래 친구가 보내는 압력은 왕따처럼 나쁘게 작용할 때도 있지만, 반대로 아이에게 좋은 영향을 주기도 합니다. 아이는 다른 아이의 행동을 자신의 모델로 삼습니다 앞에서 배운 거울 뉴런을 기억하지요?. 건강한 식습관을 가진 부모 밑에서 자란 아이들과 어울려 지내게 하세요. 친구가 당근을 맛있게 먹는 것을 보면 여러분의 아이도 당근을 먹고 싶어 할 것입니다.

스스로 모범을 보이자 건강한 식습관에 대해 아이에게 장황하게 설명하고선 정작 여러분은 밤마다 야식으로 치킨에 맥주를 먹는다면 아무 소용이 없습니다. 여러분이 올바른 식습관을 먼저 보여주어야 합니다. 여러 번 말씀드리지만, 아이는 말이 아니라 행동을 보고 배우며 따릅니다.

변화를 고려하자 하루의 가장 중요한 식사를 저녁에서 점심으로 바꾸어 효과를 보기도 합니다. 아이도 저녁이면 피곤합니다. 이때 억지로 먹이려다가 한바탕 전쟁을 치르기도 하죠. 이런 경우 아예 점심 식사에 충분히 영양분을 공급해줄 수 있는 식단을 구성하고, 저녁은 간단히 먹이는 것도 방법입니다. 적어도 하루에 한 번은 영양이 풍부하고 균형 잡힌 식사를 할 수 있으니까요.

물을 섞자 아이에게 과일 주스를 먹일 때는 칼슘을 강화한 제품을 권합니다 물과 1:1 또는 1:2 정도로 희석해서 주세요. 영양은 별로 없고 칼로리만 높은 음료를 많이 마시는 것은 좋지 않으니까요. 그리고 지나치게 강한 단맛에 길들여지는 것도 막을 수 있습니다.

5

raising your child

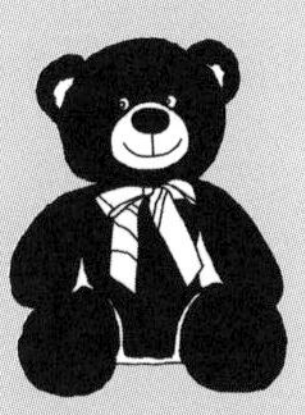

소화의 과정

잘 먹고 잘 싸는 것이 건강의 기본이다

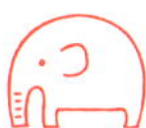

친구들과 모여서 커피를 앞에 놓고 끝없이 수다를 떨던 때를 기억하세요? 친구들 이야기, 직장 이야기, 세상 이야기로 시간 가는 줄 몰랐죠. 요즘에도 운이 좋으면 육아와 집안일에서 탈출해 가끔 친구들을 만나 이야기하는 시간이 나긴 합니다. 하지만 대화 주제는 상당히 달라졌죠. 백화점 세일이나 드라마, 직장, 남편에 대한 이야기는 줄고 주로 아이에 관한 대화를 하게 됩니다.

그리고 똥 얘기가 많이 나오죠. 아이 똥 말이에요.

얼마나 싸는지, 굳기와 색깔은 어떤지, 그리고 침대에 싼 똥을 치우느라 얼마나 힘들었는지 등등.

부모 노릇을 단 하루만 해봐도 아이의 소화기관이 얼마나 대단한지 알 수 있습니다. 우리가 배설 과정에 집착하는 것은 배설물과 관련한 농담을 잔뜩 만들 수 있어서가 아닙니다. 부모로서 본능 때문이지요. 세탁비를 아끼자고 아이의 위장관 상태를 이해하려는 것도 아닙니다. 위장관의 건강은 아이의 건강 전체를 좌우합니다. 아이 건강의 이상 징후가 위장관 상태를 통해 발견되는 경우가 많기 때문이죠. 아이가 먹고 싸는 것이 평소와 다르면 우리는 경계심이 발동합니다. 당연히 그래야 하죠.

특히 위장관은 그 자체도 건강해야 하지만 소화계에 문제가 생기면 아이에게 짜증, 초조, 수면 부족, 집중력 및 학습 능력 저하 등 다른 부가적인 문제가 함께 발생하므로 더욱 중요합니다. 소화계가 아주 조금만 불편해도 아이는 힘들어집니다.

이 장에서는 아이의 소화기관이 어떻게 움직이는지를 알아보겠습니다. 그리고 소화기관의 문제에 대처하는 법도 자세히 알아보겠습니다. 더불어 변비, 설사, 충수돌기염 같은 증상에 대한 대처법, 아이의 소화계를 건강하게 지켜주는 법에 대해서도 다루겠습니다.

소화계의 생물학

보통 소화계의 문제라고 하면 먹은 것을 토하는 것과 배변에 이상이 발생하는 것, 이렇게 두 가지가 생각납니다. 하지만 우리는 이와는 다른 두 가지 방식으로 분류합니다. 하나는 '소화기관이 제 기능을 하는가'입니다. 소화기관이 중간에 꼬여서 제대로 기능하지 못하는 경우가 여기에 해당하죠. 또 하나는 '아이가 먹은 영양분이 제대로 흡수되고 있는가'입니다. 소화기관의 구조는 온전하지만 무언가가 영양분의 흡수를 막고 있는 것이죠.

이 두 가지 문제를 검사할 때 가장 힘든 점은 소화계가 정상적으로 기능하고 있는지 아닌지를 파악하기 어렵다는 것입니다. 내장의 일부가 잘못 접혀 있지는 않은지, 특정 음식에 함유된 한 영양성분이 아이의 체질에 맞지 않는 것은 아닌지 한눈에 알아보기가 쉽지 않죠. 따라서 여러분이 해야 할 일은 모든 것이 정상적으로 돌아가고 있는지 보여주는 징후,

즉 성장 속도를 살피는 것입니다. 아이가 정상 속도로 성장하고 있다면 420쪽 참고, 필요한 영양분을 대부분 잘 흡수하고, 소화계도 제대로 작동하고 있다는 뜻입니다. 좋은 소식을 하나 알려드리죠. 위장관 문제는 제 기능의 문제든 영양분 흡수의 문제든 대부분 치료할 수 있으며, 자라면서 저절로 없어지는 경우도 많습니다.

소화계 문제의 증상이나 해결책에 대해 구체적으로 들어가기에 앞서 소화관에 대해, 그리고 아이의 소화계가 어른과 다른 점에 대해 살펴보겠습니다. 아이는 크기만 작은 성인이 아니니까요. 아이에게는 자신만의 생물학적·해부학적 특성이 있습니다. 아이를 좀 더 특별한 존재로 만들어주는 특성들이죠. 그러면 몸의 위에서 아래로 천천히 훑어가며 살펴보겠습니다.

소화는 입에서 시작합니다. 어른이나 이가 나온 아이는 치아를 이용해

몸속의 관은 모두 연결되어 있다

아이가 엄마 배 속에 있을 때부터 의사는 아이의 소화계를 구성하는 모든 요소가 입부터 항문까지 잘 연결되어 있는지 확인합니다.

일례로 만약 식도가 위와 연결되어 있지 않으면 아이는 구토를 합니다. 꽤 드문 질환이지만 자궁 내부를 초음파로 검사하면 찾을 수 있습니다. 이런 아이는 관이 막혀서 양수를 삼키지 못하므로 결국 엄마 배 속에 양수가 더 많이 남아 있습니다. 그리고 공기가 식도를 지나 위로 들어가지 못하기 때문에 위에 거품 흔적도 보이지 않죠. 미리 진단하지 못하면 이런 아이는 모유수유하는 데 문제를 겪습니다.

대장이 항문과 연결되지 않았다면 대변을 보지 못합니다. 아이가 태어난 다음 대변보는 것을 확인하고 퇴원시키는 이유가 바로 이것이죠. 양쪽 모두 수술을 통해 관을 연결할 수 있습니다.

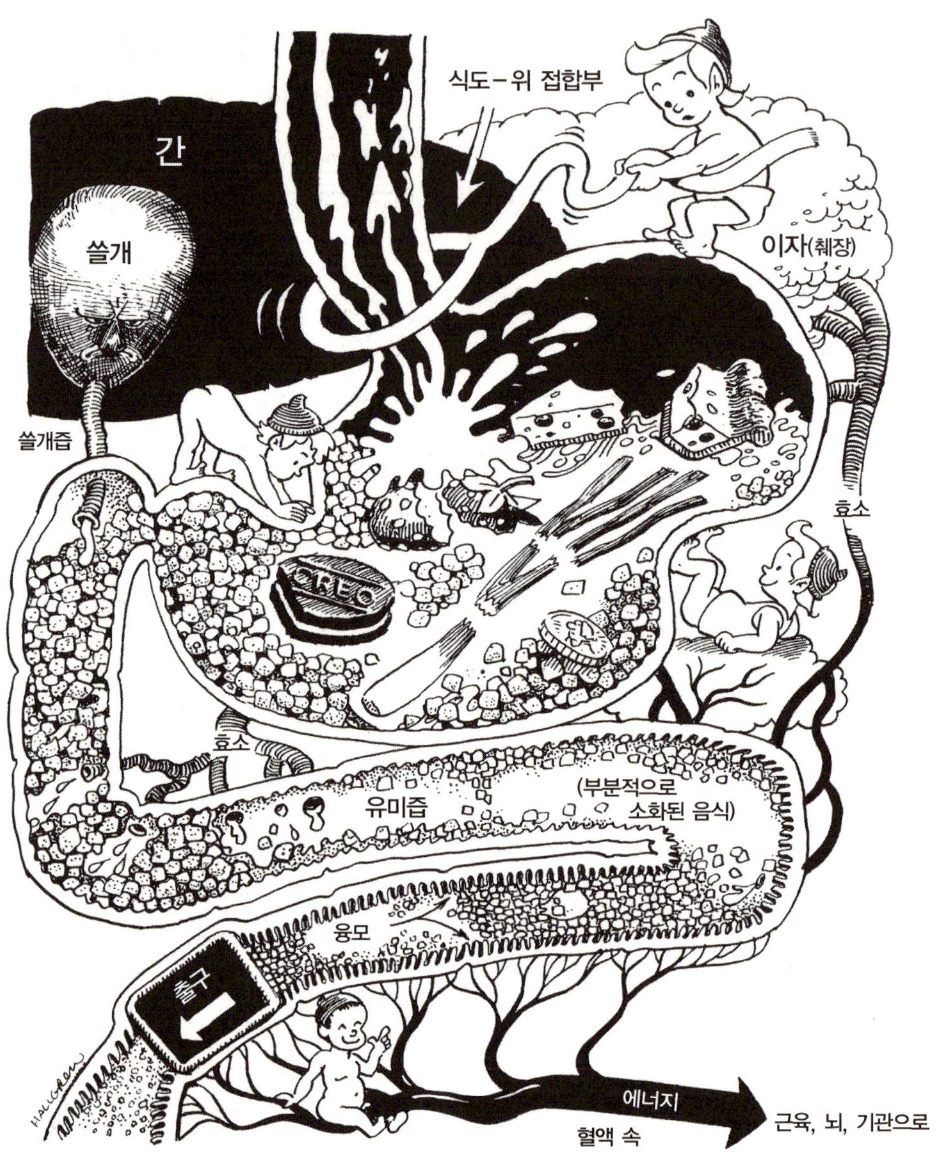

[**그림 5.1**] 아이의 소화계

부모라면 아이의 소화계 문제로 고생할 때가 생깁니다. 인체의 수많은 놀라운 여정 중 하나인 소화 과정은 보통은 아무 문제 없이 잘 돌아가죠. 하지만 유행성 질병이나 유전적 기질 때문에 가끔 탈이 나기도 합니다.

음식을 부수면서 소화를 시작하죠. 침 속에 들어 있는 효소는 탄수화물을 단당으로 잘게 쪼갭니다. 갓난아기는 본능적으로 엄마 배 속에서 배운 빨기 반사를 이용해 젖이나 젖병을 빨아 필요한 영양분을 얻습니다. 여기서는 혀가 중심 역할을 하지요. 앞 장에서 살펴보았듯이 혀는 아이가 무엇을 먹을지 결정하는 데도 영향을 미칩니다. 아이는 어른보다 맛봉오리가 더 많아 맛에 더욱 민감하죠. 엄마가 자극 없는 음식을 먹었거나, 매운 것을 먹었을 때 나오는 모유의 차이를 실제로 느끼고 있습니다.

음식을 삼키면 식도로 넘어가서 결국 식도-위 접합부에 도착합니다. 식도-위 접합부는 식도 아래쪽과 위의 위쪽을 잇는 경계 부위이죠[그림 5.1] 참고. 이곳에 있는 근육이 수축하면서 위산이 목으로 역류하여 속 쓰림을 유발이런 증상을 역류성식도염이라고 합니다 _감수자 주하는 것을 막아줍니다. 영아의 경우 이 근육이 느슨해서 위 속 내용물이 역류하는 경우가 많습니다. 위에 있던 음식물이 식도로 뿜어져 나오면 구토를 일으킵니다.

위는 첫 번째 음식 저장소입니다영아는 모유나 분유 저장소가 되겠죠. 아이의 위는 달걀 크기만 합니다.* 위가 작기 때문에 두 시간마다 먹여야 하죠. 위의 용량이 작으니 음식량도 적어서 소화 과정이 무척 빠르게 진행되지요. 위의 근육은 음식을 휘저어 음식 알갱이를 입자로 부수는 화학물질과 위액을 섞습니다. 이 입자들이 결국 혈액으로 흡수되어 우리 몸을 구성하

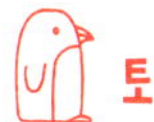

토막상식

미네랄 오일이 변비를 완화해준다는 얘기가 있습니다. 미네랄 오일의 단점은 그 자체에 아무 영양분이 없고, 장을 통과하는 과정에서 비타민이 함께 빠져나갈 가능성이 있다는 것이죠. 그러므로 식사하고 두 시간 이후에 사용하세요. 그래야 아이가 중요한 영양분을 흡수할 시간을 벌 수 있습니다. 레몬 향이나 민트 향이 첨가된 미네랄 오일 제품도 있습니다흔하지는 않지만 우리나라에서도 처방하고 있습니다 _감수자 주.

---

* 생후 1~2일에는 구슬 크기였다가, 생후 3일에는 탁구공, 생후 열흘 정도에는 달걀 크기가 됩니다. 어른의 위는 주먹이나 자몽만 한 크기죠. 하지만 위는 축구공 크기 이상으로 늘어나기도 합니다. 위를 늘이면 안 되는 이유에 대해서는 《내몸 다이어트 설명서》를 참고하세요.

는 물질이나 에너지원으로 사용되죠.

위에서 빠져나온 음식은 소장으로 이동합니다. 소장은 관 모양으로 생긴 기관으로 꼭 뇌처럼 보이죠. 사실 소장은 모양뿐만 아니라 작동 방식도 뇌와 비슷합니다. 소장에서는 우리 몸의 세로토닌serotonin 중 90%를 만들어냅니다. 뇌에서 발견되는 화학물질인 세로토닌은 우리를 행복하게 만드는 물질이죠. 그래서 장은 우리의 기분에 큰 영향을 미칩니다. 장이 불편하면 행복할 수 없습니다.

아이의 소장은 길게 펼쳐놓으면 2.7m쯤 됩니다. 어른과 아이는 크기에서 차이가 나지만 어른의 소장은 평균 8m가량, 길이는 몸집에 비례합니다. 아이의 경우 소장 길이는 키의 약 3.5배 정도입니다.

소장에 들어온 음식은 쓸개즙과 섞입니다. 쓸개즙은 녹색 액체로 비누가 기름기를 제거하듯이 지방을 분해합니다. 쓸개즙은 간에서 만들어져 쓸개에 저장됩니다. 한편, 소장에서는 여러 가지 효소가 지속적으로 작용해 탄수화물을 단당으로 탄수화물 분해는 침과 소장에서 모두 일어납니다. 침에서 미처 분해하지 못한 탄수화물을 소장에서 분해합니다 _감수자 주, 단백질을 아미노산으로 분해합니다. 그러고 나서 마법이 일어나지요. 소장 벽 전체에 분포하는 혈관이 분해된 음식으로부터 영양분을 흡수하여 간으로 실어 나른 후, 온몸 구석구석에 있는 조직과 기관으로 보냅니다. 과도하게 들어온 비타민, 물, 염분, 지방 등 우리 몸에 그다지 많이 필요하지 않는 물질들은 흡수되지 않고 통과해 다시 소장과 대장 사이에 위치한 맹장이라는 저장소로 이동합니다.

이렇게 소장에서 흡수되고 남은 나머지는 대장으로 넘어오고, 대장에서는 거기에 함유된 수분을 흡수해 우리 몸에 사용합니다. 이 과정을 모두 거치고 나면 우리가 잘 알고 있는 덩어리만 남지요.

대변은 대장을 타고 직장까지 내려온 다음 기저귀로 배출되고, 여러분은 그것을 치웁니다. 아이가 먹을 때마다 배설을 하는 이유는 대장에 찌꺼기를 저장할 공간이 충분하지 않아 바로바로 배출해야 하기 때문입니다. 자라면서 이 처리 시간은 점점 길어집니다.

음식에 따라 위에서 항문까지 움직이는 데 걸리는 시간은 다양합니다. 하루 단위가 아니라 분이나 시간 단위로 이루어집니다. 하지만 소화계가 언제나 순조로운 것은 아니죠. 어떤 때는 너무 빨리_{설사}, 어떤 때는 너무 느리게_{변비} 움직입니다. 이 장 뒤쪽에서는 이런 문제들이 왜 생기는지, 그리고 어떻게 대처해야 하는지 설명하겠습니다.

대변의 원칙

화장실에 가서 대변을 본 사람들의 유형은 두 가지입니다. 자기 대변을 살펴보는 사람과 보지 않는 사람이지요._{변을 본 후에는 꼭 눈으로 확인할 것을 권합니다. '대변'은 건강을 '대변'해주는 존재이니까요. S자 형태로 매끄럽게 빠져나온 대변은 여러분의 소화계가 아주 잘 움직이고 있다는 것이고, 알갱이로 끊어져 나온다면 그렇지 않다는 뜻입니다.} 하지만 아이의 대변은 안 볼 수가 없죠. 냄새도 맡고 소리까지 듣습니다. 여기서는 여러분이 아이의 대변에서 무엇을 유심히 확인해야 하는지 알려드리겠습니다.

첫 대변

갓 태어난 아이는 병원에서 퇴원 요건을 충족해야 집으로 올 수 있습니다. 너무 빠른 속도로 체중이 줄어들거나 하면 좀 더 지켜봐야죠. 하지만 그 요건 중에서 여러분이 잘 모르는 것이 하나 있습니다. 아이가 똥을 싸는지 확인하는 것이죠. 똥을 싼다면 아이의 소화관이 입에서 항문까지 깨끗하게 뚫려 있음을 말해줍니다. 만약 아이가 똥을 싸지 않는다면 중

간에 막혀 있거나, 다른 문제가 있다는 것이죠.[*]

아이의 첫 대변은 태변이라고 부릅니다. 끈적거리고, 녹색 기운이 도는 검은색이면서 타르처럼 걸쭉합니다. 태변은 아이가 삼킨 피와 양수로 만들어집니다. 이 피는 분만 전과 분만 과정에서 태반의 모세혈관에서 흘러나온 것이죠. 아이가 새로운 영양을 섭취하고 소화해서 대변을 보기 시작하면 태변은 며칠 안으로 사라집니다.

신생아의 대변

아이의 기저귀를 가는 것은 마치 선물 상자를 여는 것과 같습니다. 대변을 보면 아이의 배 속에서 무슨 일이 일어나는지 알 수 있지요. 하지만 가끔씩은 깜짝 놀랄 때도 있을 것입니다. 사실 아이 대변 모양은 어른만큼이나 다양하지만, 여러분이 참고할 수 있는 기준은 있습니다.

모유수유하는 아이는 분유수유하는 아이보다 대변을 많이 봅니다. 보통 하루에 2~5회, 심지어 먹을 때마다 대변을 보기도 합니다. 반면 분유를 먹는 아이는 하루에 1~2회 대변을 봅니다. 왜 그럴까요? 모유에는 몸의 면역계에서 만들어내는 면역글로불린이 들어 있는데, 이것이 천연 완화제배변을 쉽게 하는 약 _역자 주 역할을 하죠. 이 물질이 변을 자주 보게 해서 변비를 막아주고, 태변을 씻어내는 데도 도움이 됩니다. 분유를 먹는 아이의 대변보다 냄새도 덜합니다. 아마 모유를 먹여주어 고맙다는 보답의 차원이 아닌가 싶네요. 하지만 모유수유하는 아이라고 항상 건강한 대변

---

[*] 선천성 거대결장이라는 병에 걸린 아이는 창자벽에 있어야 할 일부 신경 말단이 없습니다. 따라서 대장이 순조롭게 움직이지 못합니다. 혼자서는 몇 주 동안 대변을 보지 못하기도 합니다. 장폐색이나 유전성 소화계 질병인 낭포성 섬유종 같은 문제도 있습니다. 장폐색은 무척 아파서 아이가 무릎을 배 쪽으로 웅크려 당깁니다. 낭포성 섬유종은 이자에서 만들어지는 핵심 소화효소의 결핍이 원인으로, 첫 대변이 무척 끈적거립니다.

발진

아이가 계속해서 대변을 많이 본다든가, 더운 여름 철에 앉아 놀면서 땀을 많이 흘린다면 엉덩이가 빨개질 가능성이 큽니다. 이 따가운 발진을 없애는 방법은 여러 가지가 있습니다.

A&D 연고비타민 A와 D가 포함된 연고, 핑크살브Pinxav 연고, 데시틴Desitin 연고, 바라멕스Balmex 크림 등이 연고들은 모두 미국 제품입니다. 우리나라에는 비판텐Bepanthen, 아토엔비ATO NB, 아토피아이ATO PI, 프라젠트라Plagentra 등이 있습니다 _감수자 주을 발라주면 장벽이 되어 대변과 소변에 들어 있는 산성 성분이 피부를 자극하고 따갑게 하는 것을 막아줍니다기저귀 발진에 대해서는 290쪽을 참고.

그와 동시에 진균 감염이 일어나는지도 유심히 살펴야 합니다. 우리 장 속에는 진균이 살고 있습니다. 기저귀 발진이 이 진균과 관련 있는 경우도 많죠. 진균 감염이 있으면 빨갛고 오돌토돌한 좁쌀 같은 것이 돋아납니다. 진균 감염이 맞으면 특별 처방한 항곰팡이 크림니스타틴 등을 하루 네 번 발라주고, 다른 보호용 연고도 함께 발라주어야 합니다.

아이가 늘 기저귀 발진에 시달린다면, 사용하는 기저귀나 물수건에 알레르기가 있을지도 모릅니다. 이런 경우에는 다른 브랜드 제품을 사용해보세요. 맹물과 부드러운 페이퍼 타월을 사용하면 문제가 생길 일이 없습니다. 아니면 아이가 토마토 같은 산성 음식에 민감해서 그럴 수도 있습니다기억해두세요. 모유수유 중에는 여러분이 먹은 토마토 성분이 모유에도 포함됩니다.

원인이 무엇이든 기저귀 발진을 막으려면 기저귀를 자주 갈아주고, 크림을 바른 후 기저귀를 채우기 전에 엉덩이를 잘 말려야 합니다. 수건으로 엉덩이를 닦은 후에는 바람을 불어 말려주세요. 아이가 언제 대변을 보는지 예측할 수 있다면, 몇 시간 정도 기저귀를 풀어서 발진 부위를 공기 중에 노출시키세요. 이것만으로도 대단히 좋아집니다.

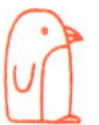

아이가 태어날 때 무균 상태인 곳은 분만실뿐일까요? 사실 아이의 장도 무균 상태입니다. 모유수유만 하는 경우 젖먹이의 장에 좋은 세균들이 자리 잡으려면 약 열흘 정도 걸립니다. 분유를 먹는 경우는 장에 더 복잡한 세균총이 자리 잡죠.

이런 세균은 왜 중요할까요? 미숙아는 감염에 특히 취약합니다. 몸을 보호해주는 좋은 세균이 자리 잡고, 나쁜 세균과 싸우는 면역계가 발달하려면 시간이 아주 오래 걸리기 때문이죠. 연구자들은 프로바이오틱스 probiotics 를 이용해서 미숙아의 면역반응을 좀 더 빨리 활성화하는 방법을 찾고 있습니다.

만 보진 않습니다. 여러분이 먹고 마시는 모든 것이 모유를 통해 아이에게 전달되니까 그중에는 아이와 맞지 않는 것이 있을 수 있겠지요.

신생아의 대변은 혈액의 빌리루빈을 씻어내는 자연적인 방법이기도 합니다. 빌리루빈은 노란 기운이 도는 색소 성분으로, 양이 지나치게 많으면 황달을 초래합니다 황달에 걸리면 피부가 노래집니다. 구체적 내용은 293쪽 참고. 이것이 아이를 퇴원시키기 전에 꼭 대변보는 것을 확인하는 또 하나의 이유입니다. 만약 아이의 혈액에서 빌리루빈이 빠져나가지 않으면 아이를 광선 담요 biliblanket 라는 특수한 광원 아래 두어 색소 파괴를 돕습니다 우리나라는 광선담요를 이용하지 않는 대신 보육기 안에서의 광선치료를 시행합니다. 이런 경우 소아과 전문의와 상의하는 것이 가장 좋습니다 _감수자 주. 이 신생아 시기에 유심히 살펴보아야 할 부분이 있다면 다음과 같습니다.

색깔: 대변의 색은 갈색이나 짙은 황록색이어야 합니다. 분유를 먹는 아이는 대변에서 고약한 냄새가 납니다. 생후 4일이 지난 후에도 대변이 검은색이면 장에서 출혈이 있을 수 있으니 의사에게 확인해야 합니다.

빈도: 아이가 오랫동안 대변을 보지 않는 건 그리 드문 일이 아닙니다. 꼭 변비에 걸렸다는 뜻은 아닙니다 이 부분은 곧 다루겠습니다. 하지만 3일 이상 대변을 보지 않으면 의사가 글리세린 좌약을 권할 수 있습니다 변비는 굳기, 빈도, 배변곤란 등을 감안한 상대적 표현입니다. 일반적으로 2~3일마다 부드러운 변을 어려움 없이 보면 문제가 없습니다. 그러나 3일이 지나 변이 굳고 배변에 어려움이 있다면 변비로 보고 치료해야 합니다 _감수자 주. 좌약을 항문에 밀어 넣으면 도움이 됩니다.

체중: 아이가 대변을 자주 본다고 꼭 나쁜 것은 아닙니다. 정상적으로 자라고 체중이 순조롭게 늘고 있다면 문제 될 것이 없지요. 그저 아이의 소화계가 제대로 움직이고 있다는 의미입니다. 체중 증가가 염려된다면 집에서 사용하는 유아용 체중계를 하나 구입하세요.

아이의 대변

걸음마를 시작하고부터 취학 전까지는 아이가 제발 팬티가 아니라 변기에 일을 봤으면 좋겠다는 마음이 가득합니다배변 훈련에 대해서는 3장 참고. 하지만 '어디에' 싸느냐에 온통 신경이 쓰인다고 해서 '언제', '어떻게' 싸느냐를 무시하면 안 되죠. 걸음마 아이의 대변 빈도는 아주 다양합니다. 하루에 두 번 보는 경우도 많고, 이틀이나 사흘에 한 번, 심지어는 일주일에 한두 번 보는 경우도 있습니다. 아직은 죽처럼 묽게 나오더라도, 조금씩 굳은 형태를 보이기도 합니다. 중요한 점은 지나치게 힘을 주지 않아도 대변이 아프지 않고 매끄럽게 나와야 한다는 것입니다변비는 다음 항목을 참

아이가 남긴 흔적 지우기

태어나서 몇 년 지나면 아이는 가지고 놀던 장난감도 정리하고, 쏟은 우유도 직접 치우는 책임감을 배웁니다. 하지만 지금 당장은 그 모든 책임을 여러분이 질 수밖에 없죠. 토사물이나 대변을 닦을 수 있는 아기용 물티슈가 도움이 될 것입니다. 애완동물의 배설물을 치울 때 사용하는 제품도 사용해볼 만합니다. 카펫에 대변이나 토사물의 냄새가 밴 경우에는 약한 주방 세제를 식초와 물에 조금 섞어서 사용해보세요. 문지르지 말고, 그냥 카펫에 스며들게 놔두세요. 그러고 나서 깨끗한 천으로 닦아낸 뒤 물로 씻고 닦아내고 다시 똑같이 반복해서 닦아주세요.

고하세요.

아이의 대변 색을 보고 깜짝 놀라는 경우가 있습니다. 이 시기에는 아이가 먹는 것이 대변에 그대로 반영되죠. 대변이 총천연색이면 보통 다양한 색깔의 음식을 먹었다는 신호입니다. 블루베리도 그대로 대변에 색깔이 나타나고 근대를 먹으면 대변과 소변 모두 붉게 물듭니다. 대변에 붉은 줄무늬가 나타나면 항문이 조금 찢어졌을 가능성이 높습니다다음 항목을 참고하세요. 심각한 문제는 아닙니다. 이 시기에 가장 신경 써서 살펴야 할 것은 아이가 이물질이나 장난감을 삼켰을 때 대변으로 잘 빠져나왔는지 확인하는 것입니다. 대변을 헤집어보면서 이물질의 유무를 반드시 확인해야 합니다.

위장관에 생기는 문제들

지금까지 아이의 위장관 안팎을 살펴보았습니다. 이제 아이의 장에서 가장 흔히 생기는 문제에 대해 자세히 알아볼 때가 되었습니다.

변비

대변의 빈도에 대해 의사들은 그리 집착하지 않습니다. "마지막으로 대변을 본 지 얼마나 지났나요?" 이런 질문을 중요하게 생각하지 않는다는 것이죠. 걸음마를 하는 아이의 경우 대변을 보지 않고 3일이 지나면 전형적인 변비의 신호로 생각하지만영아의 경우는 더 짧습니다, 의사들은 보통 기간보다는 대변의 질과 양을 더 중시합니다.

변비는 대장의 끝에 있는 근육이 팽팽하게 조여져 대변이 잘 통과하지 못하기 때문에 생깁니다[그림 5.2] 참고. 이렇게 통과가 느리면 창자벽에서 수분이 더 많이 흡수되어 대변은 딱딱하고 치밀해지죠그래서 대변을 볼 때 더 아픕니다. 신생아의 변비는 상대적으로 드문 편이지만 모유수유를 충분히 하지 못하거나, 엄마가 탈수된 상태라면 발생할 수 있습니다. 대변이 토끼 똥처럼 생겼다면 대변에서 너무 많은 수분이 흡수되고 있다는 뜻입니다.

아이가 변비로 인한 통증 때문에 아예 대변을 보지 않으려 하거나, 먹지 않으려 할 수도 있습니다. 대변을 참는 것을 프로이트는 '항문애'라 일컬었죠. 대변을 참으면 수분이 더 빠져나가고, 부피도 계속 커지기 때문에 직장이 늘어나지요. 이렇게 계속 늘어나다 보면 결국 통각 신경섬유가 아프다는 신호를 보냅니다. 설상가상으로 이 큰 덩어리를 내보내려면 항문이 늘어나면서 미세하게 찢어져 치열이 생깁니다. 대변 가장자리에 빨간 줄무늬가 보이면 치열이 생긴 겁니다. 이 경우 소아과 의사에게 검사를 받아야 합니다.

이 모든 것이 아이에게는 무척 힘든 일들입니다. 대소변 가리기 훈련의 큰 장애물이 될 수도 있습니다. 따라서 큰 덩어리가 순조롭게 빠져나오도록 도와야 합니다. 변을 부드럽게 만들어주는 천연 음식으로는 자두·살구·건포도·체리·블루베리 같은 과일이나 완두콩·콩·브로콜리 같은 섬유소가 많은 채소, 혹은 통곡물로 만든 시리얼이나 빵 등이 있습니다. 물을 많이 마시는 것도 도움이 됩니다. 하지만 신생아를 비롯한 영아가 너무 많은 수분을 섭취하면 전해질 균형이 깨질 수 있으니 주의해야 합니다.

이 경우 분유나 모유 젖병 한 통에 옥수수 시럽마트에서 쉽게 구입할 수 있습니다_감수자 주을 1/4~1/2 작은술 섞어서 하루 한 번 먹입니다. 옥수수 시럽은 수분을 장속으로 끌어들이는 효과가 있습니다. 또한 아이가 생후 4개월이 되었다면 따로 먹이든, 모유나 분유에 섞어서 먹이든 30g 정도의 물을 먹여 위장관이 윤활작용을 하도록 해주세요. 한 가지 중요한 점이 있습니다. 만 2세 아이에게 수유를 너무 많이 하면 영양적으로 필요한 부분

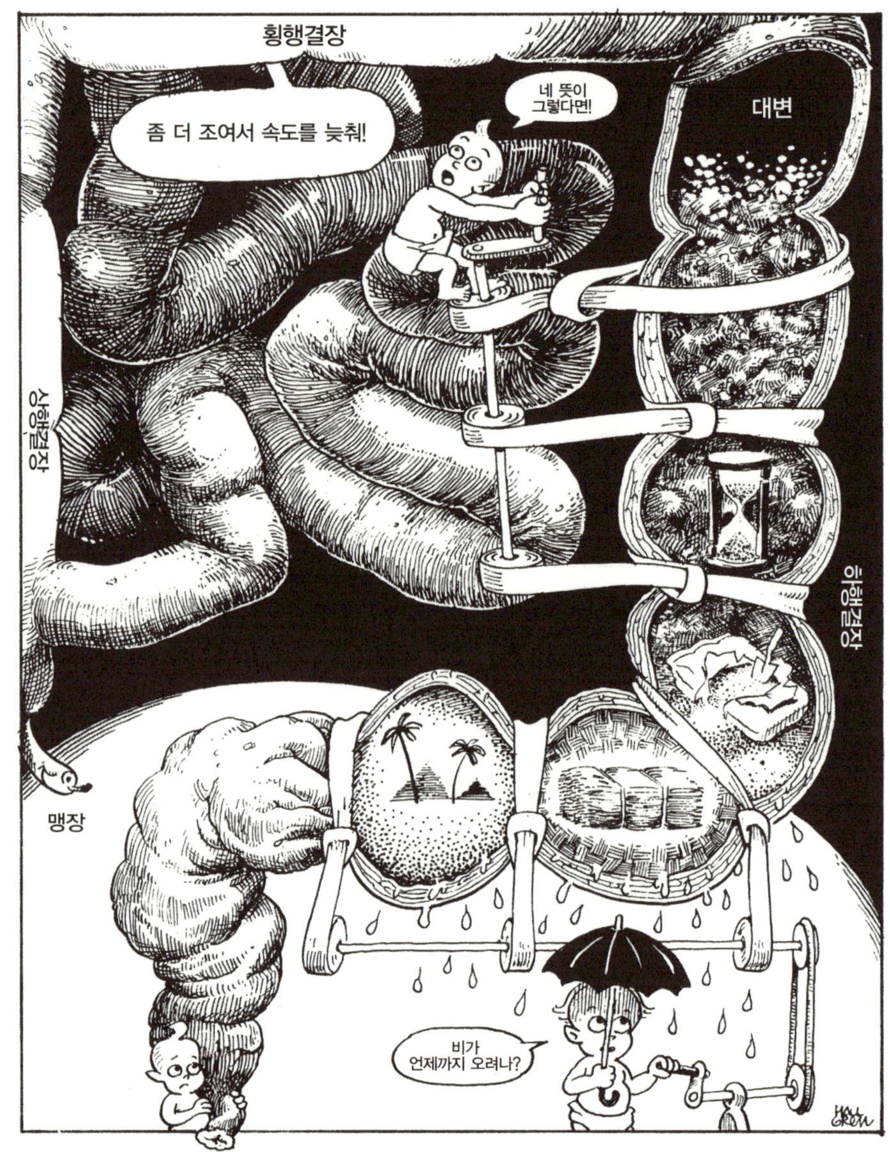

[**그림 5.2**] 느릿느릿 대장 통과

대장은 대변에서 수분을 짜서 대변이 소화계를 통과할 수 있도록 해줍니다. 옥수수 시럽corn syrup을 먹이면 이동 속도가 빨라져 변비 해소에 도움이 됩니다.

198

은 충족될지 몰라도 변비가 생길 수 있습니다. 따라서 섬유소가 풍부한 과일, 채소, 통곡물을 충분히 먹이는 것이 중요합니다_{영양에 대한 권장 사항은 4장 참고}. 일찍부터 변비에 대처하면 나중에 아래쪽 대장이 만성적으로 늘어나는 것을 막을 수 있습니다. 늘어난 대장은 결국 제 기능이 떨어지니까요.

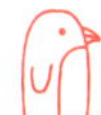

아이의 장속에 사는 세균들도 음식을 섭취하고 대변을 만들어냅니다. 생각지도 못한 부분이지요? 세균의 대변 속에는 아이가 흡수할 수 있는 단백질도 들어 있습니다. 참 기묘한 일이지요. 이 단백질은 고혈압과 알레르기를 유발하기도 하고, 심지어는 기분과 학습에도 영향을 미칩니다. 프로바이오틱스를 섭취하면 장속에 좋은 세균을 보충해주기 때문에 도움이 됩니다 210쪽 참고.

구토

젖먹이 때 구토를 하는 제일 흔한 이유는 식도 역류입니다. 식도 역류는 위와 식도 사이의 경계 부위가 수축되지 않거나 각도가 틀어져 위의 내용물 일부가 식도로 넘어와서 생깁니다. 젖먹이는 대부분 수유를 하고 트림을 할 때 먹은 것을 조금 게워내지만, 식도 역류가 있는 아이는 그 양과 빈도가 훨씬 많고 잦습니다. 보통 월령에 따라 아이에게 어떤 문제가 생겼는지 다양한 신호를 읽을 수 있습니다.

영아는 위에서 올라오는 산acid을 피하려고 등을 둥글게 말기도 합니다. 산이 목구멍과 후두를 자극하기 때문에 쌕쌕거리며 숨을 쉬고, 기침을 하고, 목이 쉬기도 합니다.

걸음마를 하는 아이는 좀 더 직접적으로 표현합니다. 이 시기의 아이는 윗배의 복통을 호소하거나, 속 쓰림을 느끼기도 하고, 트림을 자주 하기도 합니다. 행동이나 생활양식을 바꾸어도 효과가 없으면'부모와 아이를 위한 팁' 참고 의사는 제산제, 히스타민 수용체 차단제histamine-receptor blocker, 양성자 펌프 억제제proton pump inhibitor, 우리나라에서도 흔히 처방되는 약들입니다 _감수자 주 등의 처방을 하기도 합니다. H2 차단제히스타민 수용체 차단체와 같은 말입니다 _감수자 주와 양성자 펌프 억제제는 몸속에서의 작용 방식은 서로 다르지만, 위산의 양을 줄이는 효과가 있습니다.

영아산통colic이란 건강한 영아가 일주일에 3일 이상 그리고 하루에 세 시간 이상 울고, 보채고, 짜증내는 현상을 말합니다. 보통 몇 달 안으로 사라지지만 달랠 때마다 아주 속상하고, 좌절을 느끼지요. 다음은 영아산통에 대처하는 방법입니다. 안타깝게도, 때로는 아이가 울고불고 소리 지르다 지칠 때까지 기다릴 수밖에 없는 경우도 있습니다.

• **냉정을 잃지 마세요** 아이는 부모의 기분을 알아차립니다. 아이가 신경질을 부린다고 여러분도 신경질을 부리면 아이는 더 짜증을 냅니다.

• **스트레칭을 시키세요** 아이의 무릎과 엉덩이 관절을 스트레칭시키면 배 속에 갇혀 있던 가스가 빠져나오면서 좋아지기도 합니다.

• **아이를 움직여주세요** 그저 일어나서 움직이기만 해도 아이는 달라집니다. 유모차에 태워 산책을 하거나, 15분 정도만 진동 의자에 앉혀보세요.

• **여러분의 식단을 바꾸세요** 모유수유 중이라면 유제품, 양파, 마늘, 매운 음식, 초콜릿, 카페인, 콜리플라워, 심지어는 밀 식품 등을 식단에서 빼는 것으로도 아이의 불편을 줄일 수 있습니다. 탐정처럼 조사해보세요. 4일마다 음식을 한 가지씩 제거해서 어떤 것이 아이를 불편하게 했는지 알아보세요. 아니면 이런 음식을 한꺼번에 뺐다가 4일마다 하나씩 추가하면서 확인하는 방법도 있습니다.

• **도움을 받으세요** 울음을 멈추려고 아이를 흔들어서는 안 됩니다. 아이의 두뇌는 연약해서 영구적으로 손상을 입을 수 있습니다. 아이를 달래다가 스트레스를 받아 한계에 도달했다면 배우자나 친구, 아이 돌보미에게 아이를 맡기고 휴식을 취하세요.

다행히도 생후 8~9개월 정도 되면 보통 식도 역류는 저절로 사라집니다. 이때가 되면 몸을 위로 세우고 있는 시간도 늘어나고, 식도 괄약근도 더 세게 조여지기 때문이죠. 구토로 인해 아이가 스트레스를 받거나 체중이 늘지 않는다고 걱정할 필요는 없습니다. 아이가 게워낸 것을 보면 마치 방금 먹은 것을 전부 토해낸 것처럼 보이지만, 사실은 아주 일부만 나온 것이니까요.

분출성 구토

아이가 이불이나 친척의 블라우스에 대고 구토를 뿜어내는 것을 보면 그 조그마한 몸속 어디에 저런 힘이 숨어 있었나 싶습니다. 분출성 구토는 역류성 구토의 차이는 토사물이 얼마나 멀리 나가느냐입니다. 분출성 구토는 토사물이 뿜어져 나오고, 역류성 구토는 화산 용암처럼 부글거리며 올라오죠.

영아에서는 유문협착증이라는 질병이 있을 때 분출성 구토가 일어납니다. 유문협착증이란 위 아래쪽에 있는 유문의 근육이 과도하게 발달한 상태입니다. 이 근육이 수축하면 위 속에 들어 있던 모든 내용물을 밖으로 뿜어내 위를 비워버립니다. 이 때문에 탈수 현상이 일어날 수 있죠. 원인은 확실치 않지만 보통 맏이인 남자아이에게서 생후 4~6주에 발생하고, 집안 내력으로 이어지는 경향이 있습니다. 의사가 복부를 검사해 보면 과도하게 자란 유문이 올리브 열매처럼 느껴지고, 초음파를 이용하면 육안으로 확인할 수 있죠. 유문협착증은 수술로 치료가 가능합니다.

설사와 구토

우리는 배탈이 무엇인지 잘 알고 있습니다. 밤의 절반은 변기에 앉아서, 나머지 반은 변기에 머리를 처박고 꺽꺽대며 보내니까요. 그리고 다음부터 유통기한이 지난 음식은 절대로 먹지 않겠다고 맹세를 하지요. 사정을 너무나 잘 알다 보니, 아이가 고통스러워하는 모습을 보면 마치 나의 고통처럼 느껴집니다. 영아의 경우 정기적으로 묽은 대변을 보는 경우가 있습니다. 좀 더 자란 후에는 물 같은 대변을 보면 세균이나 바이러스가 장속을 휘젓고 있다는 뜻이니 확인이 필요합니다. 가장 흔한 병원체 몇 가지를 살펴보겠습니다.

로타바이러스: 이 험악한 바이러스는 전염성이 무척 강하며, 감염시 나오는 설사는 냄새가 심하고 짙은 녹색을 띕니다. 생후 2개월, 4개월, 6개월에 백신을 복용하면 예방효과가 있습니다. 이는 장 림프절과 관련해 장중첩증_{206쪽 참고}을 유발하기도 했던 이전의 주사용 백신보다 훨씬 안전합니다. 어느 정도 나이가 있는 아이와 어른은 장에 이로운 세균이 들어 있는 프로바이오틱스를 복용하면 로타바이러스로 인한 설사를 줄일 수 있습니다. 아이를 치료하려면, 모유수유하는 엄마도 프로바이오틱스를 복용해야 합니다. 엄마의 젖꼭지 주변이나 젖에 있는 세균들이 아이의 장에 모여 살게 되니까요. 좋은 세균들이 엄마의 몸 내부나 주변에 살고 있으면 아기의 장 감염도 줄어듭니다.

노워크바이러스: 메스꺼움, 설사 등 로타바이러스와 같은 증상을 유발합니다. 잠복기가 길고_{10~15시간}, 열에도 강하기 때문에 음식을 통해서도 잘 전염됩니다. 그래서 장거리 여객선에도 쉽게 파고들죠. 감염된 사람이 배에 타더라도 잠복기 때문에 감염 사실을 모르고 있다가, 이미 배가 항구를 떠난 지 한참 후에야 활개를 쳐 다른 승객들마저 감염시킵니다. 이 바이러스는 보통 잠복기가 지나고 하루나 이틀 뒤에야 본색을 드러냅니다. 우리가 손을 꼭 깨끗이 씻어야 하는 이유입니다.

살모넬라: 이따금씩 떠들썩하게 뉴스를 장식하는 식중독균입니다. 이 균도 잠복기가 길고6~72시간, 이구아나와 거북이 같은 애완동물이나 축사 또는 양계장 같은 장소를 통해서도 전염됩니다. 치료 방법은 보통 체력적, 정신적으로 지지해주는 치료입니다. 수분도 충분히 공급해주어야죠. 항생제는 삼가고 항생제를 사용하면 세균 보유 기간이 길어집니다, 프로바이오틱스를 사용합니다 합병증이 생기거나 6개월 이하의 영아에서는 항생제를 투여하여 치료하지만, 일반적으로 수분 공급과 대증요법만으로도 효과가 좋아 항생제를 사용하는 경우는 많지 않습니다 _감수자 주. 살모넬라 균을 예방하려면 식품을 깨끗하게 씻는 것이 중요합니다. 고기는 완전히 익혀서 먹고, 달걀 같은 동물성 식품은 날로 먹지 않아야 합니다. 아이가 동물원에서 돼지에게 먹이를 줬다면 손을 철저히 씻기세요.

과민성대장증후군

질병에 이름을 붙일 때는 두 가지 선택이 있습니다. 의학 전문용어를 사용하는 방법과 보이는 증상 그대로 이름을 붙이는 방법이 있죠. 과민성대장증후군은 말 그대로 대장이 과민해진 상태를 말합니다. 발병하면 두 달 동안 일주일에 한 번 이상 배를 죄는 듯한 통증이 나타나고 화장실을 자주 들락거립니다. 아이의 경우 변비, 설사, 혹은 양쪽이 혼합된 증상이 나타나는 경우가 많습니다. 이처럼 짜증 나는 병도 없겠다 싶습니다.

과민성대장증후군은 대장이 과민하거나, 대장 속 내용물이 평소보다 빠르게 이동하면서 생깁니다. 실제로 대변을 보고 나면 어떤 사람은 속이 편안해지면서 통증이 사라집니다. 또 대변이 평소보다 더 자주 나오고, 변이 정상보다 굳거나 무릅니다. 이는 염증성 장 질환과는 다릅니다. 염증성 장 질환은 이름에서 알 수 있듯 장의 염증이 특징입니다. 크론병이나 궤양성 대장염 같은 것이 여기에 해당하지요.

과민성대장증후군을 치료하려면 아이의 장을 과민하게 만드는 원인을 찾아야 합니다. 과민성대장증후군은 아이가 자신의 스트레스, 불안, 행동 문제 등을 발현하는 한 가지 방식입니다. 학교에 입학한 아이는 숙제나 다른 스트레스가 많아지면서 과민성대장증후군에 잘 걸리지요. 섬유질이 풍부한 식단이 도움이 되고, 페퍼민트 오일이 좋다는 사람도 있습니다. 하루에 몇 방울만 쓰면 예민한 장을 가라앉힐 수 있지요 소화불량과 통증완화에 효과적으로 아이에게 직접 먹이면 됩니다 _감수자 주. 항콜린제라고 부르는 지사제를 이용한 치료법도 있습니다 장 내용물의 이동 속도를 늦춰줍니다. 이 약은 몸에서 만들어진 세로토닌의 흡수를 방해하여 그 효과를 아이의 장으로 보냅니다.

글루텐 민감성

밀, 호밀, 보리 등에 들어 있는 끈적거리는 물질인 글루텐이 최근 언론에 자주 오르내립니다. 마땅히 그래야 할 일이죠. 글루텐 불내증 아이 8명당 1명, 글루텐 알레르기 아이 30명당 1명, 셀리악병 만성 소화장애증, 아이 250명당 1명 등은 몸이 글루텐을 소화하지 못해서 생기는 질병입니다. 아이의 경우에는 문제가 단순히 증상 방귀, 복통 등으로 끝나지 않습니다. 글루텐 알레르기나 셀리악병은 장의 내벽에 생기는 염증으로 인해 중요한 비타민과 영양분의 흡수가 원활하지 못합니다.[*] 아이가 글루텐 민감성이 있는지, 있다면 어디에 해당하는지 정확한 진단을 내리려면 의사의 도움이 필요하지만, 아이가 어떤 음식을 먹고 나서 이상 증상을 보이는지는 집에서도 감지할 수 있습니다. 이것은 아이의 몸 안에 문제가 있다는 첫 번째 징조입니다. 글루텐이 들어 있지 않은 음식은 엄청나게 다양합니다. 아이가 글

---

[*] 글루텐 알레르기의 경우 피부·구강·폐 등에 염증반응이 나타나는 반면, 글루텐 불내증은 면역계 반응을 동반하지 않고 방귀·설사·복통 등의 증상을 일으킵니다. 셀리악병은 글루텐이나 밀 단백질 등과 관련한 화학물질에 대한 영구적인 불내증입니다.

아이들 배꼽을 보면 움푹 들어간 것도 있
고, 튀어나온 것도 있습니다. 하지만
배꼽이 너무 많이 튀어나와 있는 경
우 배꼽탈장이라고 합니다그림 참고.
이것은 출생 시에 배꼽 주위의 복
근이 완전히 융합되지 못했을 경우
에 생깁니다.

배꼽탈장은 지름이 5cm까지 커지기도
하지만 수술을 하는 경우는 드뭅니다. 아이
는 자라도 배꼽탈장은 커지지 않으니까요. 장이
구멍 밖으로 새어나올 가능성은 거의 없다는 뜻입니다. 그러나 만 5세
에도 배꼽탈장이 남아 있으면 전신마취를 해서 장을 제 위치에 꿰매주
기도 합니다.

서혜부탈장도 이와 비슷한 증상으로, 소장의 일부가 사타구니에 있는
서혜륜의 약한 지점으로 불룩 튀어나온 상태를 말합니다. 이 경우 장을
제 위치에 붙잡아두기 위해 반드시 수술해야 합니다. 서혜부탈장은 두
가지 형태로 나타납니다.

• 남자아이의 경우 간접적 서혜부탈장이 일어나면 장이 서혜륜을 통과
해 음낭으로 미끄러져 들어갑니다. 그러면 그쪽 고환이 아주 커져 보이
죠. 여자아이에게서는 아주 드물지만, 소장이나 생식 기관이 복벽의 취
약한 부위를 통해 사타구니 쪽으로 미끄러져 나오기도 합니다.

• 직접적 탈장은 남자아이에게만 일어나는데, 복부 제일 아래쪽 사타구
니의 접힌 부위에 볼록 튀어나온 작은 혹처럼 보입니다.

루텐 불내증이나 알레르기가 생긴다고 해도 건강하게 만들어줄 다른 음식은 찾아낼 수 있습니다. 이 장에 있는 '부모와 아이를 위한 팁'을 참고하세요.

장과 관련한 응급 상황

아이가 토하면 당장에는 응급 상황이다 생각하겠지만, 의사들 입장에서는 즉각적으로 신경 써야 할 위장관 관련 응급 상황은 두 가지입니다.

충수돌기염: 충수돌기가 염증으로 터지는데, 그러면 복강과 혈액에 독성이 퍼져 생명이 위급해질 수 있습니다 흔히 맹장염이라고 하죠 _감수자 주. 따라서 밥을 너무 많이 먹어서 배가 아픈 것과 충수돌기염을 구분하는 법을 알아두어야 합니다. 만 2세 미만에서는 충수돌기염이 드뭅니다. 충수돌기염은 배꼽 주변에서 복통을 느낍니다. 그리고 몇 시간 지나면 복통이 배 오른쪽 아랫부분으로 이동하죠. 이때 조금만 움직여도 아프기 때문에 아이는 아예 움직이려 하지 않습니다. 아이에게 위로 뛰어보라고 하세요 아이가 어린 경우에는 거들어주세요. 이런 동작을 아예 못 한다면 충수돌기염일 가능성이 크니 서둘러 병원으로 가야 합니다. 보통 복강경 수술을 통해 치료하므로 하루나 이틀 정도 입원이 필요합니다.

접는 망원경처럼 말려서
안으로 들어간 장

장중첩증: 장중첩증은 장이 마치 접는 망원경처럼 말려서 들어가서 발생합니다. 말이 안 나올 정도로 아픕니다. 아이는 고통 때문에 배를

끌어당기죠. 생후 3개월부터 만 6세에 흔하게 일어나고 추가적으로 발열, 구토, 건포도 색깔의 젤리 같은 대변 등의 증상이 동반됩니다. 이때는 항문을 통해 장으로 관장제를 넣어 중첩된 장을 풀어 통증을 제거합니다. 관장으로 효과가 없다면 수술을 해야 할 수도 있습니다.

이 장의 목표는 첫째, 소화계에 생기는 문제를 최소로 줄이는 데 있습니다. 그리고 둘째, 그보다 더 큰 목표는 아이의 소화 패턴에 관심을 기울여서 여러분이 아이의 건강에 대한 통찰을 얻는 것입니다. 어른과 마찬가지로 아이도 배 속이 편안해야 행복할 수 있습니다. 여기서 소개한 전략과 다음에 나오는 팁을 참고해서 배 속이 편한 행복한 아이로 키워주세요.

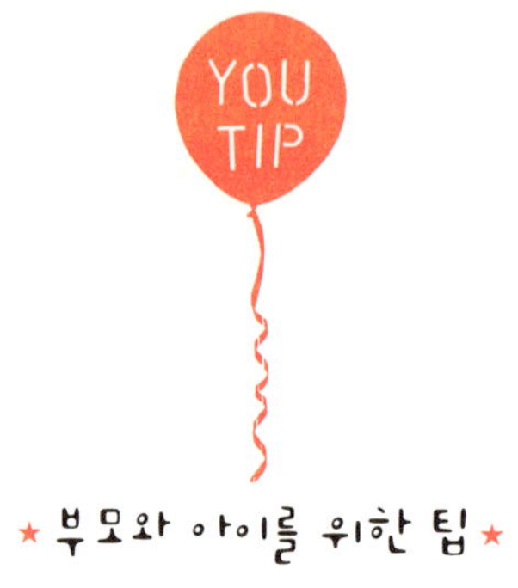

배를 문질러주자 흔히 생기는 복통으로 힘들어 할 때는 배꼽에서 원을 그리며 배를 살살 문질러주면 도움이 됩니다. 1세 미만 아이의 경우 엉덩이 관절을 구부려주거나 다리를 자전거 타듯이 돌리면서 가스가 트림이나 방귀 등이 나오는지 확인하세요. 1세 이상 아이라면 페퍼민트차가 복통을 가라앉히는 효과가 있습니다. 하지만 만 1세 미만 아이에게는 차를 먹이지 마세요. 분유나 모유에 비해 상대적으로 너무 많은 양의 물을 섭취하게 되니까요. 복통이나 두통 그리고 이외의 다른 부분이 아프다고 한다면 스트레스나 성적 학대의 신호일 수 있습니다. 아이의 말이 앞뒤가 맞지 않으면 전문가를 만나 상담해보세요.

장운동을 원활하게 만들자 아이가 변비에 걸렸다면 장운동이 원활해지도록 해야 합니다. 영아에 대한 내용은 196쪽을 참고하고, 그 이상 연령의 아이에게는 다음과 같이 해보세요.

- **묽게 먹이기**: 말린 자두나 자두 주스, 충분한 채소와 과일을 먹이고 음식에 수분 함량을 높이세요.

- 잘 뭉치는 음식 피하기: 오트밀, 바나나, 쌀 등을 먹이지 않습니다.
- 뛰놀게 하기: 운동은 소화를 촉진합니다. 몸이 안 좋다고 누워만 있
  으면 변비가 생길 수도 있습니다.
- 물을 많이 먹이기: 평소보다 하루에 한두 잔 정도 물을 더 먹이세요.

배변을 돕자 아이는 대변보는 법을 배울 때 마치 역도 선수처럼 신음 소리를 내며 힘을 줍니다. 시간을 잘 맞춰서 글리세린 좌약을 사용하면 배변에 도움이 됩니다. 로켓 모양의 좌약을 아이의 직장 속에 눈에 보이지 않을 정도로 삽입한 다음, 1분 정도 엉덩이를 모아주어 글리세린이 녹기를 기다리세요약국에서 처방 없이 구입할 수 있습니다. 우리나라에는 튜브 형태가 흔합니다 _감수자 주. 그런 다음에는 조금 흔들어주어 주변 근육을 이완시킵니다. 당장 효과를 볼 것입니다. 만약 효과가 없다면, 대변이 아직 직장이나 항문까지 내려오지 않았다는 얘기입니다. 4~6시간 후에 다시 시도해보세요.

수분을 충분히 공급하자 아이가 세균이나 바이러스 감염으로 고생하고 있다면 탈수에 주의해야 합니다. 설사와 구토를 하면 많은 수분이 손실됩니다. 모유수유하는 아이는 모유로 수분을 보충할 수 있지만, 분유를 먹는 아이나 월령이 많은 아이는 페디아라이트Pedialyte, 우리나라에는 '에레드롤에프산'이 있습니다 _감수자 주 같은 아이를 위한 수분 보충 음료를 먹이세요. 그렇지 않으면 수액 정맥 주사를 맞아야 할 수도 있습니다. 사과 주스, 청포도 주스 등 맑은 주스도 필요한 칼로리와 수분을 보충하는 데 도움이 됩니다. 조금 큰 아이에게는 얼음과자 대용으로 이런 주스나 페디아라이트를 얼려줘도 좋습니다. 여러분이 직접 전해질 음료를 만들어주고 싶다면 이렇게 하세요. 끓여서 식힌 물 1리터에 소금 1작은술과 설탕 8작은술을 넣고 소금과 설탕이 완전히 녹을 때까지 흔들어줍니다.

마실 것으로 수분을 보충해줄 때 유념해야 할 점이 있습니다. 한 번에 많

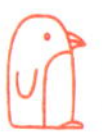

설사나 혹은 변비를 완화해주는 음식도 있습니다. 바나나·쌀·사과 소스·토스트 등은 설사에 좋습니다. 만 4세 이하 아이에게 체리·건포도·살구·자두 등을 줄 때는 질식의 위험이 없도록 갈아서 먹이세요.

이 마시게 하면 다시 토해내므로 조금씩 나누어 먹여야 합니다. 15분마다 한 모금씩 먹이는 것이 좋습니다. 아이가 얼마나 소변을 보는지, 혀가 마르지는 않았는지 확인하면 수분 보충의 필요한지 알 수 있습니다. 하루에 두 번 정도만 소변을 보면 수분 섭취가 적당한 편이지만, 그보다 적다면 의사를 찾아가야 합니다.

최대한 위산을 줄이자 식도 역류가 있으면 의사가 약을 처방해주기도 하지만, 그 전에 집에서 아이의 불편을 최대한 줄여줘야 합니다. 영아의 경우 수유할 때 자주 트림을 시켜야 하고 아이가 먹은 것을 잘 토하는 경우는 모유수유를 하면서 30~60g을 먹을 때마다 혹은 5분마다 트림을 시키세요, 먹은 것이 아래로 잘 내려가 소화되록 아이 몸을 세워주세요. 편평한 곳에 누워 있으면 역류가 더 잘 일어납니다. 모유수유를 한다면 양파, 배추과의 채소 양배추나 콜리플라워 등, 유제품 등 가스 발생 식품의 섭취를 줄이는 것도 도움이 됩니다. 걸음마하는 아이부터 미취학 아이까지는 식단을 조절하면서 위산 분비를 유발하는 식품이 있는지 확인해보세요. 그 외의 다른 전략들은 다음과 같습니다.

- 식사를 조금씩 자주 나누어 먹이세요.
- 잠들기 2~3시간 전에는 먹이지 마세요.
- 이불 아래 뭔가를 받쳐서 머리 위치를 높여주세요. 중력의 효과를 볼 수 있습니다.
- 탄산음료, 초콜릿, 카페인, 고지방 식품 등은 위산 역류를 부를 수 있습니다. 산성이 강한 토마토나 감귤류 과일도 피하세요.

프로바이오틱스를 이용하자 아이가 배탈이 자주 나면 프로바이오틱스를 권합니다. 발효 식품 속에 사는 미생물들이 장에 유익한 세균이 자리 잡을 수 있도록 도와주기 때문이죠. 프로바이오틱스가 어떻게 효과를 발휘하는지는 아직 명확하게 밝혀지지 않았지만 면역계를 진정시키기 때문일 수도 있고, 면역반응을 다른 식으로 도와주기 때문일 수도 있습니다, 과민성대장증후군을 가라앉히는 데 도움이 되는 것은 분명합니다. 프로바이오틱스는 포자 형태의 제품을 구입하세요. 포자란 세균이 만들어내는 일종의 자연 캡슐입니다. 위는 산성이 강하기 때문에 활동 상태의 세균이 살아남기 어려운데, 포자가 보호막을 형성해 위 속을 안전하게 빠져나가게 도와줍니다.

글루텐이 없는 식품을 선택하자 아이가 글루텐 알레르기나 글루텐 불내증이 있다면 아이에게 먹일 음식을 잘 골라야 합니다 다음 사항을 보세요. 여러분이 옆에 없을 때도 아이나 아이를 돌봐주는 다른 양육자도 현명하게 대처할 수 있도록 교육해야 합니다. 우리가 제안하는 바는 이렇습니다.

- 아이가 자기 식단에 대해 주인 의식을 갖도록 함께 요리하세요.
- 장을 볼 때 아이를 데려가서 괜찮은 음식과 그렇지 않은 음식을 가르치세요. 글을 읽을 줄 안다면 성분표를 보고 글루텐이 없는 제품을 고르는 법을 가르치세요.
- 글루텐 민감성이 무엇인지, 먹을 수 있는 음식은 무엇인지, 그것이 왜 중요한지 반복해서 가르쳐주세요. 아는 만큼 스스로를 지킬 수 있습니다.
- 할머니, 할아버지 그리고 다른 양육자도 아이의 상태를 정확히 알고 있어야 합니다. 할머니, 할아버지와는 세대나 문화적 차이가 커서 간극이 존재합니다. 그리고 아이의 응석을 잘 받아주는 할머니, 할아버지의 경우 과자 하나 먹는다고 설마 아이가 어떻게 되겠느냐며 생각하는 경우도 많죠.

- 선생님과도 급식 관계자에게도 아이의 식단 제한에 대해 반드시 알려주세요. 학교 급식에 글루텐 없는 식품을 늘리도록 요청할 수도 있습니다. 여러분과 같은 의견을 가진 다른 부모와의 힘을 모으는 것도 좋습니다. 여러 사람이 모이면 힘도 강해지고, 서로에게 힘이 되는 조직도 만들 수 있겠죠.
- 가족 전체가 글루텐 없는 식품을 먹을 것이 아니라면 어떤 것을 먹든 그것을 대체할 글루텐 없는 식품을 준비해야 합니다. 특히 간식이나 디저트라면 더욱 그렇습니다. 그래야 아이가 소외감을 느끼지 않죠.
- 몸에 좋은 글루텐 없는 식품 몇 가지를 소개합니다. 안심하고 아이 식탁에 올릴 수 있는 식품들 입니다.

- 신선한 과일
- 맛을 첨가하지 않은 우유 초코 우유, 바나나 우유 등은 안 됨
- 말린 콩, 말린 렌즈콩, 말린 완두콩 등
- 감자나 고구마
- 첨가물 없는 견과류나 씨앗 식품
- 연어나 참치 통조림
- 팝콘 설탕 등 첨가물이 추가되지 않은 것
- 카놀라유와 올리브유
- 향신료와 허브
- 코코아
- 두부
- 대부분의 요구르트
- 신선한 채소
- 신선한 생선이나 해산물
- 신선한 돼지고기
- 천연 유기농 땅콩버터
- 옥수수
- 100% 과일 주스
- 신선한 가금류
- 푸딩
- 현미
- 달걀

소화계 문제 참고표

아이가 소화기 계통에 문제가 생겼을 때는 다음 표로 진단하는 데 도움을 받으세요.

	증상	원인과 대응
설사 diarrhea	녹색 변, 악취	로타바이러스, 살모넬라
	황갈색, 물설사	과민성대장증후군
	죄는 듯한 통증	과민성대장증후군
	만성 설사	감염, 질병, 설탕이나 과일 주스 과다 섭취
대변볼 때 통증 painful stools	줄무늬 혈흔	치열 항문 주변이 조금 찢어지는 것
	혈흔 없음	변비
구토 vomiting	발열 동반	감염이나 염증 병원 방문 필요
	피가 섞임	위벽이 조금 찢어지거나 위장관 파열 병원 방문 필요. 모유수유하는 경우 유두 균열에서 나온 혈액일 가능성도 있음
	노란 토사물 다량 배출	장폐색 응급실 즉시 방문
	복부 팽창, 심각한 통증	장폐색 응급실 즉시 방문
	24시간 이상 구토	탈수 위험 응급실 즉시 방문
	분출성 구토	유문협착 병원 방문 필요
	비분출성 구토	식도 역류
		머리 외상 이후 병원 방문 필요
		뇌수종 병원이나 응급실 즉시 방문
복통 abdominal pain	아이가 위아래로 뛸 수 있는 경우	응급 상황은 아님. 설사를 완화하는 식품을 먹이고 병원 방문. 변비의 경우 변비 완화 음식 권장 209쪽
	아이가 위아래로 뛰지 못하는 경우	충수돌기염 응급실 즉시 방문
	무릎을 복부로 끌어당김	장중첩증 병원 방문 필요

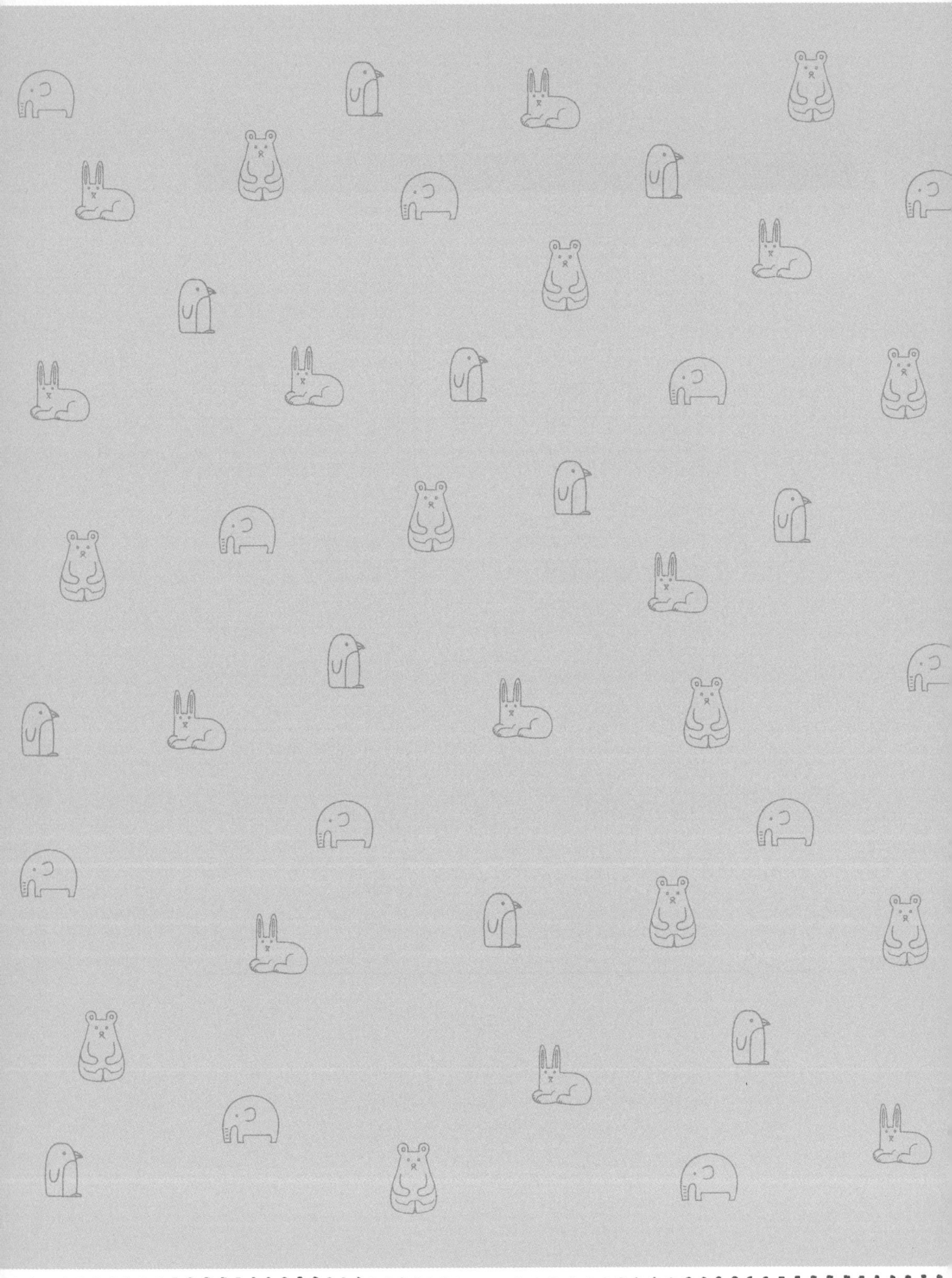

6

raising your child

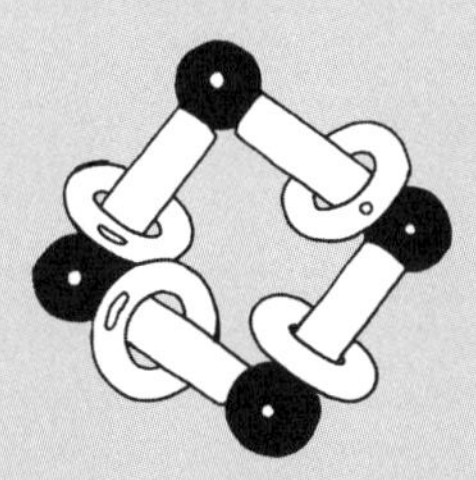

감염과 면역

아이를 괴롭히는 작은 침입자를 물리쳐라

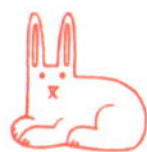

아이를 키우다 보면 부모는 수많은 역할을 맡게 됩니다. 때로는 인생의 코치가 되고, 때로는 장난감 수리공이 되고, 어떤 때는 요리 전문가가 되었다가, 무서운 선생님이 되기도 하죠. 부모 노릇이란 그렇습니다. 행복하고, 건강하고, 어디서나 잘 적응할 수 있는 아이로 키우기 위해 우리는 참 다양한 역할을 합니다.

그중에서 가장 힘든 역할 중 하나가 비밀 요원이죠. 최고의 VIP인 아이를 보호하기 위해 수단과 방법을 가리지 않습니다. 각종 위협으로부터 아이를 보호하기 위해 최신 장비들로 무장도 합니다카시트, 자외선 차단제, 지혜의 말 등. 하지만 불행히도 아이를 노리는 적들은 때로는 현미경으로만 볼 수 있는 작은 형태로 찾아오기도 하죠. 부모가 아무리 애써 보호한다 해도 아이는 결국 침입자들과 만나게 됩니다. 그리고 이 침입자들은 아이를 매우 괴롭혀서 처음 롤러코스터를 타는 사람처럼 비명을 지르게 만듭니다.

그러나 다행히 이 책을 읽는 여러분은 그런 적들의 공격을 최대한 막을 수 있습니다. 우리 몸은 온갖 적들에 대응할 만반의 준비를 하고 있으니까요. 바깥 세계와 직접 만나는 피부, 입, 코는 감염 증상이 잘 나타납니다. 덕분에 우리 몸의 방어 메커니즘이 집중적으로 몰려 있습니다. 방어를 하다 보면 어쩔 수 없이 따라오는 손상도 있기 마련이지만발열, 콧물 등, 아직 자라고 있는 어린아이의 면역계도 다양한 생물학적 위협에 대응할 능력은 가지고 있습니다.

이 장에서는 면역계가 어떻게 외부 침입자와 싸우고 몸을 보호하는지를 살펴보겠습니다. 면역반응에 대해 이해하고 나면 아이의 면역세포를 강화하는 것이 얼마나 중요한 일인지 알게 됩니다.

전쟁과 평화 면역계는 어떻게 싸우는가

우리 몸의 능력을 볼 때마다 새삼 경이로움을 느낍니다. 뇌는 생각을 하고, 심장은 피를 펌프질하고, 피부는 갑옷 역할을 합니다. 놀라움 그 자체죠. 우리 몸의 능력들은 가장 놀라운 순서대로 나열하자면, 면역은 분명 제일 꼭대기에 올라가야 합니다. 면역학의 기초 내용을 살펴보죠.

갓 태어난 신생아는 면역계가 아직 완전하지 않습니다. 엄마 배 속에서 자신만의 면역계를 조금 만들어놓긴 했지만, 적들로부터 자신을 보호하려면 엄마의 면역력에도 의존해야 합니다. 태반은 그 놀라운 능력을 발휘해 보호성 단백질인 항체를 아이에게 전달합니다. 하지만 생후 6개월 정도 지나면 이 면역 성분이 거의 없어지고 비로소 아이는 자신의 면역력으로 생존을 시작합니다.

면역세포는 몇가지 종류가 있으며 그 형태도, 기능도 서로 다릅니다[그림 6.1] 참고. 이 세포들은 외부 침입자와 싸우는 같은 군대의 일원이지만, 서로 다른 역할을 합니다. 군대에 모두 저격수만 있거나 탱크 수리병만 있다면 군사 작전이 제대로 이루어지지 않겠죠. 군대는 다양한 전문가들이 완벽하게 조화를 이루어야 합니다.

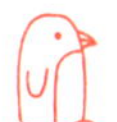

일부 미생물은 항균 제품이나 표백제 같은 살균 제품에 내성이 있어 사라지지 않습니다. 항균 제품이라고 해서 세균을 100% 막아준다고 믿지는 마세요. 살균 제품이면 모두 안심할 수 있다는 생각도 잘못된 것입니다. 스펀지에 항균 성분이 들어 있다고 해도 진흙탕에 떨어지면 당연히 더러워지겠지요.

제일 먼저 알아두어야 할 면역 병사는 백혈구의 일종인 대식세포입니다. 몸이 세균이나 바이러스 같은 침입자를 발견하면 대식세포가 제일 먼저 나서서 이들을 찾아내고 집어삼켜 소화해버립니다. 하지만 대식세포가 모든 적들을 물리치지는 못합니다. 그래서 지원 요청을 하면 다른 협력 세포들이 나타나 작전을 돕습니다.

다른 면역세포들이 혈액을 타고 신속히 도착하기를 기다리는 동안 대식세포는 침입자 혹은 항원에 대한 정보를 정리합니다. 침입자가 누구이고, 정체는 무엇인지, 그리고 특성 등을 조사하는 것이죠. 이것은 아주 중요한 임무입니다. 우리 몸에 이 나쁜 침입자의 정보를 입력해두면 다음에 다시 쳐들어와도 신속하게 몰아낼 수 있으니까요.

자, 이제 지원 요청한 세포들이 속속 도착합니다. 가장 먼저 T세포와 B세포라고 알려진 다른 백혈구 지원군이 왔습니다. 둘 다 침입자를 죽이는 역할을 하죠. 유아기에 흉선*이라는 기관에서 자라는 T세포는 직접 침입자를 공격해 죽입니다. B세포는 면역글로불린이라는 화학물질을 분비해서 외부 물질을 공격합니다. '죽어라, 항원!'

전투에 승리하면 외부에서 침입한 세포들은 죽습니다. 하지만 흥미롭게도 B세포와 T세포도 세포 자살, 혹은 세포 예정사라는 과정을 통해 죽음에 이릅니다. 이유가 뭘까요? 이 세포들이 죽지 않고 남아 있으면, 임무를 마친 후에도 남은 상처때문에 우리 몸의 건강한 세포를 공격할 가능성이 있기 때문입니다. 전쟁 후유증으로 전쟁 시기와 평화 시기를

----

* 아이의 흉선은 어른보다 큽니다. 면역계가 아직 덜 완성된 상태이므로 수많은 침입자에 대응하려면 더 큰 수비 시스템이 필요하기 때문입니다.

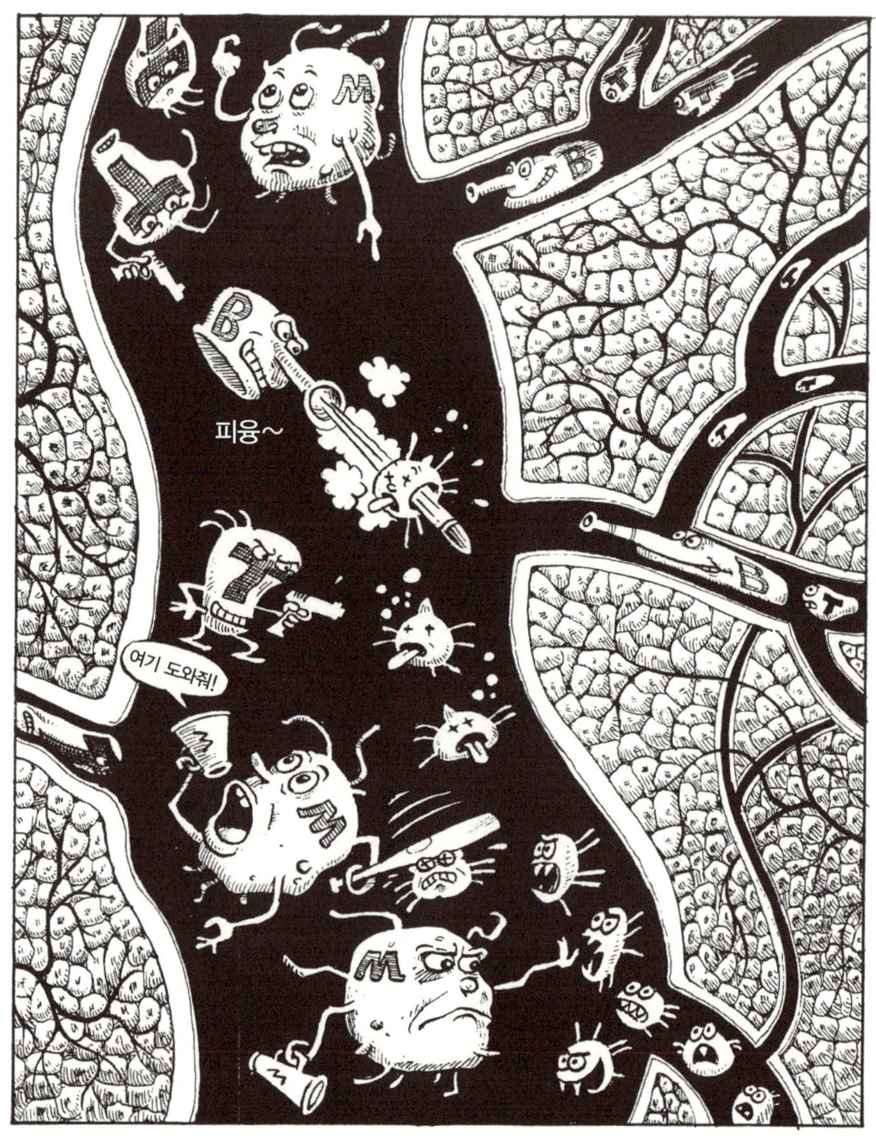

[그림 6.1] 몸을 사수하라!

아이의 몸이 아프면 면역세포들이 행동에 나섭니다. 제일 먼저 반응하는 것은 대식세포입니다. 그리고 이 대식세포가 특수기동대, 그중에서도 특히 B세포와 T세포를 호출하지요. 그러면 이 세포들이 침입자를 물리치기 위해 지원에 나섭니다. 감기·독감 등으로 나타나는 증상들은 세균 자체 때문이기도 하지만, 면역세포와 침입자 사이의 전투 중에 생기는 손상이기도 합니다.

혼동하는 군인처럼 행동하는 것이죠.

면역세포와 침입자의 전투 과정은 보통 순조롭게 진행됩니다. 간단한 세균 감염이나 바이러스 감염이라면 더더욱 그렇죠. 이에 대해서는 뒤에서 조금 더 자세히 다루겠습니다.

면역계가 바이러스 같은 침입자와 맞붙으면 침입자는 신체반응을 불러 증상을 일으킵니다. 그러면 면역계가 침입자를 물리치고 증상을 마무리 짓습니다. 예를 들어볼까요? 감기 바이러스가 침입하여 호흡기의 청소부 역할을 하는 섬모에 붙어 버렸습니다. 그러면 면역세포들은 경고와 함께 면역반응을 시작해 코에서 콧물이 줄줄 흐르지요. 그리고 침입자를 물리치고 임무를 다하면 스스로 자살합니다. 그러면 전투의 잔재가 남지요. 더 많은 콧물이 나는 것입니다. 우리 몸은 외부 침입자로부터 스스로를 보호하는 반응과 침입자와의 전투에서 오는 반응을 둘 다 경험합니다. 전투에서 승리하면 증상이 가라앉아 콧물이 그치고, 몸이 좋아집니다.

이런 과정이 늘 순조롭지만은 않습니다. 알레르기나 천식 등 기능 장애에 대해서는 다음 장에서 알아보고, 지금은 흔한 전염성 질환을 만났을 때 아이의 몸이 어떻게 저항하는지 집중해서 살펴보겠습니다.

몸이 보내는 경고, 열열의 생물학적 기능

고개를 들어 천장을 한번 보세요. 아파트나 사무실 천장에 붙은 화재경보기가 보이나요? 갑자기 뚱딴지같은 얘기냐고요? 우리 몸에서 발생하는 열을 이해하려면 화재경보기를 떠올리세요. 발열은 바로 경고 신호입니다.

아이 몸에 열이 나기 시작하면 대부분 열을 어떻게 내릴지에만 신경을 씁니다. 잘못된 판단은 아니지만 진짜 문제는 열이 아닙니다. 열은 우리 몸 다른 곳에 불이 났다는 경고음입니다. 화재경보기는 불을 끄지도, 예방하지도 못합니다. 화재경보기의 역할은 우리에게 문제가 생겼음을 알리는 것이죠. 열도 마찬가지 역할입니다. 맨처음 위험을 감지하는 시스템이죠. 일단 이 같은 큰 그림을 이해하고, 아이 몸이 아플 때 어떤 일이 일어나는지를 알아볼까요?

아이가 병원에 가는 가장 흔한 이유는 바로 발열입니다. 부모는 대부분 이 신호를 놓치지 않습니다. 발열이 어떻게 일어나는지 살펴보죠.

아이 몸이 바이러스나 세균과 마주치면 잠시 후에 바이러스와 세균의 차이에 대해서도 설명하겠습니다, 면역반응이 나타납니다. 그러면 몸은 내부의 온도를 올리는데, 이것은 면역세포에게 보내는 일종의 집합 명령입니다.

우리 몸이 면역반응을 하는 동안 열을 내는 이유는 많습니다. 열은 사무실에 붙은 화재경보기보다 성능이 더 뛰어나거든요. 우선 열은 실제로 세균을 파괴하고 약화시킵니다. 둘째로, 열은 우리 몸의 면역세포가 사이토카인이라는 화학물질을 분비하도록 자극합니다. 사이토카인은 외부 침입자에게 생물학적 과녁 딱지를 붙입니다. 이렇게 하면 면역반응의 정확도가 높아져 건강한 다른 세포가 손상되는 일이 적습니다.[*] 마지막으로, 열은 우리 몸의 중요한 단백질을 보호하는 화학물질을 활성화합니다. 어찌 보면 열은 화재경보기와 스프링클러 역할을 함께하는 셈입니다.

발열은 미생물의 번식을 줄이고 염증반응을 높이는 적응반응입니다. 염증과 발열은 실과 바늘처럼 늘 함께 다니죠. 예를 들어 손가락을 베었다면, 상처 부위에 염증과 발열이 일어나면서 빨갛게 부어오릅니다. 하

---

[*] 또 다른 증거에 의하면 열은 면역반응의 필수 부분이라고 합니다. 도마뱀은 바위에 기어올라 일광욕을 해서 열을 흡수하여 자신을 보호합니다. 만약 도마뱀이 감염되었을 때 햇빛을 흡수하지 못하면 감염은 더 심각해지고, 심지어 생명을 잃기도 합니다.

지만 바이러스나 세균에 의해 몸속에 염증이 생긴 경우에는 몸 전체에서 고열이 일어나죠. 소아류마티스관절염 같은 만성 염증을 가진 사람이 아니라면, 열이 나는 것은 대부분 감염이 일어났다는 경고입니다. 어떤 종류의 감염인지, 아이가 얼마나 아프고 어떻게 대처할지 방법을 찾아야 합니다.

그러면 아이가 불덩이처럼 달아오를 때 도대체 어떻게 해야 할까요? 우선 아이에게는 정해진 정상 체온은 없습니다. 아이의 체온은 하루 중에도 시간대에 따라 다르고 늦은 오후나 이른 저녁 시간과 비교하면 이른 아침에는 체온이 거의 2℃ 정도 낮습니다, 식사를 얼마나 많이 했나, 잠은 얼마나 잤나, 몸의 대사작용이 빠른가, 느린가에 따라서 달라집니다. 아이의 전형적인 체온은 36~38℃입니다. 하지만 이것도 어느 부위를 재느냐에 따라 달라지죠.

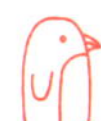

엄마가 아이에게 입을 맞추는 이유는 애정을 표현하고 옥시토신이라는 기분 좋은 호르몬을 느끼기 위해서입니다 아이에게 입을 맞추는 행위가 엄마의 몸속에 옥시토신의 생성을 촉진합니다. 하지만 이것이 전부는 아닙니다. 아이에게 입을 맞추면서 엄마는 무의식적으로 아이의 입속으로 들어갈 위험이 큰 병원균들의 표본을 추출합니다. 엄마는 무의식적으로 이 병원균을 퍼 올려 자신의 면역세포를 이용해 항체를 만듭니다. 그리고 모유를 통해 아이에게 이 항체를 전달하지요.

정말 놀랍지 않나요? 몸에 대해서는 몸이 제일 잘 안다는 또 다른 증거입니다.

물론 나쁜 점도 있습니다. 아이 입이나 피부에 입을 맞추면 여러분의 입속 세균이 아이에게 전달됩니다. 이 중에는 1형 단순포진 바이러스나 구강 발진 원인균 아니라 충치를 일으키는 균도 포함되어 있죠 134쪽 참고.

- 항문에서 잰 경우: 정확하다.
- 입에서 잰 경우: 0.3℃ 더한다.
- 겨드랑이 밑에서 잰 경우: 0.5℃ 더한다.
- 귀에서 잰 경우: 이론적으로는 정확 사용한 온도계에 따라 달라짐 하다.

따라서 아이가 37.8℃ 정도의 미열을 보이면 별다른 조치가 필요 없습니다. 충분히 재우고 물을 넉넉히 먹이세요. 굳이 병원에 가지 않아도 됩니다. 하지만 일단 체온이 38℃를 넘어가면 몸에서 무슨 일이 일어나고 있다는 뜻입니다.

아이가 열이 오르면 당장 열을 내리고 싶습니다. 하지만 몇몇 경우에는 구급약 상자도 필요 없습니다. 첫째, 아이가 열로 괴로워하지 않는 경우 입니다. 둘째, 열성경련, 사립체 질환mitochondrial disorder. 우리가 먹은 음식을 세포 기능에 필수적인 에너지로 변환하는 미토콘드리아의 능력에 이상이 생긴 질환입니다, 기타 만성 대사성 질환을 앓은 적이 없으면 됩니다열이 난다고 너무 걱정할 필요가 없다는 의미입니다_감수자 주. 셋째, 열 말고 다른 증상이 없다면 위급하지 않습니다.

앞에서도 언급했듯이 열은 몸을 보호하는 증상입니다. 따라서 때로는 아무 조치도 취하지 않는 것이 가장 좋습니다. 하지만 아이가 열 때문에 불편해하면 의사를 찾고, 해열제를 먹여 아이를 편안하게 만들어주세요. 참고로 약을 먹지 않아도 24시간 이상 열이 나지 않는 것을 확인할 때까지는 학교나 어린이집에 보내지 말아야 합니다.

해열제를 먹일 때는 아세트아미노펜타이레놀이나 비스테로이드 항염증제인 이부프로펜을 네 시간마다 권장 용량만큼 먹이세요. 혹시 아이가 열성경련을 겪거나 사립체 질환, 혹은 발열이 문제가 되는 다른 질병이 있다면 이 두 가지 약물을 두 시간마다 번갈아 먹이세요. 라벨도 꼭 신경 써서 확인하세요아이에게 비처방 약품을 먹일 때 신경 써야 할 내용에 대해서는 344쪽 참고. 의사는 하루나 이틀 정도 다른 증상이 생기는지, 열이 가라앉는지 지켜보라고 할 것입니다. 아이가 열이 날 때는 체온계만 바라보지 말고 아이를 보세요. 어떤 아이는 체온이 40℃를 넘는데도 활발하게 뛰노는 반면, 어떤 아이는 체온이 38℃만 넘어도 힘들어 합니다. 따라서 의사의 조언과 함께 여러분의 본능과 상식을 최대한 발휘해야 합니다.

영아의 경우 면역계가 완전하지 않으므로 심각한 감염에 걸릴 가능성이 높습니다. 특히 생후 첫 3개월 동안이 제일 취약하죠. 그래서 갓난아기가 열이 나면 바로 병원에 가야 합니다. 하지만 아이 몸속에 심각한 일이 벌어질 때마다 반드시 열이 나는 것은 아닙니다. 아이의 화재경보기가 꺼져 있을 때도 있으니 아이가 왠지 평소와 다른 것 같고, 이상한 느낌이 들면 즉시 병원을 찾으세요. 호들갑을 떠는 게 아닌가 걱정할 필요는 '절대로' 없습니다. 엄마의 직감 덕분에 많은 아이가 목숨을 구했습니다.

세균과 바이러스 감염

일반적으로 세균이라고 하면 변기, 행주, 상한 음식 등이 떠오릅니다.

열날 때는 이렇게!

• **너무 걱정할 필요는 없어요**

- 생후 3개월 이상이고, 웃으면서 잘 놀고 잘 먹고 대변과 소변 모두 순조롭게 배출하고, 체온도 38.5℃를 넘지 않는다.
- 생후 3개월 미만이고, 체온이 38℃ 미만이다.

• **병원에 가야 해요**

- 생후 3개월 미만이고, 체온이 38℃ 이상이다.
- 먹고 싸는 것이 신통치 않고 체온이 38℃ 이상이다.
- 아이가 힘이 없어 보이고, 유별나게 예민하게 행동한다.
- 과거에 열성경련을 경험한 적이 있고, 체온이 계속 오른다.
- 과거에 열이 났을 때와 증상이 다르다.

• **당장 응급실로 가세요**

- 아이가 반응을 나타내지 않고, 무기력해 보이며, 8시간째 눈물이나 소변이 나오지 않는다.
- 호흡곤란을 겪는다.
- 체온이 40℃를 넘는다.

사실 세균의 정체가 무엇인지, 어떤 영향을 미치는지 구체적으로 머릿속에 그려보는 것은 쉽지 않습니다.

이제는 아이에게 제일 흔히 발생하는 전염성 질환에 대해 구체적으로 알아보겠습니다. 다행히 요즘에는 예방접종 덕분에 아주 위험한 전염성 질병은 확연히 줄어들었습니다_{예방접종에 대해서는 453쪽 참고}. 먼저 전염병의 두 가지 주요 감염원에 대해 확인하고 넘어가겠습니다.

세균

세균은 우리 몸의 물질을 먹고 사는 단세포 유기체입니다. 세균이 체내 물질을 흡수하는 과정에서 때로 독소를 분비해 질병의 외부 증상을 유발하기도 하죠. 사실 우리 몸속에는 유익한 세균이 대단히 많습니다_{이 세균들}

집에서 세균이 제일 많은 곳

아마 세균은 부엌과 욕실이 가장 많을 것입니다. 부엌은 온갖 음식물 찌꺼기 때문이고, 욕실은 변기 때문이죠. 변기 안으로 들어가는 내용물이 아니라, 물을 내릴 때 변기에서 튀어나오는 것이 문제입니다. 변기 물을 내릴 때 튀어나오는 물방울들은 눈에 보이지 않지만 아주 먼 거리까지 날아갑니다. 그래서 변기에 묻어 있던 세균이 물방울을 타고 비누, 수건, 아이의 칫솔까지 도착하지요.

변기에 물을 내리기 전에 변기 커버를 꼭 닫도록 가르치세요. 그리고 누군가 아프고 난 다음에는 베개, 수건, 침대보, 인형 등을 빨아주세요. 칫솔도 새것으로 갈아주는 것이 좋습니다. 장난감, 리모컨, 컴퓨터 마우스, 전화기, 문손잡이, 등 스위치, 변기 손잡이 등도 꼼꼼하게 소독해야 합니다.

. 프로바이오틱스를 복용하면 몸에 유익한 세균을 더 늘릴 수 있죠210쪽 참조. 해로운 세균은 항생제를 이용해 물리칠 수 있습니다. 대부분의 항생제는 유해한 세균에게 상처만 입힙니다. 완전히 죽이는 일은 결국 우리 몸의 백혈구가 담당하죠.

바이러스

바이러스는 세균보다 크기가 훨씬 작은 존재로, 독립적으로는 살 수 없습니다. 스스로 번식하는 세균과 달리 바이러스는 우리 몸의 세포를 숙주로 삼아 번식합니다. 숙주세포에 들어간 바이러스는 숙주의 유전 코

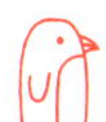

끔찍한 얘기를 하나 하겠습니다. 한 실험 결과에 따르면 패스트푸드점에서 사용하는 얼음이 화장실 변기 물보다 더러운 경우가 70%에 이르렀다고 합니다. 이것 하나만으로도 패스트푸드점을 멀리해야 할 이유가 충분하지요. 변기 물보다 더러운 얼음이 입으로 들어간다고요!

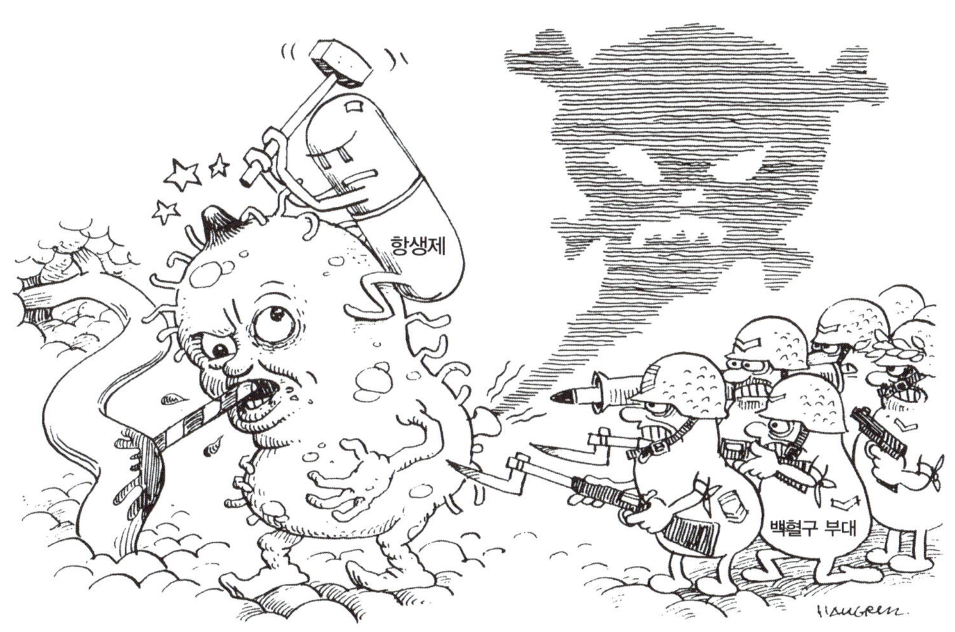

드를 자기 것으로 바꿔치기합니다. 그러고 숙주세포의 장비와 자원을 이용해 수많은 바이러스를 새로 만들어냅니다. 이 새로운 바이러스들은 또다른 숙주세포들을 공격합니다. 세균과 달리 바이러스는 항생제에 반응하지 않습니다. 하지만 항바이러스 약물을 이용하면 바이러스가 숙주세포로 들어가거나, 숙주세포에서 빠져나오는 것을 방해하는 방법으로 물리칩니다.

이제 아이가 흔하게 걸리는 바이러스 감염의 주범들을 살펴보겠습니다.

범인: 감기
무기: 줄줄 흐르는 콧물, 인후염, 기침

상기도에 바이러스가 감염되어 발병하는 감기는 가장 흔한 전염성 질환입니다. 아이는 1년에 평균 3~6번 정도 감기에 걸립니다. 어린이집에 다닌다면 두 배로 늘어나죠. 감기 바이러스가 코나 인후의 점막을 뚫고 들어가면 아이는 감기에 걸립니다. 바이러스가 침입하면 면역반응이 가동되면서 콧물이 줄줄 나는 등 짜증 나는 증상들이 나타나죠. 감기 바이러스는 습기 많은 환경을 좋아하기 때문에 그런 환경 속에 되도록 오래 남아 있으려 합니다. 반면 우리 몸은 분비한 점액을 이용해 이 침입자들을 밖으로 쫓아내려 하죠.

호흡기 감염 중 90% 정도는 바이러스 감염이므로 항생제가 아무런 소용이 없습니다. 따라서 감기를 치료할 방법은 없죠. 다만 면역반응 때문에 손실된 수분을 충분히 보충해주면 증상이 완화됩니다. 그리고 이

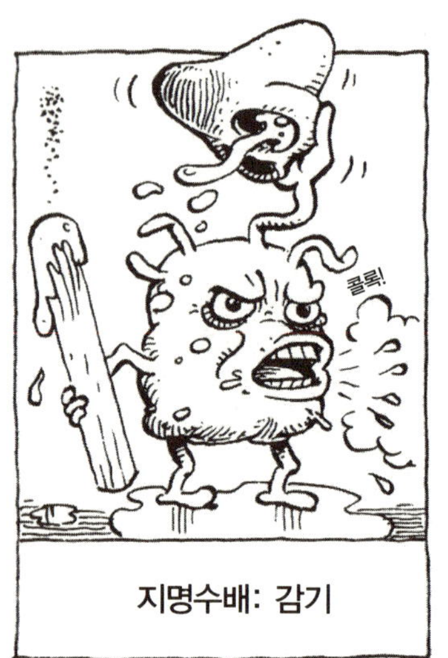

지명수배: 감기

부프로펜이나 아세트아미노펜을 권장량에 맞춰 먹이면 통증과 열을 가라앉히는 데 도움이 됩니다. 만 2세 미만의 아이라면 종류를 막론하고 비처방 코막힘 제거제나 기침약은 의사와 상의해서 먹이세요. 또한 월령에 상관없이 아세트아미노펜이나 이부프로펜을 코막힘 제거제와 함께 먹여서는 안 됩니다.

여기에는 몇 가지 이유가 있습니다. 첫째, 빨리 낫게 하고 싶은 마음에 너무 열심히 돌보다가 용량을 과다하게 먹이는 경우가 생각보다 많습니다. 둘째, 부작용의 위험이 있습니다. 예를 들면 천식이 있는 아이는 호흡이 더 어려워질 수 있죠. 아이가 먹을 수만 있으면 닭고기 수프를 먹여보세요. 닭고기 수프의 성분은 면역세포를 활성화해 점액 분비를 완화하고 수분을 보충하는 데도 도움이 되죠.

범인: 독감 인플루엔자

무기: 발열, 오한, 근육통, 현기증, 인후염, 기침

감기가 좀도둑이라면, 독감은 무장강도입니다. 증상은 감기와 비슷하지만, 정도가 훨씬 심하죠. 다양한 종류의 바이러스가 일으키는 독감은 길게는 2주까지 아이를 괴롭힙니다. 독감도 바이러스 감염으로 일어나기 때문에 그 자체를 치료할 수는 없습니다. 하지만 충분한 수분과 휴식, 진통제로 열과 통증을 완화할 수는 있죠. 그러나 생후 3개월 미만 아이가 체온이 38℃를 넘거나, 생후 3개월 이상 아이가 40℃를 넘기면 곧바로 병원에 가야 합니다.

생후 6개월 이상 아이에게는 매년 독감 예방접종을 맞힐 것을 권합니다. 그리고 암 치료나 AIDS 등으로

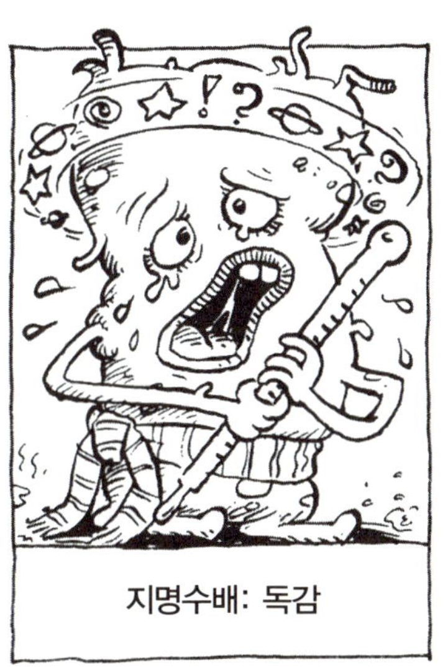

지명수배: 독감

면역력이 약해진 특별한 상태가 아니라면 만 2세 이상 아이에게는 비강 분무형 독감 백신을 권합니다우리나라도 흔히 사용하며 플루미스트가 대표적입니다 _감수자 주. 아이가 독감 예방접종을 받으면 주변 사람들도 도움이 됩니다. 특히 영아, 노인, 어린 천식 환자 등 독감에 취약한 사람의 경우에는 더더욱 그렇죠. 다른 예방접종과 달리 독감 예방접종은 매년 맞아야 합니다. 해마다 바이러스 종류가 달라지기 때문이죠.

천식이 있거나, 면역계에 이상이 있는 아이는 독감이 세균성 폐렴으로 이어져 생명에 위협을 받기도 합니다. 아동 사망 중 절반은 건강하던 아이들의 독감으로 인한 사망입니다. 아이가 천식이 있거나, 다른 염려스러운 부분이 있다면 증상 발현 후 24~36시간 안에 항바이러스제인 타미플루Tamiflu를 복용시키는 것이 효과적입니다. 소아과 의사는 독감 바이러스에 대한 24시간 검사를 해서 양성으로 판정되면 이 약을 처방할 것입니다. 타미플루도 부작용이 있고, 과도하게 사용하면 내성을 키울 수 있으므로 남용해서는 안 됩니다.

독감 유행철이고 아이가 예방접종을 하지 않은 상태인데, 감기 증상이 나타나면 바로 병원으로 데려가야 합니다. 그래야 첫날에 독감 바이러스 검사를 해서 양성반응이 나타나면 36시간 안으로 타미플루를 복용할 수 있습니다. 감기 증상과 열이 가라앉았다가 다시 나타나는 경우도 지체 없이 병원에 데려가야 합니다. 바이러스 감염에 이어 위험한 세균이 침입해 자리를 잡았다는 경고니까요. 여기서 지체하면 천식이 있는 아이는 천식약과 지지요법만으로 버텨야 하는 힘든 상황에 처하고 맙니다. 아이에게는 여러분이 최고의 보호자입니다. 망설이지 말고 자주 그리고 가능하면 일찍 소아과에 데려가세요.

범인: 세균성 인두염

무기: 시뻘겋게 달아오른 인후고름이나 하얀 반점이 동반되는 경우도 있음, 두통, 발열

의사가 아니라도 아이 입속을 보면 누구든 세균성
인두염 원서에는 패혈성 인두염strep throat으로 나와 있지만 우리나라에서는
세균성 인두염이라는 말을 사용합니다 _감수자 주 과 인후염sore throat의
차이를 알 수 있습니다. 연쇄상구균의 감염으로 일어
나는 세균성 인두염은 목구멍이 빨갛게 변합니다. 여
기에는 고름이 동반되는 경우도 있습니다. 입에서 나
는 냄새도 다릅니다. 단순히 감기에 걸렸을 때와는 다
른 특유의 악취가 나죠. 콧물 없이 인후염이 생긴 경
우에는 세균성 인두염일 가능성이 아주 큽니다. 아이
는 무력감·발열·복통을 느끼기도 하고 증상이 없는
경우도 있습니다.

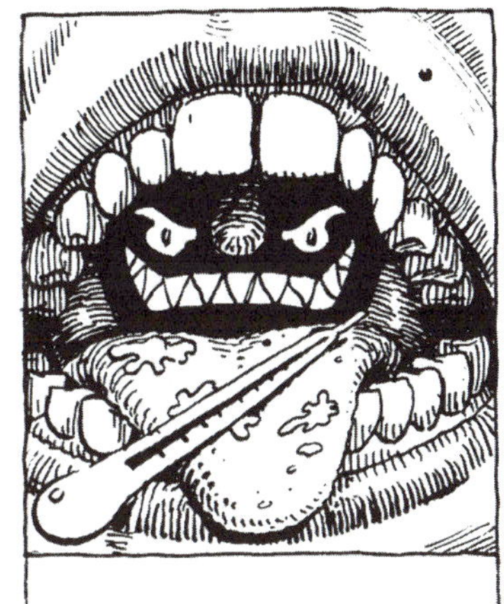

세균성 인두염이 의심되면 면봉으로 인후부에서 샘플을 채취해 세균
배양 검사를 합니다. 이 검사법이 가장 확실한 진단 방법이긴 하지만 바
이러스의 존재를 확인하려면 꼬박 24시간이 걸립니다. 그래서 의사 중에
는 5분이면 끝나는 연쇄상구균 항체 검사를 해보는 사람이 많습니다. 여
기서 양성반응이 나오면 감염에 대한 항생제 치료를 합니다. 반대로 음성
반응이 나오면 세균성 인두염의 가능성을 확실히 확인하기 위해 인후 배
양 검사나 DNA 탐침 검사 좀 더 구체적인 검사법 를 합니다. 검사 결과는 보통 다
음 날 나옵니다.

양쪽 검사에서 모두 양성반응이 나오면 큰일이 닥친 것입니다. 이 경
우 의사는 일반 먹는 항생제 10일 코스*보다는 항생제 주사를 처방합니
다. 페니실린 주사는 빠르면 12시간 안으로 효과가 나타납니다. 먹는 항
생제보다 아프기는 하지만 주사는 여전히 소아과에서 즐겨 사용하는 처

---

* 아지트로마이신Azithromycin의 경우에는 3일이나 5일 코스로 처방하지만, 아이가 다른 모든 약에
  알레르기를 보이는 경우가 아니면 이 약은 세균성 인두염에는 권장하지 않습니다

• **정의** 뇌와 척수를 둘러싸고 있는 삼중_{경막, 지주막, 유막}의 막에 생긴 염증을 말합니다.

• **종류** 세균성 뇌수막염은 수많은 다른 종류의 세균에 의해 나타나는데, 드물지만 증세가 심각하고 생명을 위협할 수 있습니다. 반면 바이러스성 뇌수막염은 독감과 증상이 비슷하고, 좀 더 흔한 편입니다.

• **증상** 감기나 독감과 증상이 비슷합니다_{콧물, 구토, 발열, 두통 등}. 하지만 목이 뻣뻣하고, 빛에 예민해지며, 발작과 피부 발진이 생기기도 합니다. 영아에서는 증상을 알아차리기가 어렵습니다. 영아의 주요 증상은 심한 짜증, 황달, 발열 혹은 저체온, 천문_{머리뼈에 있는 부드러운 부위를 말합니다}의 돌출 등입니다.

• **자가 검사법** 아이를 침대나 평평한 바닥에 눕힌 후 무릎을 들어 올려 보세요. 만약 거기에 따라 머리를 같이 추켜올리면 뇌막에 가해지는 압력을 줄이기 위해 척추를 웅크리고 있다는 뜻입니다. 아이 머리를 받쳐 올리면, 이번에는 무릎이 위로 올라옵니다. 역시 척추를 펴지 않고 웅크린 상태로 만들려는 것입니다_{아이는 통증을 줄이기 위해 자동적으로 움직입니다}. 아주 유용한 검사법이지만, 이것만으로 뇌수막염이 있다고 단정지을 수는 없습니다. 엄마의 직감으로 아이가 무언가 잘못되었다 싶으면 의사를 찾아가세요.

• **치료** 바이러스성 뇌수막염은 일주일에서 열흘 정도 지나면 합병증 없이 저절로 가라앉습니다. 하지만 세균성 뇌수막염은 곧장 치료가 필요합니다. 뇌수막염이 의심되는 경우에는 혈액검사를 행하고, 척수천자를 해서 척수액을 채취합니다. 이것으로 세균성인지 바이러스성인지를 판

별할 수 있죠. 세균성 뇌수막염으로 진단하면 뇌 손상이나 청각 상실 등 심각한 합병증을 예방하기 위해 곧바로 혈관주사로 항생제 치료를 시작합니다.

• 예방 모든 뇌수막염은 전염성입니다. 따라서 이 장에서 설명한 감염 예방 조치를 충실히 따르는 것이 중요합니다. 그리고 478쪽에 나온 예방접종 권장 사항도 반드시 참고하세요.

방이죠. 항생제 주사는 가족의 전염 위험성도 줄여줍니다. 먹는 항생제를 사용한다면 반드시 10일 치를 모두 복용해서 감염을 완전히 차단해야 합니다. 3일 정도 먹으면 다 나은 것 같아서 복용을 중지하는 경우가 많은데, 그러면 세균이 내성이 생기거나 아이가 류마티스열에 걸릴 가능성이 커집니다_{아래 참고}. 아이에게 10일 치를 모두 먹일 자신이 없으면 주사를 택하는 편이 낫습니다.

아이가 1년에 대여섯 번 이상 세균성 인두염에 걸린다면 이비인후과나 소아과에서 편도선 수술에 대해 상담해보세요. 연쇄상구균이 편도샘을 은신처로 삼고 있을지 모르니까요. 편도샘에 만성적으로 고름이나 농양이 있었다면 이를 제거하는 것으로 문제가 해결됩니다. 이외의 이유라 해도, 의사와 상담해볼 가치는 있죠. 치료하지 않고 방치한 세균성 인두염은 전염성이 매우 강하지만, 일단 24시간 동안 항생제를 복용한 후에는 전염성이 사라지므로 학교나 어린이집에 가도 상관없습니다.

사정상 아이를 병원에 데려가지 못한 채 5일 이상 지났다면 아이 스스로의 힘으로 침입자를 물리쳤을 가능성이 큽니다. 하지만 연쇄상구균을 제거하는 과정에서 면역계가 항스트렙토리신 항체O_{ASO}라는 영구적 전투

부대를 잔뜩 키워놓기도 합니다. 그러면 이 항체들이 몸의 다른 부분을 공격해서 류마티스열을 일으킬 가능성이 있습니다. 류마티스열이 심장 판막에 영구적 손상을 입혀 매달 항생제 주사를 맞아야 할 수도 있습니다. 따라서 의심스러울 때는 첫 3일 안으로 세균성 인두염 검사를 꼭 받아보세요. 그래야 면역계의 과도한 활성을 피할 수 있습니다.

성홍열scarlet fever은 세균성 인두염에 발진이 동반된 경우입니다. 항생제를 개발하기 전에는 성홍열로 죽는 아이가 많았지만 이제는 쉽게 치료할 수 있습니다. 성홍열도 세균성 인두염과 마찬가지로 페니실린 주사를 맞거나 먹는 항생제 10일 코스명심하세요. 반드시 10일 치를 모두 먹어야 합니다!로 치료할 수 있습니다. 성홍열에 대한 내용은 296쪽을 참고하세요.

어떤 질병인지 구별하기

• **세균성 인두염 vs 감기** 콧물은 나지 않고 목이 따끔거리고, 음식을 삼키기 어려워하면 세균성 인두염일 가능성이 큽니다. 감기는 콧물이 나면서 목이 아픈 경우가 많지요. 또 세균성 인두염은 만 1세 미만 아이에게는 잘 생기지 않지만, 감기나 독감은 태어난 지 몇 달 지나지 않아도 생길 수 있습니다.

• **세균성 인두염 vs 전염성 단핵구증** 두 질병 모두 증상은 비슷하지만 전염성 단핵구증은 증상이 나타나고 일주일이 지날 때까지 검사에서 양성반응이 나오지 않습니다. 따라서 목이 따끔거리면서 빨갛게 변해 있으면 인후 배양 검사를 해보세요. 목이 따끔거리면서 빨갛게 변했는데, 편도가 골프공만큼 커지고 피곤하며, 일주일이 지났는데도 가라앉지 않는다면 전염성 단핵구증 검사를 해보세요.

범인: 중이염

무기: 귀의 통증, 발열

텔레비전을 크게 틀어놓는다고 아이가 중이염에 잘 걸리진 않습니다. 그저 귀의 해부학적 구조 때문에 생기는 것이죠. 태어난 첫해에는 아이의 이도ear canal, 콧속과 중이를 연결해주는 관가 좁고 거의 수평으로 놓여 있어 경사가 별로 없습니다. 그게 무슨 상관이냐고요? 이런 구조에서는 고막 뒤에 있는 액체가 중력을 이용해 빠져나오기가 힘들기 때문이죠. 게다가 누워 지내는 시간이 많아서 이도 속에 액체가 고여 세균의 온상이 되기 쉽습니다. 누워서 젖병을 빠는 아이가 중이염에 취약한 이유이기도 합니다. 감기에 걸린 아이나 치아가 나오는 아이도 중이염이 잘 생깁니다. 아이의 치아는 잇몸 속에 들어 있는 작은 모세혈관을 뚫고 나오는데 이때 치아가 나오는 자리에 있던 세균이 혈액 속으로 들어가서, 고막 뒤쪽의 액체 속에 자리를 잡는 것이죠.

중이염이 생긴 경우에는 주로 항생제를 처방하는데, 사실 중이염은 바이러스 때문에 생기는 경우가 많습니다. 최근의 연구에 따르면 중이염에 항생제를 사용하면 재발 위험이 더 커집니다 우리나라에서는 세균감염이 의심되는 급성중이염의 경우, 2세 미만의 소아에게는 원칙적으로 항생제 투여를 권장합니다. 아목시실린Amoxicillin, 아목시실린-클라불란산Amoxicillin-clavulanate, 세팔로스포린Cephalosporin계 항생제를 상황에 따라 선택하여 사용합니다 _감수자 주. 바이러스에 의한 중이염은 보통 3~5일 정도 지나면 저절로 사라집니다. 그동안에는 귀약 점이제, eardrop을 이용해 통증을 가라앉혀주세요.

중이염이 자주 재발하면 의사와 상담해보세요. 귀에서 액체가 잘 빠져나올 수 있도록 이도에 관을 집어넣

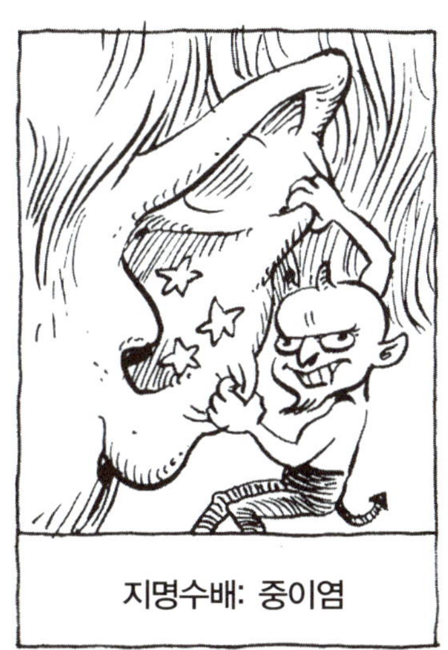

는 수술을 하기도 합니다. 중이염이 반복되면 변동성 청력 손실이 생기기도 합니다. 모유를 수유하고 폐렴구균 백신이나 다른 아동용 백신을 접종하면 감염의 위험을 줄일 수 있습니다. 그리고 담배 연기에 노출시키지 않는 것도 중요합니다. 직접흡연이든, 간접흡연이든 담배는 백해무익합니다!

범인: 상기도 감염
무기: 발열, 기침, 호흡곤란

폐와 기도를 괴롭히는 감염은 그 원인이 상당히 많습니다. 천식에 대해서는 7장에서 다룰 테지만, 급성으로 문제를 일으키는 이 범인들에 대해서도 알고 넘어갑시다.

• **폐렴** 큰 기침과 발열이 특징인 폐 감염은 바이러스성도 있고 세균성도 있습니다. 폐렴에 걸리면 아이는 마치 커다란 권투 글러브로 두들겨 맞는 듯한 느낌이 듭니다. 세균성 폐렴에 걸리면 대부분 아이는 상태가 갑자기 나빠집니다 한바탕 세균성 인후염을 앓은 후에 찾아오는 경우가 많습니다. 반

면 바이러스성 폐렴은 그보다 천천히 진행되지요. 그리고 폐렴의 증상으로 놓치기 쉬운 것이 복통과 목의 통증입니다. 가로막 위쪽에서 폐 바닥이나 꼭 대기 쪽으로 퍼지는 연관통 때문에 생깁니다연관통이란 통증의 실제 원인 부위가 아닌 다른 부위에서 통증이 느껴지는 것을 말합니다_역자 주. 바이러스성 폐렴은 대부분 2주일 안에 저절로 낫지만, 세균성 폐렴은 항생제를 처방받아야 합니다. 가슴 부위에 온찜질을 해주면 통증이 조금 가라앉고, 정기적인 예방접종이 도움이 됩니다.

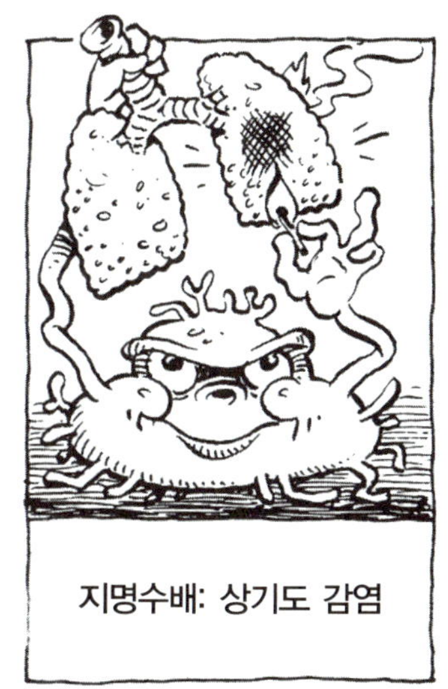

• **급성 후두염** 기도가 좁아지는 바이러스성 감염'크루프'라고도 합니다 _감수자 주입니다기도가 교회 첨탑 모양으로 좁아집니다. 아주 거친 기침 소리가 동반되는데, 기도에 염증이 일어날 때 아이는 개가 짖는 듯한 기침을 하기 시작합니다. 처음에는 콧물이 나기도 하며, 밤이 되면 기침 소리가 더 심해집니다. 기침이 너무 심하다면 욕실에 들어가서 샤워기에 뜨거운 물을 틀어놓고 그 증기 속에서 숨을 쉬게 하세요샤워할 필요는 없습니다. 증기만 필요한 것이니까요. 20분 정도 지나서 1~2분 밖으로 나와 찬 공기를 마시게 하면 증기로 부드러워진 폐에 찬 공기가 닿아 염증이 가라앉습니다. 다시 욕조로 들어가 마찬가지로 20분 정도 증기 속에서 숨을 쉬게 합니다. 아이가 심한 기침을 멈출 때까지 이 과정을 반복하세요. 기침이 심각해 토하는 경우도 있습니다만 누워 있지만 않으면 그때문에 위험해질 일은 없습니다.

• **후두개염** 세균 감염으로 일어나며, 열이 심하게 나면서 한눈에도 아주 아픈 아이처럼 보입니다. 그리고 아이는 이른바 삼각대 자세를 취합니다. 양손으로 앞에 있는 탁자나 침대를 짚고서 몸을 앞으로 숙인 모습

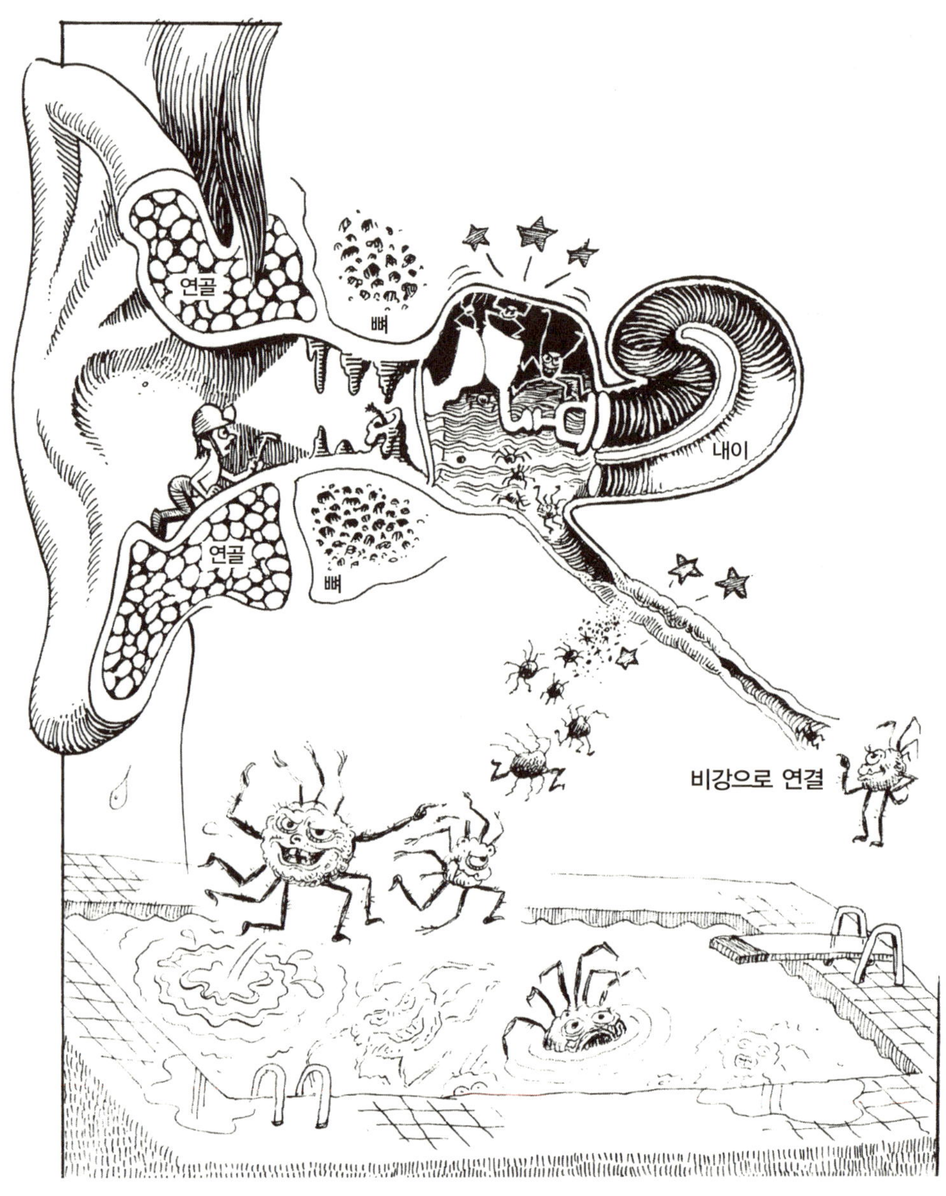

아이의 귓속을 들여다보면 뼈 사이에 있는 얇은 막과 귀 안쪽으로 귀지가 보입니다. 아이는 내이와 비강 사이를 연결하는 유스타키오관이 가늘고 유연해서 자주 막힙니다. 그래서 귀가 감염되면 배농이 제대로 이루어지지 않습니다. 아이가 비행기를 탈 때 귀가 먹먹해지면서 불편한 것도 이 때문이죠.

부모라면 한 번쯤 아픈 아이 때문에 응급실에서 시간을 보내야 할 날이 있습니다. 열이 나서 갔든, 뼈가 부러져서 갔든 병원은 감염 노출에 최악의 장소 중 한 곳입니다. 이런 감염을 병원감염이라고 하죠.

병원감염을 완벽하게 예방할 수는 없지만 손 세정제를 꼭 챙겨 다니고, 아이의 장난감이나 책 등은 병원에 두지 마세요. 병원 종사자들이 아이를 볼 때 손을 씻는지도 꼼꼼히 확인하세요. 장갑을 끼고 있다 해도 말입니다. 고무장갑에 맨손보다 균이 더 많이 붙어 있기 쉽습니다. 손에 반지 같은 것을 끼고 있으면 반지와 피부 사이의 틈에 세균이 들어 있습니다. 따라서 아이와 접촉하기 전에는 반드시 손을 씻어야 합니다.

입니다. 그리고 본능적으로 기도가 언제라도 막힐 수 있다는 것을 아는 아이는 아주 불안한 얼굴을 하고 있습니다. 이 증상은 인후의 일부인 후두개가 감염되었을 때 나타납니다. 후두개는 우리가 음식을 삼킬 때 음식이 폐로 들어가지 않도록 닫아주는 구조물이죠. 후두개염은 생명을 위협할 수 있으므로 아이가 위와 같은 모습을 보이면 당장 응급실에 가야 합니다. 심각한 후두개염으로부터 아이를 보호해주는 b형 헤모필루스 인플루엔자 백신 접종을 강력히 권합니다.

이런 흔한 감염 외에도 아이를 아프게 하는 침입자의 종류는 아주 많습니다. 여러분이 아이를 감금해놓지 않는 한 아이가 병에 걸리는 것은 피할 수 없는 현실입니다. 일단 병에 걸리면 아이의 증상을 가라앉히고 빨리 회복시켜야 하겠지만, 무엇보다 예방이 최선입니다. 다음에 나오는 팁을 참고해서 감염으로부터 아이를 지켜주세요.

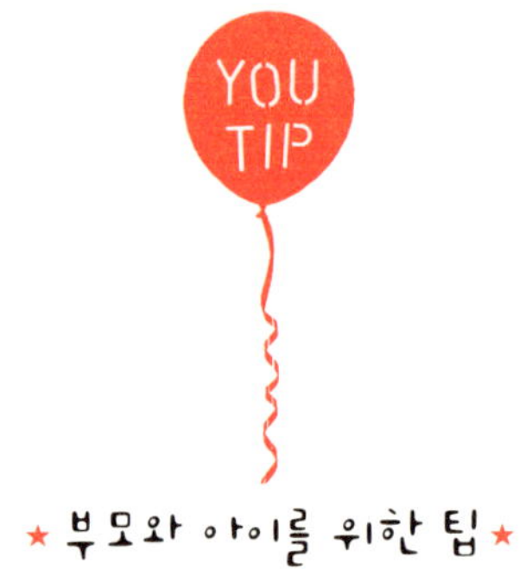

아이에게 좋은 습관을 들이자 앞에서 한 장을 통째로 할애해서 아이에게 좋은 습관을 들이는 문제에 대해 얘기했습니다. 하지만 여기서 다시 한 번 강조하고 싶군요. 손은 늘 씻고, 씻고, 또 씻게 해야 합니다_{물이 없으면 물수건으로라도 닦게 하세요}. 밖에서 집으로 돌아온 후에도, 버스를 타고 난 다음에도, 식사를 하기 전에도, 화장실에서 다녀온 후에도, 놀이터에서 놀고 난 후에도, 그리고 사람들과 어울리고 난 다음에도 꼭 손을 씻는 습관을 들이세요. 결벽증처럼 세균을 혐오하는 사람이 되라는 것은 절대 아닙니다. 외부 환경과 접촉하며 면역성을 지키는 것도 가치 있는 일이니까요. 하지만 유해한 균들은 주로 접촉을 통해 사람에서 사람으로 옮겨갑니다. 손을 막고 재채기를 한 뒤, 친구와 하이파이브를 하면 균은 친구의 손으로 옮아가고 이 손으로 눈을 비비고, 입을 만지고, 코를 후비는 순간 균이 몸속으로 침입합니다. 하지만 아이가 비누나 항균 젤 등을 이용해 균을 씻어내는 습관을 들이면 원치 않는 균이 옮을 가능성은 줄어듭니다.

소매를 이용하자 재채기를 할 때 튀어나온 내용물은 대략 시속 150km의 속도로 날아갑니다. 이건 모르셨죠? 보통 재채기를 할 때는 손으로 막는 경우가 많은데, 그 손으로 다른 친구의 손을 잡고 놀테니 세균의 전염을 막지는 못합니다. 재채기를 할 때는 팔꿈치 안쪽으로 코와 입을 가리라고 알려주세요. 사용한 휴지는 즉시 버리고 바로 손을 씻고요. 균이 휴지 위에 2~6시간 머물기 때문입니다. 이 경우에는 환경을 위한다고 휴지를 아끼기보다 균의 전파를 막는 것이 훨씬 중요합니다.

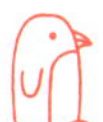

위장관을 코팅해주는 유익한 세균으로 이루어진 프로바이오틱스가 소화계에만 이로운 것이 아닙니다. 감기와 독감의 발병 빈도도 65% 이상 줄여준다는 예비 증거가 나와 있습니다. 프로바이오틱스는 생균보다는 포자 형태의 제품을 구입하세요. 알약으로 나와 있어 분유나 이유식에 섞어 먹일 수 있습니다. 생균 형태의 제품일반 요구르트 등은 산성이 강한 위에서 잘 살아남지 못합니다. 또 만 1세 미만 아이는 요구르트에 들어 있는 단백질을 잘 소화시키지 못합니다. 그래서 몇 스푼 이상 먹이면 장에 구멍이 날 수도 있습니다.

빨리 치료를 받자 열이 난다고 반드시 위험한 것은 아니지만, 빠른 치료는 아이를 조금이라도 편안하게 해줍니다. 우선 아이를 병원에 데려가야 하는 상황에 대한 지침을 확인하세요225쪽. 병원에 데려가야 할 상황이 아니라면 아세트아미노펜이나 이부프로펜을 먹여서 열을 내리세요체중에 따라 복용량이 다르니 권장량만큼만 먹이세요. 이때 반드시 유념해야 할 사항이 있습니다. 더 빨리 나으라고 용량을 과다하게 사용하면 절대로 안 됩니다. 과다 복용한 약은 혈액 속에 축적되어 결국 간에 손상을 입힙니다. 의사가 따로 처방해준 경우가 아니면 아이에게는 아스피린을 먹이지 마세요. 드물기는 하지만 간과 뇌에 치명적인 라이증후군Reye syndrome이라는 질병이 생길 수 있으니까요.

자기 장난감을 가지고 다니자 병원이나 공항 등 사람이 많은 곳에서는 플라스틱 물체를 통해 병원균이 옮는 경우가 많습니다. 병원처럼 오랫동안 기다려야 하는 장소에 갔을 때 아이를 달래기 위해 장난감이 필요합니다. 이럴 때 그곳에 비치되었거나 다른 아이들이 가져온 장난감에 묻은 균이 아이에게 옮길 가능성을 줄이기 위해 집에서 아이 장난감을 가지고 가세요. 이때만큼은 다른 아이들과 장난감을 같이 쓰지 말라고 하세요. 물론 이런 경우에만요! 아니면 간호사가 부를 때까지 병원 밖으로 나가 있는 것도 방법입니다. 병원을 찾는 아이는 대부분 아픈 상태이고, 여러분의 아이도 몸이 약해져 있으므로 대기실에서 감기라도 옮을 가능성이 높습니다.

'2'의 법칙을 이용하자 우리 동료인 한 소아과 의사가 자기 아이가 아플 때 병원에 데려갈지 말지 결정하는 데 사용하는 법칙이 있습니다. 바로 2의 법칙이죠. 아이가 한 가지 증상만 보이면 시간이 지나면서 차츰 가라앉을 가능성이 큽니다. 하지만 두 가지 이상의 증상이 함께 나타나면 병원에 가야 합니다. 아이가 딱 한 번만 구토를 하고 다른 건 멀쩡하다면 더 상태를 지켜보세요. 또 다른 증상 없이 열만 올랐다면 아세트아미노펜이나 이부프로펜을 먹이고 기다려봐도 됩니다. 하지만 아이가 발열과 복통, 혹은 발열과 두통, 또는 구토와 무력감 등을 동시에 느낀다면 병원에 데려가야 합니다.

병원에 가지 말라는 것이 아닙니다. 부모의 직감으로 병원에 가야 할 것 같은 느낌이 들면 그렇게 하세요. 지금은 금요일 늦은 오후라면 아이 증상이 병원에 데려가야 할 정도로 심각한 것인지 아닌지 확신이 서지 않는다면, 증상이 악화되어 후회하느니 차라리 병원에 가고 후회하는 편이 낫습니다. 응급실에서 다른 아픈 사람들과 섞여서 주말을 보내는 것은 좋은 일이 아니니까요.

민간요법을 활용하자 많은 사람이 오랫동안 아이의 열을 낮추고 면역계를 향상시키는 자기만의 방식을 이용해왔습니다. 아이에게 해를 끼치지 않으면서, 도움이 되는 분명히 효과가 있다는 것은 아닙니다 방법을 소개합니다 사과식초 등 익숙하지 않은 요법도 있지만, 모두 우리나라에서 일반적으로 사용하는 방법입니다 _감수자 주.

젖은 양말 치료: 이 방법의 근거는 이렇습니다. 열이 있는 아이에게 젖은 양말을 신기면, 몸은 발을 따뜻하게 하기 위해 체내의 열을 올릴 것이고, 그 과정에서 면역계가 활성화된다는 것이죠. 배처럼 넓은 부위에 젖은 수건을 덮어주기도 하지만 너무 차갑게 해서는 안 됩니다. 아이가 몸을 떨며 체온을 올리다보면, 지나치게 체온이 올라갈 수 있습니다. 몸을 떨면 불필요한 열이 발생하니까요.

수분 공급: 시원한 물을 많이 마시면 체온이 내려가고, 감염과 싸우는 과정에서 손실된 수분을 보충하는 데 도움이 됩니다.

미지근한 물 목욕: 미지근한 물로 목욕을 시키면 효과적입니다.

사과식초: 사과식초에 물을 타서 아이 발에 발라주세요. 산이 피부의 열을 내려줍니다. 왜 하필 발이냐고요? 발은 몸의 다른 부위보다 땀샘의 밀도가 높아 열을 효과적으로 방출합니다.

비타민 D를 섭취하자 비타민 D_3는 감염으로부터 몸을 보호해줍니다. 비타민 D_3는 모유에서 부족한 성분 중 하나이므로 만 2세까지는 유아용으로 나온 액상 종합비타민제를 하루에 1mg씩 먹여야 합니다. 만 2세 이후에는 씹어 먹는 종합비타민제로 바꾸어주세요. 용량을 꼭 준수하세요. 많이 먹는다고 결코 몸에 좋지 않습니다. 예를 들어 지용성비타민 A와 E는 과도하게 복용하면 위험합니다.

세심하게 살피자 아이와 함께 여행할 때는 갇힌 공간에서 쉽게 전파되는 세균을 조심해야 합니다. 예를 들어 비행기에서는 담요 등으로 아이 입과 코를 덮어주세요. 다른 사람이 재채기할 때 튀어나온 침이 아이 얼굴에 닿는 것을 막을 수 있습니다. 그리고 좌석 머리 위에 있는 공기 송풍기도 꺼주세요. 비행기 안에 있는 사람들이 내쉰 숨이 송풍기를 통해 아이 머리 위로 쏟아지니까요. 여행용 소독제나 아기용 물수건을 준비하여 호텔방에서 아이 손이 닿을 물건들을 깨끗이 소독해주세요.

약은 끝까지 복용하자 의사가 항생제나 기타 항염증 약제를 처방해주었다면, 정해진 용량을 정해진 기간 동안 복용시키세요. 절대 증상이 가라앉았다고 해서 중단해서는 안 됩니다. 복용을 일찍 중단하거나 용량 조절을 잘못하면 내성이 생겨서 그다음 치료에서는 약이 듣지 않을 수 있으니까요.

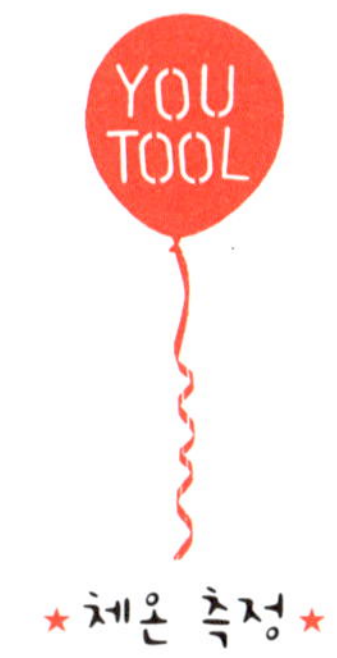

★ 체온 측정 ★

아이의 상태를 확인하는 중요한 지표인 체온 측정 방법을 몇 가지 알려 드립니다.

직장 온도 측정법 직장을 통해 체온을 잴 때는 구강용 체온계보다 잘 깨지지 않는 짧고 둥근 형태의 체온계를 사용해야 합니다. 체온계를 흔들어 체온계 눈금이 35℃ 이하인 것을 확인합니다 디지털 체온계라면 흔들 필요가 없습니다. 체온계 끝에 바셀린을 조금 바릅니다. 아이를 바닥에 엎드려놓고 달아나지 않게 잡으세요. 그리고 항문을 통해 체온계를 1.5~2.5cm 직장으로 집어넣은 후 2분 정도 측정합니다. 매우 정확한 체온 측정 방법입니다.

귀 온도 측정법 외이도 끝에 있는 고막을 향해 체온계의 각도를 잡고 귀를 살짝 잡아당겨 입구를 넓힌 후에 귓속으로 넣어 측정합니다. 이 방법도 꽤 정확한 체온 측정 방법입니다.

구강 온도 측정법 아이가 6세가 되기 전에는 체온계를 씹어 부러뜨릴 위험이 있으므로 추천하지 않습니다. 겨드랑이나 이마에서 체온을 측정하는 것은 다른 방법에 비해 정확도가 떨어집니다.

7

raising your child

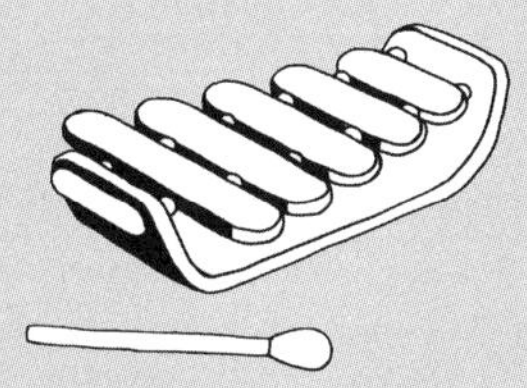

알레르기와 천식

면역계가 약해졌을 때 생기는 질병을 알아보자

부모들을 모아놓고 유모차에서 기저귀까지 좋아하는 브랜드를 물어보면 모두 다른 선택을 할 것입니다. 하지만 모두의 의견이 일치하는 부분이 하나 있습니다. 아이가 병으로 아파하는 모습은 눈 뜨고 보지 못한다는 것이죠. 우리 주변에는 아이를 위협하는 수많은 감염 위험이 있지만 다행스러운 점은 면역계 덕분에 경우에 따라서는 현대 의학의 도움을 조금 빌려서 아이가 감염과 싸우고, 이겨내고 다시 운동장에서 뛰놀 수 있다는 사실입니다.

하지만 면역계가 기대와 다른 반응을 하는 경우도 많습니다. 이 때문에 천식과 알레르기 같은 만성 면역 관련 질환이 생기지요. 사실 전체 유아의 30% 정도가 알레르기나 천식에 걸립니다. 정말 높은 수치지요.

6장에서도 살펴보았듯이 아이의 몸은 외부의 침입자를 상대로 매우 효과적으로 군사작전을 수행합니다. 침략자의 존재를 감지하면 민감하게 반응하지요. 그리고 전투가 시작된 후 짧은 시간 내에 적을 소탕합니다. 하지만 가끔은 아군끼리 해를 입히기도 합니다. 방어 체계가 적과 아군을 구분하지 못해 자신을 공격하는 경우입니다.

현지에서 생산한, 저온 살균하지 않은 꿀은 해당 지역의 식물에 대한 계절 알레르기 증상을 줄여줍니다. 알레르기 주사처럼 면역계가 그 지역의 알레르기 유발물질에 항체를 만들도록 자극합니다. 그러나 만 1세 미만 아이에게는 절대로 꿀을 먹이지 마세요. 보툴리즘 식중독을 일으키는 포자 형태의 세균이 들어 있을 수 있기 때문입니다. 이는 치명적 반응을 일으키는 독소를 만들어냅니다.

아이의 면역계는 아주 여립니다. 특히 자궁 속에서 엄마의 면역세포에 의존하던 면역계가 자신의 면역세포로 완전히 대체되는 과정에서는 특히 연약하죠. 면역계가 오작동을 일으키면 우리 몸의 시스템 전체가 위험에 빠지기도 합니다. 알레르기나 천식은 그 자체로도 문제이지만, 진짜 위험한 문제는 바로 이것입니다. 고양이 털같이 별 것 아닌 요소와 싸우느라 면역계가 정신이 팔려 있으면, 정말로 위험한 침입자가 들어왔을 때 대비하지 못합니다. 이 장에서는 이런 비정상적 면역반응이 왜 일어나는지, 어떻게 대처해야 하는지 알아보겠습니다.

알레르기의 진화

어르신들께 알레르기나 천식에 대해 한번 물어보세요. 아마도 대부분 이렇게 얘기할 것입니다. "내가 어릴 때는 알레르기로 고생하는 아이가 지금처럼 많지 않았어. 땅바닥에서 뒹굴고, 꽃가루를 뒤집어쓰고, 이웃집 개를 쓰다듬어도 재채기 같은 것은 나오지도 않았지." 사실 요즘 들어 알레르기가 급증하는 이유와 그 원인에 대해서는 과학적으로 여전히 논란이 많습니다.

현재 유력한 이론은 항체가 침입자와 싸울 때 일어나는 생화학적 반응을 근거로 삼고 있습니다. 직접 침입자를 향해 총을 쏜다고 한 B세포를 기억하시죠? 이 세포들이 사용하는 총알을 면역글로불린 혹은 항체라고 부릅니다. 이 총알은 각기 정해진 위험에 대응하도록 특수하게 설계되었죠. B세포는 침입자에게 항체를 쏘기도 하고 그것을 자기 표면에 입히기도 합니다.

알레르기를 유발하는 이 표면 항체IgE는 완두콩의 껍질처럼 B세포에 달라붙어 있습니다. 그리고 특별히 위험할 일도 없는 침입자, 예를 들면 고양이 털 같은 것에 격렬히 반응해 B세포가 전투를 벌이게 만들죠.

이 지나치게 열정적인 항체를 어떻게 하면 진정시킬 수 있을까요? 옛날에는 치명적인 질병이나 감염이 많아서 IgE를 보유한 선조들은 이런 강력한 면역반응 덕에 생존이 유리했을 것이라 추측하는 면역학자도 있습니다. 하지만 현대인들의 문제는 별로 치명적이지 않은 자극에도 반응을 하게 되었다는 것이죠. 바로 알레르기 반응입니다.

알레르기가 증가한 원인으로는 '청결' 이론과 '불결' 이론이 있습니다. 우선 청결 이론은 다음과 같습니다. 우리가 세균을 없애는 데에 지나치게 초점을 맞춘 나머지 좋은 세균에 대해서도 내성을 쌓지 못했다는 것입니다. 우리는 매일같이 주변을 청소하고, 손을 씻습니다. 이렇게 주변에 맞서 싸울 세균이 별로 없다 보니 면역계는 낯선 환경에 조금만 노출되어도 과도한 반응을 보인다는 이론입니다. 심지어 인체에 전혀 무해한 경우에도 말이죠.

일부 연구에 따르면 첫째는 다른 형제보다 알레르기나 천식에 걸릴 확률이 더 높다고 합니다. 보통 첫째 아이가 생겼을 때는 부모가 청결에 굉장히 신경을 쓰다가 이후의 아이들을 키울 때는 조금 느슨해진다는 점이 청결 이론의 근거가 됩니다아니면 아이가 바닥에 떨어진 음식을 주워 먹어도 잔소리할 시간이나 힘이 없어서 그럴지도 모르죠.*

'불결' 이론의 주장은 정반대입니다. 여기서 말하는 불결이란 바닥에

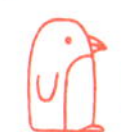

알레르기와 연관된 두 가지 이상한 증상이 있습니다. 우선 알레르기가 있는 아이는 코끝 바로 위쪽 피부에 주름이 하나 생깁니다. 콧물이 너무 많이 나서 코를 자꾸 위쪽으로 문질러서 생기는 주름이죠. 또 하나는 눈 밑이 어두워지면서 접히는 증상입니다. 이것은 피곤해서 생기는 다크서클과 다릅니다. 눈 밑으로 정맥이 울혈되어 생기는 것이죠. 알레르기가 있으면 안구 뒤쪽 패드안구 후방 조직 _감수자 주에 체액이 축적되고, 이 체액으로 무거워진 부위가 아래로 처칩니다. 그래서 눈 바로 앞아이의 경우 눈 바로 아래이 어두워집니다.

떨어진 과자를 주워 먹는 수준의 이야기가 아닙니다. 이 이론에서는 우리의 환경이 화학물질, 담배 연기 그리고 산업사회의 부산물인 유해물질 등 온갖 종류의 치명적 독소로 오염되어 있다고 주장합니다. 세상은 우리 몸이 따라잡을 수 있는 속도보다 빠르게 진화되어왔지요. 그 결과 우리 몸이 적응하기도 전에 이런 독소들이 증가했고, 거기에 효과적으로 대응할 수 없게 되어 알레르기 반응이 생겨났다는 이론입니다.

흥미롭게도 가장 흔히 발생하는 알레르기는 이런 독소에 반응해 생기는 것이 아닙니다. 독소는 우리가 알레르기 항원에 노출되었을 때 면역반응을 유도하는 보조제 역할을 합니다. 이 독소 중에서도 가장 큰 범인은 담배 연기와 자동차 매연이죠. 유전적 소인이 있는 아이는 고양이 비듬 같은 알레르기 항원에 노출될 때 간접흡연 등이 함께 동반되면 알레르기 과민성이 더 잘 일어납니다. 일단 과민성이 생기면 천식에 걸릴 위험도 크죠. 하지만 이때 천식 유발물질은 이를 테면 집먼지진드기 처음에 노출된 알레르기 항원과는 완전히 다른 것일 수 있습니다.

이런 이론이 그럴듯해 보이기는 하지만 그래도 우리가 가장 관심 있는 부분은 알레르기의 진행 과정입니다. 이제 알레르기 반응을 하나씩 단계별로 짚어가며 살펴보겠습니다. 아이의 알레르기를 어떻게 예방하고 치료할 수 있는지 알 수 있을 것입니다.

....

* 천식 증가에 대한 또 하나의 청결 이론이 있습니다. 1930년대에 항생제가 도입되면서 헬리코박터 파일로리Helicobacter pylori, 위암과 소화성 궤양을 일으키는 세균의 감염률이 떨어지기 시작했습니다. 오늘날 이 균에 감염된 아이의 비율은 선진국이 10% 미만인 반면, 개발도상국은 아직 90%나 됩니다. 헬리코박터 파일로리는 소화기관에는 궤양을 일으키는 반면 꽃가루와 곰팡이로부터 몸을 보호하고, 천식의 발병을 줄이는 효과가 있습니다. 이 세균이 사라지면서 천식도 늘어난 것이죠. 한 연구에서는 항생제 치료와 그 후의 천식과 알레르기 발병 사이에 강한 상관관계가 있다는 사실을 증명했습니다.

알레르기의 모든 것

누구든 살다 보면 너무 과잉 반응한다 싶은 사람을 만납니다. 직장 상사, 배우자, 입에 욕을 달고 사는 운전자 등. 이런 사람들은 사소한 일에도 흥분해서 야단을 떨죠. 사실 알레르기는 본질을 들여다보면 이런 사람들과 비슷합니다〔그림 7.1〕 참고.

침입자는 코를 통해 몸으로 들어오는 경우가 많은데, 이때 몸은 면역글로불린 E IgE라는 항체를 생산해 자신을 지키려 합니다. 이것이 연쇄반응을 일으키면 결국 IgE가 알레르기 세포 비만세포에 신호를 보내 알레르기 항체와 맞서 싸울 화학물질을 분비하게 되죠. 이런 화학물질 일부는 히스타민이고, 일부는 사이토카인 시스템에 속하는 물질입니다이 혈류로 분비되면 적이 침입한 장소뿐 아니라 몸 전체에서 염증반응이 일어납니다. 눈이 가렵고, 콧물이 줄줄 흐르고, 두드러기가 나는 증상은 모두 이렇게 일어납니다.

식품 알레르기라면, 위장관은 몸에서 알레르기 항원을 제거하려 합니다. 앞에서 살펴보았듯이 면역계는 이 침입자들에 대한 정보를 기억해 두었다가 나중에 다시 만나면 같은 방식으로 자신을 보호하려 하죠. 간혹 침입자를 만날 때마다 반응이 점점 더 심각해지기도 합니다. 그리고 반대로 반응이 약해질 때도 있습니다. 이런 경우에는 아이가 자라면서 면역계가 성숙해지면 알레르기도 저절로 사라집니다.

과민해진 알레르기 시스템은 먼지나 꽃가루 같은 특정 외부 물질 무해한 것일 때가 많습니다에 노출되자마자 적색 경보를 울립니다. 그리고 면역반응이 시작돼 세포가 공격을 시작하고, 아이는 증상을 느낍니다. 아이의 몸이 침입자를 공격할 때는 면역세포가 쳐들어가서 침입자를 제거하는데, 알레르기는 개미 한 마리 잡자고 기관총으로 무장하고 쳐들어가는 꼴입니다. 이런 과도한 반응 때문에 아이의 몸은 많은 손상을 입습니다.

알레르기 증상은 엄청나게 다양합니다. 어떤 사람은 몇 번 콧물을 훌

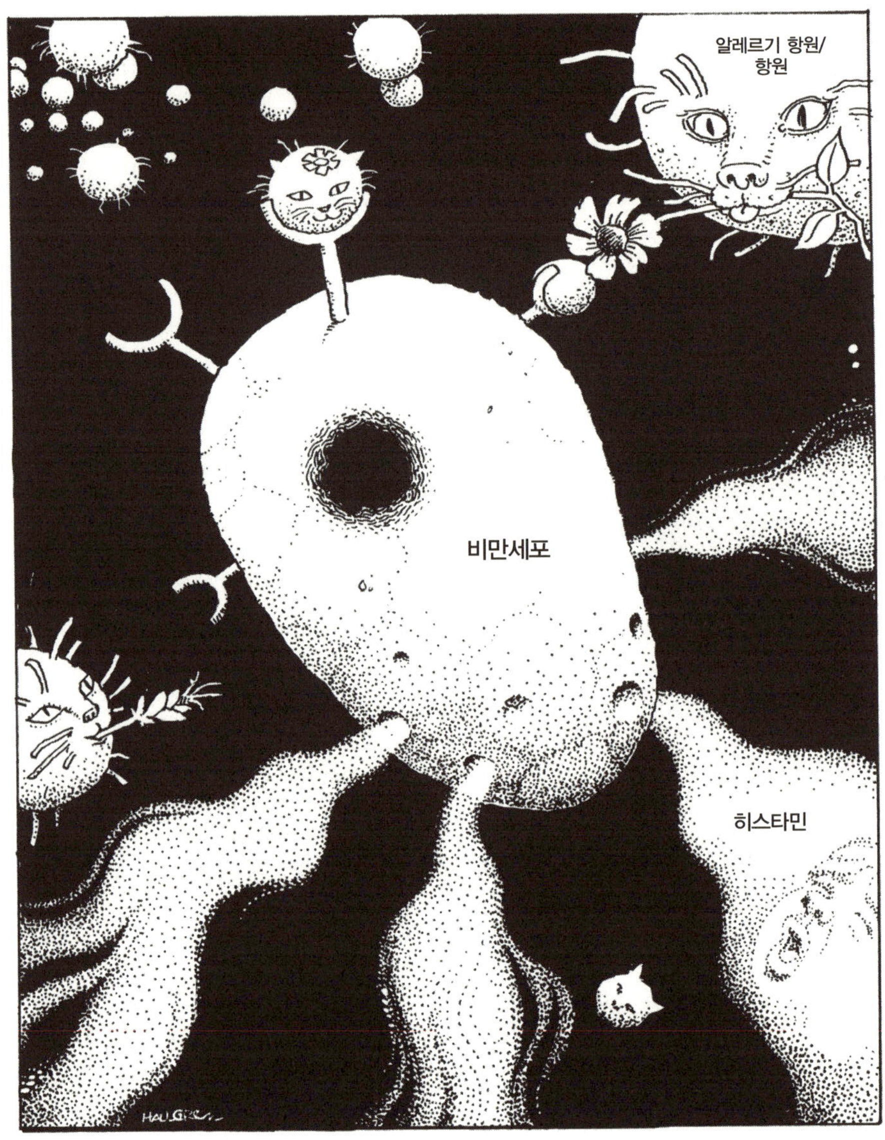

[그림 7.1] 반응작용

먼지나 꽃가루 같은 알레르기 유발 항원이 코나 폐를 통해 몸속에 들어왔을 때 재채기, 기침, 눈물 혹은 그보다 심각한 알레르기 반응이 일어납니다. 항원이 비만세포와 상호작용하면 비만세포는 히스타민을 분비하고, 이 히스타민이 증상을 불러일으킵니다. 아이가 수도꼭지 틀어놓은 듯 콧물을 줄줄 흘리는 이유입니다.

쩍거리는 정도인 반면, 어떤 사람은 생명을 위협하는 아나필락시스 anaphylaxis 반응이 일어나기도 합니다. 아이에게 가장 흔히 발생하는 알레르기와 대처법을 알아보죠.

공기 접촉을 통한 알레르기: 공기를 통해 이동하는 알레르기 항원에 의한 것입니다. 눈물, 콧물, 목에 끼는 가래 등 전형적인 알레르기 증상을 일으키는 주요 원인들입니다. 가장 흔한 것들은 다음과 같습니다.

용의자	전과 기록	행방
집먼지진드기 dust mites	집먼지의 일부이며 현미경으로만 볼 수 있는 작은 곤충입니다. 베개나 침대 매트리스에 살면서 죽은 피부를 먹고 사는데 그 배설물이 응급 반응을 유발합니다.	침구, 카펫, 천 등에서 1년 내내 삽니다.
꽃가루 pollen	나무, 꽃, 잡초, 잔디 등이 수정을 위해 꽃가루를 날릴 때 공기 중으로 퍼집니다.	계절에 따라 해당 지역에서 식물의 수분이 이루어질 때 한시적으로 나타납니다.
곰팡이 mold	따뜻하고, 어둡고, 습기가 많은 환경에서 자랍니다.	1년 내내 삽니다. 축축한 지하실이나 부식되어가는 낙엽 더미 안쪽 등 퀴퀴한 곳에서 발견됩니다.
비듬 dander	애완동물이 자기 몸을 핥은 후 그 침이 마르면 단백질 입자가 공중으로 퍼집니다.	온혈동물이나 애완동물이 사는 곳이라면 어디나 있습니다.

식품 알레르기: 요즘 들어 식품 알레르기에 관심이 크게 늘고 있습니다. 전체 아이의 10% 정도가 식품 알레르기를 가지고 있습니다. 아이에게 알레르기 반응을 일으키는 가장 흔한 식품은 달걀, 생선, 우유, 땅콩, 조개류, 콩, 나무 견과류, 밀 등 여덟 가지입니다.

통제가 불가능한 공기 접촉성 알레르기에 비하면 식품 알레르기는 해당 식품을 안 먹으면 그만이니 다루기가 쉬워 보이지만, 실상은 그리 간단하지 않습니다. 달걀, 우유, 밀, 콩 등이 들어간 식품이 너무 많으니까요. 더구나 가공식품에는 숨은 알레르기 항원이 무척 많고 추적하기도 너무나 어렵습니다.

공장에서 나오는 식품은 잠재적 알레르기 항원과 해당 식품이 알레르기 항원에 노출되었을 확률에 대해서도 비교적 잘 알려주지만, 식당은 사정이 다릅니다. 알레르기가 있는 음식을 요리한 조리 기구로 아이의 음식을 요리할 수도 있으니까요.

식품 알레르기는 다양한 반응을 유발하지만 피부 발진도 자주 일어나는 증상입니다. 8장 참고, 그중 가장 염려스러운 부분은 아나필락시스입니다 자세한 내용은 261쪽 참고. 땅콩은 가장 심각한 형태의 알레르기 반응을 일으킵니다 땅콩 알레르기의 증가와 관련해서는 260쪽 참고. 간혹 식품 알레르기는 아이가 자라면서 저절로 사라집니다. 예를 들면 대부분의 달걀 알레르기는 아이가 만 2세가 되면 없어지죠. 아이가 자라면서 식품 알레르기가 사라졌다는 생각이 들면, 의사와 상의하여 차츰 음식의 양을 늘려보세요.

기타 흔한 알레르기: 이제 여러분은 아이가 접촉하는 모든 외부 물질이 알레르기 항원이 될 수 있다는 사실을 이해했을 것입니다. 여기에는 벌레에 쏘이는 것 이때의 알레르기는 벌레가 쏘는 독소에 대한 것입니다, 옻나무, 담쟁이덩굴, 약물, 라텍스 고무, 세탁용 세제에서 흔히 발견되는 다양한 화학물질이 모두 해당합니다.

알레르기의 진단과 치료

아이에게 생긴 알레르기의 범인을 알아내기는 매우 어렵습니다. 우선 어린아이는 자기가 어떻게 불편한지 제대로 설명하기 어렵습니다. 둘째,

알레르기 증상은 대부분 감기 증상과 비슷합니다. 셋째, 알레르기가 접촉 부위와 동떨어진 곳_{기저귀 발진 등}에 나타나거나 촉발 인자_{음식 등}와 접촉하고 시간이 좀 흐른 뒤에 나타나면 그 둘을 연관 짓기 어려울 때가 많죠. 따라서 알레르기가 의심되면 어떤 알레르기 항원에 노출되어서 증상이 나타났는지 찾아내는 일이 급선무입니다. 알레르기는 완치법이 없지만, 의사와 상의하면 촉발 인자를 정확히 찾아내고 증상을 완화할 해법을 찾을 수 있습니다.

아이의 알레르기는 유형이 다양해 진단과 치료가 어려운 경우도 많습니다. 그 방법을 하나씩 살펴보겠습니다_{접촉알레르기에 대해서는 피부를 다루는 다음 장에서 알아보겠습니다}.

증상: 공기 접촉을 통한 알레르기 증상은 재채기, 코 혹은 인후_{목구멍}의 가려움, 코의 충혈, 기침, 눈물이 나고 붉게 충혈된 눈 등이 있습니다.

식품 알레르기는 인자에 따라 증상이 다릅니다. 식품에 대한 아이의 민감성은 물론이고, 그 식품을 얼마나 먹었는지 혹은 알레르기 항원에 얼마나 노출되었는지도 영향을 미칩니다. 식품 알레르기의 증상에는 두드러기, 음식을 삼킬 때 구강과 인후의 가려움, 발진, 콧물, 코 가려움, 장이 부어오르면서 생기는 체중 증가, 구토와 설사를 동반하는 심한 복통, 쇼크 등이 있고, 심지어 생명을 위협하는 호흡곤란이 발생하기도 합니다.

진단: 알레르기가 의심되면 의사를 찾아가세요. 이를 진단하고 최적의 치료 방법과 소아 알레르기 전문의를 소개할 것입니다. 의사가 알레르기를 진단할 때 사용하는 방법은 두 가지 입니다.

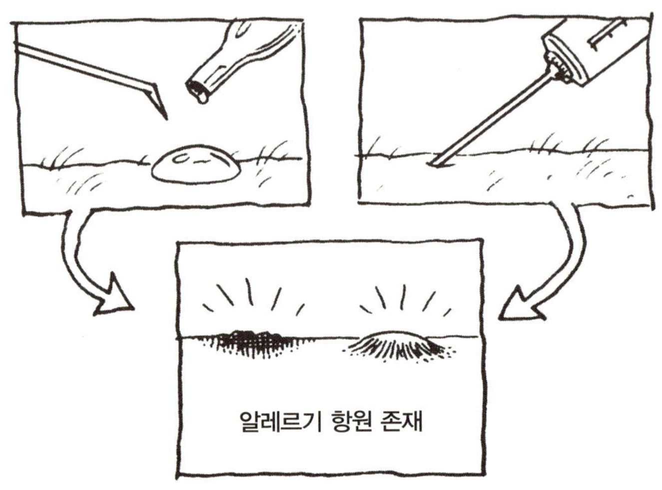

• 피부 반응 검사   이 검사법은 유아에게도 사용하지만, 만 2세 이상의 아이라면 더욱 정확한 결과를 얻을 수 있습니다. 방법은 두 가지입니다. 첫째 방법은 의심이 가는 알레르기 항원을 담은 액체를 한 방울 피부에 떨어뜨립니다. 그런 다음 의사가 해당 부위를 바늘로 살짝 찌르는 것이죠. 만약 피부에 빨갛게 얼룩이 생기면 알레르기일 확률이 높다는 뜻입니다 확률입니다. 피부 반응 검사에서도 거짓 양성반응이 나오는 경우가 많으니까요. 둘째 방법은 적은 양의 알레르기 항원을 피부 아래 주사하는 것입니다 조금 따끔거리겠죠. 주사 부위에 혹이 생기면 양성반응으로 판단합니다. 혹이 크게 생길수록 알레르기가 확실합니다.

• 방사선 알레르기 흡착 검사 RAST 검사   이 혈액 검사는 호산구 eosinophil 라는 백혈구의 지표를 검사해 알레르기를 추적합니다. 알레르기 반응이 생기면 호산구가 증가합니다. 알레르기 유무를 정확하게 판별할 수 있는 방법이긴 하지만 만 2세 이상 아동이라면 앞서 소개한 피부 반응 검사를 흔히 사용합니다. 각 항원에 대해 일일이 혈액 검사를 하는 것보다

좀 더 저렴한 비용으로 다양한 잠재적 알레르기 유발 항원을 검사할 수 있기 때문입니다.

치료: 알레르기를 낮게 하는 만병통치약이 있으면 얼마나 좋을까요. 하지만 아시다시피 면역계는 복잡하고 미묘합니다. 알레르기를 제거하는 간단한 해법은 없다는 뜻이죠. 가장 좋은 치료법은 우선 알레르기 항원에 노출되지 않는 것입니다. 예방 지침은 '부모와 아이를 위한 팁'에서 다루겠습니다. 알레르기 증상을 좀 더 일찍 알아차리는 것도 중요합니다. 신속하게 치료를 시작할수록 효과도 좋으니까요. 식품 알레르기는 알레르기 원인을 제거하는 것이 정답이지만, 공기 접촉을 통한 알레르기는 완전히 피하기 어렵습니다. 따라서 항원에 노출된 아이가 좀 더 편안해지도록 증상을 완화하는 방법을 찾아야 합니다. 알레르기 치료에서 선택할 수 있는 방법을 살펴봅시다.

- **약물** 요인에 따라 몇 가지 선택이 가능합니다.
  - 디펜히드라민diphenhydramine(상품명 베나드릴Benadryl): 항히스타민제로서 가려움증, 부종, 두드러기 증상을 완화해줍니다. 급성 알레르기 반응아나필락시스에서 가장 먼저 하는 치료법입니다. 복용량은 의사나 설명서의 지시 사항을 따르세요.
  - 다른 항히스타민제(상품명 클라리틴Claritin, 알레그라Allegra, 지르텍Zyrtec): 계절성 만성 알레르기에 사용합니다.
  - 비강 스테로이드제: 알레르기 세포히스타민을 방출하는 비만세포를 안정시켜 알레르기 반응으로 인한 증상을 가라앉힙니다.
  - 히드로코르티손 크림 등 도포용 항히스타민제: 가려움증과 부종을 줄여줍니다. 베나드릴 젤 같은 도포용 크림은 피하는 것이 좋습니다. 피부에 많이 바르면 그 속에 들어 있는 베나드릴 성분을 과용

땅콩에 심각한 알레르기 반응을 보이는 아이들이 많습니다. 심지어 땅콩을 입에 대지도 않았는데 아나필락시스 반응을 나타내는 사례도 있습니다. 아이가 땅콩과 가까이 있거나, 땅콩을 먹은 사람이 아이를 만지기만 해도 일어나고요. 연구에 따르면 땅콩 알레르기가 있는 아동은 지난 몇 년간 두 배로 증가했다고 합니다. 그 이유는 아직 명확하지 않지만 몇 가지 이론이 있습니다.

- 땅콩에는 다른 식품에는 없는 단백질이 들어 있는데, 이것이 면역계로부터 아주 강력한 반응을 촉발합니다.
- 땅콩을 볶으면 단백질에 변형이 와서 알레르기 반응을 더욱 강하게 만듭니다 중국에서는 땅콩 알레르기 발병률이 훨씬 낮은데, 중국인은 땅콩을 볶지 않고 쪄서 먹는 경향이 있습니다.
- 가공식품이나 유전자 변형 음식이 유아의 연약한 위장관 벽을 자극해 알레르기에 더욱 취약하게 만듭니다.
- 아이가 크림이나 로션처럼 식품이 아닌 제품에 들어 있는 땅콩 성분에 노출되기도 합니다.
- 땅콩버터를 만들기 위해 첨가하는 유화제나 다른 성분이 알레르기 반응을 일으킬 확률이 높습니다. 땅콩을 쪄 먹거나 첨가물 없는 땅콩버터를 먹는 나라의 아이들은 알레르기 발생률이 훨씬 낮습니다.

태어날 아이가 심각한 땅콩 알레르기에 걸리지 않도록 하기 위해 임신 기간에 땅콩을 먹지 않으면 도움이 될까요? 만약 식품 알레르기에 강한 가족력이 있다면 한번 고려해볼 만한 방법입니다. 하지만 가족력이 없다면 임신 기간에 땅콩을 먹는다고 아이의 견과류 알레르기에 영향을 주지는 않습니다.

일단 아이가 태어난 후에는 가족력을 토대로, 알레르기가 생길 가능성이 있는 음식은 피하는 것이 좋습니다. 그리고 생후 4개월 내에 고형식을 섭취하면 알레르기 위험이 높다는 일부 증거가 있으니 먹이지 마세요. 종류를 막론하고 알레르기에 가족력이 있다면 아이가 만 2세가 될 때까지는 땅콩버터와 땅콩이 들어간 제품을 먹이지 않는 것이 좋습니다. 모유수유를 하는 동안에는 엄마도 땅콩을 먹지 않기를 권합니다. 땅콩을 먹고 모유수유를 하면 아이에게 땅콩 알레르기가 생긴다는 증거가 약하지만 제기되고 있으니까요.

하게 됩니다. 오트밀 목욕을 하거나 칼라민Calamine 로션 혹은 히드로코르티손 크림을 사용하는 편이 더 안전합니다.

• **알레르기 주사** 어떤 경우에는 의사가 알레르기 주사를 권하기도 합니다. 아이가 극심한 고통을 호소하거나 아이의 생활이 엉망이 되었다면 보통 주사를 이용합니다. 알레르기 주사는 아주 적은 용량의 알레르기 항원을 일정 기간에 걸쳐 주사해 몸이 내성을 키우는 방법입니다. 일반적으로 만 5세 미만의 아이에게는 사용하지 않습니다. 일부 아이는 이 방법으로 생활 전체가 긍정적으로 변하기도 합니다.

아나필락시스

심각한 알레르기가 있는 아이는 알레르기 항원을 만났을 때 생명을 위협할 정도의 갑작스러운 반응을 나타내기도 합니다. 아나필락시스라고 하죠. 가장 흔한 촉발 인자는 땅콩과 벌에 쏘이는 것입니다. 아나필락시스는 신체의 많은 시스템에 영향을 미치지만, 그중 가장 심각한 영향은 기도를 막고, 체액이 혈류에서 조직으로 새어 나오게 만드는 것입니다. 이때는 즉각적으로 에피네프린 아드레날린 주사를 놓아 이를 막아야 합니다. 아나필락시스 반응은 즉각적으로 나타나기도 하고, 알레르기 항원에 유발된 후 최고 두 시간까지 숨었다가 일어나는 경우도 있습니다.

보통 만 1세 미만의 아이에게서는 아나필락시스가 일어나지 않습니다. 그리고 심각한 반응이 일어난다고 해도 보통 붉은색 발진 정도가 많습니다. 어린아이의 면역계는 완전히 발달한 상태가 아니어서 그런 심각한 염증반응을 유발할 만큼 군대를 끌어모을 수 없기 때문입니다.

증상: 호흡곤란 숨이 막힌 듯 거칠고 가쁜 호흡, 산소 부족 폐에 체액이 차면서 생기는 현상, 빠른 심장박동, 안면·인후·입술의 부종, 두통, 현기증, 두드러기, 뻣뻣한 목, 갑작스러운 혈압 저하 등이 나타납니다.

치료: 아이가 아나필락시스 반응을 보이면 의사는 에피네프린 주사를 처방합니다. 에피네프린 주사는 에피펜 EpiPen이라는 스프링 작동 자동 주사기입니다 우리나라에서도 사용하고 있는 방법입니다 _감수자 주. 심각한 반응이 일어날 때 부모나 다른 보호자가 아이의 허벅지에 주사를 놓으면 동맥과 기도를 열고, 염증 때문에 생긴 부종으로 일어난 혈관의 체액 누출을 멈춰 알레르기 반응이 완화됩니다.

따라서 심각한 알레르기 반응이 있는 아이의 부모나 보호자, 선생님은 에피펜 주사 놓는 방법을 알고 있어야 합니다. 그리고 부모가 나서서 학교, 어린이집, 자동차 등 아이가 있는 어디서든 쉽게 에피펜을 사용할 수 있도록 준비해야 합니다. 미처 준비가 안 된 상황이라면 119를 부르거나 응급실로 데려가세요.

천식의 생물학

알레르기 얘기를 하는데 천식이 왜 나오나 의아한 사람도 있을 겁니다. 하지만 천식은 알레르기와 공통점이 있습니다. 천식은 호흡곤란을 특징으로 하는 일종의 알레르기 반응이라 할 수 있습니다. 그렇다고 알레르기가 있는 아이는 모두 천식이 있다거나, 천식이 있는 아이는 모두 알레르기가 있다는 뜻은 아닙니다. 하지만 둘이 겹치는 경우가 분명 있습니다.

요즘 들어 아이의 천식 발생률이 상당히 높습니다. 특히 공해와 바퀴벌레에 시달리는 도심 지역에서는 아주 흔해졌죠. 하지만 농촌에서 자란 아이에게서는 발생률이 훨씬 낮습니다.동물과 어울리며 노출되는 다양한 독소가 오히려 보호 역할을 하는 것으로 보입니다. 아이가 자라는 동안 한 번쯤 천식이 발병하는 비율이 최고 15%에 이른다는 사실을 고려하면 천식은 부모가 잘 알아둬야 할 질병입니다. 천식은 폐의 구조와 기능을 붕괴시킵니다.

우선 호흡계에 대해 생각해봅시다. 호흡계는 나무를 위아래로 뒤집어 놓은 형태입니다〔그림 7.2〕참고. 숨을 들이마시면 공기가 기관을 따라 아래로 흘러들어 갑니다. 기관은 나무의 몸통에 해당하고 들이마신 공기를 폐로 이어주는 통로 역할을 합니다. 기관은 곧이어 두 개의 기관지로 나뉩니다. 이 두 기관지는 각각 오른쪽, 왼쪽의 폐로 이어져서 다시 세기관지라는 수천 개의 작은 관으로 가지를 칩니다.

각각의 세기관지 끝에는 허파꽈리 혹은 폐포라는 작은 주머니가 달려

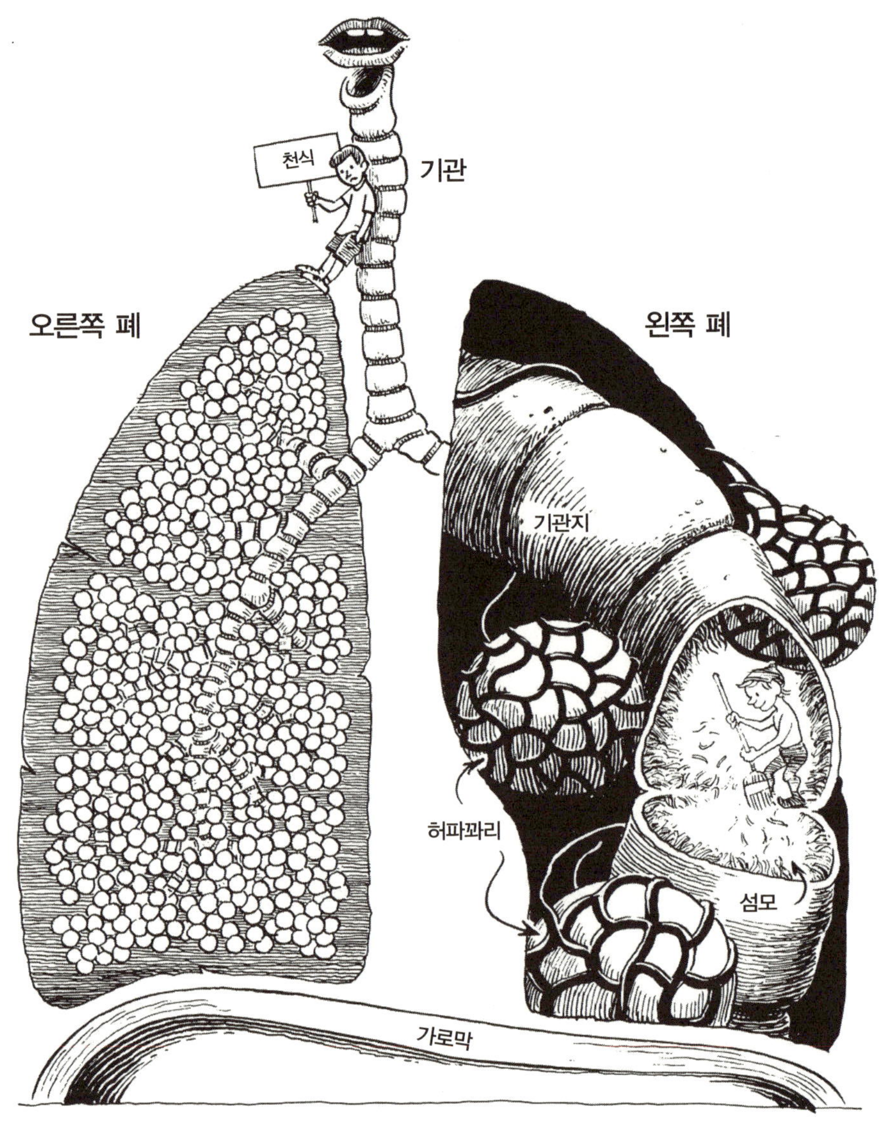

[그림 7.2] 아이의 호흡

폐는 커다란 몸통 하나에서 수많은 가지가 뻗어 나온 나무를 거꾸로 뒤집어놓은 모양입니다. 폐 바닥에 있는 가로막의 수축은 폐의 호흡을 돕습니다. 그리고 기관 표면에 붙어 있는 섬모라는 작은 털은 원치 않는 입자를 걸러내 깨끗한 공기를 들이마시게 합니다. 기도가 막히는 천식 반응은 알레르기 반응과 비슷한 과정으로 일어납니다.

있습니다. 허파꽈리의 내면은 얇은 수막층으로 덮여 있는데, 이것이 허파꽈리를 열린 상태로 유지합니다. 허파꽈리는 주변이 작은 모세혈관 망으로 둘러싸여서 폐 속의 공기를 교환하는 작용을 합니다. 신선한 산소가 허파꽈리의 얇은 벽을 투과해 모세혈관의 혈액 속으로 들어가고, 이산화탄소는 모세혈관에서 허파꽈리로 나와 몸 밖으로 배출됩니다.

폐와 주변 구조물은 우리가 깨끗하게 산소를 마실 수 있는 메커니즘을 갖추고 있습니다. 우선, 기관 안쪽은 섬모라는 수백만 개의 작은 털로 뒤덮여 있습니다. 이 섬모는 어쩌다 들이마신 오물을 걸러줍니다. 일종의 필터 역할이죠. 폐는 우리 몸이 외부 세계와 직접 만나는 몇 안 되는 장소로 외부의 독소에 직접 노출되어 있습니다. 그래서 필터 역할이 무척 중요하죠.

그리고 흉강 바닥에 있는 돔 모양의 커다란 근육인 가로막_{횡경막}이 있습니다. 가로막은 폐를 아래로 잡아당길 때는 기도를 열어 공기를 들이마시게 하고, 반대로 폐를 위로 밀 때는 코와 입을 통해 공기를 밖으로 내쉬게 합니다.

건강할 때는 전체 시스템이 척척 돌아가며 모든 기능이 자동으로 이루어집니다. 하지만 천식이 있는 아이는 이런 당연한 과정이 자동적으로 일어나지 않습니다. 어떤 일이 생기는지 한번 보죠.

천식 촉발 인자_{담배 연기, 애완동물, 찬 공기나 운동 등}에 노출되면, 면역반응이 일어나 아이 폐 속에 있는 작은 기도 안쪽의 막이 염증으로 부풀어 오릅니다. 이 때문에 기도가 좁아지면 호흡하기가 힘들죠. 설상가상으로 아이가 공황 상태에 빠지면, 스트레스 호르몬이 분비되어 상태가 더욱 나빠집니다.

천식이 일어나면 아이는 기침을 심하게 합니다_{천식이 있는 어른은 쌕쌕 거리는 증상이 눈에 띄게 나타나지만 아이는 그보다 기침을 하는 증상이 두드러집니다. 그래서 아이의 경우 청진기를}

. 소아천식을 치료하기 위해 의사는 다양한 약물을 처방합니다. 그중에서 기도를 열어주는 흡입용 스테로이드는 안전하고 아이의 성장에도 문제를 일으키지 않습니다. 그리고 염증 조절을 위해 항염증제를 처방하기도 합니다.

단기간에 기도를 열어주는 기관지 확장제를 사용하면 증상이 빨리 완화되지만, 약물이 필요한 상황이 일주일에 세 번 이상이라면 의사에게 예방용 약물을 처방받는 편이 더 낫습니다.

천식 발작은 일어나는 당시에도 위험하지만, 나중에 비만, 고혈압, 고혈당, 심장 질환 같은 건강상의 문제를 일으킬 수 있습니다. 따라서 어릴 때부터 아이의 건강 상태를 잘 살펴보고 대응해야 합니다.

다음에 이어지는 지침을 활용해 아이가 천식이 있는지 확인해보세요. 처음 증상을 발견하면 아이가 보이는 증상이나 가능한 촉발 인자를 일기로 작성하는 것이 좋습니다. 천식의 패턴을 확인할 때 큰 도움이 됩니다.

천식이든, 알레르기든 중요한 것은 아이의 행동과 증상을 살펴 비정상적인 면역반응이 있는지 확인하는 것입니다. 이어서 알레르기와 천식을 예방하는 방법 그리고 알레르기와 천식이 있는 아이가 건강하게 지내도록 도와주는 아이디어를 살펴보겠습니다.

위험 요인	증상	촉발 인자
– 천식과 알레르기의 가족력 – 영아기에 걸린 바이러스성 호흡기 감염 – 엄마의 임신기 흡연 혹은 집 안에서 이루어지는 모든 흡연 – 조산 – 출산 시 산모의 나이가 만 20세 미만인 경우 – 비만 – 임신 기간에 엄마가, 혹은 만 1세 미만 아이가 타이레놀을 복용한 경우	– 심한 기침과 쌕쌕거리는 소리 – 숨을 쉴 때마다 흉곽이 움츠러드는 증상 – 숨을 들이마실 때마다 나는 그르렁거리는 소리 – 코의 벌렁거림 – 가슴의 통증과 뻐근한 느낌 – 빠르고 거친 호흡	– 축농증 – 운동 – 먼지 – 담배 연기 – 날씨 변화 – 바이러스 감염 – 애완동물 – 바퀴벌레 – 쥐

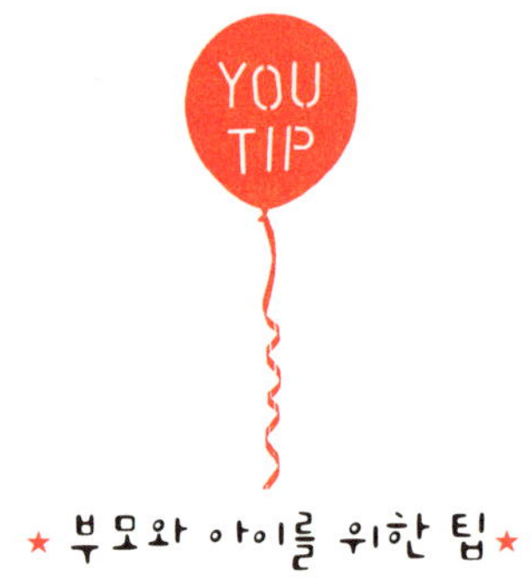

아이가 흙을 만지게 하자 모든 것을 살균제로 깨끗이 닦은 살균된 환경에서 자라는 것보다는 자연과 접촉하며 흙투성이로 놀며 자라는 편이 좋습니다. 그래야 면역계가 훈련됩니다. 싸울 기회가 없었던 면역계는 아주 사소한 침입자를 만나도 미친듯이 싸우려 들기 때문입니다. 물론 아이에서 아이로, 손에서 입으로 옮아가는 바이러스나 세균으로부터 아이를 보호하려면 손 씻는 습관을 철저히 들여야 합니다. 하지만 아이가 자연에 존재하는 많은 사물과 만나면 얻는 것도 대단히 많습니다. 여기에는 물론 먼지도 포함되죠. 하지만 농장 같은 곳에서 발견되는 유기물 먼지와 도시에서 발생하는 오물 먼지는 다르다는 사실을 알아두세요.

촉발 인자에 대한 노출을 줄여라 앞에서 말했듯이 알레르기나 천식을 완치할 수는 없지만 촉발 인자에 대한 노출을 줄이면 그에 따른 손상도 최소화할 수 있습니다. 몇 가지 방법을 알려드리지요.

- 아이 방에 카펫을 깔지 마세요. 카펫은 알레르기 항원이 달라붙어 있기 좋은 환경입니다. 가능하면 집에서 아예 카펫을 모두 없애기를

권합니다.

- 무거운 커튼보다 가벼운 커튼을 달고 정기적으로 세탁하세요. 커튼에는 먼지가 잘 달라붙습니다. 블라인드를 사용하면 자주 닦을 수 있어서 더욱 좋습니다.

- 집먼지진드기가 아이에게 달라붙지 못하도록 베개와 매트리스에 특수 1마크론micron 극세사나 라텍스 덮개를 씌워주세요. 흔히 '저자극성 진드기 방지 커버'라고 불리는 이 제품은 침대 시트처럼 펼쳐놓는 것이 아니라 지퍼를 완전히 잠가서 사용해야 합니다.

- 아이가 밖에서 놀고 온 후에는 꽃가루가 묻어 있을지 모르니 목욕을 시키고 옷을 갈아입히세요. 옻나무나 다른 접촉성 알레르기 항원에 대한 노출도 줄일 수 있습니다 진드기는 말할 것도 없지요. 8장 참고.

- 잠에서 깰 때 알레르기 반응이 일어난다면 베개 안의 내용물이 문제일지도 모릅니다. 베갯속 깃털이나, 집먼지진드기의 배설물이 원인 일수 있죠. 베갯속을 다른 것으로 교체하고 극세사 커버로 감싸서 증상이 나아지는지 확인해보세요.

적극적으로 행동하라 아이에게 심각한 땅콩 알레르기나 다른 알레르기가 있다면 여러분은 아이가 어디를 가든 최선을 다해 보호해야 합니다. 알레르기가 얼마나 심각한지, 어떻게 대처해야 하는지, 예방은 어떻게 해야 하고, 응급 기관 전화번호는 무엇인지 일일이 메모해 사람들에게 알려야 합니다. 물론 냉담한 반응을 보이거나 대수롭지 않게 여기는 사람도 있을 것입니다. 따라서 다른 사람도 알레르기에 대해 이 정도는 알고 있겠지 생각해서는 안 됩니다. 알레르기의 위험 요인과 특성을 분명히 알리세요. 이를테면 아이가 땅콩 가까이만 가도 알레르기 반응이 일어난다는 사실을 알려야 합니다.

아이가 자라면 자신이 먹을 수 있는 음식과 먹을 수 없는 음식을 알아서 가릴 수 있겠지만, 지금은 부모가 나서서 주변 사람들을 가르치는 수밖에 없습니다. 어른들이 흔히 저지르는 실수를 먼저 해결하세요. 예를 들면 땅콩버터를 바를 때 사용한 나이프로 샌드위치를 만들거나, 겉보기에는 안 보이지만 땅콩 오일이 첨가된 음식을 아이에게 먹는 등의 행동입니다. 아이가 먹이는 음식의 제조업체에 연락해 제품에 견과류가 들어 있는지 확인하는 것이 좋습니다.

애완동물과 어울려라 아이를 애완동물과 어울리게 하는 것은 매우 이상적입니다. 그러면 처음부터 동물의 알레르기 항원에 노출되어 면역계가 대처방법을 배울 수 있으니 알레르기의 위험도 줄어듭니다. 하지만 애완동물 알레르기의 가족력이 있다면 아예 털 달린 애완동물을 기르지 않거나 물고기 종류는 괜찮습니다, 푸들이나 래브라두들Labradoodle 등 알레르기 유발이 적은 품종을 알아보는 것이 좋습니다.

달걀흰자를 주의하라 알레르기를 일으킬 수 있으므로 아이가 만 1세가 될 때까지는 달걀흰자를 먹이지 않는 것이 좋습니다. 반면 완숙한 달걀노른자는 생후 6개월이 지난 후에는 먹여도 괜찮습니다. 보통 만 2세가 되면 달걀 알레르기는 저절로 사라집니다.

아이가 먹는 식품을 바꿔라 우유 단백질에 알레르기가 있는 아이가 많기 때문에 분유를 먹인다면 알레르기 증상이 나타나지 않는지 잘 살펴야 합니다. 증상은 변에 피가 섞이거나 끈적거리는 대변을 보거나, 짜증이 잦거나, 복통 때문에 무릎을 배 쪽으로 끌어당기는 현상 등이 있습니다. 이런 경우에는 알레르기를 일으키지 않는 특수 분유 제품으로 바꾸면 보통 며칠 내에 증상이 가라앉습니다.

모유수유할 때 이런 증상이 일어나면 엄마가 먹는 식단을 바꿔야 합니다. 엄마의 식단에서 우유 단백질을 제거하세요. 보통 만 2세가 되면 우유 알레르기가 사라지므로, 이후에는 의사와 상의해서 우유를 식단에 조금씩 포함하며 아이가 우유를 잘 받아들이는지 확인 보세요.

벌레 물린 데 가라앉히기　벌이나 말벌, 불개미 등이 따라오면 아이는 도망치기 바쁩니다. 아이가 벌레에 찔리거나, 물리거나, 성난 곤충 떼에 피해 달려오면 침착하게 아이를 진정시키고 다음 단계를 따르세요.

- 아이 몸에 달라붙은 벌레가 있으면 털어냅니다.

- 아이 몸에 벌레의 침이 남아 있으면 신용카드나 손톱으로 긁어서 제거합니다. 침을 눌러 짜면 안 됩니다. 독을 피부 깊숙이 더욱 밀어 넣을 수 있습니다.

- 물린 자리에 얼음을 대고, 그 부위를 심장보다 높이 올립니다. 물린 자리에 동전을 붙이면 동전이 산화되면서 통증을 조금 가라앉습니다.

- 베나드릴 같은 항히스타민제를 먹여 부종과 가려움을 가라앉히고, 알레르기 반응을 늦추세요. 통증을 완화하기 위해 이부프로펜이나 타이레놀을 사용해도

좋습니다.

- 물론 심각한 증상이나 호흡곤란이 나타나면 당장 119를 불러야 합니다.

편하게 숨 쉴 수 있도록 하자 아이가 천식을 앓고 있다면 예방이 절반입니다. 여러분이 취해야 할 주의 사항을 알아봅시다.

- 담배를 피우지 않아야 합니다. 그리고 267쪽에서 언급한 알레르기 촉발 인자를 모두 없애야 합니다.

- 아이 방에는 애완동물을 들이지 마세요. 처음부터 동물의 알레르기 항원에 노출되었다면 면역계가 대처 방법을 배울 수 있지만, 이미 천식을 앓고 있다면 집 안에 들이지 않는 편이 좋습니다.

- 냉정을 잃지 마세요. 아이에게 천식 발작이 생기면 부모도 덩달아 공황 상태에 빠지기 쉽습니다. 하지만 부모가 냉정을 잃으면 아이의 스트레스 반응이 더욱 심해져 기도가 더 좁아집니다. 발작이 생기면 어떻게 행동할지 분명한 행동 지침을 미리 세워두세요. 여러분의 불안을 달래는 데 도움이 됩니다치료 지침은 262쪽을 참고.

동물을 접하게 하자 동물원이 근처에 있으면 아이가 생후 6개월이 되기 전에 동물원에 데려가세요. 아이가 원숭이나 사자를 기억하지는 못하겠지만, 면역계는 기억할 것입니다. 동물원은 내독소endotoxin라는 특별한 유형의 알레르기 항원으로 가득합니다. 이런 항원은 아이가 면역계 군대를 구축하는 일을 돕죠. 생후 6개월 이전에 농장을 방문하는 것도 좋습니다.

밖에서 놀게 하자 하루에 두 시간 이상 텔레비전 앞에 앉아 있는 아이는 천식 위험이 두 배로 증가합니다. 텔레비전 시청이 신체 활동을 대신하기 때문이겠죠. 신체 활동과 천식 사이의 관계는 아직 완전히 밝혀지지 않았지만, 연구자들은 신체 활동량이 부족하면 폐의 구조와 기능에 변화가 생긴다고 믿습니다. 수영도 좋습니다. 수영은 아이의 천식 증상에 크게 도움이 됩니다. 하지만 수영장 물의 염소 소독약에 반응을 나타내는 아이도 있으니 주의하세요.

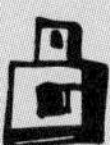

raising your child

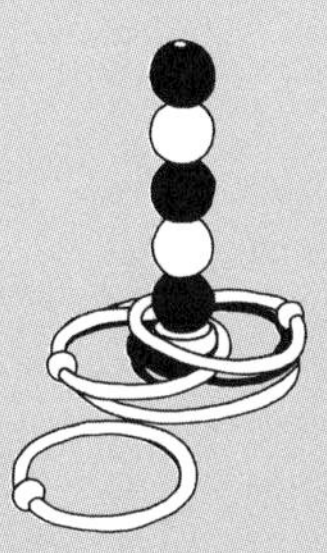

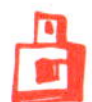

건강한 피부

피부를 보면 몸속 건강까지 알 수 있다

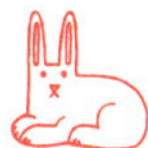

아기 피부처럼 매끄럽다는 말을 많이 하죠? 갓 태어난 아이의 피부를 어루만지기만 해도 엄마와 아빠는 사랑이 흘러넘칩니다. 건강이라는 측면에서 보면 아이의 피부는 단순히 애정을 표현하는 수단을 넘어 그 이상의 역할을 합니다.

피부는 부모에게 보내는 조기 경보 시스템이나 마찬가지지요. 피부는 아이의 몸 안팎에서 무슨 일이 일어나는지 알려줍니다. 한마디로 아이의 전반적인 건강 상태를 대변한다고 할 수 있죠.

그래서 귀하디귀한 아이 얼굴에 갑자기 빨갛게 혹이 생기기도 하고, 두피에 기름진 딱지가 앉기도 하고, 피부에 반점이 나타나기도 합니다. 이런 증상은 아이 몸에 무슨 일이 일어나고 있다는 신호입니다. 그리고 그무슨 일이 꼭 피부 표면에서만 일어나는 것도 아닙니다. 이런 증상 뒤에는 감염, 알레르기 혹은 다른 수많은 원인이 잠복하고 있습니다. 우리 아이는 도대체 왜 10대인 형보다 여드름이 많을까 걱정될 때도 있지요. 이장에서는 아이 피부에 일어나는 문제점과 그 의미, 또 대처 방법에 대해 살펴보겠습니다.

피부의 생물학

피부는 인체에서 가장 큰 기관입니다. 일단 피부는 우리의 내장이 밖으로 튀어나오지 못하도록 붙들어 매는 역할도 하고, 자외선이나 동물의 이빨 등 온갖 위협으로부터 장기를 보호하는 갑옷 역할도 합니다. 피부의 역할은 여기에서 그치지 않습니다. 이 장의 목표 중 하나는 여러분이 여러 가지 관점에서 피부를 바라보게 만드는 것입니다. 이제 피부가 어떤 작용을 하고, 피부가 몸을 어떻게 보호하는지 이해할 것입니다. 먼저 피부 구조를 간단하게 살펴보죠. 피부는 몇 가지 요소로 구성됩니다〔그림 8.1〕 참고.

표피

피부의 맨 위층, 두께가 1mm도 안 되는 표피는 몸을 보호하는 코팅 역할을 하며 독소가 침입하지 못하게 막습니다. 표피에서는 일부 분자가 만들어지기도 하고 햇빛을 받아 비타민 D_3가 만들어집니다, 어떤 분자는 파괴되기도 합니다 햇빛에 엽산이 파괴됩니다. 이 피부층은 끊임없이 새로 만들어집니다. 우리가 태어나는 순간부터 오래된 피부세포는 죽어서 떨어져나가고, 새로운 피부세포가 그 자리를 생겨나는 과정이 반복됩니다.

진피

진피는 피부에서 가장 두꺼운 층으로, 콜라겐과 탄력소 엘라스틴 이 두 가

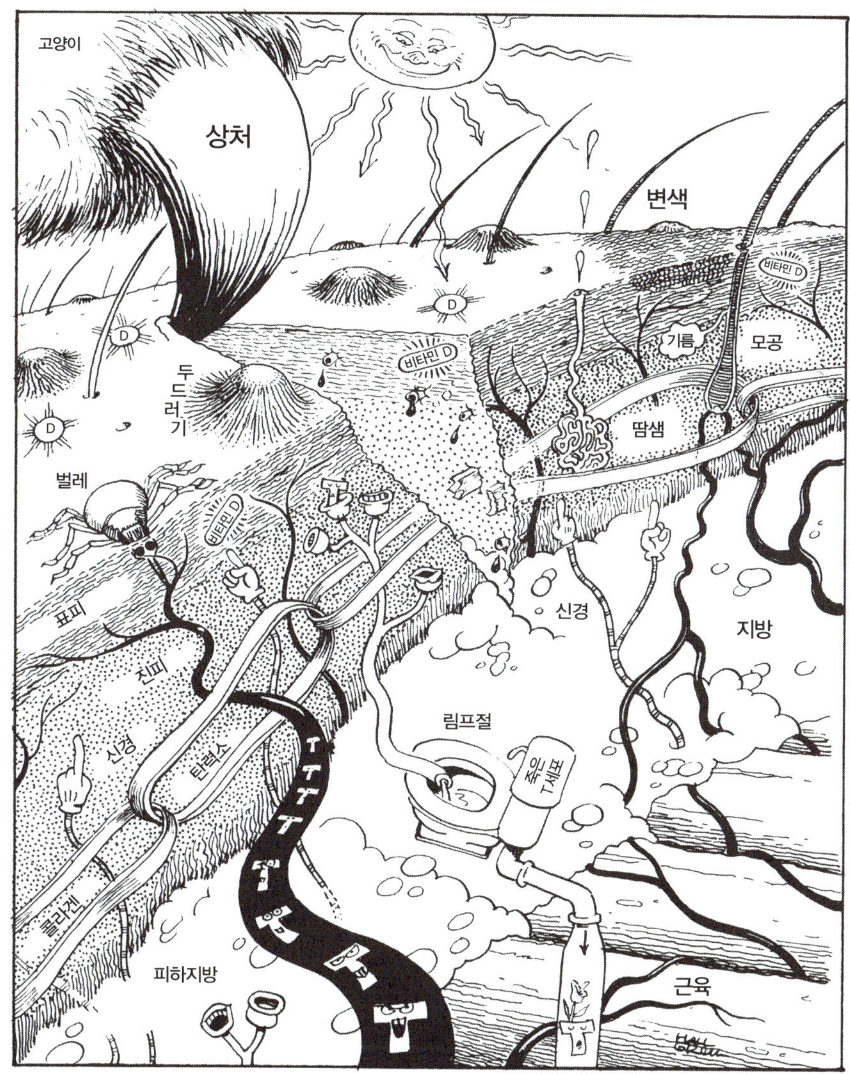

[**그림 8.1**] 피부 속 구조

피부는 표피, 진피, 피하조직, 이렇게 세 층으로 구성됩니다. 이 세 층은 햇빛으로부터 몸을 보호하고 땀을 내 체온을 식히는 등 각각 다양한 역할을 하죠. 모세혈관은 혈액을 실어 나르고, 림프관은 면역세포를 운반합니다. 그리고 모세혈관과 림프관 모두 폐기물질을 청소하고 운반하는 역할도 합니다. 아이 피부는 아직 탄력섬유가 손상되지 않아 탱탱하지만 대단히 민감해서 발진이 잘 생기죠. 특히 습기가 차서 피부와 기저귀가 마찰하면 증상이 더욱 심해집니다.

지 단백질을 만드는 세포로 구성됩니다. 콜라겐과 탄력소는 피부에 강도와 유연성을 제공하죠. 또 진피에는 모공이나 땀샘, 피지샘 같은 피부의 주요 부속물이 들어 있습니다. 피지샘은 기름피지을 분비해 피부와 모발을 부드럽게 만듭니다. 진피에 들어 있는 림프관은 독소를 씻어내 더 깊은 곳에 있는 림프절로 배출하고 작은 혈관을 통해 피부로 영양분을 공급하지요.

피하조직

피부 가장 안쪽 층은 단열재 역할을 하는 지방조직으로 구성됩니다. 지방은 소중한 내부 장기를 외부 세계의 충격으로부터 보호하는 충격 흡수제 역할도 하죠. 이 층은 나이가 들면 얇아집니다.

피부의 기본 구조를 알고나면 그 기능도 어느 정도 추측할 수 있습니다 맞습니다! 땀샘은 땀을 배출해 체온을 식히는 역할을 하죠.* 하지만 모든 기능을 알아차리기는 쉽지 않습니다. 영아들에게 중요한 피부 기능을 살펴보겠습니다.

• 피부는 우리 몸에서 외부 세계와 직접 만나서 상호작용하는폐와 위장관을 떠올려보세요 장소 중 하나이기 때문에 면역계에서 중요한 역할을 맡고 있습니다. 면역학적으로 피부는 작은 전투가 수없이 일어나는 전장입니다. 이 부분은 뒤에서 특정 질환을 언급할 때 다시금 얘기하겠습니다.

---

* 아이는 머리에서 땀을 많이 흘립니다. 특히 잘 때 그렇죠. 땀이 너무 많이 나면 심장병이나 대사장애 혹은 감염이 원인일 수 있으므로 검사를 받아야 합니다. 물론 아무것도 아닐 수도 있고요.

• 피부는 아이의 두뇌로 통증을 전달합니다. 이를테면 뜨거운 난로를 만졌을 때 손가락이 뜨거운 난로에 닿으면 피부의 신경섬유가 척수와 두뇌로 메시지를 보냅니다. "당장 난로에서 손을 떼! 아니면 손가락이 군고구마처럼 익어버릴 거야!" 만약 피부의 통각 섬유가 죽었거나 없다면, 손에 문제가 생겼다는 메시지가 뇌에 전해지지 못하니 손가락은 더욱 심각한 화상을 입겠죠. 이것은 아이가 세상을 배우는 한 가지 방식입니다. 우리는 모든 감각을 동원해 주변 세상으로부터 정보를 얻고 처리해 그다음에 어떤 일이 일어날지 예측하고, 이를 바탕으로 무엇을 할지 결정하지요.

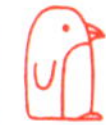

로션 중에서 에스트로겐이 들어 있는 제품은 사용하면 안 됩니다. 에스트로겐이 아이의 피부를 통해 흡수될 수 있거든요 에스트로겐은 여성호르몬이기 때문에 유방이 커지는 등 2차성징이 나타날 수 있습니다 _감수자 주.

• 피부는 유대감을 쌓아줍니다. 특히 육아 과정에서는 스킨십이 정말 중요합니다. 스킨십은 스트레스 호르몬인 코르티솔cortisol을 낮추고, 기분을 좋게 만드는 옥시토신oxytocin을 높이죠. 옥시토신은 다른 사람과 유대감을 느끼게 해주는 호르몬입니다. 아이도 끊임없이 스트레스에 노출된다는 사실을 명심하세요. 물론 어른과는 다른 종류의 스트레스입니다. 아이는 불확실성에 따른 스트레스를 겪습니다 엄마가 방을 나가서 보이지 않을 때, 얼굴에 내리쬐는 햇빛을 가리지 못할 때, 냄새 나는 기저귀를 갈아줄 사람이 있는지 알 수 없

간단한 피부 관리 규칙

• 피부가 젖었으면 말려라.
• 피부가 건조하면 촉촉하게 해라.
• 피부가 죽은 것처럼 검게 보이면 잘라내라 직접 하지 말고 전문가의 도움을 받아라.

 영아에게 스킨십을 권하는 이유는 이 때문입니다. 모유든 분유든 수유할 때는 아이와 피부를 밀착한 상태에서 먹이세요. 이야기를 들려줄 때도 아이를 끌어안고 해주면 좋습니다.

피부는 정말 많은 역할을 맡고 있습니다. 아이를 보호하기 위해 항상 열심히 일하죠. 피부에 문제가 생겼을 때 나타나는 신호를 알아봅시다.

아이의 피부 질환

가끔씩 아이 얼굴에 무언가 돋아날 때가 있습니다. 어떤 것은 부모를 깜짝 놀라게 하고, 걱정스럽게 만들기도 하고, 즐겁게 하기도 하죠. 아이 얼굴에 초콜릿이라도 묻어 있으면 귀여워서 깨물어주고 싶겠지요. 여러분이 반드시 명심해야 할 점은 안전 요원처럼 아이의 피부를 정기적으로 꼼꼼하게 관찰하는 것입니다. 그래서 전과 달라졌거나 이상한 부위가 없는지 잘 살펴야 합니다. 피부 질환은 매우 다양하지만 다음과 같이 크게 다섯 가지로 분류할 수 있습니다.

접촉피부염

접촉피부염은 아이에게서 흔히 발생하는 피부 발진인데, 무좀으로 오해하는 경우가 많습니다. 접촉피부염이 생기면 엄지발가락이나 다른 발가락의 위쪽 혹은 발뒤꿈치 부분이 빨갛게 변합니다. 진물이 나오거나 딱지가 생기기도 합니다. 신발에 들어가는 온갖 재료 시멘트, 고무, 염료에 대한 알레르기가 원인으로 그냥 아이의 발에 공기를 쐬어주기만 해도 낫습니다. 아이를 맨발로 다니게 하거나 발가락이 트인 샌들을 신기세요.

1. 면역 기능 문제

2. 기계적 문제 피부 구성 요소가 제대로 기능하지 않을 때

3. 감염 문제

4. 외부의 위험 요소

5. 선천적 문제 태어날 때부터 지니는 점이나 줄무늬 등

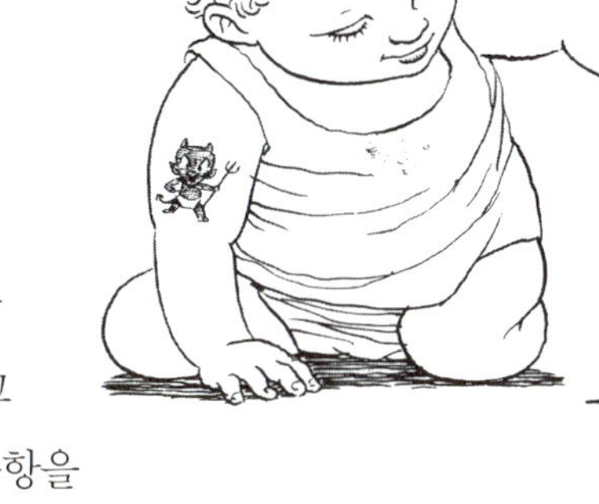

아이의 연약한 피부 구조를 대략적으로 살펴보려면 279쪽에 나온 피부 단면도를 참고하세요. 피부 질환에서 가장 조심해야 할 사항을 구체적으로 알고 싶다면 296쪽의 '피부 반점 가이드'를 확인하세요.

면역 기능 문제

7장에서 면역계에 대해 공부했으니 침입자가 몸 안으로 쳐들어오면 아이를 보호하기 위해 면역계가 전사를 투입한다는 사실을 기억할 겁니다. 면역계의 전투는 대부분 재채기나 콧물 형태로 나타나지만, 피부 위에서 벌어지는 전투도 흔합니다. 면역과 관련한 피부 질환에 대해 알아보죠.

습진

기초 상식: 전체 영아 중 10~20%에서 발생하는 습진은 피부의 알레르기 반응으로, 갓난아이일 때는 비늘이 덮인 것 같은 건조하고 빨간 얼룩이 처음에는 얼굴에 생겼다가 팔꿈치나 무릎으로 퍼집니다. 땀이 차는 주름 부위에 자주 생기죠. 걸음마하는 아이의 경우 가려운 발진이 팔꿈치 구부러지는 곳, 무릎 뒤쪽, 얼굴 그리고 목으로 이동합니다.

습진이 생기면 아이는 자꾸 보채고 짜증을 부리죠_{가려운데 긁지 못한다고 생각해}보세요. 짜증이 안 날 수 없겠죠. 일부 음식, 세균 감염, 습도 감소, 과도한 땀 그리고 양털, 비누, 세제 같은 자극 성분 때문에 증상이 더 악화될 수 있습니다. 습진은 생후 2~4개월 된 아이와 만 4세 이상의 아이에게서 흔히 나타나고, 온갖 물질에 대한 알레르기 반응으로 촉발됩니다. 엄마는 탐정이 되어 원인을 밝혀야 합니다_{사용하는 세제도 성분 표시를 꼼꼼히 살펴야 합니다. 제품 이름은 똑같아도 성분이 바뀌는 경우가 있으니까요}.

일반적으로 '습진'은 아토피 습진 혹은 아토피 피부염을 말합니다_{아토피는 '알레르기'라는 뜻이죠}. 이것은 복합적 유전 질환인데 피부 장벽 기능의 결함, 선천적 피부 면역반응의 감소, 알레르기 항원에 대한 과장된 면역반응_{T세포} 등의 결과를 낳아 만성 피부 염증으로 이어집니다. 아토피 피부염은 알레르기 증상의 첫 단계가 될 수 있습니다. 아토피 피부염이 생긴 아이는 알레르기 비염_{고초열}과 천식에 걸릴 확률도 더욱 커지거든요.

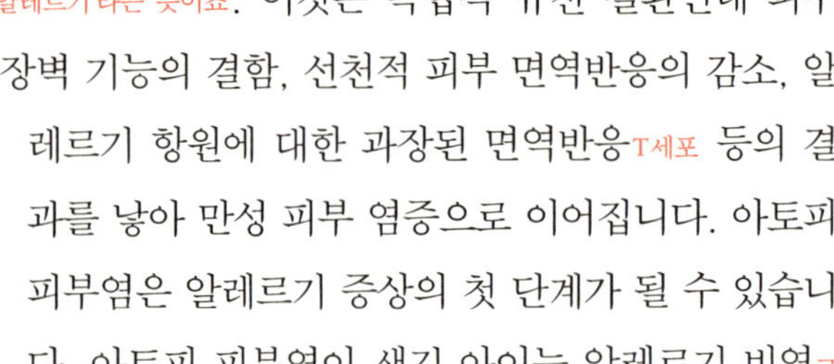

습진이라는 말은 진물, 비늘 같은 피부, 가려움 등을 특징으로 하는 비알레르기성 피부 질환을 설명할 때도 사용합니다. 흔히 접촉피부염이라고 부르죠. 이것은 기저귀, 노리개젖꼭지, 세제 등의 자극 성분 때문에 생기는 경우가 많습니다.

진단: 습진은 가려움을 동반한 발진이라고 생각하세요. 습진은 보통 건성 피부에서 시작해서 공기가 건조해지는 겨울이 되거나 목욕을 자주 하면 더욱 심해지죠. 건성 피부는 가렵다가 빨갛게 변합니다. 가려운 부위를 계속 긁으면 도마뱀 피부처럼 두꺼워지죠_{전문용어로는 '태선화'라고 합니다}. 계속되는 가려움증으로 증상이 더욱 심해지면 붉은 얼룩에 물집이 잡히고, 진물이 나오다가 딱지가 앉습니다.

습진을 진단하는 요령이 있습니다. 손톱으로 아이 팔을 긁어보세요. 10초 정도가 지나면 붉은 선이 하얗게 변합니다. 알레르기가 있는 아이는 '팽진-발적wheal and flare' 반응을 보일 것입니다. 처음에는 하얗게 됐다가 긁은 부위를 따라 두드러기처럼 선 모양으로 다시 빨갛게 부풀어 오릅니다.

치료와 예방: 이 체크리스트를 보고 습진 발생을 최소화하세요.

• 세탁용 세제가 습진을 일으킬 수 있습니다. 생후 1년까지는 알레르기가 적은 저자극성 제품을 사용하는 것이 좋습니다. 특히 가족이 습진에 잘 걸린다면 더욱 신경 쓰세요. 가족 전체가 저자극성 세제를 사용하면 아이의 의류만 따로 세탁할 필요도 없습니다.

• 털 의류나 질감이 거친 옷은 가려운 부위에 자극을 줄 수 있습니다. 되도록 면제품이나 부드러운 소재를 고르세요.

• 아이를 씻길 때는 부드러운 보습 비누를 사용하고, 물기는 수건으로 부드럽게 찍어내듯 닦은 뒤 수분 베이스 로션water-based lotion이나 비수분 베이스 로션non-water-based lotion을 발라주세요. 단, 로션은 씻긴 뒤 3분 내에 발라주세요. 가려움증을 가라앉히는 효과가 있는 오트밀 목욕도 좋습니다. 목욕은 매일 시키지 말고 이틀이나 사흘에 한 번 정도면 충분합니다 기저귀 차는 부위만 부분적으로 닦아주세요. 다리 사이나 턱 아래 그리고 남자아이의 음경 포피 뒤쪽의 주름도 청결하게 유지해야 합니다. 오염되어 세균이 자라기 쉬우니까요.

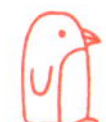

토막상식

습진이 있는 아이는 면역 문제 때문에 특정 감염이 일어날 위험이 더 높습니다 사마귀나 단순 포진 등. 옻이 오를 확률은 줄어듭니다.

• 스테로이드 크림을 이용해 가려움증을 완화하거나목욕 후 보습제를 사용하기 전에 바르세요., 항히스타민제로 알레르기 반응을 가라앉힐 수 있습니다처방받은 항히스타민제는 비진정성인지 확인해보세요. 여기서 '비진정성'이란 졸음을 초래하지 않는다는 뜻입니다. 항히스타민제가 졸음을 일으킵니다 _감수자 주. 민감한 피부를 얇아지게 만들 수 있으니 얼굴이나 기저귀 부위에는 되도록 스테로이드 크림을 사용하지 마세요. 치료 효과가 없다면 의사와 상의해 염증을 차단할 수 있는 다른 약물을 처방받으세요.

• 쓰라린 발진의 통증을 가라앉히려면 알루미늄 아세테이트 진정 용액에 담근 붕대로 습포해주는 것이 좋습니다. 약국에 가서 알약이나 가루 형태로 나온 수렴제 용액이나 부로우액Burow's solution을 구입해 물에 타서 쓰세요. 습포에는 거즈보다 젖은 손수건이 좋습니다. 거즈는 상처 부위에 달라붙어 더욱 자극할 수 있으니까요. 두꺼운 목욕용 수건은 수분 증발을 막아 좋지 않습니다우리나라에서는 구할 수 없는 제품입니다 _감수자 주.

• 거품 목욕은 피하세요! 목욕물은 따뜻하되 뜨겁게 해서는 안 됩니다. 뜨거운 물은 혈관을 자극해 확장시키기 때문에 가려움증을 악화시킵니다.

• 수영장에서 수영을 한 뒤에는 염소 소독약을 바로 씻어내야 합니다. 피부를 건조하게 만드니까요.

• 천식이 있는 아이는 습진이 더 잘 걸리기 때문에 천식을 먼저 치료해야 합니다. 흡연, 애완동물, 깃털이 든 베개 등은 천식 증상을 재발하게 할 수 있습니다267쪽 참고.

- 음식도 습진의 형태로 알레르기 반응을 유발할 수 있습니다. 특정 음식이 알레르기 반응의 원인인지 확인하고 싶다면 새로운 음식을 먹여보거나, 기존 음식을 4일 연속해서 먹이지 않는 것도 방법입니다. 발진을 잘 일으키는 음식은 다음과 같습니다. 감귤류 과일, 토마토, 밀가루 음식, 생선, 견과류 등.

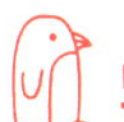

토막상식

요즘 아이들은 예전처럼 밖에서 노는 시간이 많지 않고, 자외선을 막기 위해 모자를 쓰거나 선크림을 바르고 다니는 경우가 많아 비타민 D3 결핍증이 늘고 있습니다 비타민 D는 햇빛을 쬐야 생성됩니다 _역자 주. 때문에 아이에게 비타민 D3가 들어 있는 종합비타민을 매일 먹이는 것이 중요합니다.

- 습진의 가족력이 있거나 분유수유를 한다면 우유 기반의 분유에서 부분 가수분해 유청분유partially hydrolyzed whey formula, 이러한 제품으로 우리나라에는 '베이비웰 HA' 분유가 있습니다 _감수자 주로 바꾸는 것을 고려할 만합니다. 이 제품은 습진 발생률을 45% 가량 줄여줍니다.

유가乳痂

기초 상식: 갓난아이에게서 흔히 나타나는 발진인 유가원서에서는 'Cradle Cap' 으로 표현하였으나 우리나라에서는 유가라는 용어를 사용합니다 _감수자 주는 전문용어로 '지루피부염seborrheic dermatitis'이라고 합니다. 유가는 생후 3~4주경에 시작해 8~12개월 정도에 사라지지만 사춘기에 다시 생기기도 합니다. 무해한 피부 세균이 과도하게 성장하여 생긴다는 주장도 있습니다.

진단: 유가는 기름진 딱지가 비늘 모양으로 생기는 현상을 말합니다. 습진과 달리 가렵지는 않습니다. 보통 두피에 나타나지만 목이 접히는 부위나 귀 뒤쪽에도 자주 생기고 이마, 눈썹, 코 옆쪽, 가슴 가운데, 배꼽, 겨드랑이, 기저귀 부위같이 피지샘이 많은 부위로 퍼지기도 합니다.

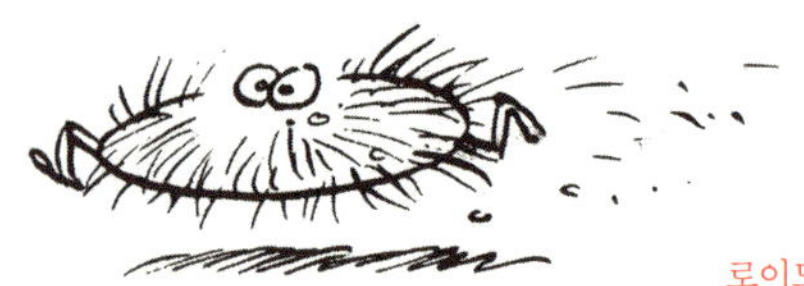

치료와 예방: 베이비 샴푸와 히드로코르티손 크림 1%가 도움이 되지만, 과용해서는 안 됩니다 스테로이드 농도가 높으면 스테로이드 부작용이 나타날 가능성이 높습니다 _감수자 주.

따뜻한 베이비오일이나 미네랄 오일을 해당 부위에 발라 두껍고 끈적끈적한 딱지를 부드럽게 만들어주세요. 그 상태로 12시간을 기다렸다가 손톱이나 솔을 이용해 딱지를 제거합니다.

유가를 예방하려면 아이 몸을 청결히 하고 잘 말려주어야 합니다. 특히 토실토실한 목, 팔, 다리에 접힌 주름을 신경 쓰세요. 그리고 생후 첫 2주 동안에는 하루에 2~3회 부드러운 빗으로 아이 머리를 빗질해 피지샘을 자극하면 좋습니다.

건선

기초 상식: 일반 상식과 달리 건선은 알레르기가 아니라 자가 면역반응입니다. 이 때문에 염증과 과도한 피부세포 증식이 일어나죠. 면역계에서 전투가 일어나는 동안 새로운 피부세포가 생산되면 오래된 세포는 죽어서 비듬 같은 각질로 쌓이며 벗겨집니다. 부드러운 안쪽 피부에 주로 생기는 습진과 달리 건선은 팔꿈치나 무릎에서 가장 많이 나타나며, 주로 관절 바깥 부위에 생깁니다.

진단: 건선은 경계가 분명한 붉은 병소가 있고, 그 위에 은색의 비늘 같은 각질이 덮여 있습니다. 또한 팔꿈치, 무릎, 두피, 은밀한 부위 등에서 불쑥 나타나며, 손톱이나 발톱으로 번져 작게 파인 자국을 만들기도 합니다.

치료와 예방: 건선의 치료 방법은 사람에 따라 천차만별

• **귀 뚫기** 귀는 뚫지 않는 것이 좋습니다. 아이가 귀고리를 잡아당겨 귓불이 찢어질 수 있으니까요.

• **손톱** 재미 삼아 매니큐어를 발라주고 싶다면 반드시 환기가 잘되는 곳에서 발라주세요. 단, 톨루엔toluene이 들어 있는 제품은 피해야 합니다제품 설명서를 통해 성분을 확인할 수 있습니다 _감수자 주. 매니큐어에 들어 있는 화학물질 중에서 가장 독성이 강한 성분입니다. 목욕한 뒤 손발톱이 부드러워진 상태에서 손발톱이 안으로 파고들지 않도록 다듬어주세요아이가 손발톱 깎기를 무서워하면 잠이 든 상태에서 하세요. 아이가 손발톱을 물어뜯는 행동은 좋지 않습니다. 통제하기도 어렵고, 감염이 생길 수 있습니다.

• **입술** 날씨가 추울 때는 입술 보호제나 바셀린을 발라 입술이 트고 갈라지지 않도록 하세요.

• **일회용 문신이나 얼굴 페인팅** 대체로 문제가 될 것은 없지만, 일부 아동은 알레르기 반응이 나타날 수 있습니다. 처음에는 팔 안쪽에 한번 시도해보고 하는 것이 좋습니다.

입니다. 의사도 보통 어떤 치료가 효과적인지 보려고 여러 가지 방법을 시도하죠. 보습제, 미네랄 오일, 바셀린 등을 발라 건조함을 줄이는 방법을 흔히 사용합니다. 그리고 약품 성분이 추가된 국소 도포제로 건선의 발생을 최소화하고, 면역반응을 가라앉히고, 염증을 줄이고, 피부세포의 과도한 생산을 멈추게 합니다.

기계적 문제

기계적 문제라고 하면 자동차, 세탁기, 냉장고 같은 기기의 고장이 머릿속에 떠오릅니다. 장비에 문제가 생긴 것을 말하죠. 육체도 마찬가지입니다. 육체의 기계적 문제는 화학반응이나 세포반응으로 일어나는 것이 아니라, 몸의 일부 장치가 제대로 기능하지 않을 때 생깁니다. 피부에도 이러한 현상이 일어날 수 있습니다.

좁쌀종 비립종: 흰색이나 노란색의 작은 공 모양 주머니가 보통 수천 개씩 피부에 자라난 것으로 전체 신생아의 절반 정도에서 생깁니다. 뺨, 코, 이마에서 흔히 나타나지만, 몸통 위쪽, 팔다리, 기타 부위에서도 나타납니다. 좁쌀종은 보통 생후 1~4개월에 저절로 사라지며 아이용 비누와 물로 씻기면 좀 더 빨리 떨어집니다. 얼굴은 젖은 수건으로만 닦아주세요. 좁쌀종을 짜내고 싶더라도 참아야 합니다.

땀띠: 일련의 물집 꾸러미처럼 보이는 이 발진은 미성숙한 땀샘이 막혔을 때 나타납니다. 치료법은 땀과 습기가 많은 환경을 피하고, 가벼운 옷을 입히고, 찬물로 목욕시키고, 충분히 냉방을 하는 것입니다.

유아 여드름: 유아 여드름이 호르몬과 관련이 있는지는 아직 확실하지 않습니다만, 태반 에스트로겐이 많이 남아 있는 아이에게 여드름이 생기는 것으로 보입니다. 유아 여드름이 있는 아이는 유방의 싹 breast bud, 유방이 돌출되는 것을 말합니다 _감수자 주도 함께 생긴다는 사실에서 알 수 있지요. 유방의 싹은 생후 4개월이 지나면 사라집니다. 치료법은 아이용 비누와 물로 씻기거나, 아쿠아퍼 Aquaphor 크림 유아 전용 피부 치료 연고을 부분적으로 발라주는 것입니다. 수분 베이스 로션은 피부의 구멍을 막지 않기 때문에 증상을 완화합니다.

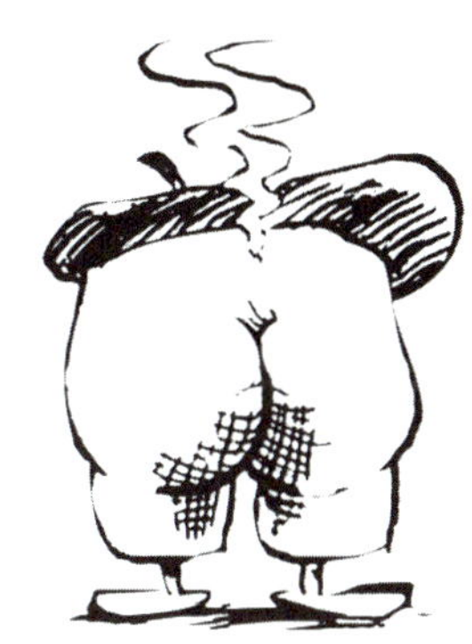

기저귀 발진: 접촉피부염의 한 형태인 기저귀 발진은 보통 기저귀와 피부의 마찰로 생깁니다. 그리고 아이의 피부가 소변이나 대변의 산성에 민감하게 반응해 나타나기도 하죠. 흔히 기저귀 발진을 진균 감염과 혼동하는 경우가 많습니다. 진균 감염은 아이의 엉덩이와 다리의 주름에 빨간 혹 같은 것이 생기고, 빨갛게 변한 부위에서 조금 떨어진 곳에 위성처럼 붉은 혹이 납니다. 진균 감염은 니스타틴 성분이 든 도포용 항곰팡이제를 하루에 네 번 발라서 치료합니다. 항곰팡이제와 스테로이드를 조합한 연고도 있지만, 얼굴이나 예민한 국부에 스테로이드 크림을 과도하게 바르면 피부가 영구적으로 얇아질 수 있습니다. 이것을 위축성 변화라고 하죠. 따라서 스테로이드를 피하고 항곰팡이제만 이용하는 것이 좋습 니다.

언제나 치료보다 예방이 나은 법입니다. 기저귀 발진에 대응하는 가장 좋은 방법은 피부와 대소변 사이에 장벽을 만드는 것입니다. 바셀린, 산화아연, 데시틴 크림, 발멕스 크림 등모두 미국 제품입니다. 우리나라에는 비판텐, 아토엔비, 아토피아이, 프라젠트라 등이 있습니다 _감수자 주의 기저귀 발진 연고를 바르면 효과가 있습니다. 가장 먼저 해당 부위를 완전히 건조하는 것이 중요합니다. 헤어드라이어를 낮은 온도로 맞추어 사용하면 좋습니다. 기저귀 없이 뛰어놀게 하고, 밤에 대변을 보지 않는다면 기저귀를 채우지 않고 재우세요이때는 반드시 침대에 비닐 커버를 씌우세요.

사용해서는 안 되는 것도 있습니다. 유아용 물수건젖은 상태기 때문에 자주 사용하면 발진이 더 악화될 수 있습니다, 베이비파우더 피부를 건조하게 유지할 수는 있지만, 유사한 제품인 탤컴talcum파우더는 들이마실 경우 폐암, 난소암 등을 유발할 가능성이 있습니다 _감수자 주, 베이킹소다 피부를 건조하게 유지해주지만, 진균 감염에 먹이를 제공하는 셈이 될 수 있으며 피부에 흡수되면 해롭습니다 등은 사용하지 않는 것이 좋습니다.

감염의 문제

감염은 곰팡이, 세균, 바이러스 이 세 가지로 일어납니다. 이들은 각각 특징이 있습니다. 아래의 힌트를 보면 어떤 감염인지 여러분도 알 수 있을 것입니다.

백선_{곰팡이성}: 몸에 생겼을 때는 몸백선, 머리에 생겼을 때는 두부백선, 발에 생겼을 때는 족부백선, 즉 무좀, 사타구니에 생겼을 때는 샅백선이라고 합니다. 하지만 이런 복잡한 이름을 다 외울 필요는 없습니다. 백선은 흔한 피부 곰팡이 때문에 나타나고, 경계가 분명하고 붉게 부어오릅니다. 바르는 항곰팡이제인 클로트리마졸clotrimazole(상품명 로트리민Lotrimin)을 하루 네 번 바르거나, 옥시코나졸oxiconazole 연고를 하루에 한 번 바르면 쉽게 치료할 수 있습니다.

백선이 두피에 생겼다면 그리세오풀빈griseofulvin이라는 경구 투여용 항곰팡이제가 필요합니다. 아이가 이를 먹을 때는 적어도 한 달 동안 아이스크림, 피시 오일, 아보카도, DHA 알약지방이 있으면 소화가 더 잘되기 때문입니다을 먹어야 합니다4장 참고. 그리세오풀빈 복용은 그 자체로 위험이 따릅니다. 간에 손상을 줄 수 있으니까요. 아이가 4~6주 정도 이 약을 복용해야 하는데, 도중에 피부가 노랗게 변하면황달을 의미합니다 빨리 의사에게 데려가야 합니다.

농가진세균성: 전염성 피부 감염으로 연쇄상구균이나 포도상구균 혹은 양쪽 모두가 원인이 되어 발생합니다. 농가진은 꿀 색깔을 띤 딱지로 나타나고, 박트로반Bactroban 연고 같은 도포용 항생제를 하루 네 번 바르거나, 오구멘틴Augmentin이나 에리트로마이신erythromycin 같은 경구용 항생제로

황달

갓난아이의 피부와 눈이 노랗게 변하는 증상으로, 보통 생후 5일 내에 나타납니다. 치료하지 않으면 신경 손상으로 이어질 수 있습니다.

• **원인** 아이의 몸이 오래된 적혈구 세포즉 머리에 생긴 작은 타박상이나 자궁 안에 있을 때 삼킨 혈액에 들어 있는 적혈구 세포를 분해하여 없애는 과정에서 생기는 산물, 빌리루빈Billirubin이 피부를 노랗게 만듭니다.

• **증상** 황달이 생후 첫 24~48시간 내에 일어나거나, 생후 열흘 이후에 나타난다면 소아과 전문의를 찾아가세요. 머리부터 가슴까지만 노랗게 변했다면 빌리루빈 수치가 약한 것이지만, 노란색 변화가 머리부터 배꼽까지, 혹은 전신으로 넓게 퍼져 있는지 의사에게 확인해야 합니다. 혈액 샘플로 빌리루빈 수치를 검사해보면 황달의 정도를 알 수 있습니다. 심각도는 아이의 나이, 앓고 있는 질병 등 여러 가지 요소에 따라 다릅니다.

• **치료** 광선 치료법아이를 눈을 가린 후 특수한 파란색 형광등 아래 두는 치료법입니다으로 빌리루빈의 분해를 돕습니다. 수유를 자주 하면 아이가 과도한 빌리루빈을 대변을 통해 배출합니다. 일부 황달은 모유수유 때문에 생기기도 합니다좀 더 월령이 높은 아이에겐 드물게 발생하는데, 간 질환이나 약물 독성의 신호일 수 있습니다. 이런 경우 의사는 모유수유를 잠시 멈추라고 처방합니다. 하지만 이때도 유축으로 모유가 계속 나오도록 해야 합니다. 그래야 황달이 치료된 후에도 다시 모유수유를 할 수 있으니까요.

치료할 수 있습니다. 병소 부위를 부드럽게 씻어낸 후 딱지를 제거하고 고름을 빼주세요. 따뜻한 물로 목욕하면 딱지를 부드럽게 만들 수 있습니다. 농가진은 벌레 물린 자리에서 자주 생깁니다. 가려워서 긁다 보면 피부에 상처가 나서 세균이 침투하고 감염이 몸 전체로 퍼집니다.

연쇄상구균 감염 세균성: 연쇄상구균 감염 하면 일반적으로 세균성 인두염을 떠올리죠. 하지만 항문 주변이 붉어지고, 가렵고 압통이 느껴진다면 연쇄상구균 감염일지도 모릅니다. 이 경우 아이는 대변을 보기 어려워하고, 작은 치열이 생겨서 대변에 피가 묻어 나오기도 합니다. 경구용 항생제를 먹거나 박트로반을 하루에 네 번 바르면 치료할 수 있습니다. 항문 주위 연쇄상구균 감염이 아니라면 요충을 의심해보세요 뒤에 나옵니다.

수두 바이러스성: 일반적으로 앞서 설명한 세 가지 병변이 동시에 나타나면 수두로 진단합니다. 빨간 혹, 물집, 딱지 이 세 가지가 동시에 일어나지요. 수두는 이 모든 병변에 딱지가 앉기 전까지는 전염성이 있습니다. 예방접종을 하고도 수두에 걸린 아이 보통 10% 정도 일어납니다는 전염성이 보통 일주일 정도, 예방접종을 하지 않은 아이는 10~21일 정도 갑니다. 전염성이 대단히 강하므로, 완전히 딱지가 앉기 전까지는 격리해야 합니다. 태아, 영아, 노인, 면역력이 떨어진 사람에게는 특히 위험합니다.

콕사키바이러스 수족구병, 바이러스성: 구강, 손, 발, 몸통 등 몸 여기저기에 궤양과 물집을 만듭니다. 그리고 고열과 온몸이 쑤시는 등의 불쾌한 증상이 함께 오죠. 수족구병은 사라질 때까지 전염성을 띱니다. 산모는 이 병에 걸린 사람을 멀리해야 합니다. 임신 초기와 후기에 특히 조심해야죠 임신 중에 다른 자녀가 수족구병에 걸렸다면 아이의 반경 1m 내로 접근할 때는 수술용 마스크를 착용하세요.

구강 궤양을 치료하고, 침이나 음식 삼킬 때의 통증을 완화하려면 미란

타Mylanta, 마록스Maalox, 베나드릴을 각각 1ml씩 혼합한 용액으로 4~6시간마다 입을 헹군 후 삼키게 하세요 이때는 따뜻하거나 신 음식을 피하고 차가운 음식과 음료수를 주는 것이 좋습니다 _감수자 주. 앞에 나온 두 가지 액상 제산제는 입속의 아픈 물집을 코팅하고 베나드릴은 그 부위를 마취하는 역할을 합니다 열이나 통증 같은 다른 증상에 대한 치료법은 6장 참고. 탈수를 막기 위해 수분을 꾸준히 공급해야 합니다. 입안이 아닌 다른 곳에 생긴 물집은 그냥 놔두는 것이 상책입니다. 오트밀 목욕물에 몸을 담그면 완화 효과가 있으며, 로션을 바르는 것은 소용이 없습니다.

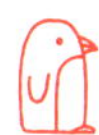

토막상식

집에 모래 상자 놀이터가 있다면 기생충 감염 방지를 위해 반드시 '자연산 모래'를 살균해서 사용해야 합니다. 만약 모래가 오염되었다면 예를 들면 고양이 배설물 등 모래를 씻어서 사용하기보다 아예 새로운 모래로 갈아주는 것이 좋습니다. 그리고 오염과는 관계없이 2년이 되면 무조건 새 모래로 교체해야 합니다.

사마귀바이러스성: 사마귀는 보통 나이가 있는 아이에게서 흔히 볼 수 있지만 어린아이도 생길 수 있습니다. 사마귀는 인유두종 바이러스가 원인이며 보통 손가락, 손, 팔꿈치, 발바닥 같은 곳에 자리 잡습니다. 아이 발바닥에 사마귀가 생겼다면 맨발로 집 안을 돌아다니게 해서는 안 됩니다. 전염성이 강해서 가족 전체가 감염될 수 있습니다. 사마귀 중 4분의 1 정도는 6개월 안으로, 절반 정도는 2년 안으로 저절로 사라집니다. 하지만 시간이 오래 지나도 사라지지 않거나, 오래 두고 싶지 않다면 병원에서 치료하면 됩니다.

사마귀를 죽이려면 DNA 속에 사마귀 바이러스가 들어 있는 세포를 죽여야 합니다. 방법을 알려드리지요. 사마귀가 생긴 부위를 물에 불려 죽은 피부를 긁어낸 후 사마귀 약을 바르세요. 약국에서 구입할 수 있는 비처방 약품은 대부분 17% 혹은 18%의 살리실산salicylic acid을 포함합니다. 그다음으로는 사마귀 부위에 밴드를 붙여줍니다. 이것을 몇 주에

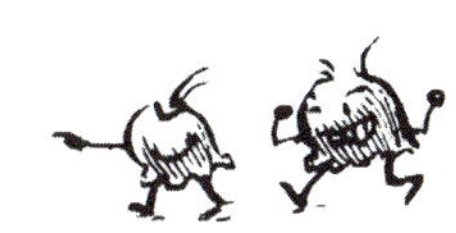

걸쳐 밤마다 하세요. 그래도 없어지지 않으면 병원에서 살리실산 농도가 더 높은 약을 처방받아 바르거나, 냉동 치료, 레이저 치료를 시행합니다.

  아주 오래된 방식도 있습니다. 강력 접착테이프로 사마귀를 완전히 싸버린 후 일주일 동안 그대로 놔두세요. 테이프 안으로 땀이 차면서 사마귀를 질식시키면, 테이프를 뗄 때 죽은 사마귀도 같이 떨어져 나옵니다. 도포용 비타민 A를 추천하는 사람도 있고, 알코올 살균제도 효과적이라는 주장이 있습니다.

물사마귀: 중심부가 움푹 파인 피부색 또는 분홍색 혹이 몇 개에서 수천 개까지 생깁니다. 바이러스는 이 함몰 부위에 살고 있기 때문에 치료를 위해서는 그 부분을 없애야 하죠. 대개 피부를 마취한 후 소

피부 반점 가이드

질병	증상
영아 습진	가장 먼저 얼굴에 발진이 생김
걸음마하는 아이 습진	가장 먼저 팔꿈치 안쪽, 무릎 뒤쪽, 귀 뒤쪽에 발진이 생김
건선	가장 먼저 몸에 발진이 나타남
접촉피부염	민감한 피부가 거친 물체 등과 접촉하는 곳에서 발진이 생김
유가	머리와 목 뒤쪽으로 비늘 같은 비듬이나 딱지가 생김
옻나무	작은 물집과 혹이 긁힌 자국을 따라 생김
수두	온몸, 심지어 눈과 은밀한 부위에까지 혹, 물집, 딱지가 생김
수족구병	손, 발, 입뿐 아니라 전신이 따가움. 매독을 제외하면 손바닥과 발바닥에 발진이 나타나는 유일한 경우
홍역	미세한 붉은 혹이 빨간 반점을 형성하며, 얼굴에서 시작해 몸으로 퍼짐. 좀 더 자세한 내용은 453쪽을 참고
성홍열	붉은 반점이 사포처럼 몸통에서 시작되는데, 세균성 인두염을 일으키는 것과 같은 종류의 세균이 원인임

파술이나 레이저로 제거합니다. 혹의 수가 많거나
얼굴에 생겼을 때는 아젤라산azelaic acid 성분의 여드
름 치료제를 이용하면 흉터가 잘 생기지 않습니다.
전염성 연속종이라는 이름이 의미하듯, 전염성이
매우 강해서 옷이나 수건을 같이 쓰거나, 함께 목욕만 해도 전염될 수 있
습니다.

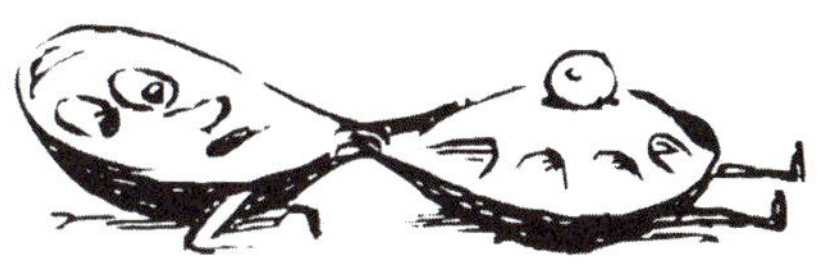

기타 위험 요소

어떻게 보면 이 장에서 다루고 있는 내용은 모두 알레르기 항원이든,
바이러스든 보이지는 않지만 우리 몸을 공격하는 침입자에 관해서입니
다. 여기서는 직접 우리 눈으로 확인할 수 있는 위험 요소를 살펴보려고
합니다 화상이나 타박상 등 좀 더 심각한 형태의 외상은 다음 장에서 다룹니다.

벌레 물린 곳: 벌레, 거미, 벼룩, 모기 등 무엇에 물렸든 간에 공통점은
가렵다는 것이죠. 냉찜질을 하거나, 항히스타민제를 먹거나, 히드로코르
티손 연고나 칼라민 같은 가려움 완화용 로션을 바르면 통증을 완화하는
데 도움이 됩니다 물론 아이가 알레르기 반응이 있다면 이야기가 다르죠. 아나필락시스 반응 대처법
에 대해서는 262쪽 참고. 베나드릴 젤 같은 도포용 항히스타민제나 피부 진정제
와 항히스타민제를 섞은 제품은 피하는 것이 좋습니다 쉽게 졸음을 유발하여 아이
가 심하게 보채게 됩니다_감수자 주. 항히스타민제를 과다 사용하기 쉽기 때문입니
다. 경구용 항히스타민제를 복용하고 있다면 더욱 그렇습니다.

여기서도 예방이 우선입니다. 벌레 많은 곳을 피하고, 곤충이 활동하
는 해 질 녘에는 실내에서 지내고, 집혹은 놀이터 근처에 물이 고인 곳을 없
애고, 창문에는 방충망을 달아야 합니다. DEET 디에틸톨루아미드 성분이 들어

있는 벌레 퇴치제는 안심하고 사용하세요우리나라에는 홈키파 마이키파 에어졸, 에프킬라 오프 에어로졸, 에프킬라 오프 키즈 로션 등이 있습니다 _감수자 주. 다만 스프레이 제품을 사용할 때는 반드시 야외에서 바르고, 집에 돌아온 후에는 물과 비누로 깨끗이 씻어야 합니다.

진드기: 주변에 진드기가 있다면 아이를 매일 밤 살펴봐야 합니다. 진드기를 찾아내기에 가장 좋은 방법은 목욕입니다. 아이가 몸을 물에 담그고 있는 동안 손으로 만져서 찾으면 쉽습니다. 특히 팔꿈치 안쪽, 무릎 안쪽, 팔 밑, 발가락 사이, 가랑이, 목, 귀 뒤쪽, 머리 등은 꼼꼼히 확인해야 합니다.

진드기를 발견했을 때 손톱으로 긁어내지 마세요. 진드기가 일부만 떨어져 나올 수 있습니다. 끝이 넓은 핀셋을 이용해 진드기 전체를 한 번에 제거해야 합니다. 라임병Lyme disease, 진드기가 옮기는 세균성 감염증입니다 _감수자 주이 걱정되면 제거한 진드기를 의사에게 가져가 분석해보세요. 라임병의 주범인 참진드기가 바이러스를 옮기려면 피부에 최소한 24시간 정도 달라붙어 있어야 합니다. 하루에 한 번씩 아이를 꼼꼼히 검사하라는 이유입니다. 만약 다음과 같은 증상이 보이면 아이를 병원에 데려가서 혈액 검사를 하세요. 첫째, 광범위하게 진드기에게 물린 뒤 감기 같은 증상이 나타난다. 둘째, 진드기에 물린 주변에 빨갛게 반지 모양으로 흉터가 생긴다. 셋째, 아이가 탈진이나 관절통을 호소한다. 넷째, 사는 동네가 참진드기 서식지다.

이: 몸에 달라붙어 피를 빨아 먹고 사는 작은 곤충입니다. 머릿니는 보통 머리카락 혹은 목이나 귀 뒤쪽에서 발견되죠. 이는 접촉을 통해 사람

에서 사람으로 직접 전파되기도 하고, 이가 알을 낳아놓은 옷을 함께 입어 퍼지기도 합니다. 이를 치료할 때는 퍼메트린permethrin, 우리나라에는 비오킬이 있습니다 _감수자 주을 함유한 린스를 머리카락에 10분 정도 도포했다가 물로 씻어냅니다아이가 돼지풀에 알레르기가 있는 경우에는 사용하지 마세요. 2주일 후에 같은 방법으로 다시 한 번 사용해주세요. 한 번의 경구 복용으로 이를 잡을 수 있는 새로운 약물도 나왔습니다. 담당 의사에게 문의해보세요우리나라에는 아직 없습니다 _감수자 주.

이를 치료할 때는 빗질로 머리카락뿐만 아니라 죽은 서캐나 알까지 모두 청소해야 합니다속눈썹에 이가 있다면 8일 동안 하루에 두 번 속눈썹에 바셀린을 바른 후 제거하세요. 올리브유를 사용하면 이를 질식시키고, 서캐가 머리털 줄기에 달라붙는 것도 막을 수 있습니다. 냄새가 나긴 하지만 이 방법이 샴푸보다 나을 때가 많습니다. 죽은 서캐는 전염성이 없습니다. 일단 한 번 치료하고 나면 학교나 놀이터에 마음놓고 다닐 수 있습니다.

치료 후에는 아이의 침대보, 옷, 헝겊 인형 등을 모두 뜨거운 물과 세제로 깨끗이 세탁해야 합니다. 모자 등 세탁하기 곤란한 물품은 72시간 동안 완전 밀봉해놓든가 버리세요. 그리고 방바닥, 가구, 침대 등도 진공청소기로 모두 청소해야 합니다. 어린아이는 머리띠나 헤어밴드, 모자 등을 통해 이를 옮기는 경우가 흔합니다. 모두 세탁하거나, 밀봉하거나, 버리세요. 모자나 헬맷은 다른 아이와 같이 사용하지 않도록 하세요.

옴: 손가락이나 발가락 사이 그리고 겨드랑이와 사타구니 주름 속에 옴진드기가 굴을 파놓은 선이 보이지 않는지 찾아보세요. 옴진드기에 감염되면 아주 끔찍하게 가렵습니다. 옴 역시 퍼메트린 성분 연고로 치료할 수 있습니다. 린덴lindane은 독성이 강하기 때문에 꼭 퍼메트린을 사용하세요.

요충: 이제 안심하고 잠자리에 들어도 되겠다 싶었는데, 아이가 항문이 가렵다면서 마구 긁어댑니다. 항문에 전등을 비춰보면 침입자가 정체를 드러냅니다. 하얗고 기다란 존재가 항문 주변에서 당신을 쳐다보고 있습니다. 요충이로군요. 요충은 먼지나 주변 환경 속에 들어 있던 포자에서 발생하고, 아이의 손에서 입으로 전해져 몸속으로 들어갑니다. 치료는 쉽습니다. 메벤다졸mebendazole 성분의 처방약을 한 번만 복용하면 조용히 처치할 수 있죠. 치료 후에는 침구류나 잠옷, 속옷 등을 모두 뜨거운 물과 세제로 세탁해야 합니다. 아이가 모래나 흙더미에서 논 뒤에는 기저귀나 옷을 갈아주는 것이 안전합니다.

옻나무: 옻나무에는 우루시올urushiol이라는 기름이 있어서 사람들 중 50~75%는 이것에 자극을 받습니다. 우루시올에 예민한 아이가 옻나무와 접촉하면 여덟 시간 내에 증상이 나타납니다. 발진 때문에 가려우면서 긁힌 자국이 빨갛게 변하고, 물집이 잡히다가 결국 딱지가 생깁니다. 보통 증상은 3주 내에 가라앉습니다. 일단 옻나무를 피하는 것이 상책이고, 옻나무가 있는 곳에 갈 때는 꼭 긴팔과 긴 바지를 입는 것이 좋습니다. 그리고 옻나무가 있는 곳에 머물다 왔다면 애완동물도 꼭 몸을 씻긴 다음 집 안으로 들이세요. 아이가 옻나무에 닿았다면 해당 부위를 비누와 물로 빨리 씻어내세요. 되도록 10분 내에 처리하는 것이 좋습니다. 기름 성분을 제거하는 주방 세제로 씻어주는 것도 방법입니다. 아이 옷도 함께 세탁하세요.

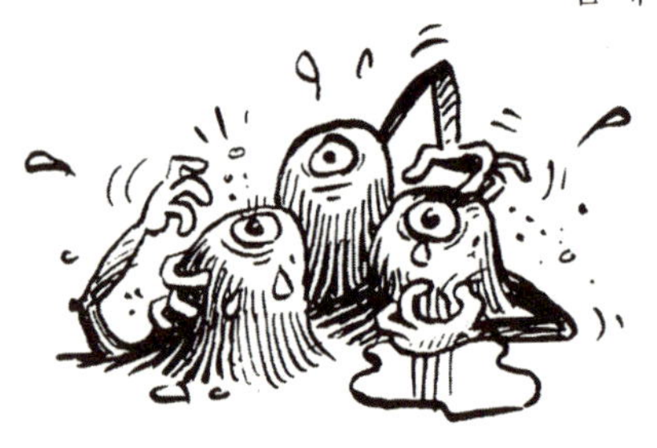

가려움증을 가라앉히는 데는 칼라민 같은 가려움 치료 로션이나 오트밀 목욕도 좋습니다. 베나드릴 같은 경구 투여용 항히스타민제도 효과가 있습니다. 스테로이드 연고도 도움이 되는데, 증상이 아주 심할 때는 의사가 경구 투여용 스테로이드를 처방하기도 합니다. 알레르기가 있는 아이는 옻나무에 처음 노출된 다음부터는 전신 반응을 일으킵니다. 그러면 옻나무에 닿지 않은 곳까지 발진이 일어납니다. 특히 복부와 얼굴이 심하죠. 하지만 전염성은 없습니다.

선천적 문제

선천적 피부 질환은 말 그대로 아이가 태어날 때부터 지닌 질병입니다. 원인은 다양하며 건강에는 무해한 것이 많습니다. 하지만 미용적 문제가 생길 수 있죠. 이런 경우 어떤 조치를 취할지 잘 생각해보세요.

혈관종: 피부 표면에서 자라는 이 양성 질환은 태어날 때는 뚜렷하지 않지만 유아기를 거치면서 빠르게 성장합니다. 다행시도 만 1세 정도에 성장을 멈추었다가 만 2세가 되면 줄어들기 시작합니다. 혈관종은 조그맣게 살짝 부풀어 오른 붉은 덩어리부터 피부 표면 위아래로 퍼져 있는 광범위한 혹까지 다양한 형태를 띱니다. 딸기혈관종_{딸기처럼 보입니다}은 모세혈관 세포로 구성됩니다. 만 1세 아이의 12% 정도가 딸기혈관종을 가지고 있습니다. 보통 생후 몇 주 후에 머리, 목 혹은 몸통에서 발달하지요.

혈관종은 안구에 너무 가깝게 생기지 않는 한 무해합니다. 안구에 너무 가까우면 시야를 막아 뇌에서 눈 사용을 멈출 수 있습니다. 혈관종이 얼굴에 있어 미용상 문제가 된다면 레이저가 현명한 선택입니다. 일찍 시작하면 치료도 그만큼 쉬워집니다. 아니면 아예 치료 시기를 늦추는 것도 방법입니다. 만 2세가 되면 저절로 줄어드는 경우가 많으니까요.

모세혈관 확장성 모반포도주색 반점: 보통 태어날 때부터 지니고 있는 이 붉은 피부 반점은 모세혈관 같은 혈관이 확장되어 생긴 것입니다. 이 반점이 눈 주변에 있다면 녹내장과 관련이 있는 스터지-웨버증후군Sturge-Weber syndrome 때문일 수 있습니다. 레이저로 치료하면 통증과 흉터를 최소화하면서 제거할 수 있습니다. 치료하지 않으면 아이가 자라면서 자신감을 잃을 수 있습니다. 선생님과 다른 학부모들에게 반점의 이유를 먼저 설명해주세요. 의학적으로 반점을 가리는 방법도 있습니다진하고 오래 유지되는 화운데이션 등의 제품으로 반점이 잘 보이지 않도록 하는 방법으로 우리나라에서도 사용합니다 _감수자 주.

선천성 모반: 이 진갈색 반점은 지름이 1.5cm를 넘지 않는 한 별다른 문제가 되지 않습니다이보다 큰 경우를 거대색소 모반이라고 합니다. 선천적으로 타고 나기도 하고, 생후에 발달하기도 합니다. 악성종양인 흑색종으로 발전할 위험이 있으므로 제거하기 쉬운 위치나 미용적으로 민감한 부위에 있으면 제거를 권합니다.

연어반: 분홍색의 작고 경계가 불분명한 양성 혈관 확장으로 신생아의 30~40%에서 발견됩니다. 서양에서는 애정을 담은 별칭으로 부르기도 합니다. 예를 들어 코나 눈꺼풀에 생긴 경우에는 '천사의 키스', 목뒤에 생긴 경우에는 '황새가 문 자리서양에서는 황새가 아이를 물어다 준다는 전설이 있습니다 _역자 주'라고 부르죠. 얼굴에 생긴 것은 보통 12~24개월에 사라지지만, 목이나 머리 뒤에 있는 것은 색이 바래지며 오래 남기도 합니다. 눈 주변에 생긴 연어반은 엄마 배 속에 있는 동안 엄마의 골반이 얼굴을 눌러서 그 압력으로 생긴 경우가 많습니다.

몽고점: 몸통, 다리, 팔 뒤쪽에서 볼 수 있는 파란색 혹은 쥐색 반점을 말합니다. 흑인, 아시아인, 동인도 태생의 유아 중 80%에서, 백인은

10% 미만에서 발견됩니다. 이 반점은 보통 생후 2년 안에 색이 옅어집
니다.

　　밀크커피색 반점: 이 반점은 옅은 갈색에서 진갈색에 이르기까지 다양
한 색깔로 나타나는 색소 과다 침착 병소입니다그래서 밀크커피라는 이름이 붙었죠.
보통 피부, 머리카락, 눈동자의 어두운 색을 만들어내는 멜라닌 색소가
증가하여 생깁니다. 아주 흔하게 나타나는 현상이므로 걱정할 필요는 없
습니다. 하지만 5mm, 혹은 손톱 절반 크기보다 큰 점이 다섯 개 이상 있
다면 신경섬유종증이 발생할 위험이 있습니다. 신경조직이 종양으로 자
라나는 질병이죠.

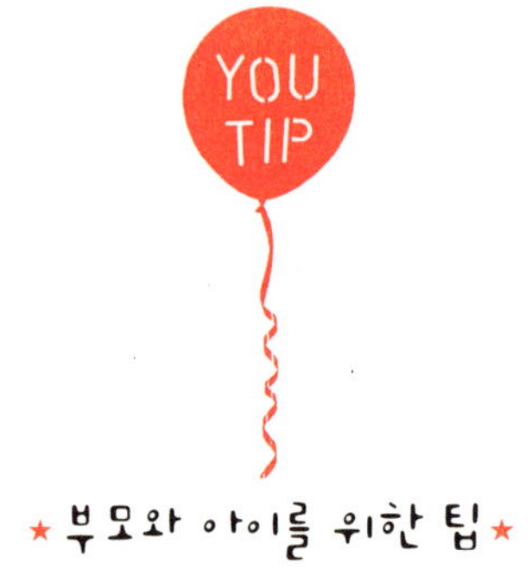

수분 로션을 사용하자 아기의 피부를 부드럽고, 아름답고, 매끈하게 유지하고 싶다면 지방 베이스 로션보다는 수분 베이스 로션을 사용하세요. 그래야 아이 피부의 구멍을 막지 않고 촉촉하게 유지할 수 있죠. 얼굴에는 아쿠아퍼 우리나라에서는 피지오겔, 세타필, 제로이드, 아토팜, 퓨토 등을 구입해서 사용하세요 _감수자 주를 바르고, 몸에는 유세린이나 베이비 로션을 발라주세요.

태양을 피하자 태양으로부터 피부를 보호해야 합니다. 가장 좋은 방법은 그늘 속에 머무는 것이죠. 하지만 햇빛 아래 나서야 한다면 아이에게 챙이 넓은 모자와 선글라스를 씌워주고 SPF 30 비입자성 산화아연 기반 자외선차단제 SPF 30 nonparticle zinc-oxide-based sunscreen 를 이용하세요 우리나라에서도 쉽게 구할 수 있습니다. 제품 설명서를 확인하세요 _감수자 주 . 아이가 모자를 자꾸 벗겨내려 하면 턱끈이 달린 모자를 씌우고서 주의를 다른 데로 돌려 모자를 쓰고 있다는 사실을 잊게 만드세요. 생후 첫 6개월 동안은 이산화티타늄이 들어 있는 자외선차단제를 사용하세요. 햇빛을 물리적으로 차단하는 작용을 합니다. 다른 종류의 자외선차단제는 피부로 흡수되는 성분이 들어 있어 좋지 않습니다.

그 이후는 이산화아연 제품을 사용하거나 취향에 맞는 자외선차단제를 사용해도 됩니다. 자외선차단제는 충분히 두껍게 발라주고, 하루 일과를 마친 후에는 물과 비누로 깨끗이 씻어냅니다. 자외선차단제는 UVA 자외선과 UVB 자외선을 모두 차단해 주어야 하고, SPF 자외선 차단 지수가 최소 15 이상, 보호 효과를 위해 SPF 30 제품을 권장합니다.

햇살 아래 외출할 때는 귀나 목 부분도 꼼꼼히 발라주세요. 자외선차단제는 자주 다시 발라야 하고, 특히 수영을 하고 난 다음에는 잊지 마세요. 수영을 할 때 자외선을 차단하는 수영용 긴팔 티셔츠를 입히는 것도 좋습니다. 아이들은 옷이 멋있다고 생각할 것이고, 여러분은 로션 발라주지 않아도 되겠죠. 유모차에 햇빛가리개가 있는지도 점검하세요. 화학 제품은 덜 사용할수록 좋습니다. 그리고 햇빛이 제일 강한 오전 10시에서 오후 2시 사이에는 되도록 외출을 삼가는 것이 좋습니다 그렇다고 비타민 D3가 결핍되지 않을까 걱정할 필요는 없습니다_감수자 주.

머리카락을 보살피자   아이의 머리카락은 어른처럼 기름기가 많지 않습니다. 사춘기가 되기 전까지는 피지선에서 기름을 많이 만들어내지 않으므로 머리는 며칠에 한 번씩만 감아도 됩니다 지루성피부를 가진 아이들은 매일 감기는 것이 좋고, 그렇지 않은 경우는 2일에 한 번이 좋습니다 _감수자 주. 눈에 들어가도 따갑지 않은 유아용 샴푸를 사용하고, 머리가 길다면 린스나 머리엉킴 방지 스프레이를 사용하세요. 머리카락이 가늘다면 부드러운 빗을 사용하세요.

발진에 대처하자   앞에서 설명한 방법 말고도 집에서 시도해볼 만한 방법이 몇 가지 더 있습니다. 우유와 물을 반반 섞어 습포를 해주면 염증을 줄이는 데 도움이 됩니다. 베이킹소다 반 컵을 넣은 욕조물에 몸을 담그는 것도 좋습니다.

9

raising your child

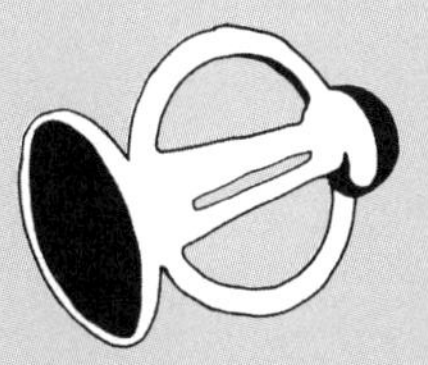

CHAPTER 9

사고의 예방

아이를 위협하는 주변 환경을 정비하자

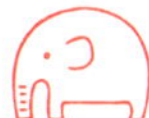

부모의 역할은 한두 가지가 아닙니다. 부모는 아이를 위해 선생님, 영웅, 놀이 친구, 요리사, 운동 코치, 은행원, 운전기사 등 수많은 역할을 해야 합니다. 몸이 열 개라도 모자랄 지경이죠. 하지만 임신 사실을 아는 순간부터 무엇보다 중요한 역할이 한 가지 있습니다. 바로 보호자의 역할이죠.

부모는 아이의 보호자입니다.

아이가 자궁 속에 있는 동안 엄마의 몸은 외부 세계로부터의 모든 위협에 대항하며 생물학적 비밀 첩보 기관이 됩니다. 그리고 아이가 태어난 후로는 일이 훨씬 많고 복잡해지죠. 이제 여러분에게는 모든 위험으로부터 아이를 지키겠다는 본능이 생깁니다.

아이를 안전하게 지키는 것은 부모 역할 중에서도 가장 섬세한 균형을 요하는 임무입니다. 한편으로는 아이를 안전하게 지켜야 한다는 책임감을 느끼고, 다른 한편으로는 평생 아이를 쫓아다니며 완벽하게 보호할 수는 없다는 사실을 깨닫습니다. 앞에서도 말했듯이 여러분은 아이가 스스로 세상을 탐험하도록 해야 합니다. 무언가를 발견하고, 창조하고, 위험을 감수하도록 해야 하죠. 그래야 아이가 배우고 성장할 수 있으니까요. 하지만 이것이 쉽지만은 않습니다. 언젠가는 크든 작든 상처를 입을 수밖에 없죠. 아이는 주변에서 일어나는 위험을 대수롭지 않게 여기다가 사고를 당합니다. 그런 상황을 아직 접해보지 않았으니 무서운 것도 모르지요. 말이 되는 얘기죠? 그러지 않고서야 놀이터에서 미끄럼틀의 경사면을 거꾸로 기어오르려고 그렇게 갖은 애를 쓰겠습니까?

어린아이는 생각하고, 추론하고, 계산하기보다 일단 행동에 나서도록 프로그래밍되어 있습니다. 대부분의 경우 이것은 좋은 행동이지요. 행동하지 않으면 탐험과 학습도 못 할 것이고, 평생을 아무것도 하지 않고 집 안에 가만히 집 안에 앉아서 살지도 모르니까요.*

여기에는 진화적 이유도 있습니다. 위험을 감수하는 행동은 생존 확률을 높이는 혁신으로 이어지기도 합니다. 본질적으로 우리는 실수를 통해 배우게 되니까요.

그렇다면 결국 언젠가는 두려운 순간이 찾아옵니다. 우리는 아이가 사고를 당하거나 심각한 부상을 당할 수도 있음을 알고 있습니다. 아이가 입원하거나 사망하는 가장 큰 이유가 바로 사고입니다. 하지만 만약 아이에게 작은 위험까지 막아버린다면 그것이 먼 훗날 더 큰 위험으로 이어진다는 것도 깊이 이해하고 있습니다.

핵심은 아이의 성장에 필요한 적당한 수준의 위험에 노출시키면서, 살

* 흥미롭게도 여기에는 성별의 차이가 존재합니다. 남자아이는 대개 위험을 찾아나서는 경향이 더 강하죠. 걸음마를 배우는 여자아이는 보통 세상을 관찰하는 데에 만족하고, 남자아이는 관찰을 넘어 세상을 바꾸려고 애씁니다. 이에 대한 과학적 설명이 있습니다. 남자아이는 남성호르몬인 테스토스테론이 더 많기도 하지만, 여자아이에 비해 언어 신호에 대한 반응이 늦습니다. 그래서 부모의 경고를 여자아이처럼 빨리 받아들이지 못하죠. 진화론적으로 보면 남자는 위험을 감수하는 경향을 타고납니다. 왜냐하면 부족을 먹여 살리기 위해 성난 맹수를 사냥하는 위험을 기꺼이 감수해야 했으니까요. 그래서 남자는 생식 가능한 나이에 이르지 못하고 죽는 경우가 많았습니다.

아가는 방식을 터득할 때까지 충분히 지원해야 한다는 점입니다. 아이를 보호한다는 것은 인생이라는 자전거에 보조바퀴를 달아주는 것과 같습니다. 아이가 온갖 종류의 자전거에 도전하겠지만, 혼자서 타는 법을 배울 때까지는 보조바퀴를 달아주라는 얘기죠. 예를 들어 아이가 처음 계단에 오를 때는 그 뒤를 함께 따라가세요. 여러분이 지켜보는 상태에서 계단을 오르는 법을 배우는 편이 훨씬 안전합니다.

아이가 세상을 탐험하고 적당한 수준의 위험에 노출되도록 하면서도 아이에게서 눈을 떼서는 안 됩니다. 너무 위험한 상황이 되지 않도록 계속 주시하고 도움이 필요할 때는 곁에 있어야 합니다. 더불어 아이가 독립심과 자신감을 발달시킬 수 있는 여지도 남겨줘야 하죠.

모든 행동에 일일이 참견하고 아무것도 시도하지 못하게 막는다면 아이는 결코 자기 통제감을 얻지 못합니다. 건강한 자부심을 형성하는 데 아주 중요한 조건입니다.

이 장에서는 아이의 안전을 위협하는 요소를 살펴보고, 집 안에서 위험 요소를 없애는 방법을 알려드리겠습니다. 하지만 사실 집은 아이가 살아가는 여러 환경 중 하나일 뿐이죠. 아이는 놀이터, 친구네 집, 슈퍼마켓, 어린이집, 정원, 애완동물 주변 등 수많은 환경 속에서 살아갑니다. 그래서 아무리 애를 써도 온 세상을 안전한 쿠션으로 도배할 수는 없죠. 따라서 처음부터 가장 신경 써야 할 것은 아이가 여러분의 경고 신호를 이해하도록 가르치는 일입니다.

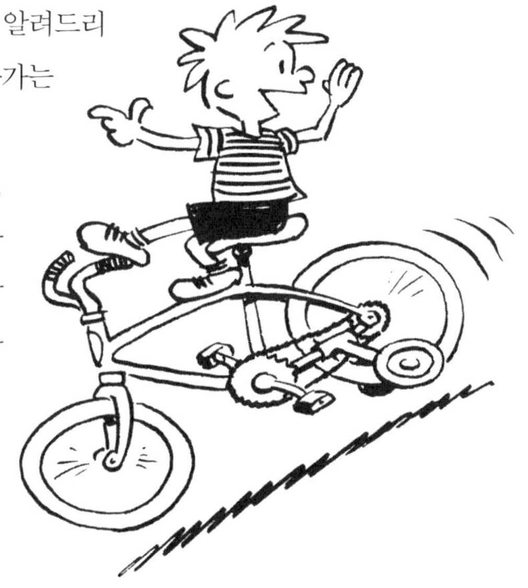

여러분이 "사랑하는 우리 아이", 혹은 "위험해!"라고 말할 때 너무 어린 아이는 그 말뜻을 정확히 이해하지 못할 수도 있습니다. 하지만 목소리와 말투를 통해 두 가지 메시지가 아주 다르다는 사실은 파악할 수 있습니다. 최고 비상사태를 의미하는 목소리를 남용하면 진짜 심각한 사태를 만났을 때 효과가 없으니 그런 목소리는 아껴두세요. 그래야 정말 필요할 때 "하지 마!"라는 의미를 전달할 수 있으니까요. 물론 아이는 커갈수록 여러분의 인내심을 시험할 것입니다 3장 참고. 하지만 안전을 위해 가장 중요한 것은 일찍 여러분의 뜻을 전달하는 신호 체계를 만드는 것입니다. 꼭 기억하세요.

아이의 부상

아이는 자동차와 비슷합니다. 늘 어딘가가 움푹 꺼지거나 긁히고 찌그러지게 마련이죠. 그러니 부모라면 아이가 다치지 않게 보호하고, 특히 심각한 부상을 입지 않도록 꼭 지켜주고 싶습니다.

아이가 다쳤을 때는 침착해야 합니다. 아이는 부모의 감정을 따라갑니다 거울 뉴런 기억하지요?. 부모가 당황하면 아이도 똑같이 당황하죠. 아이에게 말할 때는 냉정하고 차분한 목소리로 하세요. 정서적으로 안정되면 진통 효과도 높아집니다. 위급 상황을 만났을 때 스트레스를 잘 조절하려면 무엇보다 그런 상황에 미리 충분히 대비해두어야 합니다.

여기서는 아이들에게 가장 흔한 부상과 사고에 대해 살펴보고 대처법과 예방법을 알아보겠습니다.

<h2 style="text-align:center; color:#e8411a;">가정에서의 안전 계획</h2>

아이에게서 절대로 눈을 떼지 않는 것은 기본입니다. 여기에 아이가 알아들을 수 있는 가족용 신호를 만드는 것도 좋은 방법입니다. 신호를 보내면 언제라도 달려올 수 있게 말이죠.

화재 대피 계획을 세우고 아이와 함께 연습해보세요. 몸에 불이 붙었을 때의 행동 요령인 '멈춘다, 바닥에 엎드린다, 얼굴을 가린다, 몸을 굴린다'를 가르치세요. 처음에는 게임처럼 시작하는 것이 좋습니다이것은 화재로 몸에 불이 붙었을 때의 행동 요령입니다. '멈춘다' – 몸에 불이 붙으면 그 자리에 멈춰 서야 합니다. 몸을 계속 움직이면 불난 곳에 부채질하는 꼴이 되고, 다른 사람이 불을 끄려는 행동을 방해할 수 있습니다. '바닥에 엎드린다' – 몸에 불이 붙으면 바닥에 엎드려야 합니다. '얼굴을 가린다' – 얼굴에 화상을 당하기 않기 위해 손으로 얼굴을 가립니다. '몸을 굴린다' – 바닥에 몸을 굴림으로써 산소를 차단해 불 끄기를 시도합니다. 바닥에 카펫 종류가 있다면 그것을 몸에 말아 불 끄기를 시도합니다 _역자 주.

집에서의 위험만 경계할 것이 아니라, 아이가 자주 놀러 가는 다른 친구네 집도 신경 써야 합니다. 필요하다면 다른 부모들이 안전 기준은 어떠한지 간접적으로 물어볼 수도 있습니다.*

골절

어린 나이에는 골절이 자주 발생하지 않습니다. 몸집이 작으면 몸무게도 적기 때문에 쓰러져도 그 힘이 뼈를 부러뜨릴 정도는 아니죠. 뼈는 튼튼한 조직입니다. 탄력적이어서 충격을 받아도 꽤 많이 휘어지고 잘 부러지지 않습니다.

아이가 운동장에서 뛰어놀 나이가 되면 골절 위험은 커집니다. 아이가

---

* 예를 들면 이렇게 물어볼 수 있겠죠. "저희 집에서는 혹시라도 텔레비전이 떨어져 다칠까봐 벽걸이용은 생각도 하지 않았어요." 이때 다른 부모의 반응을 보면 그 집에서 아이의 안전에 어떻게 대처하고 있는지 대략 판단할 수 있습니다.

다쳤을 때 뼈가 부러졌는지 확인하는 방법이 있습니다. 다친 부위를 눌렀을 때 특히 더 아픈 부위를 아이가 분명히 말하는지 확인하는 것입니다. 항상 그렇지는 않지만 메스꺼움을 호소할 때도 있습니다. 때로는 뼈가 부러진 줄 모르고 계속 놀기도 합니다. 그래서 며칠이 지나도록 그런 문제가 생긴 줄도 모를 수 있죠. 만일 아이가 팔다리 중 어느 한쪽을 잘 사용하지 않으려 한다면 병원에 데려가 골절이 있는지 확인하세요.

흔히 골절이 일어나는 부위는 쇄골^{빗장뼈}과 손목^{넘어지거나, 넘어지면서 손목을 짚다가,} 손가락^{문을 세게 닫을 때 끼여서,} 발가락입니다. 그리고 정형외과적으로 만 2세 미만의 아이에게서 가장 흔한 부상은 팔꿈치의 불완전 탈구입니다. 보호자가 아이의 손을 급하게 잡아당길 때 팔꿈치가 관절에서 빠져나오는 증상이죠. 골절은 아니지만 골절처럼 보일 수 있습니다. 불완전 탈구가 생기면 아이는 그 팔을 사용하려 하지 않습니다.

팔꿈치 불완전 탈구는 여러분이 직접 치료할 수 있습니다. 한 손으로 아이의 팔꿈치를 잡고 팔을 원래 방향으로 돌려주는 것

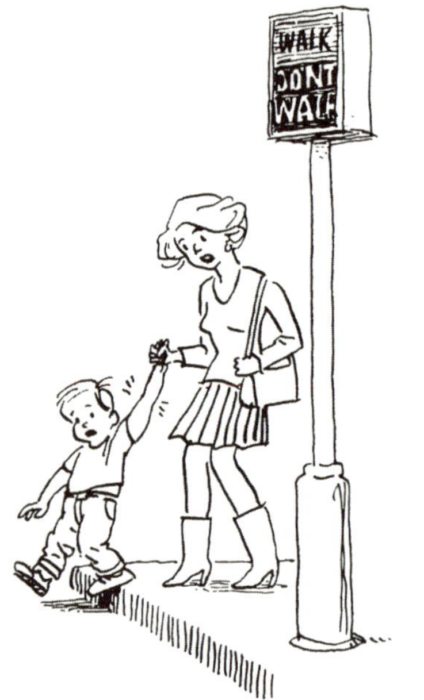

이죠^{전문지식 없이도 집에서 할 수 있습니다 _감수자 주}. 자신이 없으면 정형외과에 데려가세요. 무슨 일이 일어났는지 설명하는 데 1분, 팔을 제자리로 돌려놓는 데 1분, 잘했다고 칭찬하는 데 1분, 3분이면 끝납니다.

물론 골절이 의심스럽다면 X-선 촬영으로 확인해야 합니다. 병원으로 데려가는 도중에는 얼음찜질로 통증을 완화하고, 부기를 줄여야 합니다. 골절 부위에 따라서 부러진 뼈가 다시 붙을 수 있도록 일정 시간 깁스로 고정하기도 합니다. 아동 골절은 일반적으로 3~6주면 완치가 가능합니다. 아이가 깁스를 하고 있을 때와 깁스를 풀었을 때의 행동 지침에 대해서는 의사의 지시를 따르세요.

아이의 뼈를 튼튼하게 만드는 가장 좋은 방법은 칼슘을 충분히 먹이고 체중 지탱 운동, 즉 언덕 뛰어오르기나 위로 뛰기 등 성장판을 자극하는 운동을 시키는 것입니다440쪽 참고.

머리 부상

아마도 한 번쯤은 아이 머리에 혹이 툭 튀어나와서 마치 뿔 달린 도깨비 같은 모습을 할 것입니다. 여러 번일 수도 있죠. 달걀 모양의 혹이 생기는 현상은 부상 부위의 피부 아래로 혈전이 정상적으로 생기고 있다는 신호이므로 별 문제가 되진 않습니다. 하지만 머리에 부상을 당한 후 48시간 동안은 아이를 눈여겨봐야 합니다. 손상된 정맥에서 피가 새어 나와 뇌에 부종을 일으킬 수 있습니다.

골절이 일어나면 그 밑의 혈관이 찢어지면서 뇌에 큰 압력을 가할 수도 있으므로 병원에 데려가 두개골 골절이 있는지 확인해보는 것도 좋습니다. 뇌는 두개골로 완전히 둘러싸여 있기 때문에 염증이 생겨도 부어오를 여분의 공간이 없습니다. 그래서 두개골 골절을 방치하면 압력이 높아져 뇌 기능 저하로 이어질 수 있습니다.

머리 부상을 당한 후에는 다음의 증상이 나타나지 않는지 철저히 살펴야 합니다. 오랫동안 이어지는 두통, 현기증, 시각장애, 메스꺼움, 균형감각장애, 귀 울림, 짜증, 피로, 식사 및 수면 패턴의 변화 등입니다. 물론 어린아이는 자신의 증상을 말로 잘 표현하지 못하므로 이런 증상을 알아채기가 쉽지 않습니다. 아이가 머리를 다치면 병원에 데려가 확인하세요. 결코 시간 낭비가 아닙니다.

머리 부상 후 아이가 바로 울음을 터뜨리면 조금 안심이 됩니다. 이런 경우에는 아이의 울음소리가 그렇게 반가울 수 없죠. 적어도 의식을 잃지 않았다는 뜻이니까요. 머리 부상을 당한 다음에는 밤중에 몇 차례 깨워 보면서 특이한 증상이 있는지 확인하세요.

아이가 의식을 잃거나, 평소보다 걸음걸이가 더 불안정하거나, 동공이 확장되거나, 양쪽 눈이 동시에 움직이지 않거나, 눈이나 귀에서 피가 보이거나, 혹이 관자놀이 근처에 있거나, 혹 부위에서 뼈가 울퉁불퉁하게 만져지거나 하면 바로 병원에 데려가야 합니다.

아이의 낙상 사고를 완전히 예방할 수는 없지만 심각한 부상이 안 되도록 예방할 수는 있습니다. 좀 더 큰 침대로 바꿀 때는 구르다가 떨어지지 않도록 양쪽 옆에 가로대를 설치하세요. 아이가 기어 다니기 시작하면 계단에는 문을, 유리창에는 안전용 창틀을 설치하고, 아이가 자전거, 롤러블레이드, 스케이트, 스키, 보드 등을 탈 때는 반드시 헬멧을 씌워야 합니다. 이런 습관을 일찍 들이면 평생 자리 잡습니다. 헬멧은 패션 아이템이기도 하니까 아이가 직접 고르게 하세요. 그리고 여러분도 모범을 보여야 하므로 같은 운동을 할 때는 헬멧을 꼭 쓰세요. 아이는 여러분의 행동을 그대로 따라 합니다.

익사 사고

아이가 수영장, 호수, 바다, 욕조 등에 있을 때는 정말 정신을 바짝 차려야 합니다. 어른 없이 욕조나 물가 근처에 아이가 혼자 있게 해서는 절대로 안 됩니다. 아이가 욕조에 들어가 있을 때는 전화가 울려도 절대로 자리를 비우지 마세요. 나이 어린 다른 자녀에게 맡겨서도 안 됩니다. 접시 물에 빠져 죽는다는 말이 있습니다. 깊이가 5cm밖에 안 되는 물에서 익사하는 경우도 생깁니다. 바가지나 변기도 아이에게는 위험 요소가 될 수 있죠. 목욕할 때 깜빡하고 수건을 챙기지 않았더라도 아이를 혼자 두고 가지러 가지 마세요. 젖은 채로 아이를 안고 나오는 편이 낫습니다. 차라리 아이 피부에 닭살이 좀 돋고, 바닥에 떨어진 물기를 닦는 수고를 하는 것이 더 낫지요.

물가에서는 늘 구명조끼 등 안전도구를 확인하고, 아이가 물속에서 있는 동안에는 절대로 아이에게서 눈을 떼지 마세요. 설사 아이가 튜브를 하고 있다 해도 말이죠. 만약 아이가 물에 빠졌다면 즉시 119에 신고하고, 구조한 아이를 옆으로 눕히세요. 그리고 등을 세게 문지르고 두드려서 폐로 들어간 물을 뱉어내도록 해야 합니다.

화상

화상 범위가 아이 몸의 2%아이 손 크기의 두 배 정도 이상이라면 의학적 조치가 필요합니다. 그리고 화상 크기와 상관없이 전기선에 의한 화상이거나 눈, 성기 등 민감한 부위가 상처를 입었다면 병원에 데려가세요. 화상 범위가 작다면 환부를 찬물에 5분 정도 담그세요. 자극이 적은 비누를 이용해 화상 부위를 씻어주되 알코올은 사용하면 안 됩니다. 무척 아픕니다. 감염의 우려가 있으므로 물집을 터뜨려서도 안 됩니다. 화상 부위를 씻은 후에는 수건으로 부드럽게 누르면서 말리고문질러 닦으면 안 됩니다, 도포용 항생제를 바른 후 거즈 패드로 덮습니다.

의사가 실바덴Silvadene 연고나, 순수 꿀 성분인 메디허니Medihoney, 우리나라에서는 처방하지 않는 약품입니다. 대신 옥도정기를 사용하세요 _감수자 주 같은 약품을 처방할 수도 있습니다. 실바덴 연고의 은 성분이나 꿀에 들어 있는 폴리페놀 성분은 살균작용을 하여 화상 부위 치료에 도움이 됩니다. 두 약품 모두 끈적거린다는 단점이 있습니다. 실바덴은 피부 색이 노랗게 변해서 간혹 감염으로 오해하기도 하죠. 꿀을 발랐을 때에는 강아지가 핥을 수 있으므로 조심해야 합니다. 베나드릴을 발라 염증반응을 줄여줄 수도 있습니다.

아이 옷에 불꽃은 붙지 않았지만 검게 타들어간 경우에는 자칫 온몸에 화상을 입을 수 있으니 먼저 아이 몸을 샤워기로 적신 후 옷을 벗기세요.

아이가 충분히 이해할 수 있는 나이가 되면 곧바로 화재와 관련된 안전 지침을 교육해야 합니다^{초를 가지고 놀지 말 것!}. 화재 시 대피 요령을 단단히 일러두고, 몸에 불이 붙었을 때의 원칙인 '멈춘다. 바닥에 엎드린다. 얼굴을 가린다. 몸을 굴린다' 단계를 실습해봐야 합니다. 뜨거운 물에 데는 것도 직접 화상을 당하는 것만큼 위험합니다. 아이가 욕조에 들어가기 전에는 반드시 손으로 직접 물 온도를 확인하세요. 요리할 때는 용기의 손잡이가 벽을 향하도록 해야 합니다. 아이가 넘어져서 엎지를 위험이 있는 곳에는 뜨거운 음료를 놓아서는 안 됩니다. 그리고 아이가 자랄 때까지 식탁보는 사용하지 마세요. 아이가 잡아당겨서 다칠 수 있습니다.

자상

겉만 살짝 벤 경우에는 상처 부위를 미지근한 물이나 식염수에 저자극성 비누로 씻은 후 밴드만 붙여주세요. 원하면 항생제 연고나 메디허니^{옥도정기} 같은 약품을 발라도 좋습니다. 벤 부위가 너덜거리거나 피부 아래

낯선 사람

만 5세가 되면 아이에게 부모 이름, 주소, 집 전화번호, 보호자의 휴대폰 번호, 119번호 등을 가르쳐야 합니다. 그리고 이런 정보를 선생님이나 경찰관 아저씨가 아닌 다른 낯선 사람에게 알려주지 말라고 알려주세요. 아이가 여러분과 떨어지더라도 경찰관이나 가게 점원, 아이를 동반한 다른 부모 등에게 도움을 구해야지, 어른이라고 아무나 붙잡고 도움을 구하지 않도록 가르쳐주세요. 특히 낯선 사람의 자동차는 절대로 타지 않고, 그 사람이 주는 선물이나 음식도 받지 않도록 주의시켜야 합니다.

층이 보일 정도로 깊다면 여섯 시간 이내에 병원에 데려가세요. 그 시간이 넘어가면 봉합하기가 어려워지므로 빨리 데려갈수록 좋습니다. 의사는 상처 부위를 꿰매거나 피부용 접착제로 찢어진 피부를 붙일 것입니다. 피부용 접착제는 흉터를 최소화하는 데 효과적이지만, 턱·팔꿈치·무릎 등 피부가 팽팽하게 당겨지는 부위에 사용하기에는 강도가 약합니다. 얼굴에 상처가 났다면 흉터를 없애기 위해 성형외과적 처방을 받아도 좋습니다.

혹이나 타박상

혹이나 타박상 치료는 어른의 치료법과 동일합니다. 바로 RICE 처치법이죠쉬고rest, 냉찜질하고ice, 압박하고compression, 부상 부위를 심장보다 높게 들어 올리기elevation. 얼음을 직접 사용하면 너무 차가우니 깨끗한 수건에 싸서 사용합니다얼음물이 새어 나오지 않도록 비닐봉지로 한 번 더 싸주는 것이 좋습니다. 그리고 압박붕대를 이용해 해당 부위를 너무 세지 않게 압박하세요. RICE 처치법은 부상 후에 생기는 염증을 줄입니다. 아이용 이부프로펜 같은 소염 진통제도 도움이 됩니다.

눈에 들어간 이물질

눈을 5분 정도 물로 씻어내세요. 귀에 염증이 생겼을 때 사용하던 점적기안약 통처럼 액체를 방울로 떨어뜨리는 기구 _역자 주 를 이용하는 것도 좋습니다꼭 물이나 식염수로 먼저 씻어서 사용하세요. 이렇게 해도 소용이 없으면 의사를 찾아가세요. 눈에 손상이 생겼다면 꾸물거려서는 안 됩니다. 가장 많이 들어가는 이물질은 화학물질과 모래입니다. 놀이터나 모래사장에서 모자나 가리개를 사용하는 습관을 들이면 이물질이 들어갈 위험을 줄일 수 있죠.

아이의 목에 무언가 막혀 숨을 쉬지 못하면 손가락 두 개를 입속에 집어넣어 훑으며 물체를 꺼낼 수 있는지 확인하세요. 그것이 불가능하면 아이를 거꾸로 뒤집어 잡고서 등 위쪽을 세게 두드리세요. 이 같은 하임리히Heimlich 요법은 만 2세가 되면 시도할 수 있습니다. 너무 어린 아이에게 이 방법을 사용하면 갈비뼈가 부러질 위험이 있으니 조심하세요. 질식을 유발하는 가장 흔한 음식은 땅콩과 팝콘입니다. 아이가 만 5세가 될 때까지는 마음대로 혼자 먹지 못하게 하세요. 이런 음식은 크기와 모양도 문제지만, 행여 기도로 들어가면 지방 성분 때문에 폐에 염증을 일으킵니다.

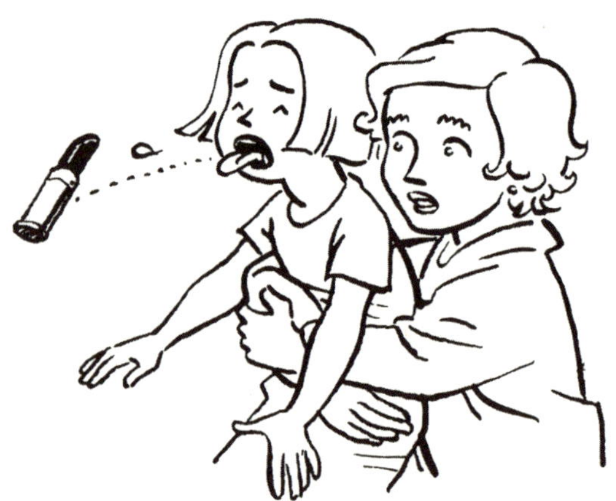

아이가 독 성분을 삼켰을 때

- 냉정하면서도, 신속하게 행동해야 합니다.
- 즉시 입에 남아 있는 것을 모두 뱉어내게 하세요. 아이가 무엇을 삼켰는지 의사가 알 수 있도록 해당 물품의 용기를 가지고 병원에 갑니다.
- 아이가 무의식 상태에 빠지거나, 숨이 멈추거나, 발작을 하면 119를 부릅니다.
- 구토 유도제는 권하지 않습니다. 구토한 내용물이 잘못 폐로 들어가 염증을 일으킬 위험이 크기 때문입니다. 독 성분이 눈에 들어갔다면 즉시 눈을 물로 씻어내고, 눈을 비비지 못하게 하세요.

치아 손상

아이가 입을 어딘가에 부딪쳐 치아가 빠졌다면 그것을 하얀 우유초코 우유나 바나나 우유 등 가공한 우유는 피하세요. 우유가 없을 땐 생리식염수를 이용해도 좋습니다 _역자 주에 담가서 아이와 함께 치과로 가세요. 우유는 치아를 적정한 pH와 삼투압 상태로 유지해주기 때문에 치아를 다시 제자리에 넣었을 때 생존 확률이 그만큼 높아집니다. 젖니가 빠졌어도 나중에 빠질 치아라고 무시하지 말고 다시 심어주어야 합니다. 젖니가 너무 빨리 빠지면 치아 사이의 공간 배열이 달라지면서 영구치가 나올 때 부정교합이 생길 수 있습니다.

집 안 구석구석 안전 점검

우리 주변에는 아이의 건강을 위협하는 요소가 아주 많습니다. 생각지도 못했던 물건들이 아이를 위험에 빠뜨리죠. 지금부터 아이 방, 욕실, 부엌, 카시트 등 곳곳에 도사리고 있는 위험 요소들을 살펴보겠습니다. 집 안을 안전한 환경으로 만드는 데 도움이 될 것입니다.

욕실에서의 안전

변기 커버 잠금장치를 이용하면
아이가 변기에 빠지는 위험을 막을 수 있습니다.
남편이 한밤중에 소변을 보러 나오기 전에 잠금장치를 했다고 미리 알려줘야겠죠.

의약품과 화학제품은
아이 손이 닿지 않는 높은 곳에 보관하세요.
안전마개가 없는 비타민 병이나 불소치약도 해당합니다.
불소치약을 아이가 먹으면 해로울 수 있으니까요.

욕실 온도는
섭씨 50℃ 정도로 유지하세요.

아이가 욕조에 들어가
있을 때는 절대로 한눈을
팔지 마세요. 다른 자녀에게
아이를 보고 있으라고
맡겨서도 안 됩니다.

아이가 날카로운 수도꼭지에
머리를 다치지 않도록
공기 주입식 수도꼭지 커버를
설치하세요.

손이나 욕조용 온도계로
항상 물의 온도를 확인하세요.

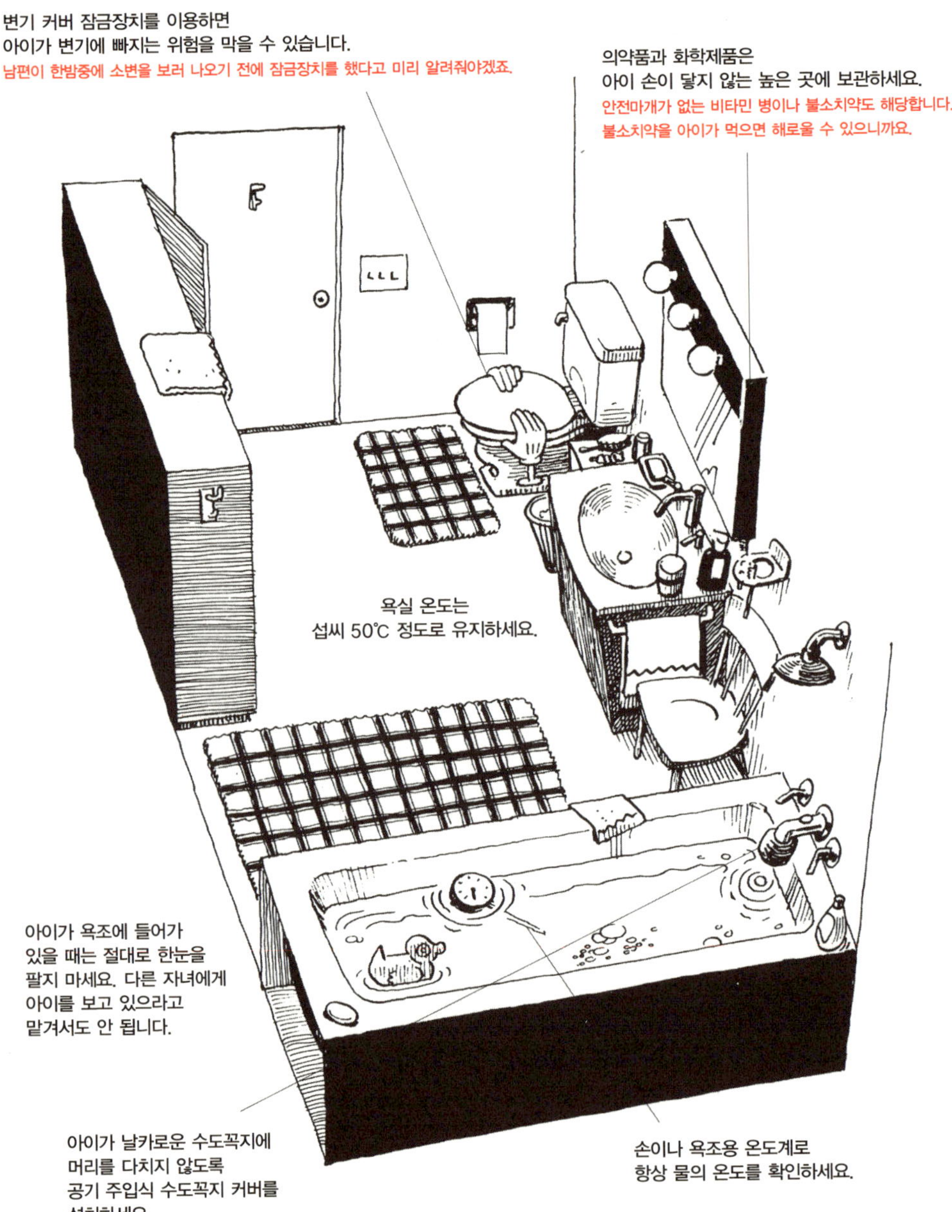

아이 방에서의 안전

창문에는 안전용 창틀을 설치합니다.
어느 방향으로든 구멍 크기가
12cm를 넘어서는 안 됩니다.

창 커튼 조절끈은 아이 손이 닿지 않는
높은 곳에 두어야 합니다.

가습기는
정기적으로 청소하세요.

문손잡이에 커버를 달면
아이가 머리를 세게 부딪치는 위험을
막을 수 있습니다.

단추 눈이 달린 봉제 인형 등
작은 부품이 들어간 장난감을
놓아두면 안 됩니다.

쿨쿨!

잠옷

침대 위에는 질식을 유발할 수 있는
물건을 놓아서는 안 됩니다.
아이 침대의 안전 관리 지침은 116쪽 참고.

아이가 바로 누워서 자게 하세요.

불이 붙지 않도록 방염 처리한 잠옷도 좋지만,
독소가 들어 있는 소재가 있으니 조심해야 합니다.
너무 헐겁지 않게 몸에 잘 맞는 면 잠옷도 좋습니다.

방 바깥 계단에는 안전문을 설치하세요.

침대 난간은 아이가 떨어지지 않도록
보호합니다. 침대 없이 매트리스만 바닥에 깔아주는 부모도 있습니다.
기어 나오는 법을 막 배운 걸음마 시기 아이에겐
유아 침대용 텐트를 설치해주면 안전합니다.

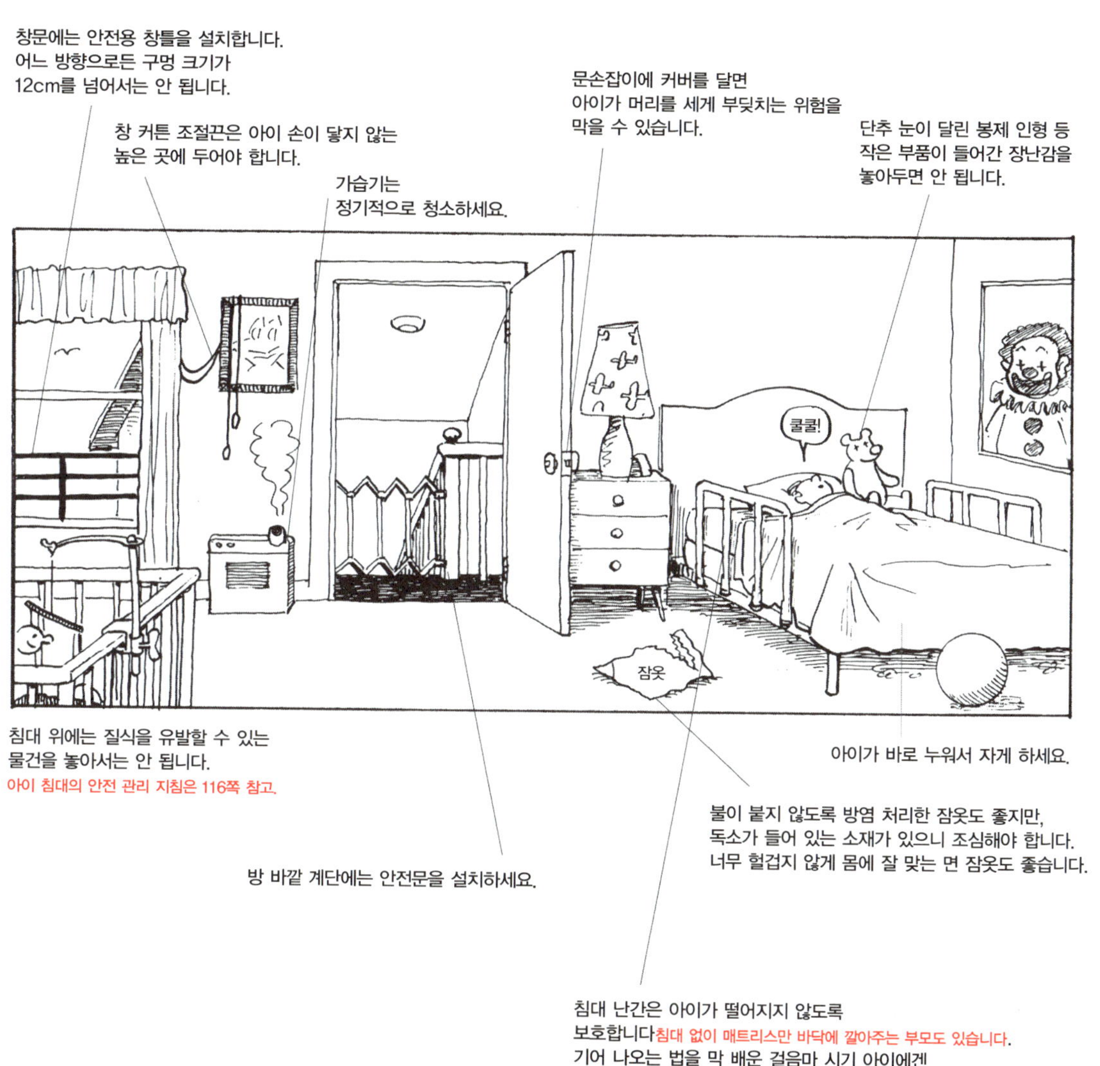

부엌에서의 안전

아이가 만지지 못하도록 오븐의 다이얼에는 덮개를 씌워놓으세요.

조리대는 음식을 올려놓는 곳이지 아이가 앉는 곳이 아닙니다.

요리하는 동안에는 냄비나 프라이팬의 손잡이가 벽을 향하도록 해서 아이가 손을 뻗어 잡지 못하도록 하세요. 요리할 때 아이가 지켜보고 있다면, 프라이팬에서 튄 기름에 화상을 당하지 않도록 주의하세요.

비닐봉지는 아이 손이 닿지 않는 곳에 보관하세요.

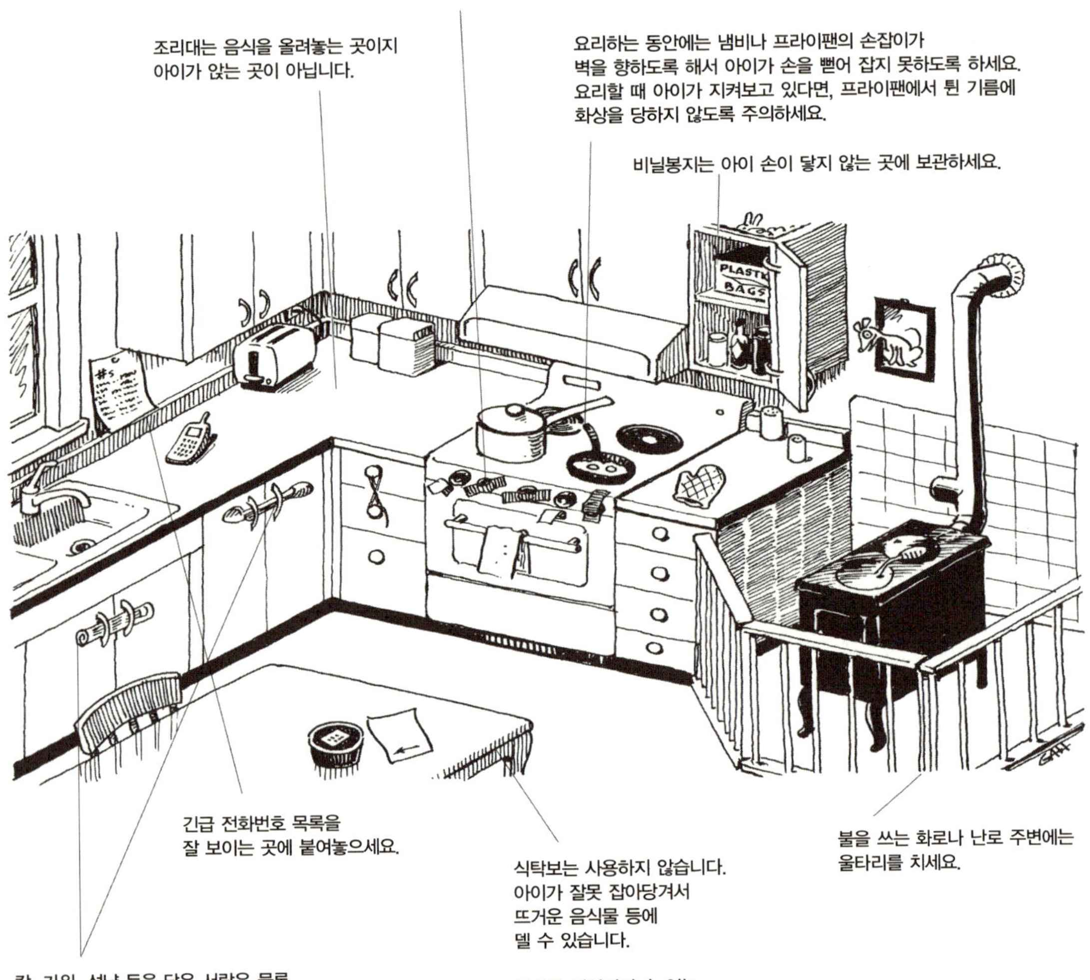

긴급 전화번호 목록을 잘 보이는 곳에 붙여놓으세요.

식탁보는 사용하지 않습니다. 아이가 잘못 잡아당겨서 뜨거운 음식물 등에 델 수 있습니다.

아이를 질식시킬 수 있는 음식을 남겨두어서는 안 됩니다. 특히 견과류를 조심하세요.

불을 쓰는 화로나 난로 주변에는 울타리를 치세요.

칼, 가위, 성냥 등을 담은 서랍은 물론 화학약품, 알코올, 청소용품 등이 들어 있는 캐비닛도 잠가 놓으세요. 독성이 있는 물건은 아이의 손이 닿지 않는 곳에 보관하세요.

거실에서의 안전

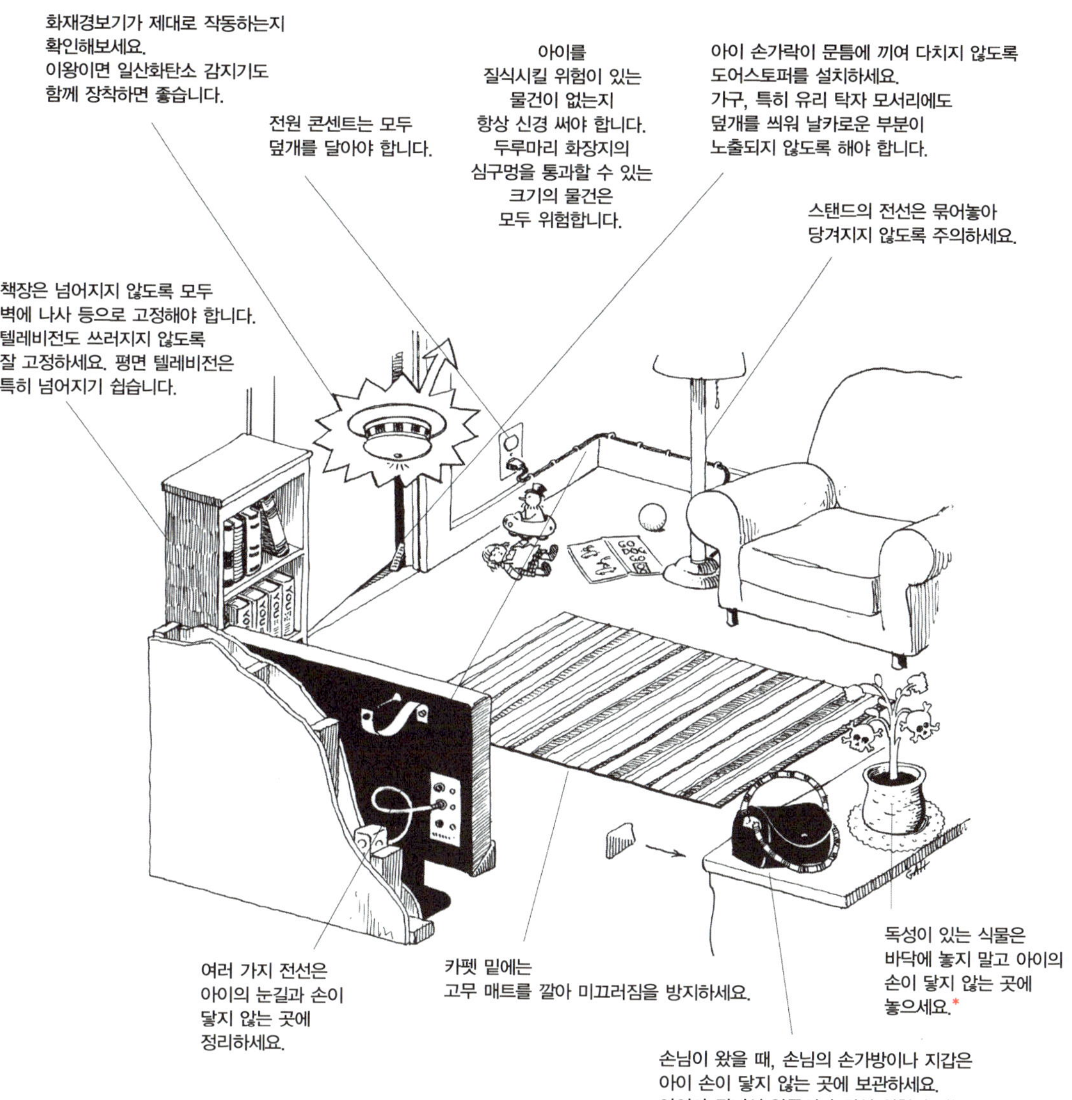

---

* 자연이라고 모두 안전하지는 않습니다. 태풍도 자연적으로 발생한 것임을 명심하세요. 독성을 띤 식물로는 미나리아재비, 히아신스, 아마릴리스, 수국, 나팔꽃, 호랑가시나무, 겨우살이, 등나무, 은방울꽃, 노간주나무 등이 있습니다.

정원에서의 안전

놀이기구 아래에는 모래나 톱밥 등 부드러운 재질의 재료를 깔아주세요. 만일 집에 놀이터 세트를 설치하려면 안전을 위한 유의 사항과 설치 방법이 함께 들어 있는 제품으로 구입해야 합니다. 방부목을 사용한 제품은 독성이 있으니 피하는 것이 좋습니다. 움직이는 부분이나 나사 등 눈여겨봐야 할 곳이 많으니 안전 지침을 꼼꼼히 확인하세요. 특히 트램펄린은 정말 꼭 필요할까요? 이 놀이기구는 사고 제조기입니다. 그물벽을 치면 없는 것보다 낫겠지만 사고를 완전히 예방하지는 못합니다.

마당에 수영장이 있다면 주변을 울타리로 완전히 막아야 합니다. 잔디 관리 기구나 화학물질 등이 있다면 아이 손이 닿지 않는 곳에 보관해야 합니다. 아이가 마당에서 놀다가 옻이 오르거나 진드기에 물리지 않았는지도 정기적으로 확인하세요.

아이에게 이웃집 개나 다른 동물을 대할 때 주의할 점도 가르쳐야 합니다. 공격 행동을 보이거나, 개가 밥을 먹을 때 건드리면 안 된다는 것, 보호자가 지켜보는 동안에만 다가가야 한다는 것도 가르치세요. 또한 동물원에 가서 말이나 염소 등에게 먹이를 줄 때는 손바닥을 완전히 펴서 그 위에 먹이를 올려놓고 주도록 하세요. 사과를 움켜쥐고 주면, 동물이 아이의 손을 작은 당근으로 착각할 수 있습니다.

바비큐 기구는 무척 뜨겁습니다. 사용 후에도 열기가 오래가니 아이가 화상을 입지 않도록 꽤 오래 지켜보아야 합니다.

자동차에서의 안전

카시트를 이용할 때 저지르는 가장 큰 실수는 자동차 안에 잘 고정해놓지 않는 것입니다. 카시트를 제대로 설치하지 않는 경우가 전체의 80%에 이른다고 합니다. 사실 카시트를 제대로 설치하기가 쉽지는 않습니다. 전문가에게 맡기는 것도 좋은 방법이죠.

만 5세 미만 아이는 절대 자동차 앞좌석에 태워서는 안 됩니다. 자동차 앞 유리에 가깝게 있으면 부상 위험이 매우 높습니다. 게다가 에어백이 작동하면 아이가 다치거나 심지어 사망에 이를 수 있죠. 어쩔 수 없이 아이를 앞좌석에 태워야 할 때는 조수석의 에어백을 꺼놓거나, 좌석을 최대한 뒤로 밀어 에어백이 작동했을 때의 충격을 최소화 해야 합니다.

후방 장착 카시트를 사용할 경우 뒤로 기울이는 권장 각도는 45도입니다. 그러면 충돌 시 발생하는 힘을 등받침이 대부분 흡수합니다. 등받침을 너무 눕혀놓으면 이 힘이 카시트가 아니라 아이의 어깨와 목으로 전달됩니다. 이 각도는 신생아의 기도를 열어놓는 데도 도움이 됩니다. 각도를 맞출 때는 손가락을 'ㄴ'자 모양으로 벌려 등받침의 각도가 그 중간에 오도록 조절하세요.

자동차에 카시트를 직접 고정할 수 있는 장치가 가장 좋습니다. 없는 경우에는 안전벨트로 카시트를 고정해야 합니다. 이때 안전벨트를 아주 강하게 잡아당겨서 고정하세요. 이왕이면 두 사람이 함께 잡아당기는 것이 좋겠죠. 카시트를 효과적으로 이용하려면 아주 단단히 고정해야 합니다.

특히 아이를 차에 혼자 두어서는 안 됩니다. 열사병이나 다른 사고의 위험이 있으니까요.

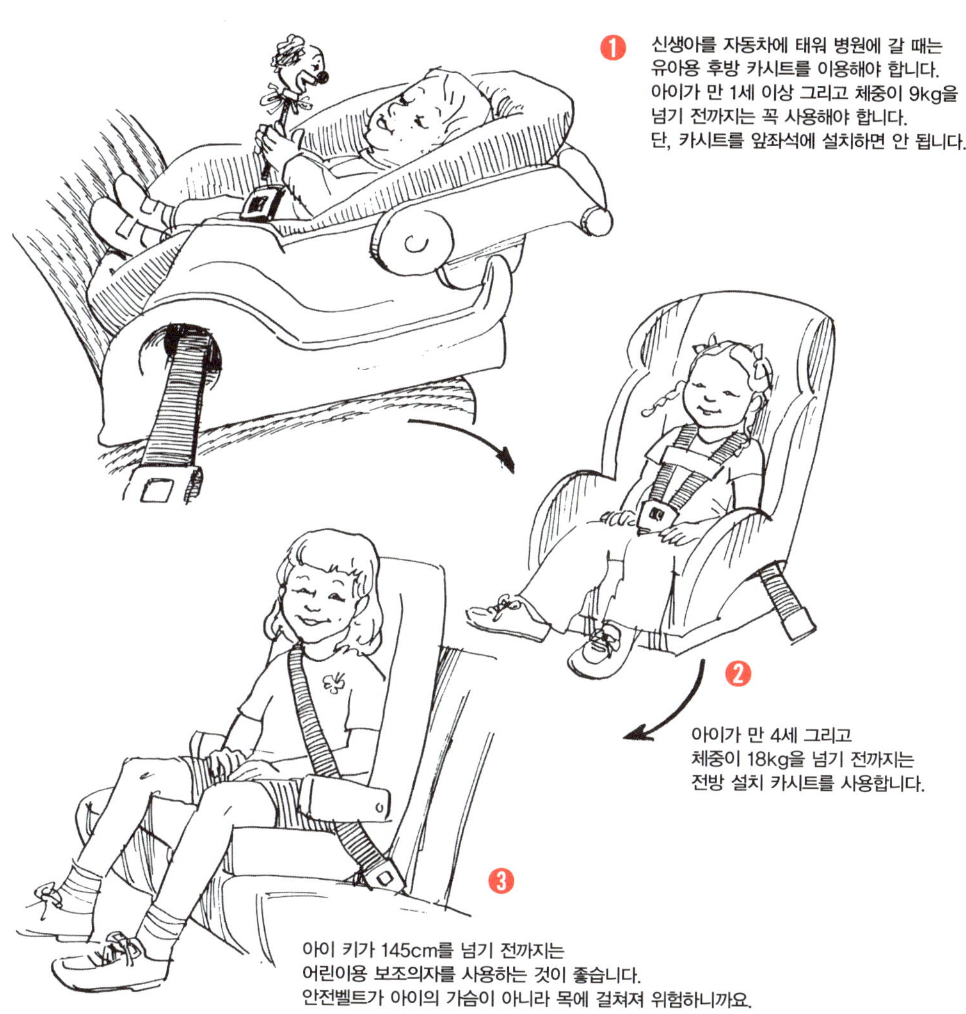

10

raising your child

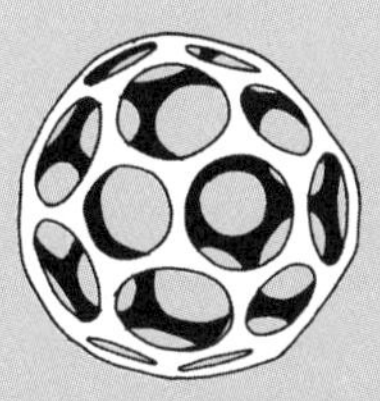

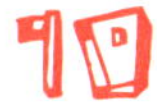

10

병원 사용설명서

어떤 병원을 선택하고 어떻게 활용할 것인가

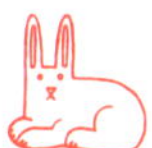

우리에 대해 조금이라도 아는 분들은 우리를 DIY 의사라고 할지도 모릅니다. Do It Yourself! 자신을 스스로 돌볼 줄 알아야 한다고 늘 강조하니까요. 자신의 행동에 책임을 져야 하고, 자신의 건강과 삶을 통제할 줄 알아야 하며, 몸에 좋은 음식을 먹어야 한다는 말을 늘 입에 달고 다니죠. 이런 이야기는 여러분만이 아니라 아이에게도 해당합니다. 건강을 유지하는 데 가장 중요한 방법은 치료가 필요 없도록 처음부터 불상사를 차단하는 것입니다.

하지만 예방법 몇 가지와 충고 몇 마디 그리고 반창고 몇 개로 건강 문제를 모두 해결할 수 있다고 생각한다면 우리는 DIY 의사가 아니라 DIY 바보겠지요.

여러분의 아이도 언젠가 의사의 전문적인 처방이 필요한 상황을 맞이할 겁니다. 부디 그런 일이 없기를 바라지만, 몸 여기저기 꿰매거나 깁스를 해야 할 수도 있고, 복합적인 문제로 여러 전문가의 도움이 필요할 수도 있습니다. 바로 이 장에서 다루려는 내용입니다. 소아과를 찾는 올바른 방법, 정기검진을 최대로 활용하는 방법 그리고 긴급한 상황에서 응급실과 병원에서 헤매지 않는 법 등이죠.

아주 세세한 부분까지 다룰 수 는 없으니 기본을 중심으로 살펴보겠습니다. 여기서 얻은 지혜가 아이와 가족 건강에 도움이 되기를 바랍니다. 읽다 보면 부모로서 걱정되고 두려운 마음도 들 것입니다. 아이의 건강과 관련한 문제니까요. 게다가 병원에 대해서는 생소한 부분도 많을 것입니다. 차라리 아이 대신 아팠으면 좋겠다고 생각하겠지요. 이 장이 여러분의 그런 걱정을 없애는 답이 되기 바랍니다. 그 답은 바로 '지식'이죠.

현명한 부모란 준비된 부모입니다. 그래야 의학 문제에 침착하고 현명하게 대처할 수 있죠. 바로 이것이 아이에게 필요한 것입니다. 부모가 냉정하게, 차분하고 자신 있게 위기에 대처하면 아이는 더 빨리 회복할 수 있습니다.

올바른 소아과의 선택

소아과를 고르는 방법이야 많습니다. 전화번호부의 맨 위에 있는 곳이나 5분 거리의 동네 소아과를 선택할 수도 있습니다. 그 병원 의사의 건강에 대한 인식이 여러분과 잘 맞는다면 더할 나위 없는 선택이겠죠. 하지만 그렇지 않다면 그리 좋은 선택이 아닙니다. 어쩌면 어머니가 20년 전에 다니던 소아과의 의사가 그동안 최신 의학을 꾸준히 공부했기를 바라면서 그냥 다닐지도 모르겠습니다. 하지만 가장 편한 방법이 언제나 현명한 선택은 아니죠.

아이를 치료할 의사를 고를 때는 특히 그렇습니다. 육아와 건강에 대한 태도가 여러분과 잘 맞는 의사를 찾으려면 발품도 팔아야 하고, 직접 만나 대화를 나눠야 할 수도 있습니다. 하지만 마음이 맞는 의사를 만나면 그 수고가 헛되지 않았다는 보람이 생깁니다. 여러분이 병원이 많은 지역에 산다거나 믿을만한 다른 부모가 주변에 산다면 의외로 좋은 병원을 쉽게 찾을 수도 있죠.

그러면 좋은 소아과를 선택하는 방법을 단계별로 알아보겠습니다.

1단계: 여러분의 아이보다 조금 더 큰 아이를 키우는 이웃, 의료계에 종사하는 지인 등이 추천하는 곳을 찾아보세요. 집에서 가까운 곳이면 좋겠지요. 분명 사람들 입에 자주 오르내리는 곳이 있게 마련입니다. 그 병원 의사의 육아와 건강에 대한 철학이 나와 잘 맞는지 확인하세요. 이렇게 찾은 소아과로 후보 명단을 작성합니다. 만약 아이가 특별히 신경 써야 할 부분 특수한 질병 등이 있다면 해당 분야의 전문가를 찾는 것이 더 중요합니다.

2단계: 후보의 병원 홈페이지나 온라인 약력 등을 찾아보세요.

3단계: 앞 단계에서 얻은 정보를 바탕으로 최종 후보 몇 곳을 정했다면 담당 의사를 직접 만나봅니다. 대부분의 소아과 의사는 임신 말기가 되면 일상적으로 상담을 제공합니다 우리나라의 소아과 의사는 보통 출생 직후부터 관여합니다 _감수자 주. 이런 과정을 통해 해당 의사가 자신과 잘 맞는지 확인할 수 있죠. 모유수유와 분유수유, 육아 원칙 그리고 여러분이 중요하게 여기는 주제에 대해 어떻게 생각하는지, 병원의 진료 지침이 무엇인지 등을 물어보세요. 원칙, 기질, 논리 등이 자신과 잘 맞아떨어지는 사람을 찾는 것이 목표입니다. 뒤에 여러분이 물어봐야 할 질문들을 소개하겠습니다. 하지만 거기에 해당하는 답은 없습니다. 그 질문들에는 처음부터 '정답'이란 것이 없으니까요. 결국 의사의 답변이 옳은지 결정할 사람은 여러분입니다.

음악 하는 사람들이 저마다 개성이 있듯이 소아과 의사도 모두 천차만별입니다. 의사는 각자 자기만의 방식으로 치료를 하죠. 여러분은 모두 정해진 특정 표준을 따라 아이의 질병을 치료한다고 생각할지 모르지만 치료법은 개인에 따라 다릅니다. 어떤 소아과 의사는 최첨단 치료법을 이용해 모든 증상을 하나하나 치료하려고 공격적으로 덤비지만, 어떤 의사는 위급한 상황이 아니면 좀 더 지켜보자고 합니다. 어떤 사람은 이메일을 보내면 곧바로 답장을 보내지만, 어떤 사람은 그러지 않습니다. 어떤 사람은 대체 의학에 우호적이고, 그러지 않은 사람도 있죠. 또한 소아과학회의 예방접종 시기를 융통성 있게 조절하는 사람이 있는 데 반해, 어떤 사람은 글자 하나, 시간 하나까지 곧이곧대로 정확히 따르기도 합니다 예방접종과 관련해서는 453쪽을 참고.

여러분은 궁극적으로 의사와 인간적인 유대감을 느끼는 단계까지 가야 합니다. 귀한 자식을 맡겨도 되겠다는 믿음이 가야 하고, 의사가 따뜻하고 똑똑하며, 아이를 정말 걱정한다는 느낌을 받을 수 있어야 합니다. 여러분은 자기 분야에서 뛰어난 의사를 만나고 싶겠지만, 똑똑하기는 한데 환자를 대하는 태도가 엉망이면 안됩니다. 의사란 환자와 보호자에게 조언을 하는 직업이다 보니, 자기의 조언을 따르지 않으면 싫어하는 경우가 많습니다. 예를 들어 다들 사용하는 장난감을 절대 사용하지 말라는 의사가 있을 수 있죠. 만약 여러분이 도저히 받아들일 수 없는 내용이라면 다른 의사를 찾아보세요.

병원 직원에게 궁금한 것을 물어볼 수도 있습니다. 하지만 중요한 질문은 의사에게 직접 물어보세요. 여러분이 고려할 만한 질문을 몇 가지 추려보았습니다.

스스로 확인할 질문

• 병원 이용이 불편하지 않은가? 병원 앞에 주차 시설이 있는가? 아이를 데리고 다니는데 주차장과 병원 거리가 멀면 불편하니까요 진료비보다 주차비 등 부대 비용이 더 많이 들지는 않는가? 생후 첫해에는 소아과를 드나들 일이 꽤 많으니 이런 부분도 중요합니다.

• 병원이 깨끗하고, 편안하고, 즐거운 분위기인가? 그리고 아픈 아이를 위한 대기실이 따로 있는가? 병원에 긴장된 분위기가 있지는 않는가? 병원에 장난감이 많은 것은 그다지 중요하지 않습니다. 아이 것을 직접 가지고 다니세요241쪽 참고.

• 의사와 간호사 모두 환자에게 신경을 쓰고 친절한가? 의사 얼굴을 보기가 힘든가?

병원 직원에게 확인할 질문

• 담당 의사가 소아과 전문의 자격을 취득하였는가? 병원 내부에 자격증이 전시되어 있을 것입니다.

• 의사가 교육과 수련을 어디서 받았고, 경력은 어떤가? 개업한 지 얼마나 되었는가?

• 단독 개업의인가? 그렇다면 밤이나 주말 등 의사가 병원을 비웠을 때는 누가 자리를 채우는가? 담당 의사를 대신해 다른 의사가 근무한다면 아이에 대한 정보가 정확히 전달되는가?

• 의사가 그룹 개업의인가? 그렇다면 아이의 담당 의사가 정해지는가, 아니면 매번 다른 의사에게 진료를 받는가? 되도록이면 병원에 있는 모든 의사를 만나보거나, 아니면 그들의 자격증을 꼭 확인해보세요.

• 의사가 이른 아침이나 저녁 혹은 주말에도 진료하는가?

- 의사가 이메일이나 문자메시지 교환 등에 적극적인가?
- 이메일이나 전화로 질문했을 때 얼마나 신속하게 반응하는가?
- 근무 시간 후에 질문을 올렸을 때도 신속한 답변을 얻을 수 있는가?
- 의사가 전자 처방전을 이용하는가? 약의 종류나 복용량 실수를 줄일 수 있어 요즘에는 대부분 이렇게 합니다 손글씨는 잘못 읽히는 경우가 있기 때문이죠.
- 의사의 나이가 너무 많아 아이가 유치원에 들어가기도 전에 은퇴할 것 같지 않은가?

의사에게 확인할 질문

- 모유수유와 분유수유에 대해 어떻게 생각하는가? 대부분의 소아과 의사는 모유수유를 권하겠지만 분유수유를 선택했다고 죄책감을 느낄 필요는 없습니다.
- 중이염은 어떻게 치료하는가? 이 질문은 의사의 치료 방침을 판단하는 기준이 될 수 있습니다. 공격적 성향을 지닌 의사는 항생제를 후하게 처방하는 반면, 보수적 성향의 의사는 시간을 두고 조금 더 지켜보기를 권합니다. 사실 중이염은 대부분 별 다른 치료 없이도 3일 정도면 저절로 낫습니다.
- 부모와의 동침이나 포경수술 등 여러 육아 방식에 대한 의견이 어떤가?
- 대체 의학에 대해 어떻게 생각하는가? 한방 치료에 관해 좀 더 구체적으로 물어볼 수도 있습니다. 의사가 얼마나 열린 마음으로 진단하는지는 알 수 있습니다. 여러분은 자신과 성향이 잘 맞는 사람을 원할 테니까요. 반대의 경우도 있습니다. 혹시 여러분이 기 치료 같은 대체 의학에 반감을 갖고 있다면 이를 치료에 도입하는 소아과 의사에게 아이를 맡기고 싶지는 않겠지요. 아니면 상담을 통해 여러분과 의사가 모

두 만족할 수 있는 중간 지점을 찾을 수도 있습니다.

 • 예방접종 표준 계획은 어떻게 잡는가? 예방접종 시기와 선택적 예방접종 투여에 대해 어떻게 생각하는가?

병원 가기

어떤 아이는 좀처럼 아프지 않는 반면, 어떤 아이는 놀이방에서 노는 시간보다 병원에서 보내는 시간이 더 많습니다. 어떤 경우든 생후 첫해에는 적어도 몇 번은 병원을 정기적으로 찾습니다. 그리고 만 2세쯤이면 횟수가 점점 줄어 1년에 한 번 정도 정기검진을 받습니다. 이때가 여러분과 의사가 아이의 발달 상황에 대해 얘기해야 할 시점입니다. 여러분은 아이에 대해 궁금하거나 염려되는 부분이 있으면 무엇이든 의사에게 물어봐야 하고, 의사는 나중을 위해 아이의 신체 치수를 측정하고 전반적인 건강 상태를 평가합니다. 여기서는 건강검진을 효과적으로 수행하기 위한 기초 내용과 검진 항목을 알려드리겠습니다. 이런 내용을 알고 있으면 의사가 어떤 검사를 왜 하는지 이해할 수 있습니다.

우선 아이가 받을 기본 건강검진을 살펴보겠습니다.

생후 2주

수유에 문제가 있거나 황달이 발생하지 않는 한 생후 10~14일까지는 의사를 볼 일이 없습니다. 첫 내원 시에는 체중이 태어날 때의 체중으로 돌아왔는지 확인합니다. 그 후에는 머리둘레를 측정하는 등 신체검사를 하고 아이의 두뇌가 정상적으로 자라고 있는지, 사람 얼굴을 제대로 쳐다보는지, 청각은 정상인지 살펴봅니다. 이어 전신 검사를 토대로 심장, 폐, 신경계 등 모든 체내 기관이 제대로 기능하는지 확인합니다. 또 아이의 성기를 검사해 남자아이는 고환이 음낭 안에 제대로 자리 잡았는지, 여자아이라면 소음순 유착이 일어나지 않았는지 살펴봅니다 소음순 유착은 질의 소음순이 한데 붙어 있는 증상으로, 여아에게서 종종 볼 수 있습니다. 해당 부위에 에스트로겐 연고를 바르면 쉽게 치료가 가능합니다.

아이의 반사작용도 검사합니다. 놀람 반사 큰 소리에 놀랐을 때나 몸에 접촉이 있을 때 보이는 반응 혹은 팔다리를 쭉 폈다 오므리며 머리를 굽히는 반사 등을 말합니다 _역자 주, 움켜잡기 반사 검사자의 손가락을 아이의 손바닥에 가볍게 대면, 손가락을 쥐는 반사 _역자 주, 긴장성 목 반사 아이를 눕힌 상태에서 목을 한쪽으로 돌리면 그쪽 팔다리는 펴고, 반대쪽 팔다리는 굽히는 반사 _역자 주 등이죠. 의사는 아이가 그동안 먹고, 자고, 싸고, 난리를 친 이야기에 즐거운 마음으로 귀 기울일 것입니다.*

의사는 키, 체중, 머리둘레 등을 측정한 후 성장도표와 비교해 아이의 성장 상태를 말해줍니다. 또 아이의 행동에 대해 질문하며 다양한 발달 지표를 토대로 판단합니다. 내원할 때마다 의사는 아이가 어떻게 먹고, 배변하는지, 예컨대 모유나 분유를 얼마나 자주, 많이 먹는지와 배변 상태를 질문할 것입니다.

생후 2개월에는 아이 머리에 있는 부드러운 부분, 두 개의 천문을 검사합니다. 하나는 머리 꼭대기, 정수리 부분에 있고 다른 하나는 머리뼈 뒤쪽 중간에 있습니다. 이때 이 부위는 아직 머리뼈의 판이 아직 완전히 만나지 못해 뼈가 아닌 막으로 덮인 부위입니다. 그래서 만져보면 부드러운 느낌입니다.

4개월에는 이유식으로 옮겨가는 것에 대해, 6개월 때는 단백질 섭취를 위한 보조음식에 관한 이야기합니다. 내원할 때마다 의사는 아이의 천문을 만져보고, 반사작용을 확인하는 등 전체적 검사를 반복합니다. 또한 아이의 환경과 안전에 관한 유의 사항도 재확인할 것입니다_{예를 들면 아이를 소파나 침대에 혼자 두지 말라는 점 등이죠. 생후 2개월 정도면 아이는 몸을 꼼지락거리거나 빠르면 뒤집을 수도 있습니다. 안전한 집 안 환경 만들기에 관해서는 321~326쪽 참고.}

생후 6개월에는 아이가 일어나 앉거나 기어다니는지 그리고 잠은 잘 자는지와 영구치가 나오는지를 물어봅니다. 이외에도 표준 예방접종 일정을 따르는 경우에는 주사 세 대와 입안에 투여하는 네 번째 예방접종_{로타바이러스 생백신으로 우리나라에서도 사용하고 있습니다 _감수자 주}을 시행합니다.

----

* 훌륭한 의사라면 아이뿐 아니라 여러분에 대해서도 물어볼 것입니다. 산후우울증의 조짐이 나타날 수도 있으니까요.

이때는 편한 마음으로 내원하면 됩니다. 독감 유행철만 아니면 주사 맞을 일이 없으니까요. 그래서 아이의 발육 상태나 안전, 낯선 사람에 대한 불안, 식사알레르기를 유발하는 성향 때문에 멀리했던 닭고기를 이제부터는 먹일 수 있습니다, 기고 걷는 운동 기술 등 다양한 주제에 대해 얘기를 나눕니다. 의사는 아이의 낙하산 반응을 검사해 걸을 준비가 되었는지 확인합니다. 아이를 잡아 일으켜 세운 다음 몸을 바닥을 향해 기울이면, 걸을 준비가 된 아이는 팔을 앞으로 뻗어 몸을 지탱하려 하고낙하산 반응입니다, 걸을 준비가 안 된 아이는 여전히 머리부터 바닥을 향해 기울입니다. 걸을 준비가 된 아이는 발가락이 아니라 발바닥으로 일어서기 시작할 것입니다. 이런 반응을 통해 의사는 아이가 곧 걸음마를 시작할지 예측할 수 있죠. 이때도 키, 체중, 머리둘레 등 전신 신체검사를 잊지 않고 시행해야 합니다.

생후 12·15·18개월

이제는 신체검사 외에 언어 발달과 다른 사람들과의 상호작용에 대해 물어올 것입니다. 생후 12개월에는 체중이 태어날 때의 세 배가 되어야 합니다. 의사는 아이의 식사, 전유全乳로의 전환, 대소변, 안전·탐험·발달 지표 등에 대해서도 묻습니다. 생후 12개월 즈음이면 대부분의 아이는 정교한 손가락 잡기 기술을 연마합니다. 엄지손가락과 다른 손가락을 이용해 작은 물체를 잡을 수 있는 기술을 말하죠. 또한 보통 이때에 첫걸음마를 시작하지만 9~18개월에 해도 정상입니다. 의사는 아이의 걸음 걸이도 살핍니다. 배를 내밀고 걷는지, 엉덩이를 빼고 걷는지, 걸을 때 발가락이 안쪽으로 굽는지, 바깥쪽으로 굽는지, 평발은 아닌지 등을 봅니다아이의 발바닥 밑에 있는 두꺼운 살집은 생후 2년 정도가 되면 사라집니다.

아이의 움직임이 활발해지면서 안전 문제가 따라옵니다. 소아과 의사는 주변 환경을 안전하게 만들어야 한다는 점을 당부하고 예방접종을 하죠473쪽 참고. 그리고 생후 12~18개월에 한 번 납 성분 검사와 헤모글로빈 혹은 적혈구 용적률빈혈 여부를 판단하기 위한 측정을 알아보기 위한 혈액 검사를 실시합니다. 이것은 아주 간단한 혈액 채취 과정인데, 대개 아이보다 부모가 더 불안해하지요. 아이는 잠깐 울고 바로 잊어버립니다.

만 2세 이후로는 1년마다 검진

매년 검진할 때마다 전체적인 신체검사는 그대로 진행하지만 만 2세 이후로는 머리둘레를 측정하지 않습니다. 머리둘레는 아이가 계속 자라는 동안 성장 곡선을 따르게 될 테니까요. 머리 크기는 대부분 대부분 첫해에 성장합니다.

시각과 청각 검사는 내원할 때마다 계속 진행합니다만 4~5세에는 관찰로만, 그 후로는 분리된 방 안에서 기구를 이용해 검사합니다. 상황에 따라 계절 독감이나 신종인플루엔자 예방접종 등을 하겠지만, 보통 2~3년 정도는 예방접종 없이 지나갑니다. 그다음 예방접종은 만 4~5세 정도에 이루어집니다.

연령대마다 발달 선별 검사를 진행하는데, 나이에 맞게 운동 및 언어 능력이 발달했는지 확인하는 것이죠. 옆집 아이는 이런저런 것을 잘하는데, 우리 아이는 왜 이것밖에 못하는지 궁금했다면 이때 물어보세요. 감각 발달장애는 온갖 종류의 발달장애와 맞물릴 수 있습니다. 조금이라도 걱정된다면 지체하지 말고 병원으로 데려가세요. 어떤 경우에든 예방이 치료보다 훨씬 중요합니다자세한 내용은 68쪽을 참고.

병원에 가면 의사와 간호사가 대부분 지시를 내립니다. 그렇다고 여러분이 수동적일 필요는 없습니다. 오히려 더 적극적으로 관여할수록 얻는 것이 많아지죠. 병원에 갈 때 고려해야 할 몇 가지 사항을 살펴보겠습니다.

가장 중요한 질문은 가장 먼저 하자: 병원을 찾을 때는 질문할 내용을 적어가는 것이 좋습니다. 많은 부모가 범하는 실수는 가장 중요한 질문을 마지막에 하는 것입니다. 그 시간에는 의사도 시간 부족으로 마음이 급해집니다. 가장 중요한 질문부터 시작하세요_{물론 반가운 인사말을 먼저 하고 난 후에 말이죠}. 그래야 그 점을 염두에 두고 검사를 진행합니다.

아이를 준비시키자: 아이가 병원에 가기를 겁내는 것은 자연스러운 현상입니다_{주사 맞는 게 즐거운 일은 아니니까요}. 아이에게 병원에 가야 하는 이유를 설명하세요. 의사가 아이를 잘 살펴보고, 건강한 아이는 더 건강하게, 아픈 아이는 낫게 해주는 사람이라고 말해주세요. 아이가 병원에서 겪을 일_{뒤에 나오는 설명 참고}을 미리 알려주는 것도 좋습니다. 의사 선생님이 배를 만지고, 무릎을 두드리고, 눈과 귀와 입안을 들여다볼 거라고 설명해주세요. 집에서 병원놀이를 통해 이런 것을 미리 경험하게 해주는 방법도 추천합니다_{아이가 좀 더 자라면 때로는 의사 선생님이 은밀한 부위를 보거나 만져야 할 때가 있음을 알려주세요. 아이에게 다른 사람이 절대로 그 부위를 보거나 만지지 못하게 해야 한다고 가르쳤다면 아이가 혼란에 빠질 수 있으니 의사는 아이를 건강하게 만들어주는 일을 하는 사람이니까 예외라고 설명해줘야 합니다}.

준비하고 가자: 아이가 아파서 병원에 갈 때는 증상_{언제 시작했고, 얼마나 지속되었는지 등}과 먹은 약 목록을 적어서 가져가면 시간을 절약할 수 있습니다. 약국에서 구입한 약품, 비타민제, 한약 등도 빠짐없이 기록해야 합니다. 인터넷에서 아이의 증상과 관련 있어 보이는 내용을 발견하면 미리 이메일이나 팩스로 보내는 것도 좋습니다. 아이의 건강과 관련한 모든 정보

를 의사가 알고 있지는 않으니까요. 하지만 너무 많은 자료를 내놓아 의사를 질리게 하면 곤란합니다.

아이의 장난감을 챙겨 가자: 아이의 장난감을 가져가면 겁먹은 아이도 안심시키고 혹시 모를 감염을 예방할 수 있습니다. 병원에 비치된 장난감에는 다른 아이의 세균이 묻어 있을지 모릅니다. 대기 시간이 길어질 수 있으니 간식거리도 챙겨 가세요.

후속 조치: 내원했을 때 들은 내용을 잊어버렸거나 잘 이해하지 못했다면 이메일이나 전화로 분명히 확인해야 합니다. 어림짐작으로 하는 것보다는 똑바로 알고 하는 것이 나으니까요.

약 미신과 불가사의

이 책 전반에서 우리는 특정 질병을 치료하는 데 사용하는 다양한 약물을 추천했습니다. 하지만 아이에게 약을 주는 문제에 대해 좀 더 신중할 필요가 있습니다. 가장 중요한 점은 상당수 아이가 약을 먹지 않아도 낫는다는 사실입니다. 지켜보기만 하면 웬만한 질병은 저절로 낫습니다.

처방약이든 비처방약이든 모든 약에는 위험이 따르게 마련이죠. 따라서 아이에게 약을 먹이는 행위를 가볍게 생각해서는 안 됩니다. 여러분과 이런 원칙을 공유하는 의사를 만나는 것이 특히 중요합니다. 그러면 안심하고 의사의 지시에 따라 약을 복용할 수 있을 테니까요. 아래에서 약물과 관련한 중요 정보들을 간단히 살펴보겠습니다.

불필요한 약을 달라고 조르지 말자: 아이가 숨넘어갈 듯 기침이나 재채기를 하면 가여운 마음에 부모는 이렇게 말하고 싶습니다. "선생님, 아이가 빨리 낫게 약 좀 주세요!" 사실 감기 원인의 90%는 세균이 아니라 바이러스입니다. 항생제는 세균은 죽이지만 바이러스는 죽이지 못하죠. 결국 감기에 약을 처방한다고 해도 열에 아홉은 헛수고를 하는 셈입니다.

바이러스에 항생제를 처방해서는 안 되는 가장 심각한 이유는 또 있습니다. 항생제를 불필요하게 남용하면 세균이 거기에 익숙해져 내성이 생깁니다. 이 때문에 항생제가 듣지 않는 슈퍼박테리아가 퍼질 수도 있습니다. 이런 내성 균주는 일반 항생제로는 치료가 불가능하기 때문에 특히 위험합니다. 만약 아이가 바이러스에 감염되어 항생제로는 치료가 어렵고 가라앉을 때까지 기다려야 한다면 아이의 증상을 완화할 수 있는 다른 조치를 해주세요바이러스 치료에 관한 내용은 227쪽 참고.

약 복용 실수를 예방하자: 약을 복용할 때 범하는 대부분의 실수는 몸에 크게 해롭지 않지만, 드물게 심각한 결과를 가져오거나 사망에 이르는 경우가 있습니다. 따라서 비처방약을 직접 챙겨 먹일 때나 의사의 지시를 따를 때 정신을 바짝 차려야 합니다.

비처방약을 먹을 때는 포장지에 적힌 나이에 따른 권장 복용량을 무시하세요보통은 권장 복용량을 따르지만, 의사들이 처방할 때는 나이보다 체중을 기준으로 합니다. 복용량과 의사의 권장량이 다른 경우에는 의사의 지시를 따르는 것이 좋습니다 _감수자 주. 복용량은 나이가 아닌 체중에 따라 결정해야 하고, 처음에는 최소 권장량에서 시작해야 합니다. 그리고 정해진 시간이 지나기 전에 추가로 복용해서는 안 됩니다. 아이가 약을 먹자마자 토하는 경우에는 의사와 상의해 다시 먹이세요. 나머지 다른 점검 사항도 살펴보겠습니다.

- 의사가 전자 처방전을 발급하는지 확인하세요. 컴퓨터 프로그램이 처방 복용량을 아이의 체중과 비교하고, 아이가 기존에 먹는 약과 다른

상호작용이 일어날 위험도 확인해주는 등 이점이 많습니다.

• 손으로 쓴 처방전이라면 의사에게 처방전의 내용을 읽어달라고 하세요. 글씨가 엉성하거나 철자가 잘못된 경우 다른 약으로 오해할 수 있습니다. 처방 내용을 들으면 받아야 할 약을 좀 더 명확하게 알 수 있고 약사에게 이중으로 확인하여 오류를 줄일 수 있습니다.

• 복용량은 티스푼이 아니라 밀리리터_{ml} 단위로 받으세요. 그게 더 정확합니다. 집에서 사용하는 티스푼은 2~9ml까지 용량이 다양해서 편차가 너무 심하죠. 숟가락보다는 의료용 주사기나 계량컵을 이용해 정확한 양을 먹이세요.

• 소수점을 잘 확인하세요. 복용량 오류의 절반은 부모가 소수점 위치를 잘못 읽어서 발생합니다. 1.0mg을 10mg으로 잘못 읽는 경우죠. 물약이라면 간호사에게 정확한 양을 주사기나 계량컵에 담아 보여달라고 하세요.

• 약을 먹을 때 피해야 할 다른 약이나 음식은 없는지 확인하세요.

• 비처방약이 처방약보다 안전하다는 생각은 큰 오산입니다. 비처방약도 위험할 수 있습니다. 예를 들어 타이레놀을 과다 복용하면 간에 독성이 생기기도 합니다. 그리고 약품 포장지에 적힌 문구는 말 그대로 마케팅용 광고에 불과하다는 점을 명심하세요. 흔한 질병에 비처방약을 복용할 때도 의사나 이 책에 나온 권고 사항을 따르세요.

• 아이에게 약을 줄 때는 늘 시간을 적어두세요. 여러 보호자가 한 아이를 함께 관리할 때나, 아픈 아이 여럿을 동시에 관리할 때는 특히 중요합니다. 약을 언제 먹였는지 기억이 안 날 때 큰 도움이 되죠.

• 약 복용에 따른 지시 사항을 다른 보호자_{육아 도우미나 어린이집 보육 교사}들에게도 분명하게 알려야 합니다. 그리고 약은 적절한 장소에 보관하세요. 약품에 따라서는 냉장 보관이 필요한 것도 있습니다. 또 직사광선에 노출되지 않도록 주의하고 남은 약은 과감하게 버리세요.

아이가 아프거나 사고가 났을 때 당장 필요한 약이 없어 문 열린 약국을 찾아 헤매고 싶지는 않으시죠? 가정에서는 비상시를 대비해 필요한 약을 상비해야 합니다. 상비약으로 챙겨둬야 할 제품을 알아보겠습니다.

• 꼭 있어야 할 것

- 아세트아미노펜타이레놀과 이부프로펜: 진통과 해열 효과가 있습니다 사용 시 주의 사항은 348쪽 참고.

- 베나드릴, 클라리틴, 지르텍 같은 항히스타민제: 알레르기나 두드러기 증상을 완화해줍니다. 베나드릴은 상비하고, 나머지는 선택해서 준비하세요.

- 네오스포린Neosporin이나 바시트라신Bacitracin 같은 항생제 연고우리나라에는 없는 제품이므로 박트로반 연고를 사용하세요 _감수자 주 : 자상이나 찰과상을 대비해 상비합니다.

- 식염수 점적기: 코막힘에 대비해 준비합니다.

- 칼라민 로션과 히드로코르티손 연고: 벌레 쏘인 데 도움이 됩니다칼라드릴이나 베나드릴 크림은 사용하지 마세요. 연고로 바르면 베나드릴 성분에 과도하게 노출되기 쉽습니다.

- 세타필Cetaphil, 루브리덤Lubriderm, 아쿠아퍼 등의 보습제피지오겔 같은 보습제나 바세린을 권장합니다 _감수자 주 : 건조하고 가려운 피부, 갈라지고 튼 입술을 예방하고 완화합니다.

- 과산화수소: 찔린 상처나 귀 감염에 대비해 준비하세요. 과산화수소는 귀지를 녹이는 역할도 합니다. 귀에 들어 있는 세균이 통증을 유발할 때가 있습니다. 과산화수소와 물을 뚜껑에 반반 섞어서 양쪽 귀에 몇 방울씩 떨어뜨리세요. 귀지가 부드러워지면서 쉽게 빠져나옵니다. 과산화수소는 옷이나 가구, 카펫에 묻은 핏자국을 제거하는 데도 효과적이죠.

- 상처에 붙이는 밴드

• 갖추면 좋은 것

아래 소개한 내용은 우리가 사용하는 방법입니다.

- 꿀: 기침 억제제로 효과적입니다. 하지만 유아보툴리누스증이 발생
할 수 있으니 만 1세 미만의 아이에게는 주지 마세요.
- 배치 플라워 에센스Bach flower essence: 아이를 진정시키는 작용이 있
습니다. 생물학적 결과인지 심리적 반응인지는 알려져 있지 않으나
효과는 있습니다 마음과 질병을 다스리는 대체요법으로 이 제품을 직접 구하기는 어렵습
니다. 대신 우리나라에서는 기응환을 사용하세요_감수자 주.
- 아르니카arnica 젤안티프라민 로션을 사용하세요 _감수자 주: 타박상이나 근육통
이 있는 부위에 바릅니다.

• 약품의 유효기간을 확인해서 철저히 지키고, 다른 아이가 같은 병을
앓는 것 같다고 지레짐작해서 약을 같이 먹이지 마세요. 약품은 유효기
간을 매우 보수적으로 설정하므로 알약이나 씹어 먹는 약은 유효기간
이 살짝 지나도 그냥 쓰기도 합니다. 하지만 물약은 시원하고, 어둡고,
건조한 곳에 보관하고 유효기간도 철저히 지켜야 합니다 욕실은 곤란합니다.
유효기간이 지나면 독성 약이 해를 입힐 것인가?이 생기기보다는 약의 효능 약이
효과가 있을 것인가?이 떨어지는 경우가 많습니다.

• 항생제는 복용 기간을 철저히 지켜야 합니다. 몇 번 먹었더니 나은
것 같다고 복용을 중단하지 말고 처방받은 기간만큼 다 먹이세요. 성
급히 복용을 중단하면 감염이 재발하거나, 내성이 있는 균을 만들어낼
수도 있습니다.

• 여러 가지 치료법을 병행하다 보면 뜻하지 않게 약물을 과다 복용하
는 사례가 발생합니다. 이를 테면 베나드릴을 경구 복용하면서 도포용

베나드릴 연고를 함께 사용하는 경우지요. 뜻하지 않게 약물끼리 상호 작용이 일어나 부작용이 나타나기도 합니다. 이를 테면 약리학적 활성이 있는 성분이 들어간 한약을 같이 복용하는 것입니다.

아래 제시한 지침을 활용하자: 이 책 곳곳에서 약 사용에 대한 권장 사항을 소개했는데요, 여기서는 특정 약품에 대해 유념해야 할 일반 원칙을 살펴보겠습니다.

- 코막힘 제거제 사용을 피하세요. 이 약에는 아이를 불안하고 짜증나게 하며 잠을 못 이루게 만드는 성분이 들어 있습니다. 코가 막혔을 때는 식염수 점적기를 사용하세요.
- 아이에게는 아스피린을 먹이지 마세요. 아이용 아스피린도 안 됩니다. 바이러스 감염에 아스피린을 먹으면 라이증후군이 생길 수 있습니다. 간과 뇌의 기능 장애가 동시에 일어나 사망에 이를 수도 있는 무서운 병입니다.
- 적정 용량을 확신할 수 없다면 타이레놀을 먹이지 마세요. 그리고 타이레놀을 5일째 계속 복용 중이라면 아이를 병원에 데려가세요. 인플루엔자로 인해 발열이 지속될 수 있지만, 병원에서 진단을 받은 것이 아니라면 혹시 다른 병이 있는 것은 아닌지 소아과 의사와 상담해 보아야 합니다. 이를테면 가와사키병Kawasaki Syndrome 같은 것이죠. 가와사키병은 5일 이상 발열이 지속되고, 입술이 앵두처럼 빨개지며, 손발가락과 엉덩이 피부가 벗겨지고, 전신 발진이 생기기도 합니다. 진단과 즉각적 치료가 필요한 질병이죠.
- 종합 기침 감기약은 먹이지 마세요. 이 약은 여러 가지 약물을 섞어 만든 경우가 많아서 체구가 작은 아이가 받아들이기에는 약 성분이 너무 많을 수 있기 때문입니다.

약을 삼키도록 도와주자: 약을 삼키게 하려고 설탕을 같이 먹이지는 마세요. 아이가 약을 쉽게 삼키게 하는 방법을 소개하겠습니다. 영아의 경우에는 점적기를 사용해 약물을 뺨 뒤쪽에 짜주세요. 아이가 약을 삼키지 않으려고 하면 아이 얼굴에 바람을 불어보세요. 무슨 이상한 짓인가 싶겠지만 이렇게 하면 아이가 약을 삼킵니다. 걸음마하는 아이는 역할놀이를 하거나 동물 인형에게 약을 먼저 먹인다, 아이의 주의를 분산시키거나 아이가 텔레비전을 보는 동안 먹인다, 차가운 아이스캔디로 미각을 살짝 마비시킨 후 약을 주는 방법도 괜찮습니다. 이렇게 몇 번 먹이고 나면 말을 안 듣던 아이도 보통은 잘 따라 합니다. 아이가 주는 음식을 남기지 않고 잘 먹는다면 약을 음식에 섞어 먹일 수도 있습니다.

응급실

아이의 3분의 1 정도가 매년 응급실을 찾습니다. 이유는 다양하죠. 뼈가 부러지거나, 고열로 인한 경련, 혹은 레고 조각을 잘못 삼켜서 오기도 합니다. 이유야 어쨌든 부모 입장에서는 분명 무척 긴장되고 무서운 순간입니다. 부디 여러분은 이런 응급 상황을 사전에 피하기 바랍니다 앞 장에 나온 예방법 참고. 하지만 아무리 조심한다고 해도 모든 것을 예방할 수는 없고, 꼭 병원이 문을 연 시간에 사고가 생기라는 법도 없습니다. 따라서 이런 난처한 상황이 생기면 어떻게 대처할지 미리 알아두는 것이 최선입니다.

계획을 세워라: 응급 상황이 되면 어떻게 대처해야 하는지 소아과 의사와 상담해보세요. 응급실로 데려가기 전에 담당 의사에게 먼저 전화를 하는 것이 좋을까요? '네'라는 대답이 나와야 합니다. 휴대폰에 소아과 의사의 전화번호를 입력해놓는 것이 좋겠죠. 먼저 119에 연락하세요. 그리고 구급차를 타고 가는 동안 소아과 의사에게 전화하세요. 응

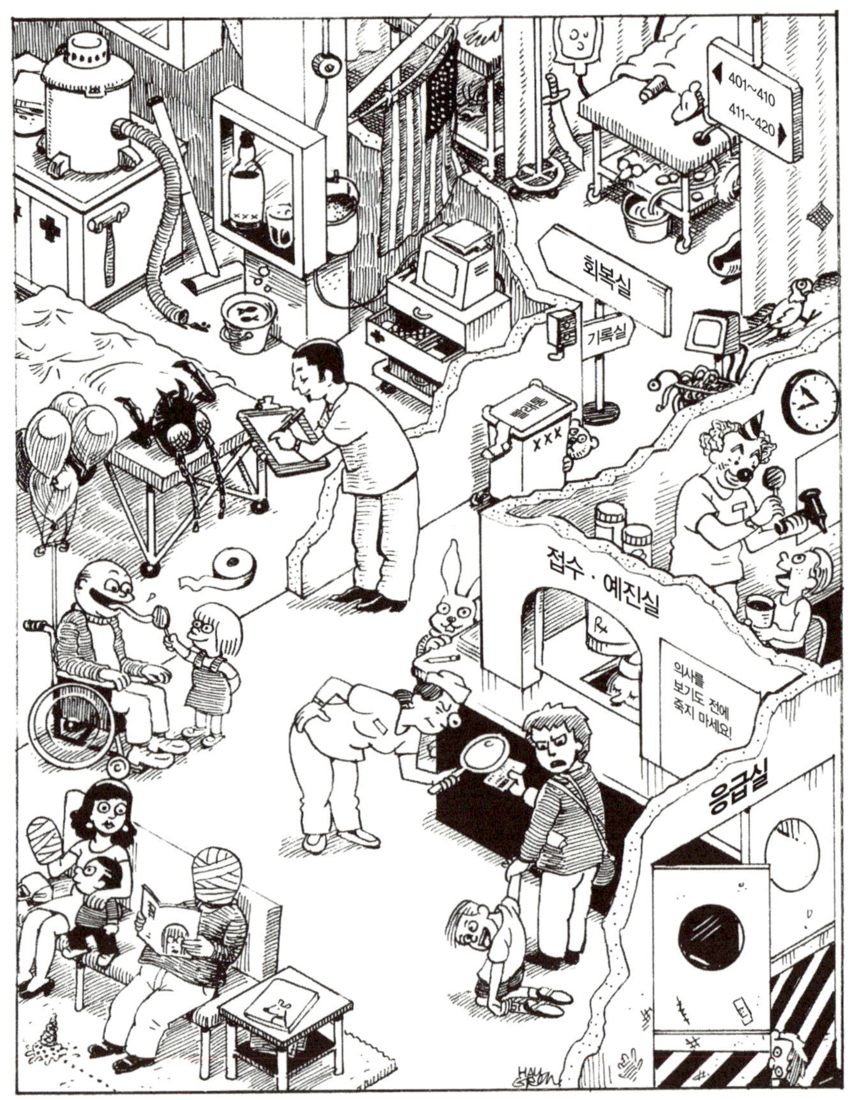

[그림 10.1] 응급실

응급실은 긴장감이 넘치며, 다양한 사람으로 가득합니다. 아이 눈에는 모든 상황이 낯설고 두렵기만 합니다. 이럴 때 아이가 불안해하지 않도록 여러분은 침착하게 아니면 침착한 척이라도! 응급실이 돌아가는 방식을 파악하고 있어야 합니다. 그리고 응급실에 있는 동안에는 아이 손을 잡아주세요. 아이가 요구하지 않더라도 이 순간 아이에겐 엄마의 손길이 가장 필요하니까요.

급 상황이 일어나기 전에 이런 부분을 모두 정리해두면 신속한 치료를 받을 수 있습니다.

응급 상황이 발생하기 전에 병원을 방문하자: 일단 선호하는 병원 응급실을 정한 후이상적으로는 소아과 응급 전문의가 있는 병원이 좋겠죠 예행연습 삼아 병원을 방문해보세요. 이렇게 해서 병원까지 가는 길도 익히고, 주차하기 좋은 곳도 알아두면 좋겠죠. 실제로 큰 병원에 가보면 응급실이 어딘지 몰라 허둥대는 경우가 매우 많습니다. 이렇게 예행연습을 해두면 실제로 응급 상황이 발생하더라도 소중한 시간을 아낄 수 있고, 공황 상태에 빠질 염려도 없습니다.

언제 응급실을 찾아야 할까?: 판단하기 정말 어려울 때가 있습니다. 아침에 병원이 문을 열 때까지 기다려야 할까? 아니면 당장 응급실로 가야 할까? 물론 상황에 따라 다르겠지만 될 수 있으면 소아과 의사에게 전화를 걸어 의견을 물어보세요. 뒤에 나오는 표가 결정을 내리는 데 도움이 될 것입니다.

부모가 할 수 있는 일: 응급실에 가야 할 상황이라면 아이 건강은 이제 전문가의 손에 달려 있습니다. 하지만 그런 경우에도 여러분이 할 일은 있습니다. 아이를 보살피고 일처리 속도를 높이면서 최적의 진료를 받을 수 있도록 도와주세요. 응급실 계획을 세울 때는 이런 역할도 함께 포함해주세요.

- 침착해야, 아니면 침착한 척이라도 해야 합니다. 불안은 바이러스처럼 전염됩니다. 아이에게 필요한 것은 불안한 목소리가 아니라 마음을 달래는 침착한 목소리입니다. 여러분이 침착하면 아이도 침착해질

테고, 그러면 두려운 상황을 극복할 수 있습니다.

• 아이가 의식을 잃어 반응을 보이지 않으면 119에 연락한 다음 'ABC' 검사를 하세요.

- AAirway : 기도가 막히지 않았는지 확인합니다.
- BBreathing : 숨을 들이쉬고 내쉬는 소리가 나는지 호흡을 관찰하세요.
- CCirculatioin : 아이의 맥박이 뛰는지 확인합니다.

당장이라도 심폐소생술CPR이나 하임리히 요법을 시행해야 한다면 응급구조사가 도착하기 전에 전화로 필요한 과정을 안내해 달라고 하세요. 그 전에 심폐소생술이나 여러 가지 응급조치법에 대해 배워둔다면 더욱 좋겠죠.

• 상처에서 피가 난다면 그 부위를 압박해서 지혈해주세요. 압박 시간은 최소 10분입니다. '이제 됐겠지' 하고 미리 압박을 풀지 마세요. 또 피가 나기 시작하면 처음부터 다시 10분 동안 압박해야 합니다.

• 아이의 머리, 목, 허리 등에 부상을 당했다고 판단되면 절대 움직이려 하지 마세요. 그냥 담요를 덮어주고 응급구조사가 올 때까지 기다려야 합니다.

• 응급실로 이동하는 동안 아이의 담당 소아과 의사에게 전화하세요. 담당 의사가 응급실에 미리 전화해서 상황을 설명하면 더 신속하게 진료 받을 수 있습니다.

• 의료진에게 친절하게 대하세요. 아무래도 화를 내거나 짜증을 부리는 사람보다는 친절한 사람에게 더 나은 치료를 해주고픈 것이 인간의 본성 아닐까요? 단호해야 하지만, 그렇다고 적대적이어서는 안 됩니다.

- 대기실에서 아이에게 음식이나 음료수를 주면 안 됩니다. 수술이 필요한 경우에는 음식 때문에 마취에 문제가 생길 수 있습니다.
- 응급실에서 대기하는 도중 아이의 증상이 악화되면 간호사에게 빨리 말해야 합니다. 여러분은 아이의 보호자입니다. 빨리 의사가 와야 하는 상황임을 알리고 아이의 변화를 설명하세요. 그렇게 하면 간호사가 조금 더 신경 쓸 것입니다. 하지만 그저 빨리 관심을 받으려고 간호사에게 감언이설을 하지는 마세요. 도움이 안됩니다.

입원

부모 노릇을 하다 보면 분명 가슴 아픈 순간이 찾아옵니다. 그중에서도 가장 힘든 순간은 바로 아픈 아이의 모습을 지켜보는 일이죠. 지금까지 다양한 고통과 질병에 대해 살펴보았습니다만, 그중에는 신속하게 병원에 데려갔는데도 해결되지 않는 경우가 있습니다. 감염 때문에 입원했든, 수술 때문에 입원했든 간에 병원에서 밤을 보내야 하는 상황이 되면 특별한 마음가짐과 부모의 역할이 필요합니다. 시간적 여유가 된다면 여기 나온 단계를 고려해보세요. 응급실로 입원한 경우에는 상황이 달라질 수 있습니다.

적절한 병원의 선택: 아이를 입원시켜야 할 때 가장 좋은 방법은 담당 의사에게 물어보는 것입니다. 만약 선생님의 아이가 같은 상황에 처한다면 어느 병원에 입원시키겠느냐고 물어보세요.

가능하면 소아 전문 병원이 좋습니다. 이곳에는 소아마취과 전문의 등 전문 인력이 있으니까요. 아이는 생물학적으로나 정서적으로나 아이일 뿐입니다. 미국에서 일반 종합병원과 소아과 전문 병원을 비교해본 결과, 소아과 전문 병원에서는 아동의 합병증 발병률이 80%나 적게 나왔습니

- **나이에 상관없이 즉시 응급실에 가야 하는 경우**
  - 가슴, 머리, 복부에 생긴 깊고 큰 상처
  - 손, 얼굴, 사타구니에 걸친 큰 화상
  - 아이가 독성 성분이 든 물질이나 약물을 삼켰을 때
  - 머리 부상 이후 정신 혼란과 두통, 구토, 의식 상실이 발생했을 때
  - 통제 불가능한 발작
  - 심각한 호흡곤란이나 피부 혹은 입술이 파란색, 보라색, 회색 등으로 변한 경우 피부나 입술이 붉어지는 증상은 대개 심각한 문제가 아닙니다

- **소아과 의사를 직접 방문하거나 통화해야 하는 경우** 의심스러운 경우에는 응급실 방문

  ### 영아
  - 울음을 도저히 달랠 수 없거나 심한 무기력증을 나타낼 때
  - 24시간 이상 구토나 설사를 할 때
  - 24시간 이상 기저귀가 말라 있거나 수분 섭취를 거부할 때
  - 호흡이 어려울 때
  - 생후 2개월 미만의 아이가 열이 40℃ 이상일 때
  - 붉은색 혹은 보라색 발진과 열이 동반될 때
  - 경련 같은 갑작스러운 움직임이 있을 때
  - 의식을 잃거나 실신했을 때
  - 전반적으로 무력하고, 입술이 건조하고, 눈물 없이 울고, 소변을 보지 않거나 소변 색이 몹시 어두울 때 탈수 증상

  ### 만 1세 이상
  - 호흡에 어려움이 있을 때
  - 심한 두통이나 복통, 목이나 가슴에 통증이 있을 때
  - 전반적으로 무력하고, 입술이 건조하고, 눈물 없이 울고, 소변을 보지 않거나 소변 색이 몹시 어두울 때

다. 소아과 전문 병원에는 어린아이를 다루는 데 경험이 많은 인력이 포진되어 있기 때문이죠. 차선책은 소아과의 모든 전문 영역을 갖추고 있는 종합병원입니다. 특별한 치료나 전문 분야가 필요한 경우에는 좀 더 많이 찾아봐야 합니다.

일단 조건에 맞는 병원을 몇 군데 선정한 다음 아래 질문을 던져보세요. 병원 홈페이지에서 정보를 얻을 수도 있습니다.

- 의사 중 전문의 자격을 가진 사람의 비율은 얼마나 되나요?
- 병원의 환자 만족도를 볼 수 있나요? 일을 잘하고 있는 병원에서는 기꺼이 이런 조사 결과를 보여줄 것입니다. 만약 식단도 형편없고 평판도 좋지 않은 병원이라면 보여주기를 꺼리겠죠.
- 정식 간호사의 비율은 어떻게 되나요? 정식 간호사는 간호조무사보다 교육을 더 체계적으로 받은 사람입니다. 간호조무사 중에서도 뛰어난 사람이 있긴 하지만, 간호 인력의 대부분이 정식 간호사로 구성된 병원을 선택하는 것이 좋습니다.
- 소아용 지원품과 장비를 갖추고 있나요?
- 낙상 방지 프로그램이 있나요? 최근 연구에 따르면 소아과 병동 환자 중 3분의 1이 병원에 있는 동안 낙상을 겪는다고 합니다. 좋은 병원은 아동용 침대를 사용하거나 바닥에 매트를 까는 등 사고 위험을 줄이는 안전 체계와 장비를 갖추고 있죠.
- 소아 환자의 안전을 위해 어떤 조치를 취하고 있나요? 일부 병원에서는 아이가 지정된 장소를 벗어나면 소리가 나는 전자 팔찌를 도입하기도 합니다. 우리 나라의 경우 일반 병실에는 없지만, 유괴방지를 위해 신생아실에 설치하기도 합니다 _감수자 주.
- 아이와 함께 밤을 보내려는 방문객이나 보호자가 지켜야 할 규칙은

무엇인가요?

• 병원의 특정 수술 시행 건수와 성공률은 얼마나 되나요? 또한 수술을 집도하는 의사가 소아과 수술 전문의고, 정규직 소아마취과 전문의가 있습니까? 없다면 다른 병원을 알아보세요.

준비: 아이가 입원할 때 챙겨 가야 할 물품을 살펴보겠습니다.

• 아이가 복용하는 약, 비타민제, 보조제 등의 목록. 목록을 한 장 더 복사해서 소아과 담당 간호사에게 주세요.
• 아이의 발에 세균이 묻지 않게 할 슬리퍼. 잠옷은 자기가 입던 것을 가지고 가겠다는 아이도 있고, 병원 가운을 좋아하는 아이도 있습니다.
• 세면도구. 지급하는 병원도 있긴 하지만 자기가 쓰던 것을 가져가면 좀 더 편안한 기분이 들겠죠.
• 티셔츠나 바지 등 집에 돌아갈 때 입을 옷.
• 아이가 좋아하는 인형이나 장난감, 혹은 집 생각을 잠시 잊게 해줄 다른 물건들.
• 무료한 시간을 달래줄 게임기나 장난감. 좋은 병원에서는 어린이 생활 프로그램이나 아이들을 좀 더 즐겁게 해주는 특수 인력을 보유하고 있습니다. 이 사람들은 게임이나 비디오를 이용해 아이가 심심하지 않게 도와주죠.
• 검사, 진행 과정, 약물, 퇴원 후 지시 사항 등을 기록할 공책.
• 베개, 휴대폰 충전기 등 보호자가 밤을 지새울 때 필요한 물품.
• 책이나 휴대용 DVD 플레이어. 아이가 좋아하는 영화를 보여주면 좋겠죠.
• 가족, 친구, 애완동물의 사진.
• 컴퓨터 키보드, 리모컨 등 병원에서 아이의 손이 닿을 수 있는 물품

은 알코올 솜으로 깨끗이 청소해 감염을 예방하세요.

아이 마음의 안정: 병원에 갈 날이 다가오면 아이도 여러분만큼 예민해집니다. 아이는 또한 여러분의 모습에서 모든 일이 잘 돌아가고 있는지 단서를 찾으려 하죠. 말 못하는 아이라 해도 비언어적 신호의 의미는 이해합니다. 따라서 여러분이 먼저 긴장을 풀고 침착해야 합니다.

걸음마 시기 아이에게도 마찬가지입니다. 특히 위안이 되는 말을 건네는 등 아이와 솔직하게 얘기하세요. 몇 분 정도 시간을 내서 일이 어떻게 진행될 것이고 왜 병원에 가는지 친절하게 설명해주세요. 하지만 '주사'나 '칼' 같은 무서운 단어는 피해야 합니다. 수술 이후에 대해 얘기하는 것도 좋습니다. 수술이 끝나고 난 다음 주나 그다음 여름에 할 즐거운 일들에 대해 얘기하세요. 눈앞에 닥친 걱정을 뒤로하고 편안해 지도록 해주세요.

아이를 위한 요구: 아이가 무서워하는 상황에서는 간단한 제스처도 도움이 됩니다. 어떻게 하면 아이에게 편안함을 줄 수 있을까요? 우선 한 가지, 아이가 주사를 맞을 때나 채혈을 할 때는 주사를 놓기 전에 마취젤을 피부에 발라달라고 부탁하세요. 통증이 조금은 줄어듭니다. 그리고 아이가 수술용 마스크를 써야 한다면 안쪽에 향기가 나는 챕스틱chapstick 등을 발라주세요.

직원의 청결: 아이와 병원에 머무는 동안 가장 명심해야 할 것이 있습니다. 아이와 접촉하거나 아이를 치료하는 사람은 반드시 손을 씻어야 합니다. 가장 효과적인 감염 예방법은 살균제, 비누 등으로 손을 씻는 것입니다. 바쁘다 보면 병원 사람들이 새로운 환자를 보기 전에 손 씻는 것을 깜박하기도 합니다. 이럴 때 손을 씻어달라고 요청하는 것이 바로 여

• **소아신경과 전문의**pediatric neurologists 아동의 신경학적 문제를 확인하고 원인을 찾아냅니다. 이들이 주로 내리는 진단은 경련과 두통이죠. 소아신경과 전문의는 간질이나 뇌성마비 등의 치료를 전문으로 하죠. 대부분 나이를 가리지 않고 모든 이를 대상으로 합니다.

• **아동청소년정신과 전문의**child and adolescent psychiatrists 우울증, 조울증, 정신분열, 주의력결핍과잉행동장애ADHD 등의 정신 문제를 다룹니다. 이들은 주로 진단에 초점을 맞추지만, 진단과 상담은 심리학자에게 맡기고, 약물 치료에 집중할 때도 있습니다. 보통 취학 아동과 청소년을 대상으로 하죠.

• **발달-행동 소아과 전문가**developmental-behavioral pediatricians 발달 과정이나 행동장애가 있는 아이를 평가하며 주로 공격적 행동, ADHD, 자폐증, 발달지연, 학습장애 등이 있는 아이에 초점을 맞춥니다. 이들은 진단을 내리고 그에 따른 대응 전략을 수립합니다. 주로 만 12세 이하 아이를 상대하고, 만 6세 미만 아이를 보는 경우도 많습니다 우리나라에는 발달-행동 소아과 분과가 따로 있지 않아서 다른 과의 의사들이 겸임하기도 하고, 일반인이 자격증을 취득하여 진료하는 경우도 있습니다 _감수자 주.

• **소아재활 전문의**pediatric physiatrists 외상성 뇌 손상이나 뇌성마비를 겪은 아동과 청소년을 대상으로 치료합니다. 이들은 보통 전문 센터 소속으로 일하고 물리치료사, 작업치료사, 언어병리학자, 심리학자 등으로 구성된 팀을 운영하면서 환자의 신체 기능을 극대화하기 위해 함께 일합니다.

• **소아심리학자**pediatric psychologists 심리적 문제를 상담해줍니다. 파괴적 행동이나 사회문제, 우울증 등이 있는 아이의 행동 조절도 이들의 업무입니다. 이들은 불안장애나 10대 같은 특정 연령대의 문제에 초점을 맞추는

경우도 많고, 인지 행동 치료나 가족 치료 등 특수 기법을 이용하기도
합니다.

• 소아신경심리학자 pediatric neuropsychologists 학습장애나 다양한 형태의 뇌 손상
등에 대해 심리교육적 평가를 수행합니다.[*]

아러분이 할 일이죠. 잔소리꾼 같다고 미안해할 필요는 없습니다. 아이
를 보호하기 위한 것이니까요.

11

raising your child

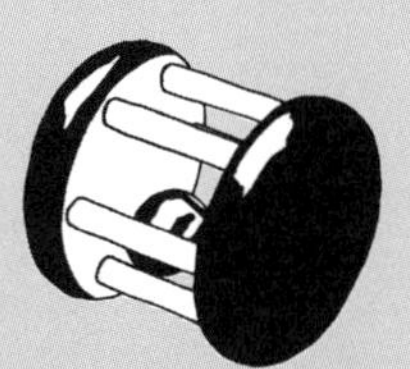

부모를 위한 조언

슈퍼 식스 원칙으로 아이를 지켜라

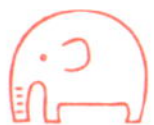

자, 이제 드디어 여행을 시작할 때가 되었군요. 여러분은 지금부터 머나먼 인생 항로를 따라 아이를 안내할 것입니다. 여러분의 가장 큰 임무는 뭐니 뭐니 해도 아이가 건강하고 행복한 인생 여정을 항해할 수 있도록 돕는 일입니다. 그러기 위해서는 아이가 사회적·지적·생물학적으로 최대한 잠재력을 끌어올릴 수 있도록 필요한 도구를 마련해주어야 합니다. 인생 여정에서 아이를 이끌어갈 사람은 여러분이지만, 이 여정의 궁극적 목표는 언젠가 아이의 손에 노를 건네주고 스스로 헤쳐나가도록 돕는 것입니다. 잊지 마세요. 그 순간이 올 때까지 아이는 여러분을 믿고, 여러분에게 의지할 것입니다. 여러분은 최선을 다해 아이를 아끼고 보살피며 아이를 보호하면서도 그와 동시에 아이가 다양한 삶의 모험을 경험할 수 있도록 해주어야 합니다.

책임이 막중하지만 그에 따른 만족감도 큽니다.

이 책은 아이의 건강에 관해 주로 다루고 있지만, 부모의 역할에 관한 책이기도 합니다. 여러분이 부모로서 어떻게 행동의 모범을 보이고, 아이가 건강한 선택을 하도록 인도하고, 최적의 학습 및 성장 환경을 만들어줄 수 있는지를 다루고 있죠.

우리가 제시한 강 모형과 지도를 여러분의 매뉴얼로 사용하시기 바랍니다. 이 장에는 여러분이 여정에서 만날 지표와 장애물을 표시해놓았습니다. 물론 좀 더 세련된 항해를 위한 정보와 요령도 빼놓지 않았죠. 특정 주제에 대해 더 많은 정보가 필요하다면 언제든 그 부분을 찾아 참고할 수 있습니다.

이야기를 시작하기 전에 가장 중요한 육아 원칙을 다시 한 번 강조하려 합니다. 바로 '슈퍼 식스 원칙'입니다. 이 시간표는 아주 일반적인 것이라는 사실을 기억하시기 바랍니다. 연령에 따른 전형적인 다양한 발달 지표를 나타내지만, 모든 아이가 다 똑같은 시간표를 따르는 것은 아닙니다. 따라서 아이가 이 시간표에서 조금 벗어난다고 해서 당황할 필요가 없습니다. 아이가 잘못되고 있지 않은지 판단하는 기준으로 사용하면 됩니다. 우리가 제시하는 시간표는 아이의 행동을 해석하고 이해하는 가이드일 뿐입니다. 여러분은 필요없는 걱정을 덜고 아이가 한 걸음 한 걸음 나아가도록 도와주세요.

강을 여행하는 동안 여러분이 이 책을 통해 실용적이고 철학적 조언을 많이 얻을 수 있기를 바랍니다. 하지만 본능이야말로 최고의 나침반입니다. 아이는 백지 상태로 태어나지 않았습니다 최소한 여러분의 DNA는 타고났죠. 여러분의 임무는 '완벽한' 아이로 키우는 것이 아니라, 아이가 스스로 원하는 모습으로 자랄 수 있도록 돕는 것입니다. 이 책의 내용에 지나치게 매몰되어서도 안 됩니다. 중요한 건 책이 아니라 아이니까요. 좋은 부모는 아이와 그 환경에 대해 끊임없이 관심을 갖습니다.

자, 그럼 항해를 즐겨보세요.

슈퍼 식스 원칙

여러분이 기억하고 실천해야 할 여섯 가지 행동 지침을 소개합니다.

행동 1. 관심

아이 연령에 상관없이 아이가 가장 원하는 것, 그리고 아이의 모든 발달에 가장 결정적인 것은 바로 관심입니다. 연구에 따르면 갓난아이의 옹알이에 맞장구를 치며 반응을 보여주는 것에서부터 가족이 정기적으로 저녁 식사를 함께하는 것까지, 온갖 형태의 긍정적 관심을 받은 아이는 더욱 건강하고 잘 적응하는 아이로 자랍니다. 그리고 긍정적 관심을 충분히 받지 못하는 아이는 나쁜 행동을 통해 자신이 원하는 관심을 얻는 법을 배우죠. 예를 들면, 아이가 달콤한 과자를 사달라고 사람들 많은 가게 한가운데서 울면서 떼쓰는 경우입니다. 따라서 긍정적 관심으로 아이의 행동을 바람직한 방향으로 이끌어야 합니다. 긍정적 관심을 유지하려면 에너지와 창조성, 유머 감각 그리고 끝없는 인내심이 필요합니다.

또 하나의 핵심 요소는 아이에게 관심을 기울이되 제멋대로인 아이로 만들지 않는 것입니다. 맞벌이 부모에게는 특히 어려운 일입니다. 맞벌이 부모는 아이와 떨어져 지낸다는 죄책감에 그 시간을 보상해주려고 아이에게 무조건 잘해주곤 합니다. 하지만 관심은 물질적인 것이 아닙니다. 관심이란 최신 장난감을 사주는 것이 아니라 함께 공원을 산책하며 자연을 만나는 것입니다. 관심이란 아이를 텔레비전 앞에 두는 것이 아니라 아이와 함께 대화하는 것입니다. 또 휴대폰에 한눈팔지 않고 아이와 공놀이를 하며 함께 뒹구는 것입니다. 아이의 인생을 변화시키는 것은 신용카드가 아니라 여러분의 눈과 귀 그리고 포옹입니다. 부모의 관심은 아이의 성장에 큰 자양분이 됩니다. 그것은 여러분에게도 마찬가지죠.

행동 2. 모범

아이는 부모가 하는 모든 행동을 관찰하고 받아들입니다. '저게 바로 내가 따라 해야 하는 행동이구나!' 3장에 나온 거울 뉴런 참고 이렇게 생각합니다. 그야말로 인간 기록 장치입니다. 아이는 여러분의 말이 아니라 그 말에 동반되는 모든 비언어적 단서로 의미를 이해한다고 했던 것을 기억하시죠? 예컨대 목소리, 몸짓, 행동 같은 것이죠. 건강한 식생활을 가르친다면서 아이에게는 채소를 잔뜩 주고, 정작 여러분은 치킨만 먹는다면 아무런 소용이 없습니다. 아이가 친구들과 건강한 우정을 맺기 바란다면 상대방을 존중하며 갈등을 해결하는 모습을 보여주세요. 말보다 행동이 중요하다는 말이 괜히 나오는 것이 아니죠.

행동 3. 장점의 발견

2장에서 뉴런 사이의 연결에 대해 이야기한 바 있습니다. 뉴런의 연결은 우리가 학습하고, 기억하고, 기술을 발달시키는 토대입니다. 우리가 관심을 주지 않는 연결은 사라지고 맙니다. 근육처럼 사용하지 않으면 결국 퇴화하게 마련이죠. 아이는 특히 그렇습니다. 어릴 시절은 신경망이 주변의 영향에 가장 민감한 시기이니까요. 하지만 문제는 자신의 타고난 재주나 기술이 무엇인지 알지 못한다는 사실입니다. 그래서 부모가 아이의 흥미와 타고난 재능을 찾도록 도와야 합니다.

그다음에는 아이를 그 방향으로 이끌어 자신의 잠재력을 인식하고, 스스로 만족과 자신감을 느끼도록 해주세요. 그렇다고 억지로 몇 시간씩 테니스나 피아노 교습을 받게 하라는 뜻이 아닙니다. 반대로 "너는 피카소 같은 대가는 못 될 테니 미술학원 따위는 다닐 필요 없다"며 기를 죽여서도 안됩니다. 그냥 아이가 즐거워하는 일을 시키세요. 순수한 즐거움을 추구하면 결과도 따라옵니다. 부모가 원하는 것을 시키고 싶어도 유혹을 이겨내고 아이가 스스로 즐거움을 찾도록 해주세요.

행동 4. 습관

육아는 정말 힘듭니다. 피곤하고, 짜증 나고, 두려운 일이 한두 가지가 아닙니다. 하루하루가 스트레스의 연속이죠. 그것이 솔직한 심정입니다. 육아를 효과적으로 하는 한 가지 요령을 말씀드리겠습니다. 아이에게 좋은 행동을 습관으로 만들어주세요. 그러면 아이를 붙잡고 씨름할 일이 줄어듭니다.

어떻게 하면 될까요? 어릴 때부터 반복 학습이 중요합니다. 처음부터 아이에게 건강에 좋은 음식을 먹이면 그 후에도 건강한 식습관을 들이기가 쉽습니다. 강물에 비유하면 이해하기가 훨씬 쉬울 것입니다. 여러 갈래로 나뉜 물길을 만나면 배는 많은 물길 중에서 당연히 가장 깊고 빠른 물길을 따라갑니다. 이런 깊은 물길은 어떻게 생겨났을까요? 오랜 시간 반복해서 그 길로 물이 흘렀기 때문입니다. 운동을 오래 하면 몸이 동작을 기억하듯, 좋은 행동도 반복하다 보면 어느덧 몸이 기억하게 마련입니다. 어린 시절부터 좋은 습관을 익히면 나중에 그 혜택이 모두 되돌아옵니다.

행동 5. 행동의 유도

아이 입장에서 보면 부모는 딱 두 가지 말밖에 모르는 것 같습니다. "안 돼!", "하지 말랬지!" 아이에게 할 수 없는 일 그리고 하지 말아야 할 일을 가르치는 것은 당연합니다. 하지만 이런 부정적 표현을 사용할 때는 좀 더 신중하세요. 부정적인 표현 대신 아이에게 식탁 위에 올라가는 행동이 위험한 이유를 조용히 설명해주세요. 더 전문가적으로 말하면, 아이를 지켜볼 때는 앞으로 일어날 일을 예측할 수 있어야 합니다전문가들은 이것을 '예방 차원의 육아 지도anticipatory guidance'라고 합니다. 아이에게 일어날 수 있는 문제점을 미리 내다보고 다른 방향으로 행동을 유도하는 것입니다. 예를 들면 아이가 아직 정글짐에서 놀 준비가 안 되었다면 관심을 다른 놀이기구로 돌리거나, 찬장 문에 잠금장치가 있을 때만 찬장 앞에서 노는 것을 허락하는 것입니다. "안 돼"라는 말을 하지 말라는 얘기가 아닙니다. 다만 부모가 먼저 "그래"라고 말할 수 있도록 준비하면 아이는 좀 더 자주 세상을 탐험하고 학습할 수 있습니다. 아이의 관심을 다른 곳으로 돌리는 방법은 부모가 일찍부터 익혀야 할 중요한 기술입니다.

행동 6. 자유로운 놀이

우리는 이 책에서 '중용'에 대해 많은 이야기를 나눴습니다. 너무 과하지도 모자라지도 않은 올바른 균형을 찾는 것이죠. 이것은 육아의 기본 지침입니다. 아이를 압도해서도 안 되고, 너무 방임해서도 안 됩니다. 요즘처럼 자식에 대한 욕심이 많은 시기에는 더욱 중요한 문제지요. 아이가 새로운 재능을 발견하고 키울 수 있도록 다양한 활동에 참여시키는 것은 좋습니다. 하지만 쉴 틈 없이 빡빡한 일정으로 학원에 보내는 것이 과연 옳은 일일까요? 아이가 모든 감각을 활용할 수 있도록 스스로 놀고, 창조하고, 냄비를 두드려 소리를 내보고, 베개 두 개와 골판지 상자 하나로 자신만의 게임을 만들도록 지켜보세요. 틀에 갇히지 않은 자유로운 놀이는 아주 신성한 시간입니다. 아이의 상상력이 날개를 펴고, 두뇌 발달에도 속도가 붙죠. 그 시간을 즐기세요. 동영상으로 담아두면 좋은 추억으로 남을 것입니다.

인생의 강줄기

인생의 첫 5년

출산 전

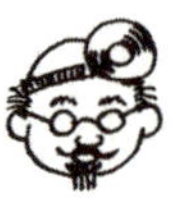

예방접종, 대체 의학, 감염 치료 등 여러분과 잘 맞고, 환자를 대하는 태도나 병원의 응대 방식이 마음에 드는 소아과 의사를 찾으세요 332쪽 참고.

콘센트에는 덮개를 덮었나요? 아이가 태어나기 전에 미리 집 안 환경을 안전하게 만드는 것이 좋습니다. 아이가 태어나면 정신없으니까요.

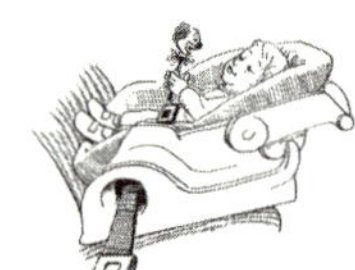

카시트를 준비하세요. 올바른 장착이 무엇보다 중요합니다. 잘 모르면 전문가의 도움을 받으세요. 처음에는 후방 장착 카시트로 시작합니다 326쪽 참고.

출산한 후 머지않아 직장으로 복귀할 계획이라면 아이 봐 줄 사람이나 어린이집을 찾아야 합니다 434~439쪽 참고.

아이 방을 마련하세요. 방 안 페인트칠은 아빠가 하는 것이 더 좋습니다. 엄마는 페인트의 독성분에 노출되면 태아에게 좋지 않습니다 유아용 침대 구입 방법은 429쪽 참고.

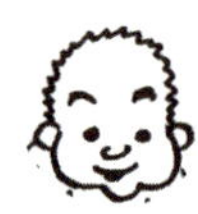

배 속 아이에게 말을 걸고, 이름을 지었거나 태명이 있으면 불러주세요. 아이가 여러분의 목소리에 익숙해지는 데 도움이 됩니다.
아이가 여러분이 먹는 음식에도 익숙해지는 것처럼 말이죠.

출산

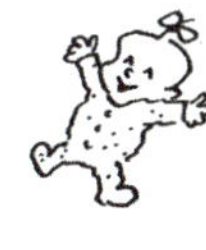

1장에서 이야기한 후성유전학을 기억하시나요? 이에 따라면 여러분이나 아이가 취하는 행동, 궁극적으로는 아이가 자라는 환경에 따라 유전자의 기능이 결정됩니다. 처음부터 건강한 선택을 하면 아이도 건강한 삶을 향해 나아갑니다.

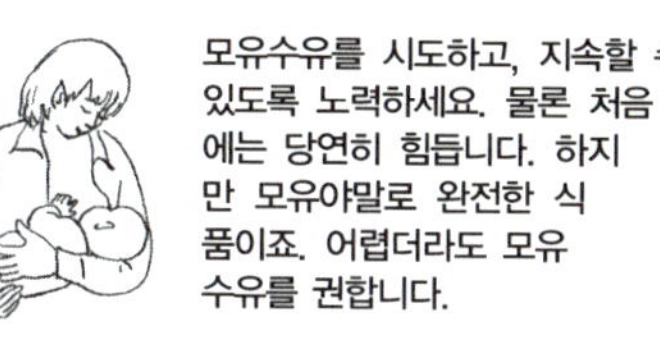

모유수유를 시도하고, 지속할 수 있도록 노력하세요. 물론 처음에는 당연히 힘듭니다. 하지만 모유야말로 완전한 식품이죠. 어렵더라도 모유수유를 권합니다.

여러분의 영양도 잘 챙겨야 합니다. DHA도 하루에 600mg씩 꼭 복용하세요. 아이의 두뇌 발달에도 필수 성분이지만, 여러분의 두뇌 활동도 활발해지고 기분을 안정시킵니다 153쪽 참고.

모유수유를 하는 동안에는 임신부용 비타민을 꾸준히 복용하는 것이 좋습니다.

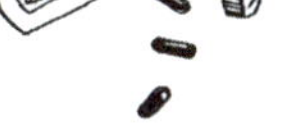

생후 3일

킁킁! 모유를 먹는 생후 3일 된 아이는 냄새만으로도 엄마의 모유와 다른 엄마의 모유를 구분할 수 있습니다.

유아돌연사증후군을 막으려면 아이를 바르게 혹은 옆으로 눕히세요. 질식의 위험이 있는 물건은 침대 안에 두면 절대 안 됩니다.

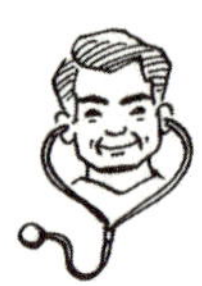

생후 2주

병원에서 퇴원한 후 처음으로 소아과에 갑니다. 궁금하거나 걱정되는 부분이 있다면 모두 물어보세요. 수첩에 질문할 내용을 미리 적어가고, 메모할 공간을 남겨두세요. 또 가장 궁금한 것을 제일 먼저 물어보세요. 여러분이 걱정하는 것이 대부분은 매우 정상이라는 답변이 돌아올 것입니다. 아이가 재채기를 한다고요? 아이는 자기 코를 청소하는 것입니다.

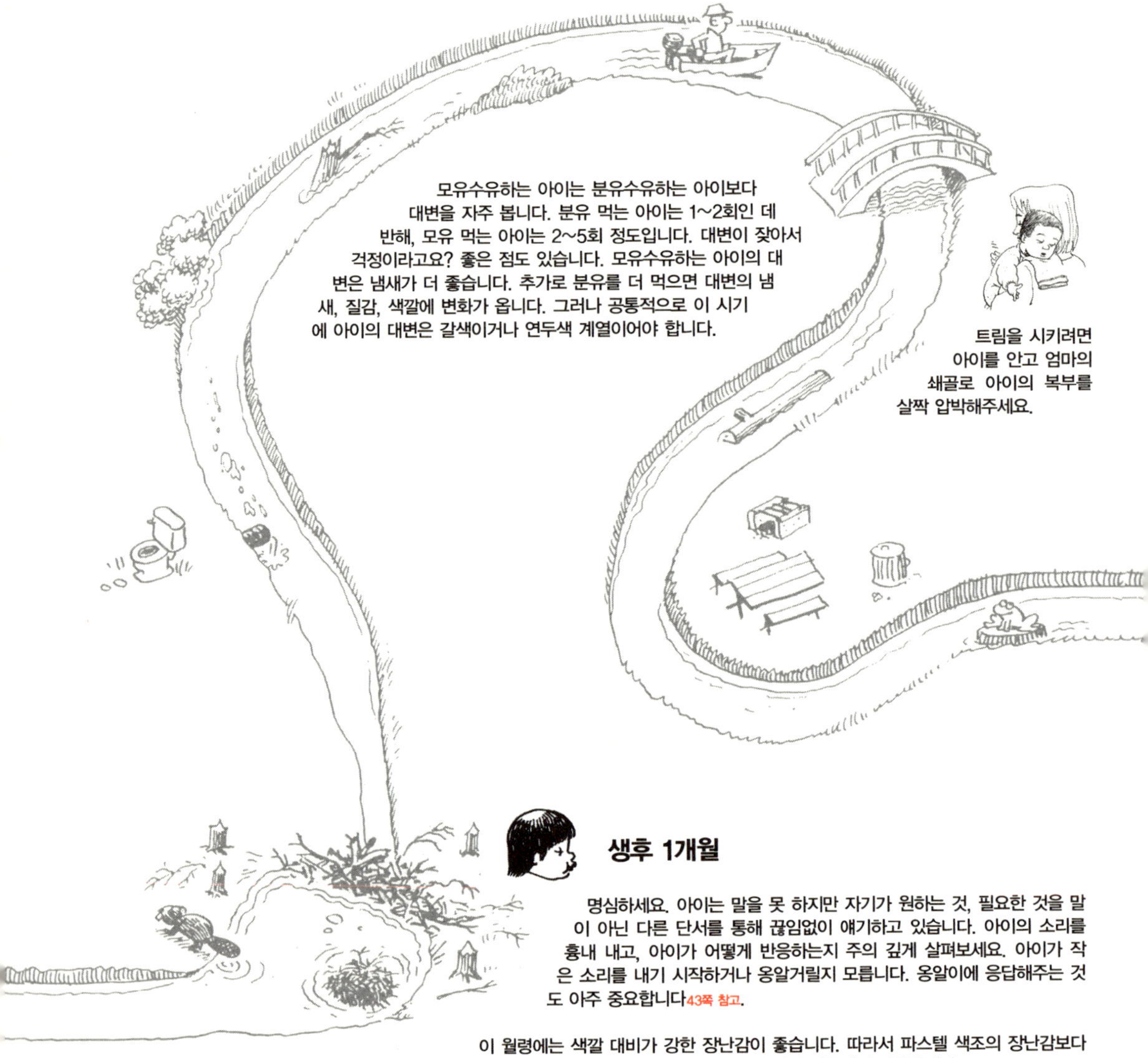

모유수유하는 아이는 분유수유하는 아이보다 대변을 자주 봅니다. 분유 먹는 아이는 1~2회인 데 반해, 모유 먹는 아이는 2~5회 정도입니다. 대변이 잦아서 걱정이라고요? 좋은 점도 있습니다. 모유수유하는 아이의 대변은 냄새가 더 좋습니다. 추가로 분유를 더 먹으면 대변의 냄새, 질감, 색깔에 변화가 옵니다. 그러나 공통적으로 이 시기에 아이의 대변은 갈색이거나 연두색 계열이어야 합니다.

트림을 시키려면 아이를 안고 엄마의 쇄골로 아이의 복부를 살짝 압박해주세요.

생후 1개월

명심하세요. 아이는 말을 못 하지만 자기가 원하는 것, 필요한 것을 말이 아닌 다른 단서를 통해 끊임없이 얘기하고 있습니다. 아이의 소리를 흉내 내고, 아이가 어떻게 반응하는지 주의 깊게 살펴보세요. 아이가 작은 소리를 내기 시작하거나 옹알거릴지 모릅니다. 옹알이에 응답해주는 것도 아주 중요합니다 43쪽 참고.

이 월령에는 색깔 대비가 강한 장난감이 좋습니다. 따라서 파스텔 색조의 장난감보다 원색 장난감을 주세요. 파스텔 색조는 아이가 집중하기 어렵습니다.

하루에 세 시간 넘게, 그리고 일주일에 3일 이상 울면서 산통을 한다면
무릎과 고관절을 구부려 가스 배출을 시도해보세요. 드라이브나
산책도 도움이 됩니다 200쪽 참고. 평상시에도 짜증을 잘 낸
다면 음악을 틀어주면 효과가 있습니다. 직접 노래
를 불러준다면 더할 나위 없이 좋지요. 여러분과
아이가 모두 좋아할 만한 음악을 찾아서 들어보
세요. 너무 시끄러운 음악만 아니면 됩니다.

생후 2개월

클래식이나 가요를 틀어주세요. 음악을 접하면
학습속도가 빠르고 기억력이 향상됩니다. 클래식
음악은 나중에 수학 성적을 좋게 해준다는군요.

지금쯤이면 여러분은 아이의 울음이 기저귀를 갈아달라는 것인지,
배가 고프다는 것인지 구분할 수 있을 것입니다. 여러분이 관심을 기울
일수록 아이와 유대감이 강화됩니다.

아이가 텔레비전 속 영상이나 소리에 반응한다면
곧바로 전원을 끄세요. 텔레비전에서 나오는 소리
와 영상은 아이가 접해야 할 실제 소리와 이미지
를 오염시킵니다. 자기의 상상으로 만들어낸 이
미지가 아닌, 텔레비전이 떠먹여주는 이미지
를 접하면 뇌 발달 속도가 느려집니다.

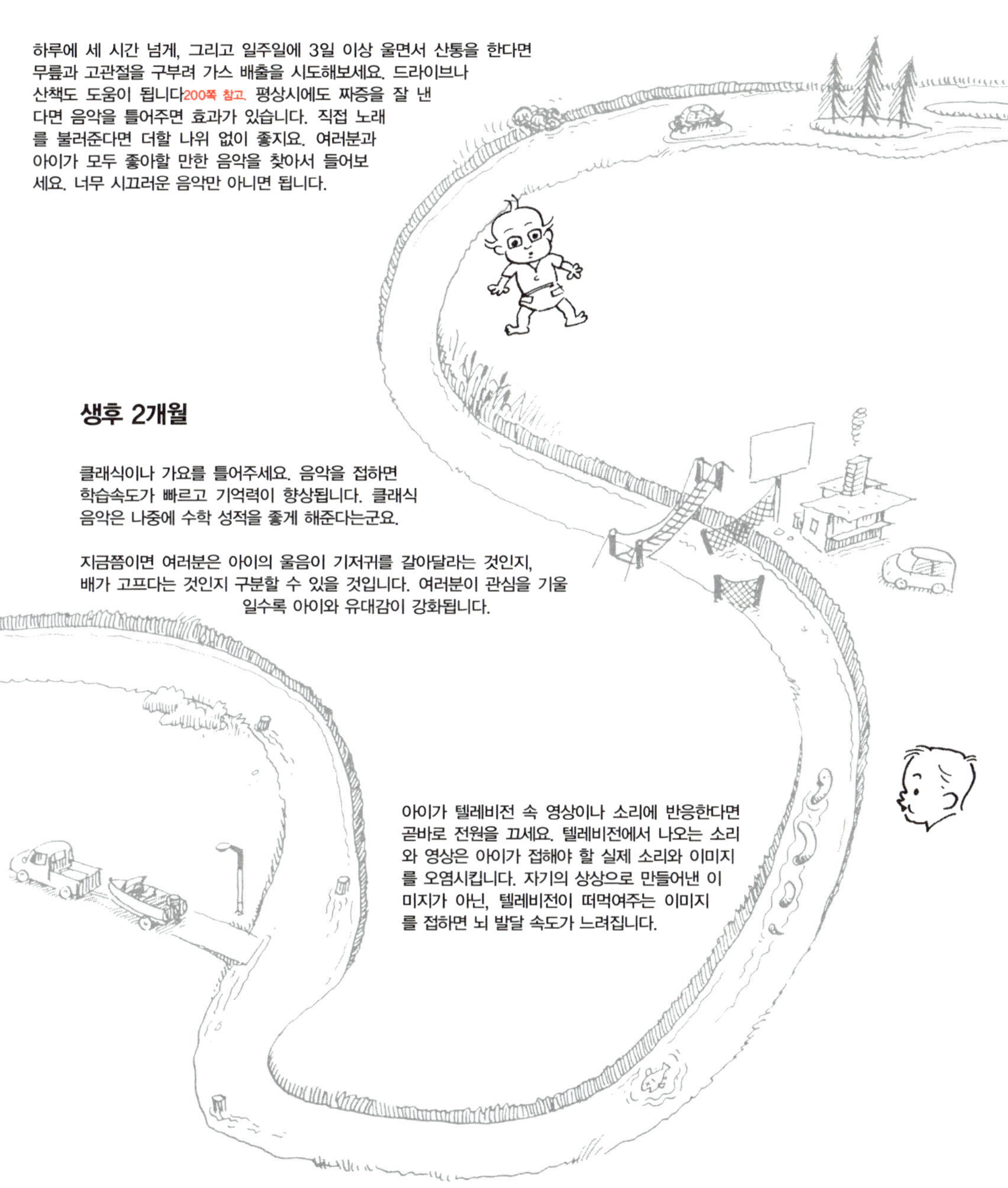

생후 3개월

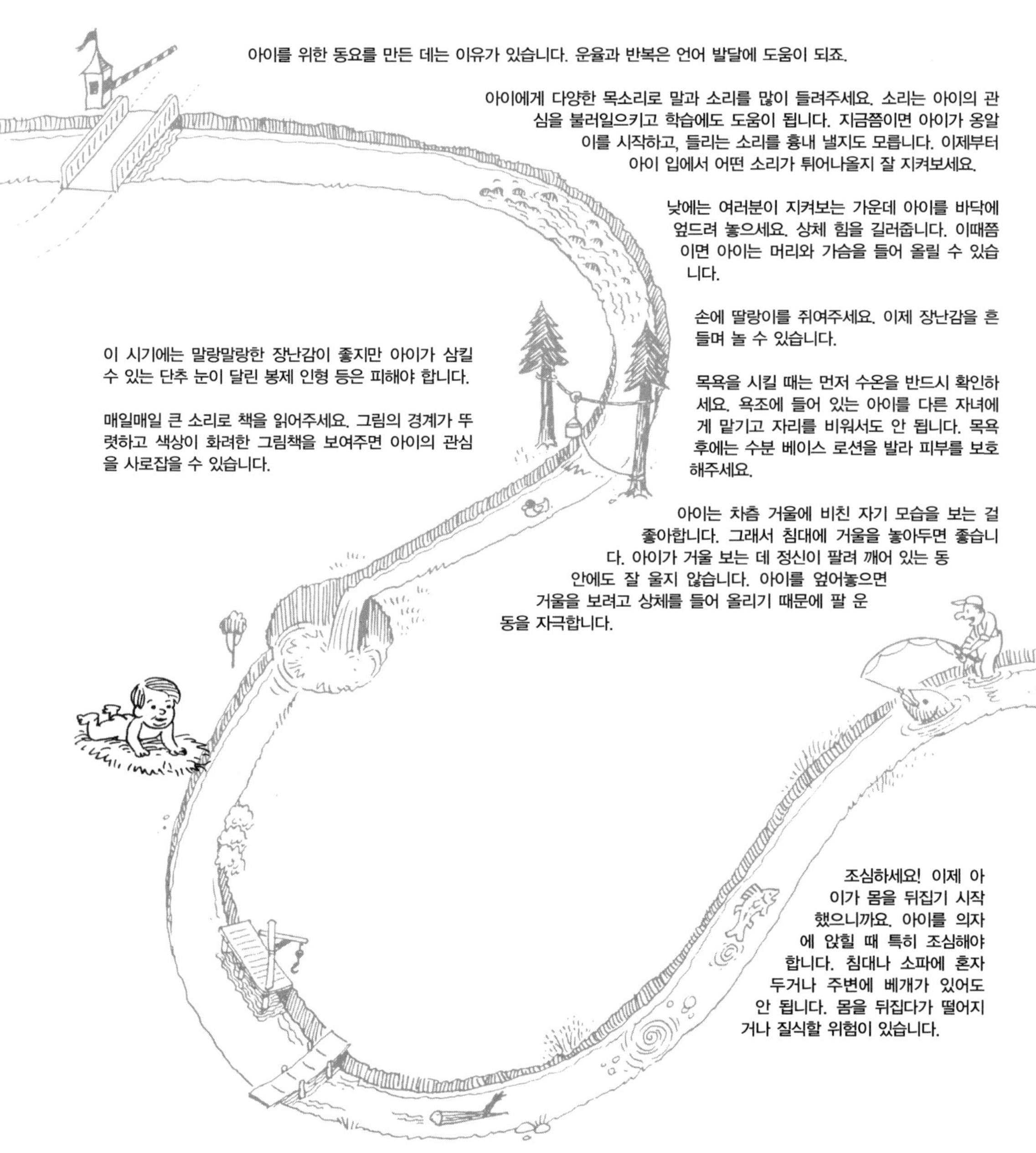

아이를 위한 동요를 만든 데는 이유가 있습니다. 운율과 반복은 언어 발달에 도움이 되죠.

아이에게 다양한 목소리로 말과 소리를 많이 들려주세요. 소리는 아이의 관심을 불러일으키고 학습에도 도움이 됩니다. 지금쯤이면 아이가 옹알이를 시작하고, 들리는 소리를 흉내 낼지도 모릅니다. 이제부터 아이 입에서 어떤 소리가 튀어나올지 잘 지켜보세요.

낮에는 여러분이 지켜보는 가운데 아이를 바닥에 엎드려 놓으세요. 상체 힘을 길러줍니다. 이때쯤이면 아이는 머리와 가슴을 들어 올릴 수 있습니다.

손에 딸랑이를 쥐여주세요. 이제 장난감을 흔들며 놀 수 있습니다.

목욕을 시킬 때는 먼저 수온을 반드시 확인하세요. 욕조에 들어 있는 아이를 다른 자녀에게 맡기고 자리를 비워서도 안 됩니다. 목욕 후에는 수분 베이스 로션을 발라 피부를 보호해주세요.

이 시기에는 말랑말랑한 장난감이 좋지만 아이가 삼킬 수 있는 단추 눈이 달린 봉제 인형 등은 피해야 합니다.

매일매일 큰 소리로 책을 읽어주세요. 그림의 경계가 뚜렷하고 색상이 화려한 그림책을 보여주면 아이의 관심을 사로잡을 수 있습니다.

아이는 차츰 거울에 비친 자기 모습을 보는 걸 좋아합니다. 그래서 침대에 거울을 놓아두면 좋습니다. 아이가 거울 보는 데 정신이 팔려 깨어 있는 동안에도 잘 울지 않습니다. 아이를 엎어놓으면 거울을 보려고 상체를 들어 올리기 때문에 팔 운동을 자극합니다.

조심하세요! 이제 아이가 몸을 뒤집기 시작했으니까요. 아이를 의자에 앉힐 때 특히 조심해야 합니다. 침대나 소파에 혼자 두거나 주변에 베개가 있어도 안 됩니다. 몸을 뒤집다가 떨어지거나 질식할 위험이 있습니다.

생후 4개월

이제부터는 아이가 규칙적인 일상생활의 패턴을 따르기 시작할 것입니다. 지금까지는 매일매일이 달랐지요.

지금부터 생후 6개월 사이에 고형식을 시도해볼 수 있습니다. 급할 필요는 없습니다. 첫 고형식은 아주 간단한 음식으로 시작하세요. 처음에는 미음으로 시작해 과일이나 채소 간 것 등으로 넘어가세요. 몇 달 후에는 고기를 섞어 먹일 수 있습니다158쪽 참조.

낮잠을 재우기 제일 좋은 시간요? 대부분은 아침 9시 그리고 오후 2시 정도지만 아이마다 천차만별입니다. 아이가 보내는 신호를 따르세요.

마사지, 입맞춤, 포옹을 자주 해주세요. 스킨십은 기분을 좋게 해주고 가족 간의 유대를 강화하는 호르몬인 옥시토신 수치를 높여줍니다.

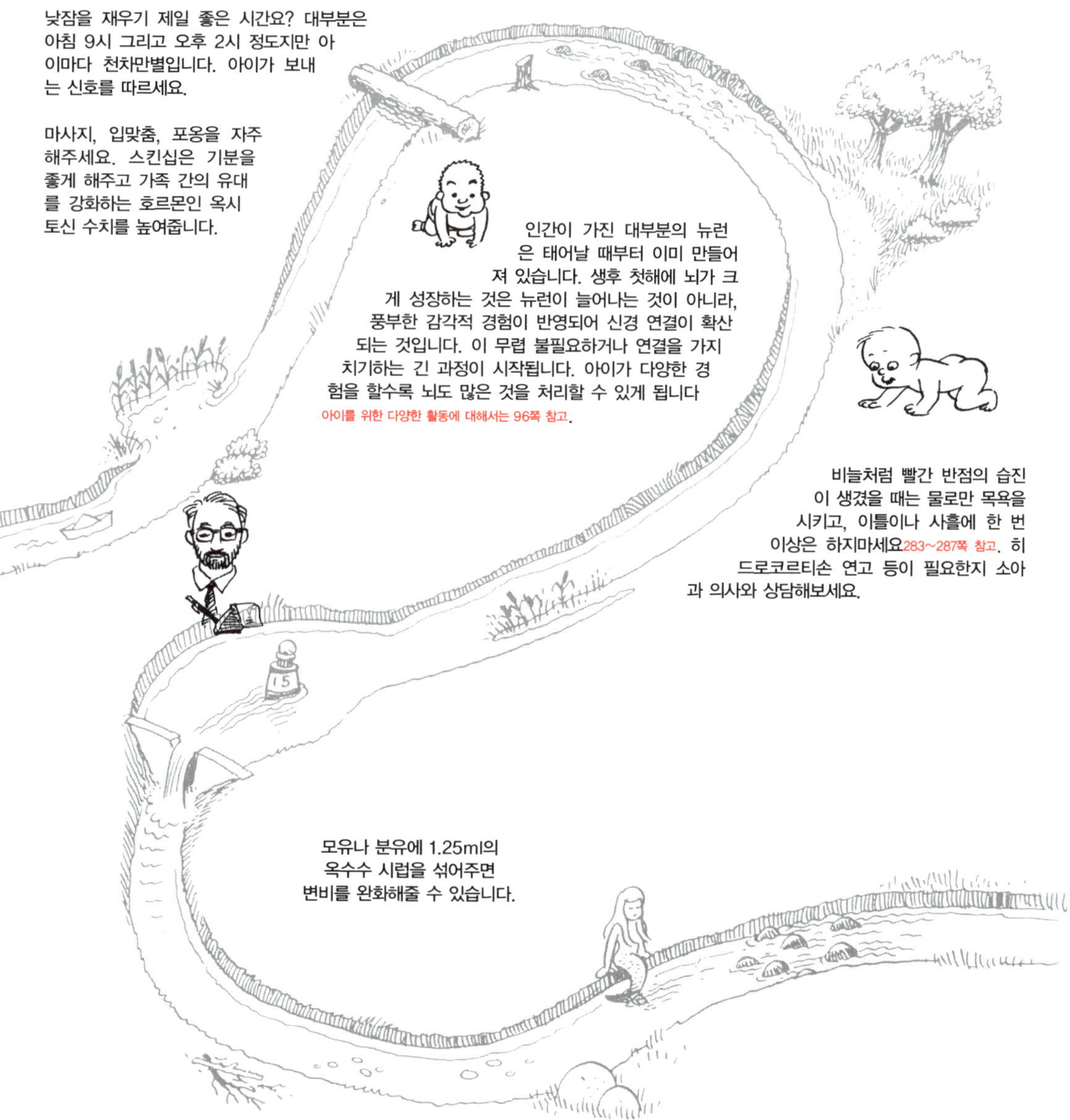

쓰레기 버리는 일로 또 부부 싸움을 하고 있나요? 말은 못 해도 아이는 아빠 엄마 사이의 갈등을 알아채고 스트레스를 받습니다. 갈등 자체는 문제가 되지 않습니다. 적정 수준에서 통제되고 원만하게 해결하는 모습도 보여주세요.

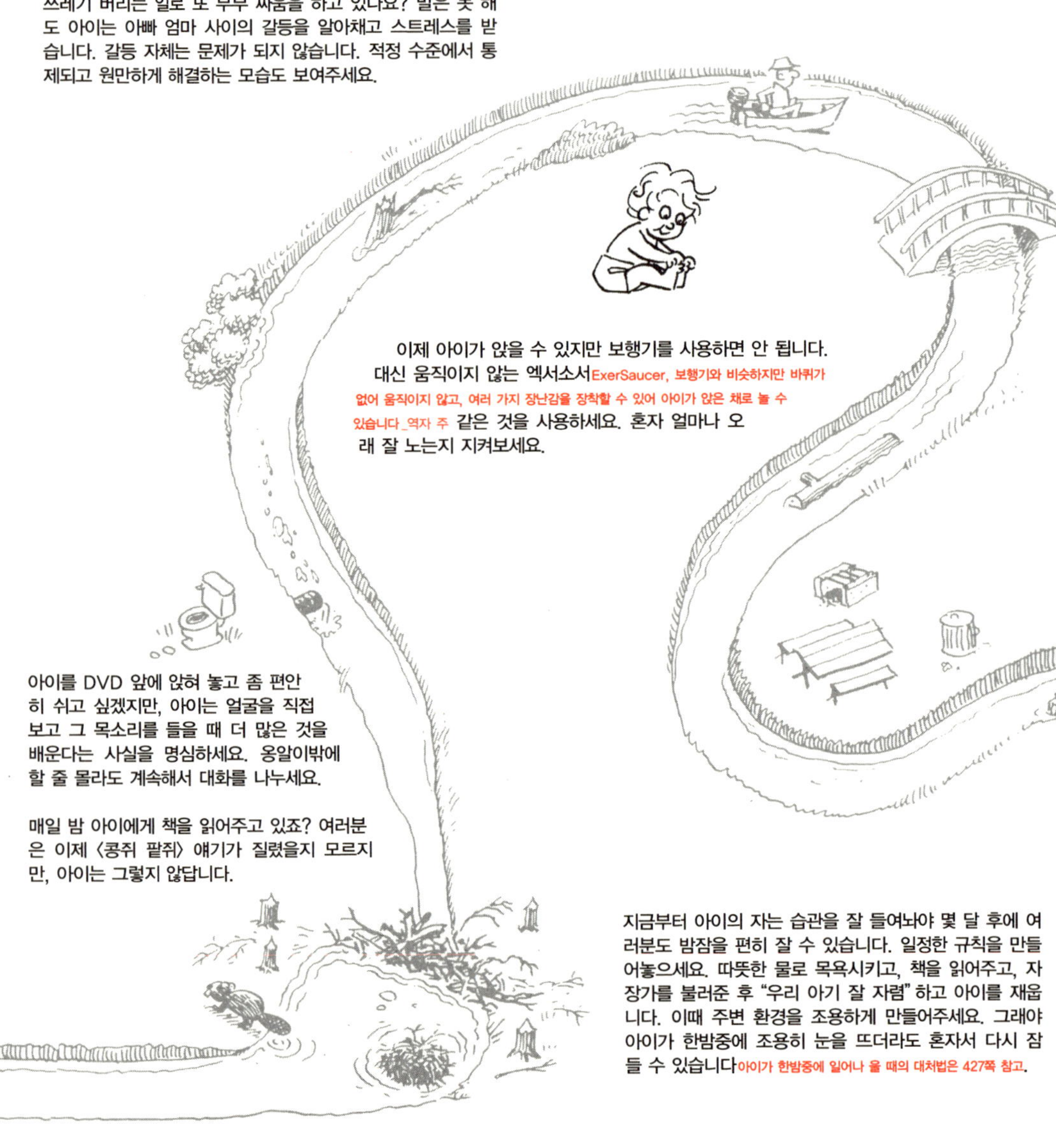

이제 아이가 앉을 수 있지만 보행기를 사용하면 안 됩니다. 대신 움직이지 않는 엑서소서ExerSaucer, 보행기와 비슷하지만 바퀴가 없어 움직이지 않고, 여러 가지 장난감을 장착할 수 있어 아이가 앉은 채로 놀 수 있습니다_역자 주 같은 것을 사용하세요. 혼자 얼마나 오래 잘 노는지 지켜보세요.

아이를 DVD 앞에 앉혀 놓고 좀 편안히 쉬고 싶겠지만, 아이는 얼굴을 직접 보고 그 목소리를 들을 때 더 많은 것을 배운다는 사실을 명심하세요. 옹알이밖에 할 줄 몰라도 계속해서 대화를 나누세요.

매일 밤 아이에게 책을 읽어주고 있죠? 여러분은 이제 〈콩쥐 팥쥐〉 얘기가 질렸을지 모르지만, 아이는 그렇지 않답니다.

지금부터 아이의 자는 습관을 잘 들여놔야 몇 달 후에 여러분도 밤잠을 편히 잘 수 있습니다. 일정한 규칙을 만들어놓으세요. 따뜻한 물로 목욕시키고, 책을 읽어주고, 자장가를 불러준 후 "우리 아기 잘 자렴" 하고 아이를 재웁니다. 이때 주변 환경을 조용하게 만들어주세요. 그래야 아이가 한밤중에 조용히 눈을 뜨더라도 혼자서 다시 잠들 수 있습니다. 아이가 한밤중에 일어나 올 때의 대처법은 427쪽 참고.

생후 9개월

명심하세요. 완벽한 육아란 존재하지 않습니다. 육아에서 중요한 것은 아이
가 안전하게 세상을 탐험할 수 있는 환경을 만드는 것입니다.

이 시기의 아이는 바닥을 기어 다니고, 일어서기도 합니다. 그러므로 아
이에게 안전한 집 안 환경을 만들어놓아야 합니다. 책장은 벽에 반드
시 볼트로 단단히 고정하세요.

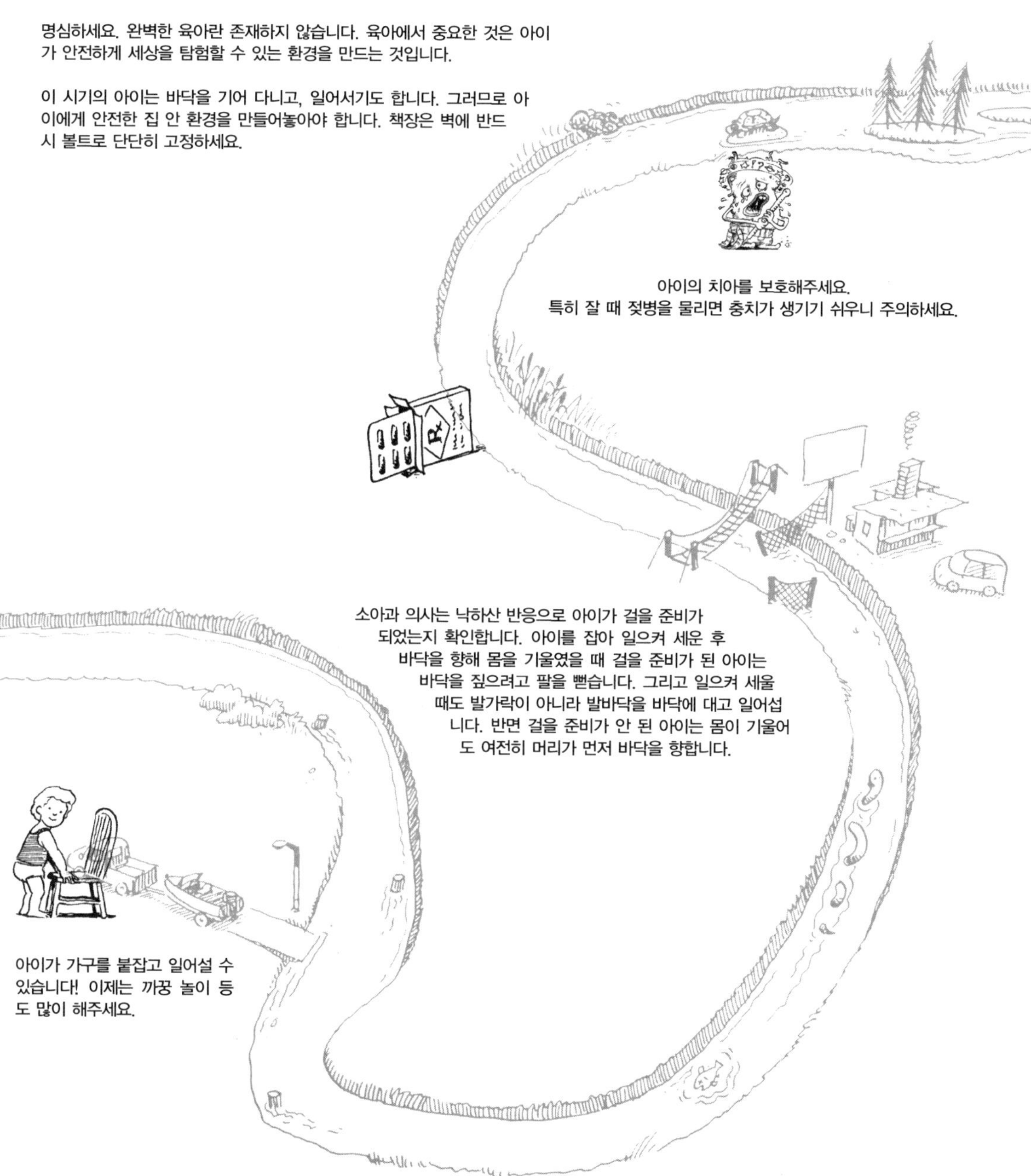

아이의 치아를 보호해주세요.
특히 잘 때 젖병을 물리면 충치가 생기기 쉬우니 주의하세요.

소아과 의사는 낙하산 반응으로 아이가 걸을 준비가
되었는지 확인합니다. 아이를 잡아 일으켜 세운 후
바닥을 향해 몸을 기울였을 때 걸을 준비가 된 아이는
바닥을 짚으려고 팔을 뻗습니다. 그리고 일으켜 세울
때도 발가락이 아니라 발바닥을 바닥에 대고 일어섭
니다. 반면 걸을 준비가 안 된 아이는 몸이 기울어
도 여전히 머리가 먼저 바닥을 향합니다.

아이가 가구를 붙잡고 일어설 수
있습니다! 이제는 까꿍 놀이 등
도 많이 해주세요.

생후 1년

이 시기의 아이는 자기 이름을 인지하고, 이름을 부르면 그쪽을 돌아보아야 합니다. 그리고 아빠, 엄마 외에도 한 단어 이상 말할 줄 알아야 합니다. 비록 발음이 정확하지 않더라도 말이죠.

손가락 두 개로 과자 같은 것을 집어서 입에 넣을 수 있습니다. 경우에 따라서는 컵을 쥐고 입으로 가져갈 수도 있습니다.

하루에 한두 번 치아를 닦아주세요. 이때는 칫솔을 사용하지 말고 손가락에 아이 전용 치약을 묻혀서 닦아도 상관없습니다.

아이가 변비로 고생하나요? 체리, 건포도, 살구, 자두 같은 음식이 도움이 됩니다. 만 4세 미만이라면 갈아서 주세요. 통곡물 시리얼이나 신체 활동도 도움이 됩니다.

이 시기에는 두 번으로 나뉘어 자던 낮잠이 한 번으로 줄어들기 시작합니다. 또한 "싫어"라고 말할 줄 알고 걸음마도 시작합니다.

아이가 소근육 운동 기술에도 능숙해집니다. 사물을 때리거나, 손가락으로 찌르거나, 종이에 구멍도 잘 뚫습니다. 아직 피아노 협주곡을 연주하는 건 힘들겠지만 어쨌거나 애쓰고 있습니다.

생후 1년 즈음이면 갈아 먹이던 이유식을 끊을 때가 되었습니다. 이제 아이가 씹을 수 있는 크기로만 잘라주면 어른이 먹는 것은 웬만큼 먹을 수 있습니다. 다만 가족력 때문에 알레르기 위험이 있는 음식은 예외입니다.

생후 1년부터 만 2세가 될 때까지는 전유를 먹이세요. 뇌가 성장하려면 지방성분이 필요합니다. 2세 이후에는 의사의 조언에 따라 2% 저지방 우유를 먹일 수도 있습니다. 변비 때문에 우유나 자두 주스, 칼슘을 강화한 오렌지 주스를 먹일 수도 있지만 같은 양의 물과 섞어서 주세요. 그래야 단맛에 길들여지지 않습니다. 이때를 제외하면 청량음료나 과일 주스를 먹일 필요는 없습니다.

생후 15개월

이제 마음을 단단히 먹어야 합니다. 이 월령이면 걷기 시작하고 벌써 뛰기 시작한 아이도 있습니다. 이제 아이에게나 여러분에게나 변화가 찾아온 것이죠. 받아들일 준비를 하세요.

마음껏 뛰놀게 하세요. 아이가 야외에서 모든 감각을 통해 세상을 접하고 탐색하게 하세요. 몸이 더러 워지면 씻으면 그만이죠. 그렇다고 아이 에게서 눈을 떼서는 절대로 안 됩니다.

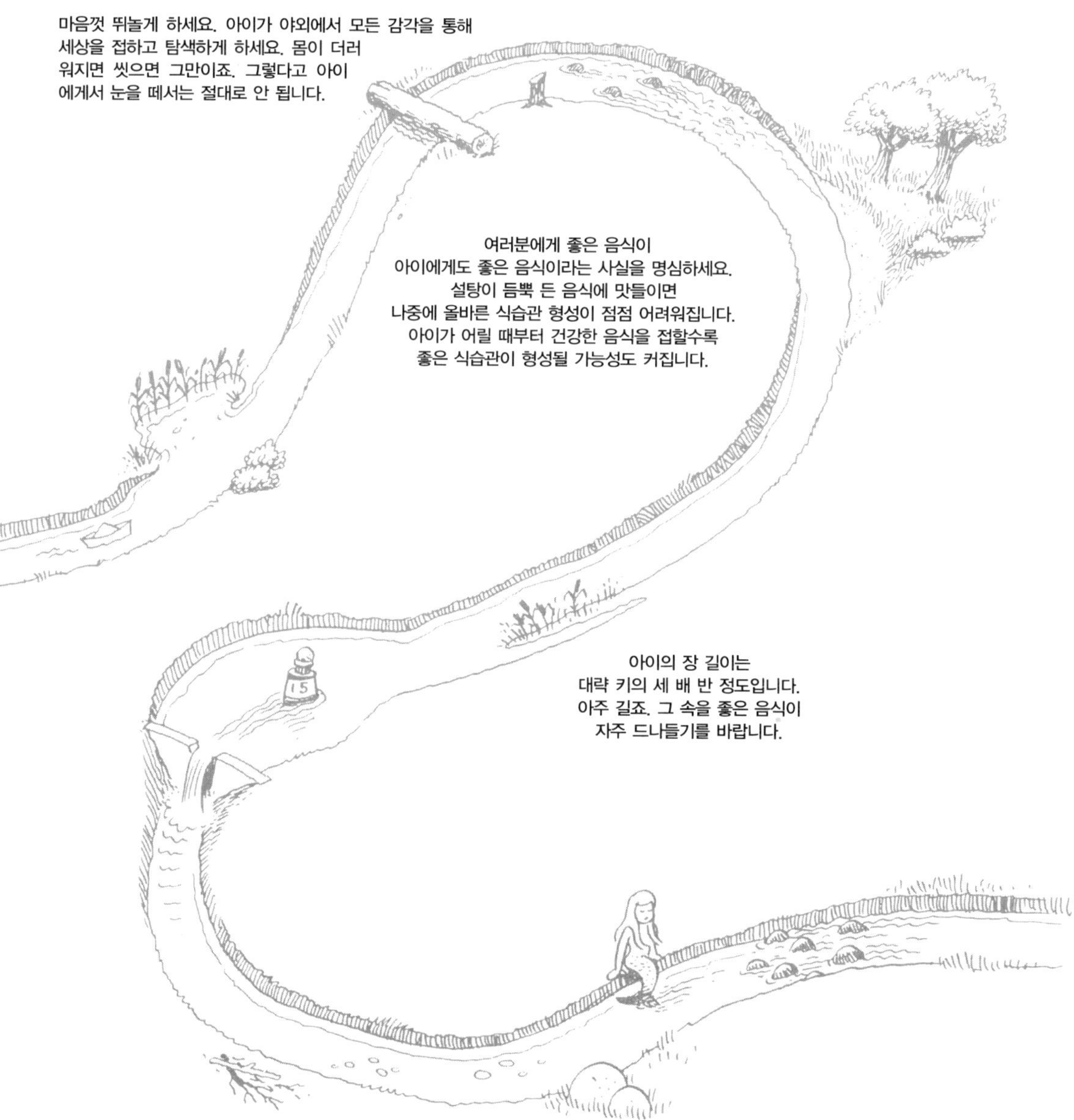

생후 18개월

아이는 말보다 말 이외의 신호를 통해 더 많이 배웁니다. 말 자체도 중요하지만 그 말을 어떻게 하느냐도 중요합니다. 이 시기면 아이는 보통 20단어 정도를 말할 수 있습니다.

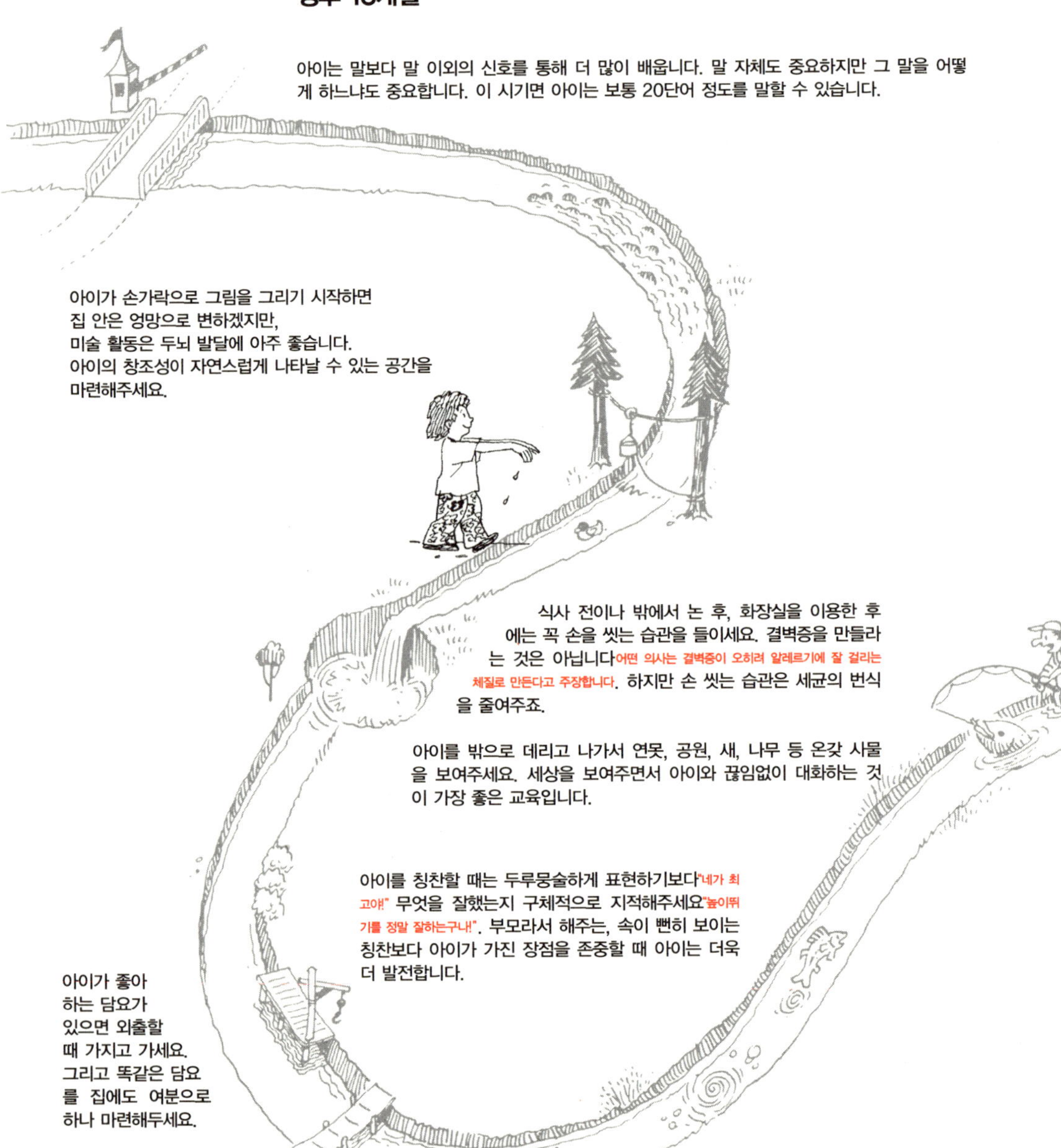

아이가 손가락으로 그림을 그리기 시작하면
집 안은 엉망으로 변하겠지만,
미술 활동은 두뇌 발달에 아주 좋습니다.
아이의 창조성이 자연스럽게 나타날 수 있는 공간을
마련해주세요.

식사 전이나 밖에서 논 후, 화장실을 이용한 후에는 꼭 손을 씻는 습관을 들이세요. 결벽증을 만들라는 것은 아닙니다 어떤 의사는 결벽증이 오히려 알레르기에 잘 걸리는 체질로 만든다고 주장합니다. 하지만 손 씻는 습관은 세균의 번식을 줄여주죠.

아이를 밖으로 데리고 나가서 연못, 공원, 새, 나무 등 온갖 사물을 보여주세요. 세상을 보여주면서 아이와 끊임없이 대화하는 것이 가장 좋은 교육입니다.

아이를 칭찬할 때는 두루뭉술하게 표현하기보다 "네가 최고야" 무엇을 잘했는지 구체적으로 지적해주세요 "높이뛰기를 정말 잘하는구나!". 부모라서 해주는, 속이 뻔히 보이는 칭찬보다 아이가 가진 장점을 존중할 때 아이는 더욱 더 발전합니다.

아이가 좋아
하는 담요가
있으면 외출할
때 가지고 가세요.
그리고 똑같은 담요
를 집에도 여분으로
하나 마련해두세요.

아이가 서서 공을 던질 수 있으니 이제는 아빠의 얼굴이 한껏 밝아집니다.

걸음마하는 아이를 위해 이상적인 하루 식단을 제공하세요. 15개월 이후부터는 성인 형태의 식사를 합니다.
하루 세끼 밥을 먹고 오전과 오후에 간식을 주는 것이 좋습니다. 밥, 빵, 국수, 감자, 고구마, 생우유, 요구르트, 달걀, 치즈, 쇠고
기, 닭고기, 야채, 과일, 생선 등 다양한 음식을 주되 가능한 간을 하지 않은 부드러운 음식이 좋습니다 _감수자 주.

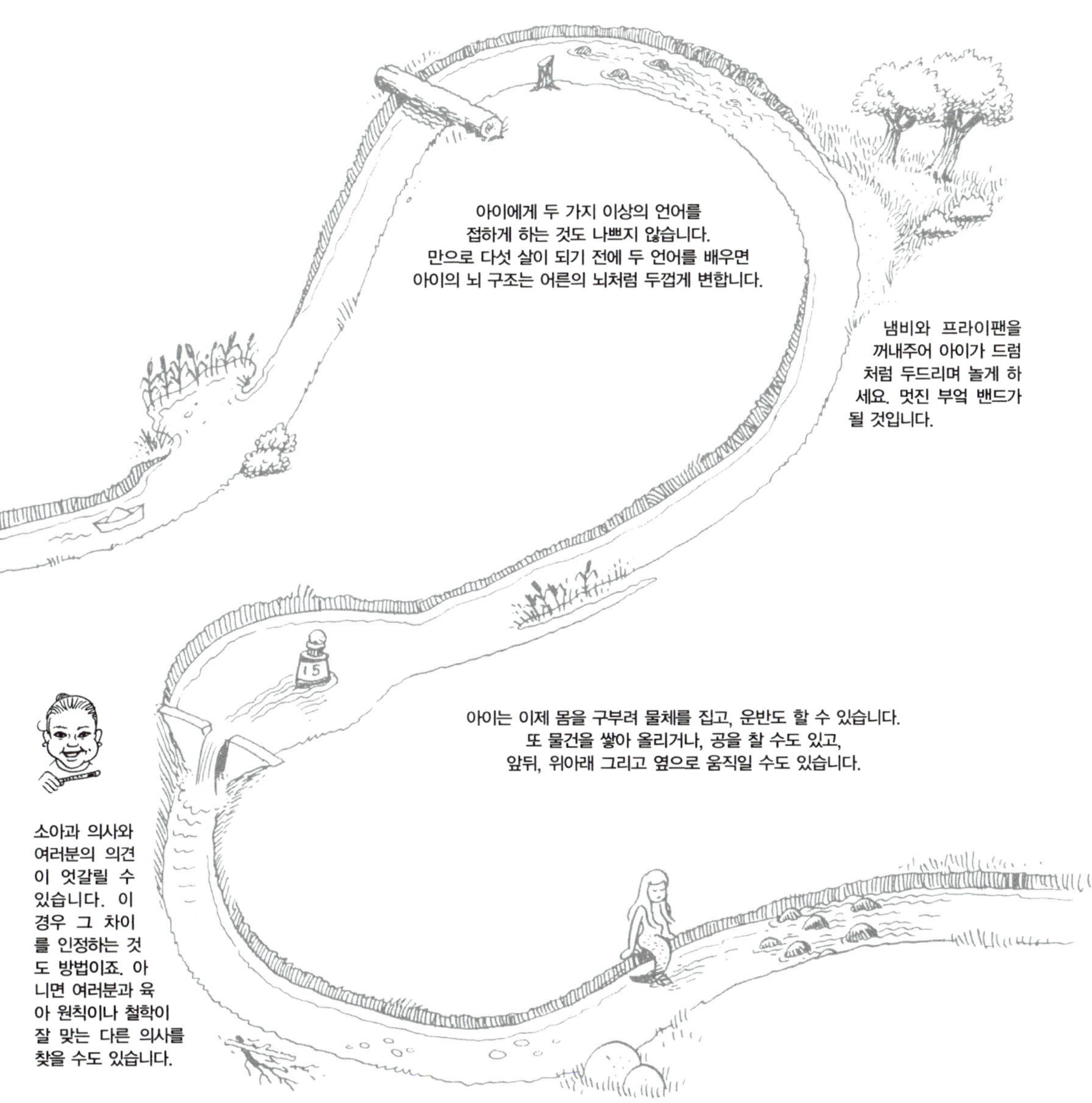

생후 2년

아이가 잠드는 동안 곁에 함께 있어주세요. 잠이 드는 동안에는 여러분의 말을 더 잘 받아들입니다. 아이가 잠들기 전 마지막으로 듣는 말이 여러분의 목소리가 되게 하세요. "사랑해"라는 말이나 긍정적 얘기를 들려주는 것이 좋습니다. 아이가 편안하게 잠자리에 들 수 있는 취침 의식을 만드세요.

아이가 짜증을 내면 사실 대처하기가 쉽지 않습니다. 아이와 괜히 기 싸움을 해서 감정을 격앙시키는 것은 현명하지 못합니다. 사실 짜증은 오래가지 않습니다. 만약 아이에게 다른 소통 방식이 있다면 더 빨리 지나가죠. 짜증은 미리 예방하는 것이 최선입니다. 부모라면 아이가 언제 짜증을 내는지 예측할 수 있습니다. 보통 배고프거나 지칠 때죠.

아이가 위험한 짓을 하려 할 때 소리만 지르지 말고 다른 감정도 함께 표현해주면 더 효과적입니다. 그냥 막기만 하면 반항심을 불러일으키죠. 놀다가 다치기라도 하면 엄마 마음이 아플 거라고 얘기해주면 아이는 안전에 대한 개념을 훨씬 잘 받아들입니다.

이제는 함께 살아가는 법을 배울 시간입니다. 차례 지키는 법을 가르치세요. 사회성도 좋아져 아이가 남들과 어울리는 것을 좋아하죠. 아이들이 함께 어울려 놀 수 있도록 다른 부모들과 일정을 잡으세요. 시간을 맞추면 육아 정보를 공유할 수 있어 일석이조입니다.

몇 달 전만 해도 할 수 없던 것을 이제는 할 수 있습니다. 발끝으로 설 수도 있고, 공을 차고, 달리고, 뛰고, 가구 위를 기어오를 수도 있습니다.

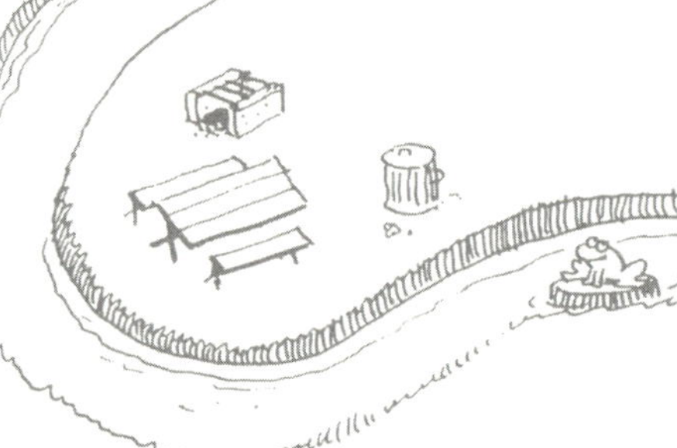

이제 아이는 하루에 12~14시간 잠을 자고, 낮잠을 자지 않는 경우도 있습니다. 만 4세 또는 5세가 될 때까지 계속 낮잠을 자기도 합니다.

세발자전거를 탈 준비가 되었나요? 아이가 탈것을 이용하기 시작하면 곧바로 헬멧을 쓰는 습관을 들이세요.

이제 아이는 적어도 50단어 정도는 말할 수 있습니다. 두세 개의 단어를 조합해서 문장을 만들기도 하죠.

이 시기를 전후해 대소변 가리기 훈련을 시작할 수 있습니다. 하지만 훈련 준비가 되었는지 먼저 확인해야 합니다. 가랑이를 움켜쥐거나 기저귀가 젖어 불편하다는 표현을 한다면 준비가 된 것이죠 119쪽 참고. 대변을 보는 시간이 일정해도 준비가 되었다는 뜻입니다.

하루에 두 번 부드러운 칫솔에 불소 치약을 살짝 묻혀서 2분간 이를 닦아주세요.

아이가 손가락을 빠나요? 나쁜 습관을 고칠 때는 보상 시스템을 이용하면 효과적입니다. 행동 수정용 스티커를 이용해서 아이가 손가락을 빨지 않고 오래 버티면 상을 주세요136쪽 참고.

매일 아이와 함께 웃는 시간을 만드세요. 우스꽝스러운 표정을 지어 보이거나, 재미있는 책을 읽어주거나, 레슬링을 하는 등 어떤 방법도 좋습니다. 웃음이야말로 최고의 명약입니다.

놀라지 마세요. 아이가 자신의 성기를 남과 비교하기 시작하는 월령이니까요. 여러분이 할 일은 아이에게 무엇이 적절한 행동인지, 그리고 소중하고 은밀한 부위라는 것을 가르쳐주는 것입니다92쪽 참고.

아이를 보낼 적당한 유치원을 알아볼 때가 되었습니다. 이 시기는 블록 쌓기, 인형놀이, 소꿉놀이 등 상상력을 자극하는 놀이를 하기에 적합합니다.

온 가족이 함께하는 식사는 장점이 많습니다. 일주일에 두 번만 그렇게 해도 아이의 식습관, 사회성 등 전체 발달이 좋아집니다. 함께 식사하는 횟수가 일주일에 5~7번 정도라면 그 가치는 값을 매길 수 없을 정도입니다. 저녁 식사가 힘들다면 아침 식사를 함께하세요.

명심하세요. 항생제는 세균 감염에는 효과가 있지만, 바이러스 감염에는 소용이 없습니다. 의사가 바이러스 감염이라고 하는데 항생제를 달라고 졸라 먹여봤자 아이가 항생제 내성균에 감염될 위험만 커집니다344쪽 참고.

아직 시작하지 않았다면 아이와 떨어지는 연습을 하세요. 예를 들면 오후는 아이 돌보는 사람이나 친척과 함께 보내도록 하는 것입니다. 이렇게 연습하면 나중에 어린이집이나 유치원에 보내기가 훨씬 수월합니다.

이제 아이는 다양한 감정을 경험하고, 모두 표현할 수 있습니다.
때로는 순식간에 그런 감정을 모두 나타낼 때도 있죠.

예의범절을 가르치세요. "고맙습니다"라는 말은 많
이 할수록 좋습니다.

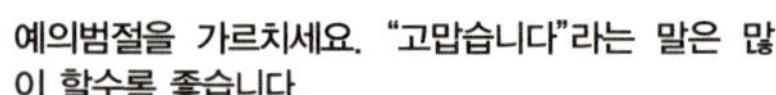

만 4세부터는 아이의 지방세포 수가 늘
어나기 시작합니다. 이때부터 건강한 식습관
을 들이는 것이 중요합니다. 그러기 위해서는 당
연히 여러분이 좋은 식습관을 가지고 있어야 합니다.
아이는 부모의 말보다는 행동을 따라 합니다.

아이에게 좋은 음식에 대해 가르치고 특정 음식이 다른 음식보다 몸
에 좋은 이유를 설명해주세요162, 178쪽 참고. 제일 먼저 가공하지 않
은 음식이 몸에 좋다는 얘기부터 시작하세요.

침실에는 텔레비전을 놓으면 안 됩니다. 식사 시간에도
텔레비전을 보지 마세요. 텔레비전이 사람을 대신
할 수는 없습니다. 아이가 하루에 텔레비전을
보는 시간과 비디오 게임을 하는 시간을
제한하고, 상업적 메시지에 노출되지
않도록 아동용 DVD를 틀어주는
것이 좋습니다.

아이가 컴퓨터나 비디오 게
임을 좋아하면 시청 시간
텔레비전, 비디오 게임, 컴퓨터
모두 포함을 1~2시간으
로 제한하세요. 이런 기
기들은 아이 돌보미가 아
닙니다. 결국 아이를 돌보
는 주체는 여러분이어야 합
니다.

퍼즐은 재미있으면서
학습 효과도 좋습니다.

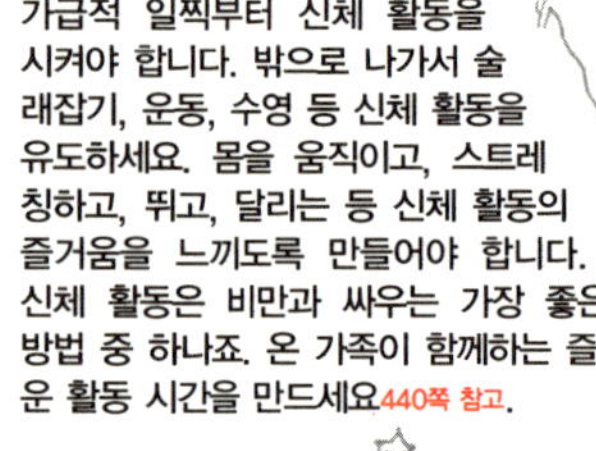

가급적 일찍부터 신체 활동을
시켜야 합니다. 밖으로 나가서 술
래잡기, 운동, 수영 등 신체 활동을
유도하세요. 몸을 움직이고, 스트레
칭하고, 뛰고, 달리는 등 신체 활동의
즐거움을 느끼도록 만들어야 합니다.
신체 활동은 비만과 싸우는 가장 좋은
방법 중 하나죠. 온 가족이 함께하는 즐거
운 활동 시간을 만드세요440쪽 참고.

아이가 몸을 움직이는 즐거운 놀이를 하도록 유도하세요. 공놀이나 베개 싸움도 좋고, 숨
바꼭질도 좋습니다. 여러분이 좋아하는 놀이가 있다면 그것을 아이에게 맞게 바꾸어 해도
좋습니다. 규칙이 어려운 놀이라도 아이 스스로 다른 방식을 찾아내기도 합니다.

아이에게 자기 성과 이름, 아빠와 엄마의 이름도 가르쳐주세요.
전화번호특히 중요합니다와 주소도 가르쳐야 합니다. 〈반짝반짝
작은 별〉 같은 동요의 1절에 맞추어 전화번호를 외우게
하면 효과적입니다.

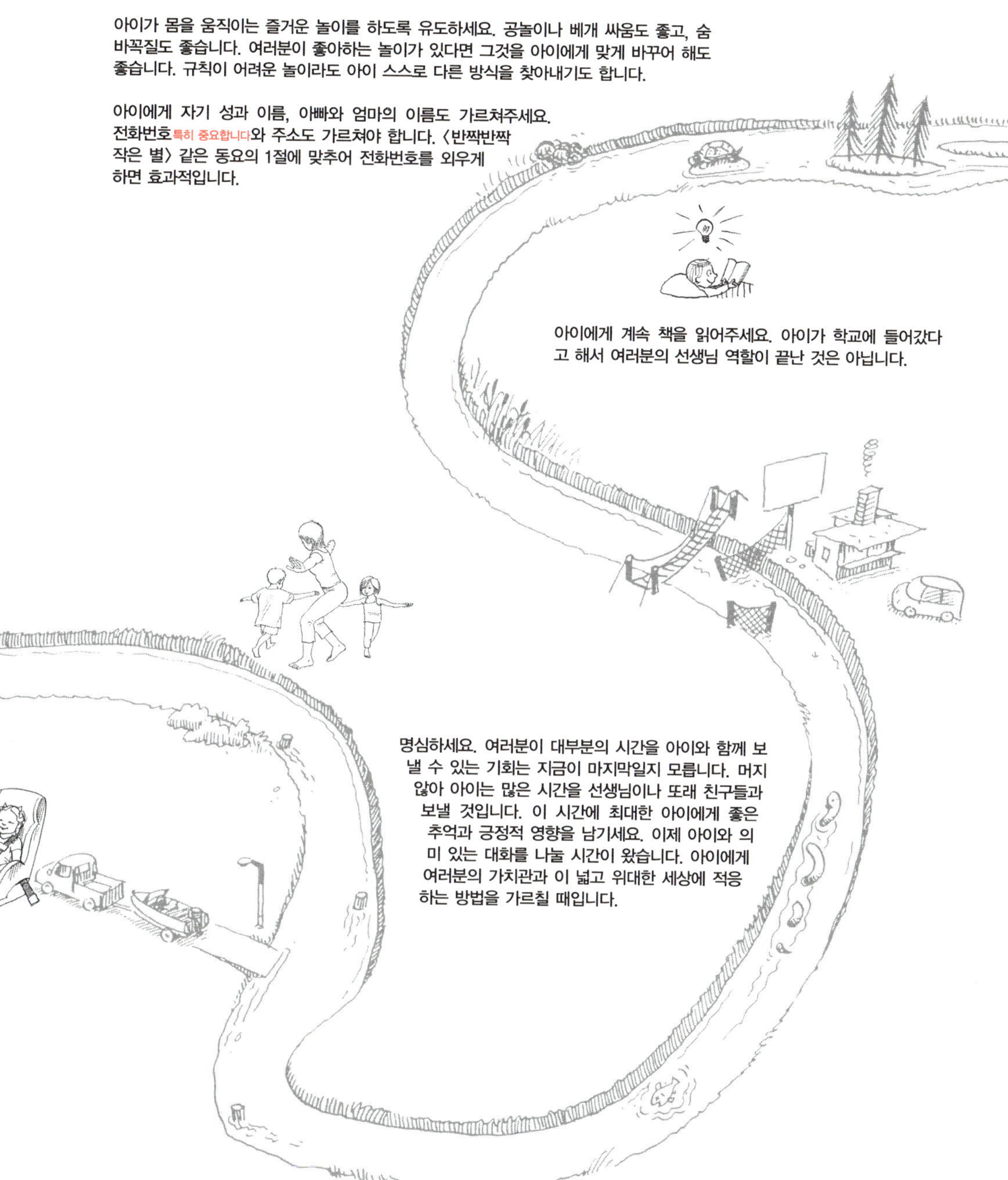

아이에게 계속 책을 읽어주세요. 아이가 학교에 들어갔다
고 해서 여러분의 선생님 역할이 끝난 것은 아닙니다.

명심하세요. 여러분이 대부분의 시간을 아이와 함께 보
낼 수 있는 기회는 지금이 마지막일지 모릅니다. 머지
않아 아이는 많은 시간을 선생님이나 또래 친구들과
보낼 것입니다. 이 시간에 최대한 아이에게 좋은
추억과 긍정적 영향을 남기세요. 이제 아이와 의
미 있는 대화를 나눌 시간이 왔습니다. 아이에게
여러분의 가치관과 이 넓고 위대한 세상에 적응
하는 방법을 가르칠 때입니다.

부록

raising your child

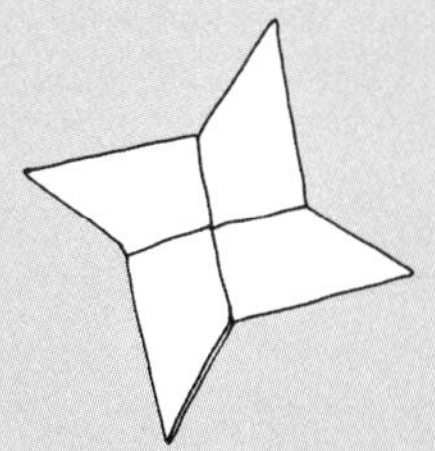

아이를 위해 알아두어야 할 것들

발달상의 장애

우리는 지금까지 아이의 건강에 대한 다양한 문제를 다루었습니다. 여기에서는 일부 소수 아이에게 나타나는 문제들을 다룰까 합니다. 여러분의 아이가 여기에 해당하거나 의심스럽다면 스스로 공부도 하고 의사와도 상의해보세요. 여기에 소개하는 내용이 아이의 증상과 진단에 관한 입문서 역할을 해줄 것입니다.

주의력결핍과잉행동장애 ADHD

ADHD attention deficit hyperactivity disorder 는 주의력을 올바른 방향으로 유도하고, 각성을 조절하는 신경전달물질이 제대로 작동하지 않아 생깁니다. 혹은 또 다른 조건이 두뇌 발달에 영향을 미쳐 ADHD와 유사한 증상을 일으키거나, 유전적 소인이 있는 아이의 ADHD를 발병시킵니다. 이를테면 담배 연기, 특정 살충제, 납 성분, 알코올 등에 노출되거나 조산, 자궁 내

성장 제한_{intrauterine growth restriction}, 뇌 감염, 선천 대사 이상 등이 일어나는 상황이 여기에 해당합니다. ADHD는 전체 아동의 3~5% 정도에서 발견되며, 가장 흔한 원인은 유전입니다ADHD 아이의 형제자매는 발병 가능성이 5~7배 높습니다. 만약 여러분이 ADHD가 있고, 배우자는 그렇지 않다면 여러분의 자녀가 ADHD에 걸릴 가능성은 25%입니다.

확인: 미취학 아이의 경우 또래 아이들보다 활동이 왕성하고, 충동적이며, 주의 집중 시간이 짧습니다. 이런 문제는 여러 장소에서 발생합니다. 이를테면 유치원에서도 집에서도 이런 증상이 나타나며, 좀 더 심각한 경우도 있습니다. 달리는 차 안에서 안전벨트를 풀고 차 문을 열려 하거나, 건물 창문 밖으로 뛰어내리거나, 독성 화학물질을 삼키기도 합니다. 이런 경우 본인과 주변 사람들의 안전을 위해서라도 아이를 통제 해야 합니다. 혹시 아이가 어릴 때 걷자마자 뛰려 하고, 잘 웃지도 않고, 잠을 잘 못 자거나 하지는 않았나요?

진단: ADHD는 학교에 들어가기 전에는 정확한 진단을 내리기 어렵지만, 조기에 진단을 받고 치료하면 위험한 행동은 확실히 줄어듭니다. 우선 1차 진료 기관을 찾아가 진단을 받아야 합니다. 진단을 받은 후 필요에 따라 발달-행동 소아과 전문가, 소아신경학 전문의, 소아심리학 전문가, 소아정신과 전문의 등의 진단이 필요할 수도 있습니다'소아'나 '아동'이라는 단어가 붙었는지 유념하세요. 전문의라고 해서 모두 아동에 대한 진료 경력이 있는 것은 아닙니다. ADHD는 불안장애, 파탄적 행동장애, 학습장애 같은 다른 장애와 함께 나타나는 경우가 많습니다.

대처: 상담 치료의 일종인 행동요법은 어린 연령대의 환자에게 가장 효과적인 방법입니다. 미취학 시기나 저학년 시기에는 아이, 부모, 보호

자, 교사가 협심해서 환경을 바꾸고 아이가 적절한 행동을 할 때마다 보상을 해줍니다. 이는 특정 행동이 일어날 가능성은 선행 조건Antecedent, 행동에 앞서 일어나는 일, 행동Behavior 그리고 후속 결과Consequence, 행동 직후에 일어나는 일, 즉 A-B-C에 의해 결정된다는 이론에 근거를 둔 것입니다. 미취학 아이에게 심각한 안정상의 문제가 있다면 흥분제 약물 치료가 꼭 필요합니다. 하지만 이 연령대의 약물 치료는 나이가 많은 아이보다 효과가 적고 부작용은 더 많아서 주의가 필요합니다.

ADHD 치료법 중에는 식단에서 식품첨가물과 글루텐 성분을 제거하고 필수지방산 성분을 보충해주는 식이 변화 요법도 있습니다. 반드시 필요한 치료법은 아닙니다.

자폐증autism

발달상의 문제로 인해 소통과 사회성에 어려움이 생기고, 반복 동작과 강박적 행동을 보입니다. 아이 110명당 한 명꼴로 자폐스펙트럼장애가 있습니다. 이 장애는 갈수록 늘어나는 추세로, 전문가들은 이 장애의 범위가 넓어졌고 이른 나이에 자폐스펙트럼장애로 확인되는 아이가 많아졌기 때문이라고 주장합니다. 또 아직 확인되지 않은 유전과 환경 간의 상호작용이 원인일 가능성도 있습니다.

위험 인자: 남자아이, 나이가 많은 부모, 가족력, 일련의 증후군을 가졌을 경우 발병 비율이 높습니다.

확인: 자폐스펙트럼장애가 있는 아이는 각각의 독특한 특성이 있습니다. 따라서 이 병을 앓고 있는 모든 아이들이 똑같은 증상을 보이지는 않

습니다. 일반적으로는 눈길을 마주치지 않고 이름을 불러도 반응하지 않습니다. 그리고 보통 사회성이나 언어 능력의 발달이 좀 더 지체되거나 운동 능력, 자립 능력, 인지 능력, 문제 해결 능력의 발달 수준을 따라가지 못합니다. 전문가들은 아이가 만 1세가 되기 전에 징후를 알아채기도 하지만, 상당수의 부모는 만 1세가 지날 때까지 눈치채지 못하죠. 만 1세가 되면 언어 능력이나 다른 능력의 발달이 느리다는 게 좀 더 명확해집니다. 오히려 퇴보하기도 합니다. 어떤 아이는 징후가 늦게까지 나타나지 않습니다. 따라서 의심스러운 아이는 반드시 진단을 받아보아야 합니다.

소아정신과 전문의, 아동심리학 전문의, 소아신경과 전문의, 발달-행동 소아과 전문가, 신경발달장애 소아과 전문의 등 아동 전문가에게 진단을 받아보세요. 일반적으로 행동의 병력과 관찰을 비롯해 지적 능력, 언어 능력, 청각 기능 등의 평가도 함께 받아야 합니다.

대처: 일대일 치료와 함께 가급적 이른 시기에 특수교육-행동학적 중재를 주당 24시간 이상 시행할 것을 권합니다. 가장 연구가 많이 진행된 중재법으로 응용 행동 분석ABA, applied behavioral analysis이 있습니다. 아이가 자기 이름을 부르는 곳을 바라보는 등의 행동 목표에 반응을 보이면 보상을 하는 방법입니다. 흔히 사용하는 또 다른 중재법으로는 '바닥 놀이 시간floor time, 성인이 아이와 함께 바닥에 앉아 놀이하는 치료 기법 _역자 주'이 있습니다. 이것은 아이를 사회성을 기르는 데 초점을 맞춘 치료법이죠. 추가적으로 언어 치료도 진행되며 말하기 능력 발달과 대화 언어 능력 발달에 초점을 맞춥니다. 작업 치료occupational therapy는 감각 처리 문제에 초점을 맞춥니다. 이 장애로 나타나는 부주의inattention, 과잉 행동hyperactivity, 공격성aggression, 파괴적 행동disruptive behavior, 불안, 수면장애 등을 치료하기 위해 약물 치료가 이루어지기도 합니다.

발달 지연 developmental delays

여기서 발달이란 아이의 생각, 행동, 능력의 변화를 말합니다. 아이의 발달은 크게 언어, 운동, 사회성-적응성 발달 영역으로 나누어 나이에 적합한 신경발달상의 지표에 비교합니다 2장 참고. 이때, 나이에 맞는 발달 범위를 일부 벗어나거나 완전히 따라오지 못할 경우 발달 지연이라고 합니다. 발달의 지연은 발달장애가 생길 위험이 있음을 나타내는 임시 진단에 불과합니다.

진단: 생후 첫 몇 달 동안의 징후는 다음과 같습니다. 시각적·청각적 반응 결여, 부적절한 빨기 행동, 팔다리 움직임에 대한 저항 증가 경련성 근긴장도 혹은 축 처진 팔다리 근긴장도 감소 등입니다. 또한 생후 1년 정도가 될 때까지 앉고 걷는 등의 운동 발달 지표나 옹알이와 단어 말하기 등의 언어 발달 지표에 도달하지 못하면 발달 지연 가능성이 있습니다. 생후 6~15개월에는 운동 발달 지연, 18개월 이후에는 언어 발달과 행동 발달 지연이 문제가 되는 경우가 많습니다. 일반적으로 발달 지연이 일찍 확인될수록 장애가 심각합니다.

지능장애, 학습장애, 자폐스펙트럼장애, 뇌성마비 등으로 진단받은 아이에게 가장 흔히 나타나는 현상이 발달 지연입니다. 반대로 발달 지연이 모두 발달장애로 이어지는 것은 아닙니다. 한 가지 분야에서만 약하게 나타나는 발달 지연 현상, 특히 언어 표현의 발달 지연은 유치원에 갈 무렵이면 저절로 해결되기도 합니다. 하지만 학습장애나 행동장애의 조기 신호일 수도 있지요. 이런 경우에는 학교에 입학하고 나면 장애가 분명하게 드러납니다.

대처: 부모는 아이에게서 걱정스러운 부분이 보이면 바로 담당 의사와

상의해야 합니다. 그리고 의사는 아이의 발달 상황을 정기적으로 지켜봅니다. 이때 부모가 염려하는 부분에 대한 병력, 발달 지표 기록, 표준화된 발달 선별 검사 등이 들어갑니다. 발달이 지체되었다는 증거가 나타나면 아동 발달에 대해 잘 알고 있는 전문의에게 평가를 받아야 합니다.

이들은 필요에 따라 추가적 의학 검사를 합니다. 이런 결과를 바탕으로 교육-발달 중재 계획educational-developmental intervention plan을 세우고 치료를 시행합니다. 여기에는 언어 치료, 작업 치료소근육 운동장애, 섭식장애, 감각 조절 장애 등을 치료하기 위해, 물리치료앉기, 걷기 등 대근육 운동장애를 치료하기 위해 등이 포함됩니다. 놀이와 인지 발달을 위해 유아 발달 전문의, 아이가 자신이나 타인에게 공격성을 드러낼 때는 행동 치료 전문가의 도움도 필요합니다 .

청각장애hearing impairment

청각계

우리는 소리를 들을 때 공기 분자의 진동 패턴 정보를 처리해서 해석합니다. 진동이 시작되면 공기 분자들 사이에서 동심원 형태의 파동이 퍼져나가 우리 귀에 소리로 들리는 것이죠.

청각계는 말초청각기제peripheral auditory mechanism와 중추청각계central auditory system로 나뉩니다. 말초청각기제는 외이에서 시작해 청신경에서 끝나고, 중추청각계는 청신경에서 시작해 뇌까지 이어지죠. 말초 시스템이 고장나면 청각을 상실하고, 중추청각계가 고장나면 들은 내용을 해석할 수가 없습니다.

말초 시스템에는 외이귓바퀴와 이도, 고막, 중이망치뼈, 모루뼈, 고리뼈라는 세 개 뼈가 연결되어 구성, 내이전정계와 달팽이관 등이 포함됩니다. 유스타키오관Eustachian tube

은 중이의 일부로, 중이강의 앞쪽 벽에서 아래로 인후 뒤쪽까지 연결되어 있습니다. 이 관은 보통 닫혀 있지만, 음식을 삼킬 때나 하품할 때 열립니다. 이때 코와 인후와 중이 사이에 공기가 통하면서 그 안의 기압이 외이도와 같아집니다. 비행기를 타다 귀가 막혔을 때 침을 삼키거나 하품을 하면 귀가 뚫리는 느낌이 듭니다. 유스타키오관이 염증이나 거대한 편도샘 때문에 막히면 중이에 염증이 생길 가능성이 큽니다.

음파가 이도를 따라 안으로 들어가 고막^{귀에 감염이 생겼는지 확인할 때는 이 고막을 살펴봅니다}을 건드리면 고막이 진동하면서 중이에 들어 있는 작은 뼈들을 움직입니다. 이 뼈들이 지렛대 역할을 해서 들어오는 음파의 압력을 3데시벨 정도 증폭시키죠. 달팽이관은 코르티^{Corti}라는 청각의 말단 기관을 수용하고 있습니다. 코르티 기관에는 청각 신경을 수용하는 미세한 모세포가 여러 줄로 나 있습니다. 중이에서 오는 기계적에너지를 전기에너지로 바꿔주죠. 모세포들이 신경전달물질을 분비하면 이는 청각 경로를 따라 두뇌로 올라가서 신경을 흥분시킵니다. 또 바깥쪽 모세포들은 자극을 받으면 이음향방사^{OAEs, otoacoustic emissions}라는 부드러운 소리를 만들어냅니다. 신생아 청력 선별 검사에 이용하는 소리입니다.

어린 시기의 청력: 태어나면서부터 아이에게 단어, 목소리, 주변 소리 그리고 다양한 음악을 들려주어야 합니다. 문장을 이용해 아이 주변에서 어떤 일이 일어나는지 설명하고^{"문 앞에 사람 소리가 들리네!"}, 반문해주는 것^{"혹시 할머니가 오셨나?"}은 너무나 중요합니다. 아이가 생애 처음으로 내뱉는 단어는 이미 그 전에 수천 번 반복해서 들은 단어입니다. 언어적으로 풍부한 환경에서 자라는 아이는 그렇지 않은 아이보다 어휘력이 훨씬 풍부해지고, 그만큼 지적 능력도 높아집니다. 아이에게 책을 읽어주는 것은 숨을 쉬는 것처럼 자연스럽고 매일 이를 닦는 것처럼 습관이 되어야 합니다. 아이가 스스로 책을 읽을 수 있어도 계속 책을 읽어줘야 합니다. 그때는 좀 더 수준 높

은 책을 읽어주며 아이와 생각을 나눌 수 있습니다. 텔레비전에서 나오는 목소리와 가족의 목소리를 아직 구분하지 못하는 어린 시기에는 텔레비전, CD, 라디오 등의 배경 잡음을 최소로 줄이세요. 아이가 자연스러운 일상생활의 소리와 가족의 목소리를 접할 수 있도록 해야 합니다.

진단: 신생아는 퇴원하기 전에 청력 선별 검사를 받는데, 이 검사에서 정상이 나오는지 반드시 확인해야 합니다. 만약 이를 통과하지 못하면 생후 3개월에 좀 더 확실한 검사를 받아야 합니다. 이 검사에서 청력 상실이 확인되면 재빨리 보청기소리 증폭 형태의 도구로 치료에 들어가고, 생후 6개월부터는 교육도 받아야 합니다언어치료사, 청력학자 그리고 청각 상실 아동 교육 전문가 등. 그대로 방치하면 아이는 큰 언어 문제를 겪습니다. 청력 손실이 심각하거나 완전히 상실했다면 인공 달팽이관을 이식할 수 있습니다. 인공 달팽이관은 전기적으로 청신경을 자극합니다. 최근 연구에 따르면 인공 달팽이관을 이식해도 정상 청력 수준 못지않은 기능을 한다고 합니다.

신생아 이후생후 4주 이후를 말합니다 _감수자 주의 아이라도 언어 발달이 너무 느려 보이거나, 잘 듣지 못하는 조짐이 보이면 평가가 필요합니다. 아이가 듣느냐 못 듣느냐가 중요한 것이 아니라, 아이가 말을 제대로 배울 수 있을 만큼 충분히 잘 듣느냐가 중요합니다.

대처: 아이의 청력 상실을 진단한 의사는 소리를 증폭하는 치료에 대해 상담해줄 것입니다. 보청기는 어디에서 구입하는지, 인공 달팽이관 이식 수술이 필요한지, 해야 한다면 경험이 많은 병원은 어디인지, 소아 이비인후과 전문의로 누구를 추천하는지, 어디에서 조기 치료를 받을 수 있는지 등 이것저것 구체적으로 물어보세요.

달팽이관 이식 수술을 고려하기 전에 먼저 3~6개월 정도 보청기를 시범 삼아 착용해보세요. 그리고 청력 상실이 있다면 시각 문제가 없는지도 함께 검사해야 합니다아래 참고.

아이의 청력을 어떻게 보호할 것인가: 청력 상실은 환경의 영향으로도 나타날 수 있으므로 귀를 보호하는 습관을 들여주세요. 시끄러운 사이렌 소리, 전철 소리, 착암기 등이 나는 곳에서는 귀를 막도록 가르치세요. 그리고 지나치게 시끄러운 콘서트장이나 축구 경기장 같은 곳에도 데려가지 않는 것이 좋습니다. 꼭 가야 한다면 귀마개 같은 것으로 귀를 보호해주세요. 그리고 음악이나 비디오의 이어폰 볼륨도 잘 확인해야 합니다.

시력장애 visual impairment

눈의 작동 원리

눈은 정말 놀라운 카메라입니다. 눈을 구성하는 요소는 다음과 같습니다. 눈꺼풀렌즈 덮개, 각막렌즈 유리를 보호하는 첫 번째 층, 홍채조리개, 수정체렌즈, 망막필름, 뇌사진작가의 뇌. 시각이 정상적으로 발달하려면 초점을 조절하는 구성 요소들이 제대로 형성, 배열, 기능해야 합니다. 또한 카메라를 조종할 뇌 역시 태어나서 1~2개월 동안 아주 민감하고 역동적인 발달 기간을 제대로 거쳐야 합니다. 시각계는 생후 첫 해에 상당히 성숙합니다. 뇌의 시각 담당 부위가 수초화myelination되는 시기이기도 하죠. 수초화란 신경 섬유 주위에 지방을 침착시켜 신경의 정보 전달 속도를 높여주는 과정을 말합니다. 뇌의 기능 중 가장 놀랍고도 중요한 부분은 두 눈이 함께 일하게 만드는 것입니다.

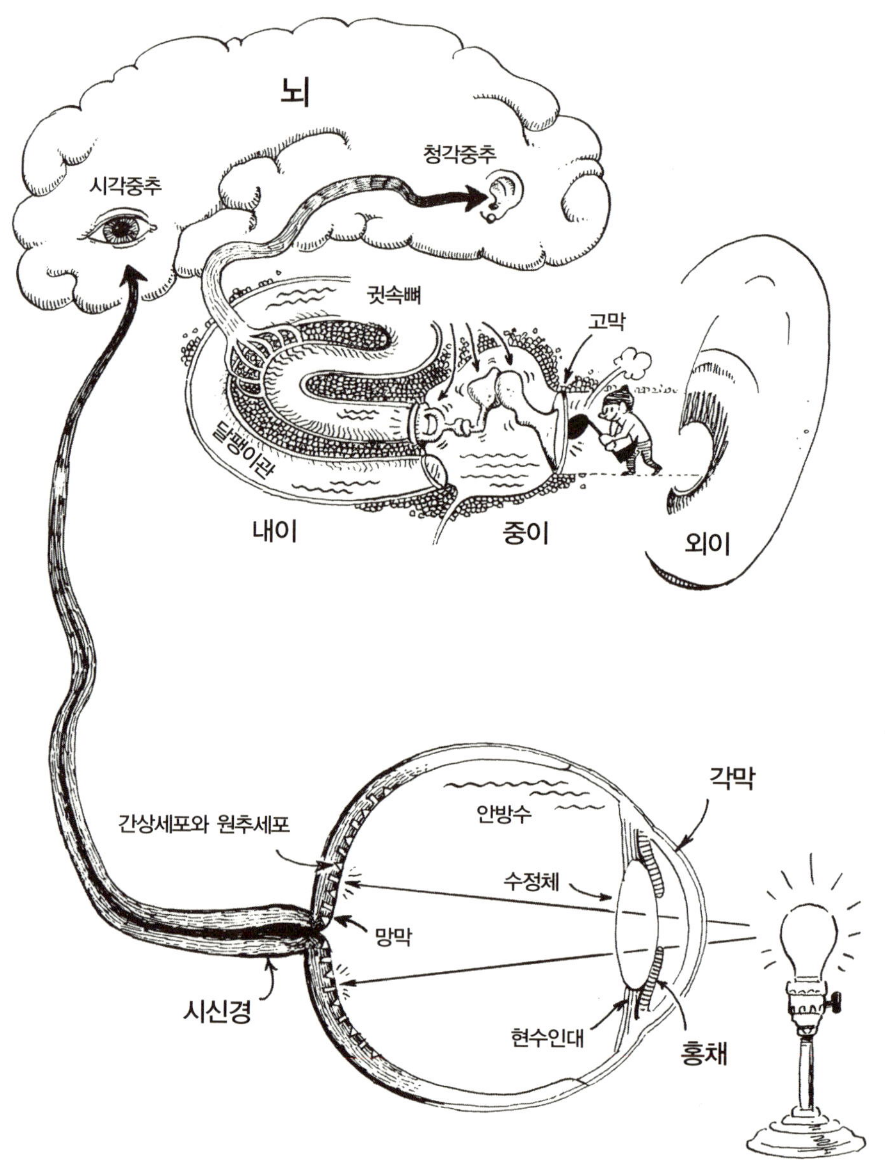

[그림 A.1] 눈, 귀 그리고 두뇌

두뇌는 모든 감각을 처리하는 중추 역할을 합니다. 눈은 카메라처럼 작용하고, 뇌는 그 영상을 해석하며 음파의 작은 진동을 이용해 소리를 듣습니다.

영아의 시력

건강한 영아는 다양한 시각적 행동을 보입니다. 어떤 아이는 태어나는 날부터 타인 얼굴의 움직임을 응시하기도 하죠. 반면 몇 주 동안 눈앞에 펼쳐진 세상에 별다른 관심이 없는 듯 보이는 아이도 있습니다.

생후 2개월 즈음에는 대부분의 아이가 사람의 얼굴에 시선을 고정하거나 눈을 굴려 얼굴을 쫓아갑니다. 이 시기 아이는 눈으로 사람 얼굴 쫓는 것을 제일 좋아하고, 그다음으로 장난감, 그다음으로는 빛을 좋아합니다. 어떤 장난감 회사에서는 이런 선호도를 이용해 아이의 관심을 끄는 제품을 내놓기도 하지요.

생후 첫 한 달 동안은 자기 얼굴에서 30~40cm 떨어진 사물에 초점을 제일 잘 맞춥니다. 이렇게 시선을 고정하고 따라가는 행동은 아이가 깨어서 누워 있을 때 가장 쉽게 나타납니다. 생후 2개월 정도에 아이가 이렇게 시선을 고정하거나 따라가는 행동을 보이고, 부모의 웃음에 웃음으로 답한다면 시력이 제대로 발달하고 있는 것입니다.

신생아는 대부분 색을 구분하지 못합니다. 색과 미세한 형태를 구분하는 원추세포가 아직 섬세하게 발달하지 않았기 때문입니다. 생후 첫 몇 달에 걸쳐 원추세포가 망막 위에서 더 길어지고 간격도 촘촘하게 자리 잡은 뒤에야 빛을 효율적으로 포착합니다.

생후 8주가 되면 아이는 크고 밝은 빛을 구분합니다. 특히 빨간색, 오렌지색, 초록색을 잘 구분하죠. 파란색 담당 원추세포에 의지하는 보라색이나 연두색 등은 아직 잘 구분하지 못합니다. 생후 3개월 정도 되면 파랑 노랑 시스템도 빨강 초록 시스템만큼 기능이 좋아져 어른처럼 색깔 구분을 잘할 수 있습니다.

생후 첫 몇 주 동안에는 아이의 두 눈이 함께 움직이지 않는 경우가 많습니다. 한쪽이나 양쪽 눈이 안쪽이나 바깥쪽으로 돌아가기도 하고 어떤 때는 두 눈이 따로 움직이는 느낌이 들기도 합니다. 양쪽 눈이 함께 움직이는지 확인하려면 빛의 반사가 양쪽 눈 홍채의 같은 부위에서 생기는지 보세요. 만약 생후 6~12주가 지나도록 아이의 눈이 여전히 안쪽이나 바깥쪽으로 돌아가거나, 양쪽 눈이 동시에 움직이지 않는다면 병원에 가야 합니다.

사시는 만 6세 미만의 아이 중 약 4%에서 나타납니다. 한쪽 눈이나 양쪽 눈이 코 방향으로 틀어지거나, 바깥쪽으로 틀어져 있다면 소아안과 전문의와 상담해야 합니다. 조기에 치료해서 망막에 초점이 잘 맞은 영상이 맺히도록 해주어야 합니다. 그래야 위에서 언급한 뇌의 시각피질이 양쪽 눈으로부터 정상적인 자극을 받을 수 있습니다.

치료 방법으로는 정상 눈을 가리고 사시가 생긴 눈을 열심히 일하게 만들어 결국에는 스스로 교정하는 방법이 있습니다. 특수 제작한 안경이 도움이 되기도 하죠. 치료를 일찍 시작할수록 교정 시간도 줄어들고, 결과도 좋습니다. 수술을 통해 눈의 움직임을 조절하는 근육을 바로잡기도 합니다.

아이에게 미약하게 시력 상실이 있는 것을 모르고 있다가 만 3세에 의사가 선별 검사하는 과정에서 발견하는 경우가 많습니다. 눈을 찡그리며 뜬다거나, 텔레비전을 바짝 붙어서 본다거나, 자세히 봐야 하는 순간에 어려움을 느끼면 시력 상실을 의심해볼 수 있습니다. 아이가 얼굴 앞에서 손가락과 손을 빨리 움직이면서 몸을 흔들거나 손가락과 손을 응시한다면 시력 상실이 심각해졌을 가능성이 있습니다. 의심되면 지체하지 말고 병원에 데려가세요. 시력 이상은 단순히 보는 것만의 문제가 아니라 다른

• **누관**눈물길 **차단**blocked tear duct   생후 1~2개월 동안은 누관이 정상적인 분비물로 차단되는 경우가 있습니다. 이 경우 손을 깨끗이 씻은 후 집게손가락으로 눈 안쪽 구석 옆을 누르며 코에서 바깥쪽 방향으로 살살 문질러 마사지를 해주면 눈곱이 빠지면서 막힌 것을 뚫어줍니다. 만약 누관이 감염되면 그 부위가 부어오르면서 초록색 눈곱이 새어 나오는데 항생제로 치료할 수 있습니다. 만약 매일 마사지를 해도 막힌 누관이 열리지 않으면 수술이 필요합니다.

• **결막염**conjunctivitis   결막염에 걸리면 눈이 뻘겋게 충혈되고 가려우며 눈곱이 낍니다. 의사에게 보여서 세균성인지 항생제로 치료, 바이러스성인지 치료 방법이 없어 전염성이 강합니다. 병의 경과를 지켜볼 수밖에 없지만, 대부분 5~10일 내에 저절로 가라앉습니다 진단을 받아야 합니다. 결막염에 걸린 아이가 사용하는 베개 커버와 수건을 모두 세탁해서 다른 가족에게 전염되지 않도록 하세요.

• **다래끼**stypes   속눈썹의 모낭이 염증으로 막힌 것으로, 속눈썹 모낭 주변이 빨갛게 부어오르죠. 온찜질로 염증의 배출을 도와주세요.

• **눈에 모래가 들어간 경우**send in eye   비비지 마세요. 물이나 식염수를 눈에 흘려 넣어서 모래를 빼주세요. 그래도 여전히 아프거나 눈물이 나오면 안과에 가서 각막이 찢어지거나 모래가 남아 있는지 확인해 보세요.

• **눈에 공을 맞은 경우**ball to the eye   시각이 흐려지거나 사물이 두 개로 보이지 않는지, 그리고 두 눈이 함께 움직이는지 확인하세요. 만약 그런 증상이 나타난다면 안과에 가야 합니다. 피가 난다면 당장 응급실로 데려가세요.

발달 문제와도 깊이 연관되어 있습니다. 시력 문제를 치료하면 시력만 좋아지는 것이 아니라 다른 영역의 능력도 함께 발달합니다.

지적장애 intellectual disability

지적장애과거에는 정신지체라고 불렀죠는 그 정의를 두고 논란이 많습니다. 그러나 일반적으로는 소통, 자기 관리, 사회적 기술 등의 영역에서 결함이나 장애가 나타나고 지적 기능이 평균보다 많이 뒤처지는 상태지능지수 검사에서 대략 70점이나 그 이하를 의미합니다. 영아기부터 만 3세까지 이루어지는 유아용 심리 검사로는 훗날의 지능지수를 제대로 예측할 수 없습니다. 하지만 점수가 아주 낮게 나오는 아이의 경우50점 미만 지적장애의 가능성이 높습니다. 지적장애는 전체 인구 중 2~3%에서 발생합니다.

진단: 393쪽에 소개한 '발달 지연'에서 나온 것과 같은 종류의 평가를 진행해보면 됩니다.

정형외과적 문제

임신 후기에 태아가 자궁 속에서 어떻게 자세를 잡는가에 따라 정형외과적 문제가 많이 발생합니다. 그 시기에는 태아의 몸집이 커져 자궁 속 공간이 부족합니다. 자궁이 충분히 늘어난 적이 없는 상태에서 임신한 맏이나 공간을 함께 나누어 써야 하는 쌍둥이한테서 문제가 많이 생깁니다. 흔히 나타나는 문제들은 다음과 같습니다.

첫째, 목의 근육이 수축하고, 머리는 해당 부위 반대쪽으로 기울어진 경우입니다. 흔히 첫째 아이를 출산할 때 몸집이 크고, 시간이 오래 걸린 경우 발생합니다. 보통은 생후 첫 몇 달 동안 조심스럽게 잘 만져주면 사라집니다. 둘째, 몸집이 큰 아이가 좁은 공간을 통과하려고 애쓰다가 어깨 탈구가 발생하기도 합니다. 이를 견갑난산이라고도 하며, 태어난 후에 쉽게 치료할 수 있습니다. 셋째, 쇄골 골절입니다. 드물게 나타나지만 잘 낫습니다.

그 밖에 나타날 수 있는 다른 정형외과적 문제는 다음과 같습니다.

- **다지증**duplicated digits 손가락이나 발가락이 한쪽에 6개 이상 있는 선천성 기형을 말합니다. 여분의 손가락은 묶어버리거나그러면 저절로 숫자가 줄어듭니다 외과적으로 제거할 수 있습니다.

- **합지증**syndactyly 선천적으로 손가락이나 발가락이 붙어 있는 경우입니다. 대부분은 만 1세가 넘으면 마취해서 수술합니다.

• **안짱다리** toeing in 자궁 속에서는 대부분의 태아가 발이 안쪽으로 틀어진 상태에서 꼼짝하지 못합니다. 하지만 부모는 아이가 걸음마를 시작하기 전에는 이런 상태를 알아차리지 못하는 경우가 많죠. 이 중 95% 정도는 생후 12~18개월에 걷기 시작하면서 저절로 해소됩니다. 연구에 따르면 보조기를 해도 교정 속도에는 차이가 없습니다. 드물지만 안짱다리가 심해서 만 4세가 되어도 잘 넘어지는 아이도 있습니다. 이런 아이는 소아정형외과 수술 전문의에게 교정 수술이 필요한지 의뢰하세요.

• **구루병** rickets 인체가 비타민 D에 저항하거나 비타민 D3 섭취가 만성적으로 부족할 때 나타나는 뼈 질환으로, 극단적인 밭장다리를 초래합니다 약한 형태의 밭장다리는 흔하고, 대부분의 경우 저절로 사라집니다. 구루병은 키가 작은 아이에게서 흔히 보입니다. 이런 아이는 교정보다는 영양 공급이 필요합니다.

• **내반족** clubfoot 발이 안쪽으로 휘는 병으로 발을 구성하는 모든 뼈가 영향을 받습니다. 생애 첫 1년 정도 석고붕대로 발을 교정해주어 장기적으로 유연성을 향상시켜줘야 합니다.

• **고관절 이형성** hip dysplasia 100명 중 한 명은 고관절이 불안정합니다. 하지만 진성 고관절 탈구가 있는 경우는 1,000명당 한 명에 불과합니다. 신생아에서도 확인할 수 있습니다. 아이가 검사를 거부하지 않는다면 아이의 고관절에 엄지손가락을 대고 다리와 엉덩이를 바깥쪽으로 돌려봅니다. 무언가 딸깍하는 느낌이 들면 대퇴골두 대퇴골 머리 부분가 고관절의 관절와로 되돌아가는 것입니다 무언가 딸깍하는 느낌이 들면 고관절 불안정성이 정상으로 되돌아가는 겁니다 _감수자 주. 이렇게 해도 아이는 아프지 않습니다. 타이밍만 잘 맞추면 검사를 시행하는 동안 아이가 울거나 짜증 내지 않습니다. 또 다른 검사 방법도 있습니다. 아이를 바닥에 엎어놓은 후 엉덩이가

접히는 모양이 양쪽으로 대칭인지 살펴보는 것이죠.

선천 고관절 이형성이 있는 아이는 보조기를 착용하여 완전한 탈구를 막아줍니다. 이렇게 하면 관절낭 구조물들이 팽팽해져서 고관절을 안정되게 유지합니다. 이 치료는 95% 정도 효과를 봅니다. 이른 시기에 관절 정복_{탈구가 된 관절을 제 위치로 되돌려주는 것을 말합니다 _역자 주}을 해주면 만 2세 이후로는 완전히 정상으로 돌아갈 가능성이 큽니다.

경련_{seizure}

확인: 아이에게 특이한 동작이나 행동, 혹은 발작이 갑자기 나타나는 경우가 있습니다. 이들 중 일부는 경련이지만, 경련이 아닌 것도 있습니다. 신생아의 경련은 패턴이 없고 정상 행동과 구분하기 어렵습니다. 경련인 듯 보이는 행동이 그저 긴장해서 나오는 움직임이거나, 숨을 잠시 멈추는 동작이거나, 깜짝 놀라서 나온 행동인 경우가 많습니다.

신생아의 경련일 가능성이 높은 행동은 다음과 같습니다. 몸이 뻣뻣해지면서 숨을 멈추는 동작, 어느 한쪽 팔이나 다리, 혹은 어느 한쪽의 팔다리 모두가 부분적으로 갑자기 움직이는 것, 몸 여러 부위에서 갑작스러운 움직임이 나타나는 것, 충격을 받은 듯한 움츠림, 눈이 위나 옆으로 쏠리는 현상 등입니다. 심지어는 웃음이 터져나오는 경우도 있습니다.

진단: 생후 1개월에서 만 2세는 발작이 흔히 일어납니다. 발작에는 경련_{특히 열성경련}, 무호흡증_{apnea}, 의식 상실을 동반한 호흡 정지 발작_{breath-holding spell} 등이 포함되죠. 영아의 경련은 열이 날 때 자주 일어납니다. 이 경련은 신경계 감염에 의한 것일 수도 있고, 열 스트레스로 인한 경련장애, 혹은 단순 열성경련일 수도 있습니다. 단순 열성경련은 유전성으로,

열이 났을 때만 경련이 일어납니다. 발병 연령이 제한된 일종의 간질로 약 4%의 아이가 경험합니다. 이 중에서 만 7세에 비열성경련^{간질}을 일으키는 경우는 2%에 불과합니다.

무호흡증은 15초 이상, 혹은 느린 심장 박동을 동반하는 경우에는 15초 미만으로 호흡이 정지되는 것을 말합니다. 무호흡증의 발생 빈도는 연령에 반비례합니다. 따라서 영아보다는 신생아에게서 더 많이 보이고, 아동에서는 드뭅니다. 경련으로 인해 무호흡증이 생기는 일은 드뭅니다. 위식도 역류와 관련해 발생하는 경우가 더 많습니다.

위험 인자: 영아기에 일어나는 비열성경련의 원인은 아동기에 나타나는 것과 비슷합니다. 원인으로는 선천기형, 신생아 경련, 간질 가족력 등이 있습니다. 만 2세 미만 아이의 경우 경련은 다른 장애와 연관된 경우가 많습니다. 생후 첫해 동안 재발성 경련을 겪은 아이 중 25% 정도가 발달이나 신경학적 부분에서 비정상적인 면을 보입니다. 지적장애는 만성적이고 통제하기 어려운 경련과 관련이 있습니다.

대처: 발작으로 특이한 움직임이 보인다면 의사에게 이런 발작을 제대로 설명하는 것이 매우 중요합니다. 의사는 설명을 근거로 아이의 상태를 판단하니까요. 경련이 일어나기 전에 아이가 무엇을 하는지도 중요합니다. 무언가 먹고 있었는지? 잠을 자고 있었는지? 넘어졌는지? 몸의 어느 부분이 움직이거나, 뻣뻣해졌는지? 경련이 얼마나 오랫동안 지속되었는지? 사실 이 부분은 판단하기 쉽지 않습니다. 실제로는 짧은 시간이었다 해도 부모에게는 아주 길게 느껴질 테니까요 그다음에는 경련이 멈춘 이후에 아이가 무엇을 했는지가 중요합니다. 잠을 잤는지, 아니면 전에 하던 행동을 계속 이어서 했는지 등이죠. 경련은 일회성일 수도 있고, 반복될 수도 있습니다. 만약 그 순간을 동영상으로 촬영해놓을 수 있다면 더욱 좋습니다. 병원에 가서 의사에게 보

여주면 진단하는 데 크게 도움이 됩니다.

암_{cancer}

5세 미만의 아이에서는 암 발병이 드물지만, 이 시기에 발병하는 암이 몇 종류 있습니다. 이런 경우 부모로서 직감을 믿어야 합니다. 무언가 이상하다 싶으면 병원에 데려가 확인하세요. 아이에게 발병할 수 있는 암을 살펴보겠습니다.

- **급성 림프구성 백혈병**acute lymphoblastic leukemia 혈액암의 일종으로 보통 만 1~4세에 발병합니다. 증상으로는 극단적 피로, 예민성, 창백한 안색 그리고 정상 아이들보다 쉽게 멍드는 성향 등이 있습니다.

- **망막모세포종**retinoblastoma 눈에 생기는 암으로, 발병한 아이는 해당 눈에 적색반사가 나타나지 않습니다적색반사란 플래시를 터트려 사진을 찍었을 때 눈이 빨갛게 나오는 현상입니다. 또 한쪽 눈의 동공은 붉은색으로 반사되는 반면, 망막모세포종이 있는 눈의 동공은 하얗게 보입니다. 이것을 백색동공leukocoria이라고 합니다.

- **신경아세포종**neuroblastoma 신경조직의 암으로 멀쩡하게 잘 걷던 아이가 불안정하게 뒤뚱거리며 걷고, 가끔씩 눈이 떨리는scramble 것처럼 보이기도 합니다.

만약 아이에게서 이러한 증상들이 나타난다면 지체 없이 소아과로 데려가세요.

가족의 재구성

흔히 가족이라고 하면 떠오르는 그림이 있습니다. 아빠, 엄마, 아이들로 이루어진 전통적 가족 형태지요. 하지만 현대 사회에서는 새로운 가족 형태가 자리 잡고 있습니다. 미국의 경우 새로운 형태의 가정에서 자라는 아이가 75%나 됩니다. 여러 형태의 가족 구성원이 생기고, 그 조합 방식도 다양해지고 있습니다. 그러면 새로운 가족이란 과연 무엇일까요? 이 책을 쓰면서 우리도 혹시 가족 형태에 대한 선입견에 사로잡혀 있었던 것은 아니었나 반성해봅니다. 모두에게 해당하는 내용은 아니지만, 새로 나타난 가족 형태에 대해서도 한번 살펴보는 것이 좋겠습니다.

입양

미국의 경우 전체 인구 중 약 2%가량은 입양된 사람이며, 그중 절반은 친척이 입양한 사람입니다. 여러분이 입양아를 키우고 있다면 신경 써야 할 부분들을 살펴보겠습니다.

입양 사실을 아이에게 언제 밝혀야 할까?: 이 문제는 다소 논란이 있습니다. 처음부터 아이에게 입양 사실을 밝혀야 한다는 사람들이 많지만, 사실 많은 가정에서는 아이가 만 3~4세가 될 때까지 기다렸다가 말합니다. 만약 아이가 좀 더 자란 후에 알려주기로 결정했다면 반드시 여러분이 말해야 합니다. 다른 형제나 친척, 이웃, 같은 반 친구 등을 통해 알게 해서는 절대 안 됩니다.

어떻게 말해야 할까?: 아이의 나이도 중요하지만, 나이보다 중요한 것은 아이의 발달 수준입니다. 아이에게 입양 사실을 알려줄 때는 어떤 사람은 이렇게 표현하죠. "너는 내 배가 아니라 가슴으로 낳은 아이야." 입양 동기도 반드시 함께 설명해야 합니다 예를 들면 여러분이 불임이었다는 사실 등. 그리고 입양한 아이도 다른 아이와 똑같은 방식으로 태어났고, 아이가 싫어서 친부모와 헤어진 것이 아니라는 점, 아이가 가족이 되어 얼마나 기쁜지도 함께 말해주세요.

가족 외부의 사람들에게는 어떻게 할까?: 전문가들은 아이가 입양되었다는 사실은 숨기지 않되 친부모가 아이를 다른 사람에게 맡기게 된 동기나 처지 등 아이의 사생활은 존중해주어야 한다고 권합니다. 물어보는 사람이 있다면, 그런 정보를 밝힐지 말지는 아이가 선택하도록 할 거라고 대답하세요.

건강 관련 문제: 미국 내에서 입양된 아이는 그렇지 않은 아이보다 2~3배 정도 발달장애가 많습니다 예상컨대 부모가 건강상 문제가 있는 아이들을 키우지 않고 고아원에 맡길 가능성이 높기 때문입니다 _감수자 주. 그리고 행동장애나 애착 관련 문제도 많죠. 국제 입양된 아이는 출생 기록이 정확하지 않으며, 감염 문제나

빈혈 등 영양 문제를 안고 있는 경우가 많습니다. 이런 아이는 세심한 평가와 추적이 필요합니다.

문화 관련 문제: 아이가 원래 속해 있던 문화를 받아들이고 존중해 주어야 합니다. 같은 나라에서 입양한 부모들끼리 모임을 결성해 아이의 모국에서 치르는 명절을 함께 축하해주기도 합니다. 평소 아이가 태어난 나라나 민족에 관한 책을 읽어주고, 긍정적인 이미지를 만들어줄 방법을 찾아내야 합니다.

개방 입양과 폐쇄 입양: 개방 입양이란 친부모와 입양 부모가 서로에 대한 정보를 가지고 있고, 입양 전후에 지속적으로 소통하는 방식입니다. 이런 방식의 장점은 필요할 때 원하는 정보를 얻을 수 있다는 점이죠. 개방 입양의 관례에 대해서는 제대로 연구한 자료가 없고, 이것이 장기적으로 아이에게 어떤 영향을 미치는지도 알려진 바가 없습니다. 초기의 자료들을 보면 개방 입양은 입양 부모가 생모에 대해 긍정적 태도를 갖게 한다고 합니다. 폐쇄 입양은 그 반대의 경우입니다.

혼합 가족

재혼을 통해 두 가정이 하나로 합쳐진 형태를 말합니다. 이 경우 아이들은 무슨 일이 일어나고 있는지 잘 이해하지 못한 상태에서 수많은 감정이 교차합니다. 살던 집을 떠나 새로운 집으로 이사 가고, 자기 가족만 살던 집에 새로운 사람들이 이사해 들어오고, 학교를 옮기는 등 수많은 변화가 갑자기 밀어닥칩니다. 익숙하던 일상이 무너질 뿐 아니라, 가정의 기반이 흔들리면서 가족에 대한 신뢰마저 의심할 수 있지요. 그래서 아이는 스트레스, 불안, 분노, 심지어 우울증을 겪기도 합니다. 이런 상황에 대처하는 방법을 알아보겠습니다.

- 새가족에 대해 너무 높은 기대를 가져서는 안 됩니다.
- 호칭에 너무 집착하지 마세요. 이미 아빠가 있는 아이에게 여러분의 새로운 남편을 '아빠'라고 부르길 강요해봐야 아이는 이해하지 못합니다.
- 인내심을 가져야 합니다. 새로운 가족을 진짜 가족으로 받아들이려면 오랜 시간이 필요합니다. 따라서 새로운 아이들에게 부모 노릇을 하려고 너무 노력하지 마세요. 그 대신 좋은 추억이 될 수 있는 경험을 만들려고 노력하세요.
- 엄격한 훈육은 큰 긴장을 만듭니다. 특히 새엄마나 새아빠가 다른 배우자가 데려온 아이를 벌하려고 할 때는 더욱 그렇죠. 참 어려운 일이지만 가족끼리 지켜야 할 규칙을 일찍 정해서 아이들에게 쉽게 설명하세요. 그러면 아이들이 규칙을 제멋대로 해석할 가능성이 줄어들고, 자기가 한 일에 어떤 결과가 따를지 더 명확하게 이해할 것입니다.

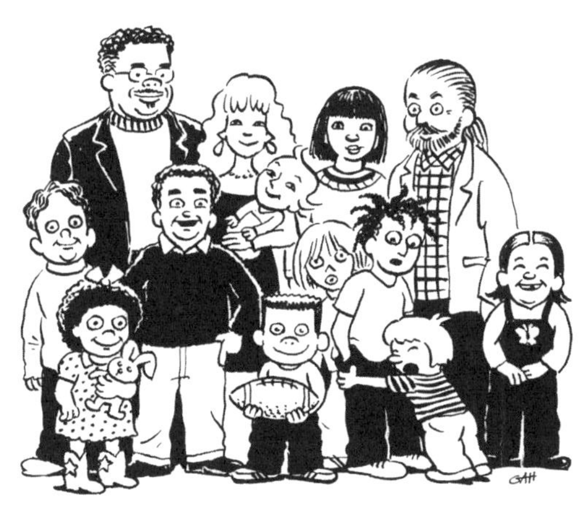

• 새부모의 경우 아이 말을 무조건 다 들어주며 환심을 사려다가 버릇
만 망치는 실수도 범합니다. 서두르지 말고 아이가 천천히 마음을 열도
록 기다리세요. 그리고 늘 아이 곁을 지켜주세요.

이혼

미국의 경우 전체 결혼 중 절반 정도가 이혼으로 끝나고, 그 이혼 중
대부분이 결혼 후 7년 안에 이루어집니다이혼율로 따지면 미국이 1위, 한국이 2위로 이
제 특별한 일도 아닙니다 _역자 주. 하지만 아이들에게는 아주 막대한 영향을 미치는
사건입니다. 이혼 과정에서 부모와 아이 모두 아주 많은 변화를 맞이합
니다. 단순히 법률적 부분에서만이 아니라 정서적 부분에서도 그렇지요.
이혼에 대한 아이의 대처 방식은 아이의 성격, 기존에 아이가 집 안에서
받은 스트레스 수준 등 모든 환경의 영향을 받습니다. 그러니 아이에 따
라 대처 방식이 다른 것은 당연한 일입니다. 어떤 아이는 발달 단계에서
퇴행을 겪거나 공격적으로 변하기도 하고, 어떤 아이는 엄청난 스트레스
를 경험합니다. 하나의 가족이 두 가족으로 갈라지는 상황에 대해 전 배
우자와 함께 많은 부분을 상의하고, 적응해야 합니다. 일상생활이를테면 아이
를 잠자리에 들게 하는 시간을 최대한 동일하게 유지하기로 합의한다던가, 무한한
정서적 지원을 제공하기로 한다던가 하는 식이죠. 이혼하는 부모가 고려
해야 할 다른 부분도 살펴보겠습니다.

• 이혼의 책임이 아이에게 있지 않음을 분명하게 설명해주세요.
• 부모가 어떤 결정을 내리든 간에 아이가 여러분에게는 너무도 특별
하고 소중한 존재라는 것을 강조해야 합니다.
• 아이가 자기감정을 부정적 행동이 아니라, 말로 표현하도록 북돋아

주세요.

- 아이가 부모 간의 갈등을 목격하고 그 갈등이 해소되지 않을 때, 아이는 자신이 그 원인이라고 느끼며 자존감이 낮아집니다.
- 이혼 후 다른 사람과 교제하더라도, 적어도 재혼이 실질적으로 눈앞에 다가올 때까지는 아이에게 드러내지 않는 것이 좋습니다. 교제하다가 헤어지면 아이는 또 다른 이혼으로 받아들일 수 있습니다.
- 아이와의 약속을 지키세요. 특히 아이와 만나기로 한 약속은 반드시 지켜야 합니다.
- 아이를 전 배우자와 소통하는 창구로 이용하지 마세요.
- 아이 앞에서 전 배우자를 험담하지 마세요. 자신에게 절반을 물려준 사람이 누구인지 아이도 알고 있는데, 여러분이 그 사람을 험담한다면 아이가 어떤 생각이 들까요? 특히 아이가 전 배우자를 닮은 경우라면 말입니다

미숙아와 쌍둥이

쌍둥이라고 모두 미숙아는 아니고, 미숙아라고 모두 쌍둥이도 분명 아닙니다. 하지만 사실 조산과 쌍둥이 출산은 실과 바늘처럼 붙어 다니는 경우가 많습니다. 임신 기간과 관계없이 아이_{쌍둥이이든 아니든} 자신도, 의사도 엄마 배 속보다 바깥세상이 더 안전하다고 판단하면 출산이 시작됩니다. 여기서는 아이가 미숙아로 태어날 때 고려해야 할 상황들과 쌍둥이를 키우는 부모에게 도움이 될 정보를 알아보겠습니다.

미숙아

임신 기간을 완전히 다 채우기 전에 태어난 아이를 미숙아라고 합니다. 그리고 저체중 출생아는 체중 2.5kg 미만_{전체 신생아 중 8%}, 극소 저체중 출생아는 체중 1.5kg 미만_{전체 신생아 중 2% 미만}인 경우를 말합니다. 미국에서 조산율은 약 13%로 지난 20년간 증가 추세에 있는데, 대부분 인공수정 등으로 인한 쌍둥이 출산이 늘어난 탓입니다.

1980년대와 1990년대에 조산율은 크게 증가했지만, 많은 병원에서 신생아 집중 치료 능력과 시설을 갖추어 조산에 따르는 합병증과 사망률도 급격히 감소했습니다.

그럼에도 불구하고 미숙아는 천식, 비만, 발달 지연 등 만성적 문제를 겪을 위험이 높습니다. 임신 기간이 짧고 출생 시 체중이 적을수록 아이는 건강 문제가 많아집니다. 미숙아에게서 일어나기 쉬운 문제는 다음과 같습니다.

- 사시, 근시, 미숙아 망막병증_{망막에 분포한 혈관에 생기는 복잡한 질병으로, 망막 박리로 실명할 수도 있습니다} 등의 안과 질환
- 경련 등 신경학적 질환
- 성장과 섭식 관련 질환
- 인공호흡기 사용으로 생기는 만성 폐 질환 등 호흡기 질환

다행히 대부분의 미숙아는 별 탈 없이 잘 자라지만, '허약아 상상증후군_{vulnerable child syndrome}'에 걸릴 위험은 대단히 높습니다. 허약아 상상증후군이란 아이가 어린 시절에 실제 질병에 걸리거나 상상 속의 병에 걸려서, 부모가 자신의 아이는 질병이나 부상에 너무 약하다는 인식을 오랫동안 가지는 상태를 말합니다. 이런 부모는 아이가 독립적으로 활동하거나 과제를 수행할 능력이 없다고 여깁니다. 그리고 이 때문에 지속적인 스트레스가 나타납니다. 아이와 부모의 관계가 이상해지고 모두 힘들어집니다.

대다수의 신생아 중환자 치료실에서는 퇴원해 집으로 돌아갈 때 필요한 교육을 합니다. 조산으로 인한 합병증을 일찍 발견하여 빨리 치료할 수 있도록 합니다. 아이가 좀 더 자라면 미취학 아이를 대상으로 하는 프

로그램을 이용하세요. 여러 발달 영역에서 도움을 많이 줍니다 보건소나 어린이집 등 자격증이 있는 다양한 기관들이 자체적으로 이러한 프로그램을 실시하고 있습니다 _감수자 주. 여기서도 조기 발견이 가장 중요합니다. 따라서 능동적인 부모야말로 최전방에서 활약하는 최고의 수비수인 셈이죠.

쌍둥이

쌍둥이를 키우는 부모는 한 가지 철칙이 있죠. 모든 것을 두 개씩 장만하라! 맞습니다. 침대도 두 개, 옷도 두 벌… 모든 것을 두 개씩 마련해야죠. 하지만 쌍둥이나 세쌍둥이를 키우면서 어려운 부분은 숫자를 맞추는 것이 아니라 쌍둥이 자녀의 발달과 정서입니다. 쌍둥이 자녀를 한 묶음으로 보는 것이 아니라 각각의 개인으로 대해야 하니까요. 미국에서만 쌍둥이 출산이 전체 출산의 3%에 해당하는 것을 보면 쌍둥이 출산이 증가하는 이유는 출산하는 나이가 늦어지고, 불임 치료가 늘었기 때문입니다 많은 사람들이 쌍둥이 육아의 문제를 겪고 있다는 뜻입니다. 쌍둥이를 키우면서 생각해야 할 부분을 간단하게 살펴보죠.

부지런해야 합니다: 일이나 필요한 물품 등이 모두 배가 되기 때문에 늘 체계적으로 정리 정돈해야 합니다. 때로는 피곤해서 모든 게 귀찮겠지만, 여러분 자신을 위해서라도 주변을 청결하게 체계적으로 정돈하세요. 배우자나 다른 가족 구성원들의 협조도 무척 중요합니다. 아이가 둘 이상이면 육아용품이 눈 깜짝할 사이에 바닥이 나게 마련입니다. 기저귀, 젖병 등의 물품은 미리미리 적정량을 구비해놓으세요. 귀찮아도 미리 대비해야 생활을 조금이나마 편해집니다.

수유하는 방식을 생각해야 합니다: 젖먹이 둘을 한꺼번에 먹이는 일은 쉽지 않습니다. 그리고 여러분의 상황모유수유나 분유수유, 혹은 둘 다에 따라 방법도 달라지겠죠. 아이는 같은 시간에 먹이는 것이 좋습니다한 아이를 먼저 먹인 후 곧바로 이어서 나머지 아이를 먹이세요. 그래야 두 아이의 식사 시간과 수면 시간을 비슷한 패턴으로 유지할 수 있

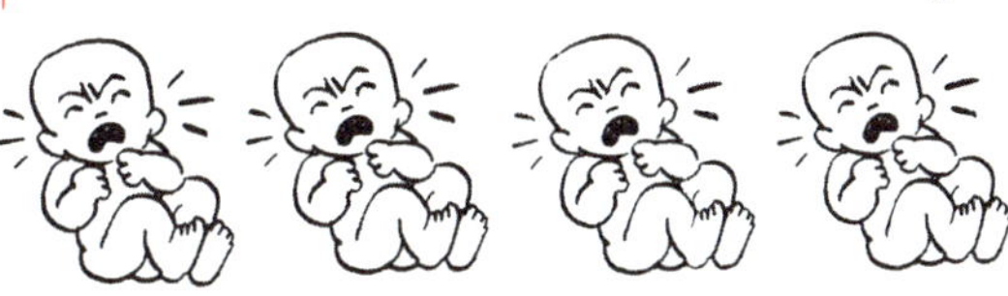

습니다. 아이가 좀 더 자란 후에는 카시트에 앉혀놓고 동시에 먹이는 것이 좀 더 효율적이지만, 아이는 엄마 품에 안겨서 먹는 것을 더 좋아한다는 사실을 잊지 마세요.

쌍둥이를 하나로 취급하지 마세요: 쌍둥이가 무엇이든 함께하는 모습을 보면 흐뭇하고 즐거울 때가 많지만이를테면 똑같은 옷을 입는 것, 가능한 한 아이를 독립된 개인으로 대해야 합니다. 다음을 참고하세요.

- 비슷한 이름보다는 서로 다른 소리가 나는 이름을 지으세요.
- 서로 다른 색깔의 옷을 입히세요.
- '쌍둥이들'이라고 부르지 말고 각각 이름으로 부르세요.
- 각각의 아이와 따로 시간을 보낼 기회를 만드세요.
- 아이의 기호에 따라 다른 장난감, 다른 책을 제공하세요.
- 가능하다면 유치원에서도 서로 다른 반에 배정하는 것이 좋습니다.
- 둘 사이의 경쟁심보다는 협동심을 북돋아주세요.

성장도표

만 3세 미만 아이는 소아과에 갈 때마다 머리둘레, 신장과 체중을 측정합니다. 성장도표와 아이의 수치를 비교해 아이가 그 도표대로 잘 자라고 있는지 확인해볼 수도 있습니다.

이 책의 성장도표는 나이가 수평축에 표시되어 있습니다. 생후 36개월까지 해당하는 월령을 찾아 수직으로 도표에 선을 그어보세요. 또한 왼쪽 수직축에는 신장cm, 오른쪽 수직축에는 체중kg이 표시되어 있습니다. 나이 선과 아이의 체중과 신장이 만나는 곳을 찾아 점을 찍으세요. 이때 만나는 값이 같은 또래 아이들과 비교한 체중 및 신장 백분위수를 의미합니다백분위수란 한 집단의 점수 분포상에서 한 점수가 그 전체에서 몇 %에 해당하는지를 나타내는 값입니다. 예를 들어 아이의 체중이 6.5kg인데 전체 사례에서 이 체중보다 낮은 비율이 50%라면 백분위점수는 50이 됩니다_역자 주.

아이의 체중과 신장이 백분위수로 5과 95 사이에 있다면 정상입니다. 신장과 체중의 관계가 가장 중요합니다. 이상적으로는 체중과 신장의 백분위가 비슷하게 나오는 것이 좋습니다. 만 2세 미만 아이라면 '신장 대비 체중도표weight for length chart'를 이용합니다. 이 도표를 볼 때는 수평축에서 아이의 신장을 찾은 다음 그 지점에서 위로 올라가면서 아이의 체중에 해당하는 선을 찾습니다. 이 선의 값이 키가 비슷한 아이들 중에서 여러분 아이의 체중에 해당하는 백분위수를 나타냅니다. 예를 들어 아이의 백분위수가 75라면 키가 같은 전체 아이 중에서 25%는 여러분의 아이보다 체중이 많이 나가고, 75%의 아이는 체중이 적게 나간다는 뜻입니다.

만 3세 미만 아이에서는 머리둘레 성장도표도 챙겨야 합니다. 이 도표도 역시 수평축에는 나이가 나오고 수직축에는 머리둘레cm가 나옵니다. 출생 직후 아이는 신장에 비해 머리가 큽니다. 그리고 생후 첫해에 머리 크기가 계속 증가하다가 차츰 성장률이 줄어들죠.

만 2세부터는 체질량지수BMI가 아이의 체중의 신장과의 관계를 잘 나타내는 지표가 됩니다. 이는 체중kg을 신장cm의 제곱으로 나눈 값입니다.

아이의 성장을 평가할 때 관심을 가져야 할 부분을 알아보겠습니다.

- 아이의 체중과 신장의 백분위수뿐만 아니라, 둘 사이의 관계에도 관심을 가져야 합니다. 그래야 비만이나 저체중을 예방할 수 있습니다.
- 양쪽 부모의 신장을 고려하여 아이의 성장을 평가해야 합니다. 전체 아이 중 1/3 ~2/3에 해당하는 아이는 생후 2년 동안 성장 백분위수가 바뀝니다. 대부분 양쪽 부모의 신장과 관련이 있습니다.
- 일반적으로 아이의 체중이 감소해선 안 됩니다. 만약 체중이 감소한다면 원인을 찾아야 합니다. 반대로 비만이거나 비만에 가까운 상황에서는 체중 증가 속도는 줄이고, 신장 증가 속도는 지속적으로 유지하도록 조절해야 합니다.
- 아이의 성장 경과를 꼼꼼하게 기록해두면 나중에 관련 문제가 생겼을 때 아주 유용합니다. 성장 관련 문제는 아이가 성장해온 경과를 놓고 판단해야 할 때가 많기 때문이죠.

남자아이 성장도표

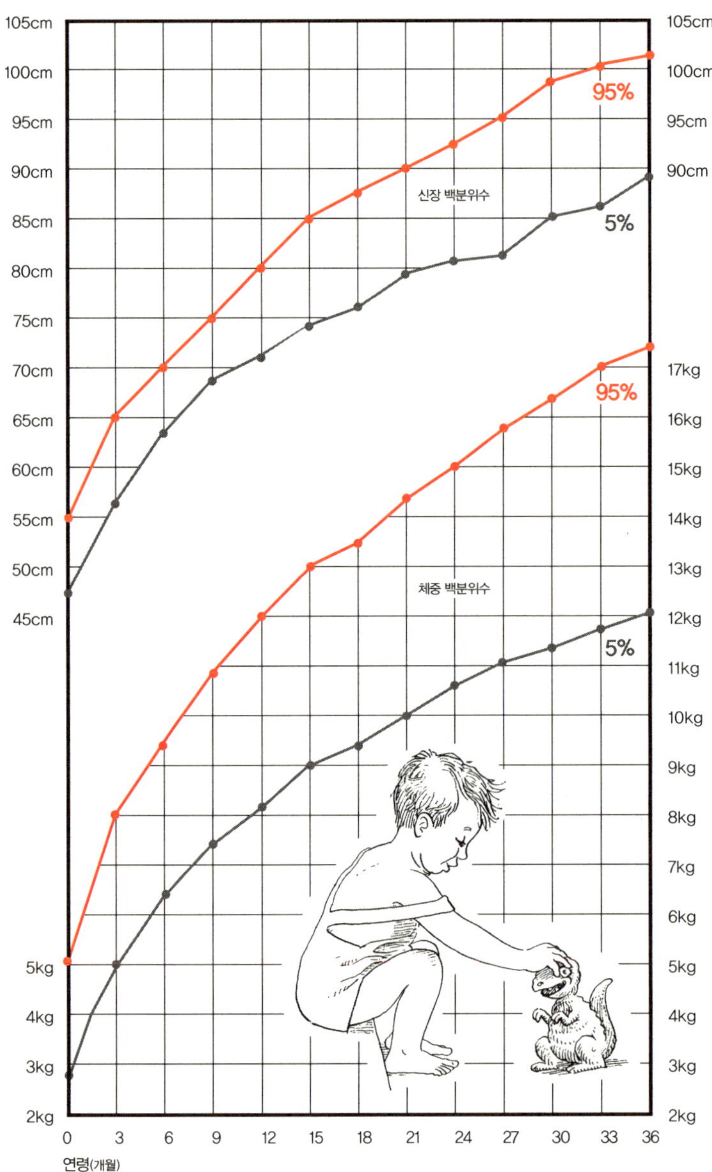

105cm
100cm
95cm
90cm
85cm
80cm
75cm
70cm
65cm
60cm
55cm
50cm
45cm
5kg
4kg
3kg
2kg
신장 백분위수
95%
5%
체중 백분위수
95%
5%
17kg
16kg
15kg
14kg
13kg
12kg
11kg
10kg
9kg
8kg
7kg
6kg
5kg
4kg
3kg
2kg
0 3 6 9 12 15 18 21 24 27 30 33 36
연령(개월)

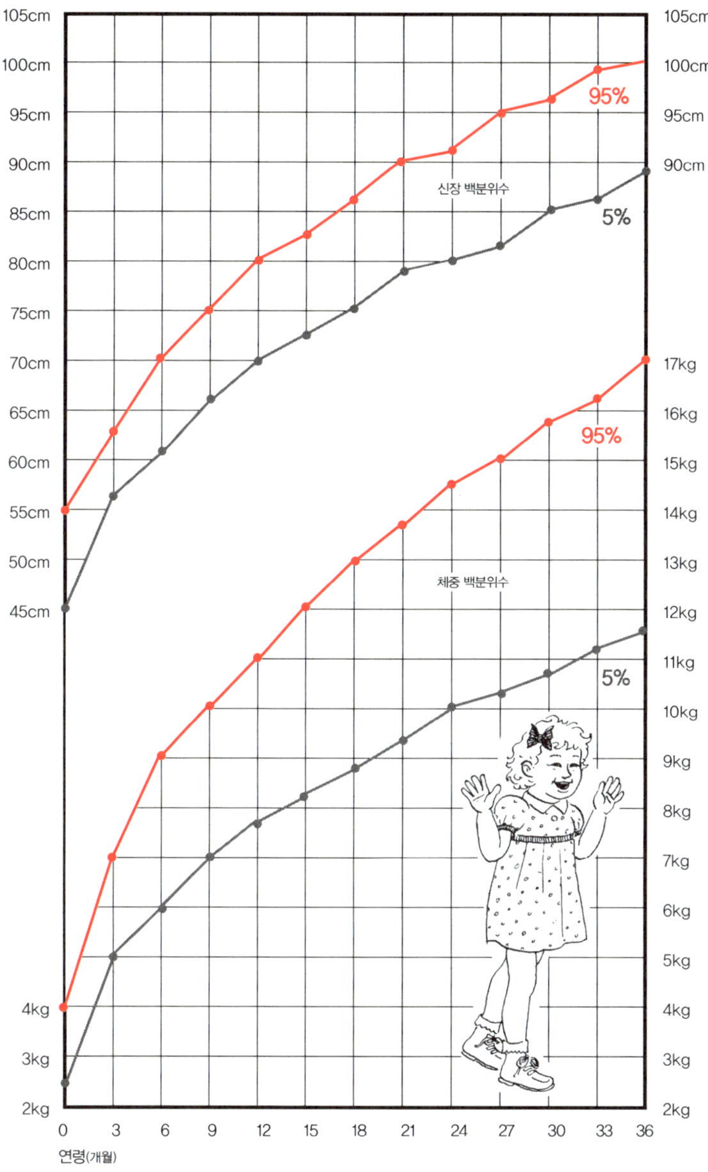

위의 성장도표는 대한민국 질병관리본부에서 2007년도에 발표한 〈소아 및 청소년 표준 성장도표〉를 바탕으로 작성되었습니다.

신생아 생존 가이드

첫아이를 품에 안고 병원에서 돌아올 때는 마치 새로운 살림살이나 가전제품을 들이는 기분이 듭니다. 새 가전제품을 빨리 써보고 싶지만, 그 장비가 어떻게 작동하는지, 고장 나면 어떻게 해야 하는지는 모르죠. 가전제품이면 사용설명서라도 들어 있지만 아이는 그런 것도 없습니다. 그래서 여기에 신생아를 돌보는 데 필요한 여러 가지 지침을 소개합니다. 어떻게 수유하고, 첫 목욕은 어떻게 시키는지 등 다양한 것을 다룰 생각입니다. 알아야 할 것이 정말 많지만 매일 수백만의 부모가 똑같은 일을 겪고, 또 모두 잘 해내고 있으니 안심하세요. 여러분도 잘할 수 있을 것입니다.

이 책 전반에서도 신생아를 돌보는 데 필요한 여러 가지 팁을 다루고 있으니 참고하세요.

- 좋은 소아과 의사 찾는 법: 332쪽
- 모유수유 가이드라인: 149쪽

- 영아 산통 대처법: 200쪽
- 좋은 수면 습관의 기초를 닦는 법: 111쪽
- 발달 지표: 76쪽
- 아이에게 안전한 집 안 환경 만들기와 가정에서 지켜야 할 안전 사항: 321~326쪽

아이를 위한 집 안 환경

출산 전에 미리 아이 방을 마련하는 것이 좋습니다. 아이와 여러분에게 필요한 주요 물품들을 구비해 두세요. 배우자가 나서서 도와주어야 할 부분입니다.

아이 방을 따로 마련해서, 페인트칠이나 도배를 새로 할 생각이라면 서둘러 마무리해서 아이가 집에 오기 전에 페인트 냄새가 다 빠져야 합니다. 또한 전기 콘센트는 모두 덮개를 씌우고, 화재경보기도 확인하고, 아이 손 높이의 수납장에 있는 세제나 독성 제품을 모두 치우세요9장 참고. 아이를 집에 데려오기 전에 점검해야 할 사항을 목록으로 정리했습니다.

아이를 위한 준비

- 유아용 카시트: 설치 방법을 반드시 제대로 확인하세요!326쪽 참고
- 여분의 전기 콘센트 덮개
- 유아용 침대뒤에 나오는 '유아용 침대 고르기' 참고
- 아이 옷과 기저귀를 보관할 수납함 또는 장롱
- 기저귀를 가는 장소탁자 형태도 있고, 바닥이나 침대에서 기저귀를 갈아준다면 기저귀 교환용 패드를 이용하세요

- 커다란 기저귀 가방

- 기저귀. 생후 한 달 동안에는 보통 일회용 기저귀를 350장 정도, 천 기저귀의 경우 첫 일주일 동안 90장 정도를 사용합니다. 기저귀 커버는 6~10개, 기저귀 핀은 4세트 정도 구입하세요.

- 기저귀 쓰레기통. 쓰레기를 바로바로 버릴 수 있다면 문제가 없지만, 그렇지 못한 경우에는 기저귀용 쓰레기통을 이용하면 배출 때까지 냄새를 막아줍니다.

- 알코올 성분이 없는 물수건

- 트림을 시키거나 다른 용도로 사용할 천 기저귀 10~12장을 여분으로 구입하세요.

- 티셔츠나 유아용 보디슈트를 5~10벌 구입하세요. 가운처럼 입는 형태가 제일 편합니다. 머리 위로 뒤집어써서 입는 형태는 피하세요.

- 아이 양말 3~5켤레

- 니트 모자 1~2개

- 햇볕 가리개 모자_{여름용}

- 유아용 잠옷 5~7벌

- 계절이나 실내 온도에 따라 플리스_{fleece} 재질의 잠옷도 1~2벌 준비

- 모자가 달린 따뜻한 외출복_{겨울용}

- 목욕 후 몸을 싸는 유아용 담요 1~2장

- 보온 담요 1~2장

- 유아용 침대를 위한 방수 매트리스 패드

- 유아용 침대에 사용할 침대 패드 3~4장

- 부드러운 수건 3~5장

- 모자가 달린 아이용 목욕 수건 3~5장

- 아이용 손톱깎이

- 디지털 체온계

- 아기용 브러시와 빗
- 중성 비누
- 아이용 샴푸
- 바셀린
- 기저귀 발진 크림 자세한 내용은 291쪽 참고
- 면봉 귀에 사용하려는 것이 아닙니다!
- 탈지면
- 소독용 알코올 탯줄 관리를 위해
- 모빌 색 대비가 강한 것으로
- 베이비 모니터 아이가 내는 소리를 떨어진 곳에서도 들을 수 있는 장치 _역자 주
- 욕조나 싱크대에 아이를 눕힐 때 사용할 아이용 욕조나 대형 스펀지.
- 분유수유하는 경우에는 젖병, 젖꼭지, 젖병 세척용 솔, 분유
- 향료나 염색제 성분이 없는 세제

아이용 의류, 수건 등은 처음 사용하기 전에 반드시 한 번 빨아서 쓰는 것이 좋습니다. 이때 부모의 세탁물과 분리해 세탁하거나 특별히 아이용 세제를 사용할 필요는 없습니다. 향료나 염색제 성분이 없는 세제를 공통으로 사용하면 여러분의 건강에도 좋습니다. 상품으로 나오는 섬유유연제는 독한 화학약품이 들어 있으니 가능하면 사용하지 마세요. 섬유를 부드럽게 만들고 싶을 때는 베이킹소다 1/4컵이나 화이트 식초 1/4컵을 넣으면 좋습니다. 식초는 정전기도 줄여줍니다.

엄마를 위한 준비

- 모유수유한다면 면으로 된 수유 브라를 적어도 2개, 수유 패드, 그리고 유두 균열 치료에 필요한 라놀린 크림이 필요합니다.
- 유축을 하는 경우에는 휴대용 유축기를 사거나 직장에 가지고 다니기 편리합니다. 병원용으로 나온 유축기를 임대하는 것도 좋습니다 기능은 더 강력하지만 휴대하기는 쉽지 않습니다. 그리고 젖병, 젖병 세척용 솔, 우유 저장을 위한 유리 용기, 노리개젖꼭지도 구입하세요.
- 생리대
- 턱스 의료용 패드 Tucks medicated pads, 우리나라에 없는 제품이므로 대신 회음부용 방석을 구입해서 사용하세요 _감수자 주
- 클리노산 젤과 다웰팜 퓨리티 세정액 등의 여성 청결제 분만 후 질 내 세균 감염을 줄여줄 목적으로 사용합니다 _감수자 주
- 얼음이 든 비닐봉지 엉덩이나 유방이 따갑고 아픈 경우에 좋습니다
- 침대에 사용할 방수 매트리스
- 간편하게 먹을 수 있는 건강에 좋은 간식 및 음식.

챙겨두면 유용한 것

- 유모차 430쪽 참고
- 아이를 등에 업을 때 쓸 캐리어
- 바운시 시트 bouncy seat
- 흔들침대
- 아기 체육관. 화려한 색상의 여러 가지 장난감이 매달려 있어서 아이가 누운 상태에서 쳐다보거나 발로 차며 놀 수 있습니다.
- 여러 가지 소리가 나는 다양한 질감의 부드러운 장난감. 하지만 단

추로 붙여서 분리되는 부분이 있으면 안 됩니다. 아이 눈에는 검은 색, 하얀색, 빨간색이 제일 잘 보이고, 그다음으로 원색이 잘 보입니 다. 파스텔 색조는 권하지 않습니다.

- 아이가 움켜쥘 수 있는 딸랑이, 종, 장난감 등
- 아기 침대용 거울
- 헝겊 책이나 보드 북
- 아이가 들을 만한 음악 CD
- 며칠 먹을 수 있을 분량의 음식
- 여러 부분에서 여러분을 도와 줄 배우자나 다른 사람들

아이 울음소리의 의미

아이 울음소리의 의미를 파악하는 데는 시간이 오래 걸리지 않습니다. 하지만 조금이라도 빨리 파악하면 나쁠 것이 없겠죠. 아이가 왜 칭얼대

아이가 울면서 이러면	이것 때문일지도
몸을 꼼지락대면	기저귀가 더러워졌습니다.
고개를 옆으로 돌리면서 주먹을 손으로 가져가면	배가 고픕니다.
다리를 가슴으로 끌어 올리면서 몸에 잔뜩 힘이 들어가 있으면	배 속에 가스가 찼습니다. 트림을 시켜주세요.
땀을 흘리고 귀가 빨개지면	너무 덥습니다. 체온을 확인하고 옷을 느슨하게 풀어주세요.
닭살이 돋거나 손이나 발에 보라색이 돌면	너무 춥습니다. 담요나 모자, 양말 같은 것을 가져오세요.
팔다리를 과도하게 흔들거나 빛에서 고개를 돌리면	과도하게 자극을 받은 상태입니다. 포대기로 감싸고 좀 더 조용한 장소로 데려가세요.
눈을 깜박이고 하품을 하고, 발로 차면	피곤합니다.
주변을 둘러보면서 몸을 꼼지락대면	안아주세요.

는지 파악하는 데 도움이 될 정보를 소개합니다.

포대기 사용

신생아를 포대기로 싸야 하는 중요한 이유는 놀람반사를 억제해주기 때문입니다. 그러면 아이가 자다가 깨는 일이 줄어들죠. 갓난아이가 자거나 쉬는 동안에는 오래도록 포대기로 싸놓아도 괜찮습니다. 그러다가 생후 3개월 정도 되어 아이가 오래 깨어 있고 움직임이 많아지면 포대기를 느슨하게 풀어주세요. 짜증 내는 아이를 포대기로 싸면 쉽게 진정합니다. 아이가 짜증을 내는 이유는 자고 싶기는 한데 진정되지가 않기 때문입니다. 다음의 그림과 설명을 참조해서 포대기로 안전하게 감싸주세요.

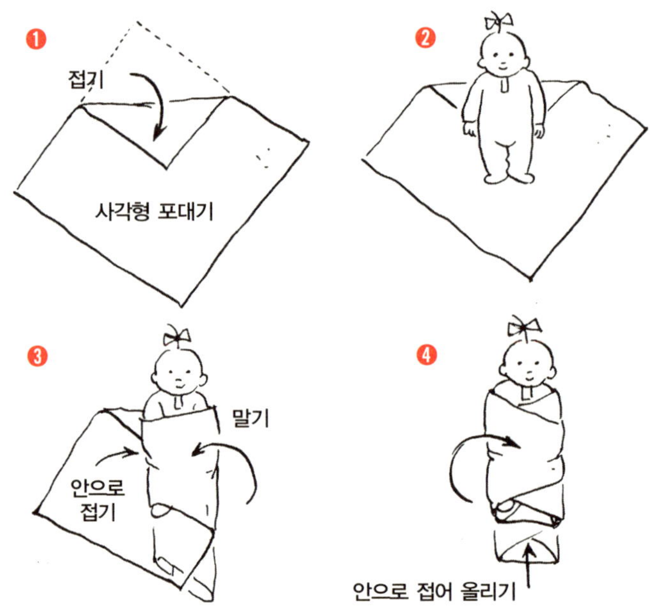

- 사각형 포대기 위쪽 모서리를 접은 후 발이 삼각형 중앙에 오도록 아이를 가운데 누입니다.
- 옆의 한쪽 모서리를 들어 올려 반대쪽 어깨 너머로 몸을 감싼 후에 끝을 등 뒤로 접어 넣습니다.
- 포대기의 아래쪽 모서리를 아이 배나 가슴 쪽으로 접어 올립니다.
- 나머지 옆 모서리를 반대쪽 어깨 너머로 넘긴 후 등 뒤로 접어 넣습니다.

기저귀 교체

- 아이를 편평한 곳에 눕힌 다음 발목을 잡아 들어 올리세요. 남자아이의 경우 기저귀를 갈다가 오줌 세례를 받을 수 있으니 성기 위에 물수건 같은 것을 덮고 갈아주세요.
- 기저귀 끝이 배꼽 높이에 오도록 등 밑으로 기저귀를 밀어 넣습니다.
- 기저귀 앞부분을 다리 사이로 해서 앞으로 뺍니다.
- 기저귀 옆의 테이프를 떼고 성기를 아래로 향하게 한 다음, 기저귀를 올려 덮고 채우세요.
- 기저귀가 꼭 맞게 잘 채워졌는지 확인하세요. 행여 기저귀가 새면 큰일이니까요.

유아용 침대 선택

유아용 침대를 고를 때는 다음 사항을 반드시 점검하세요.

- 매트리스 표면이 단단하고 주변 부속물과 빈틈없이 딱 들어맞는지 보세요. 특히 매트리스와 침대 난간 사이의 틈이 6cm를 넘으면 안 됩니다. 그래야 아이 머리나 몸의 일부가 그 사이에 끼이지 않습니다.
- 나사나 받침대가 빠져 있거나, 헐겁거나, 부러져 있지는 않은지 확인하세요.
- 옷이 걸리지 않게 침대 모서리 기둥의 튀어나온 높이가 1.5mm를 넘지 않아야 합니다.
- 머리 및 발 쪽 판에 모양을 조각해서 도려낸 부분이 없어야 합니다. 아이 머리가 그 안에 끼일 수 있습니다.

유모차 선택

- 차를 자주 이용한다면 유모차 부착부가 달린 신생아용 카시트를 구입하세요. 그러면 자동차에서 유모차로 옮길 때 아이를 깨울 염려 없이 통째로 옮길 수 있습니다. 걸어 다닐 일이 많다면 큰 바구니가 달린 유모차가 좋습니다.

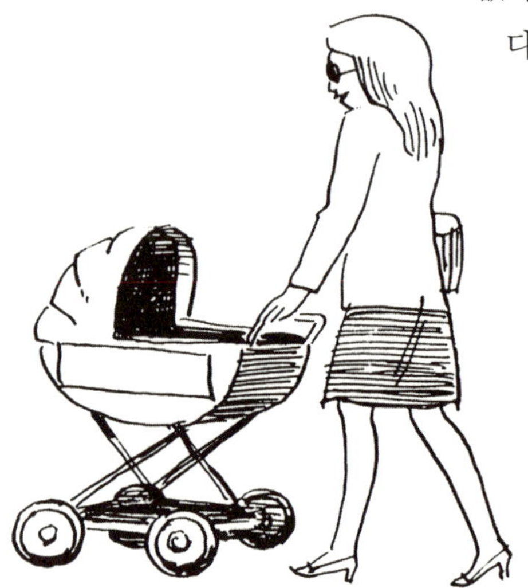

- 조깅 유모차나 접이식 유모차는 등받이가 없어 신생아에게는 적합하지 않습니다.
- 유모차를 사기 전에 유모차가 얼마나 무거운지, 고정용 스트랩이 잘 맞는지, 시트를 따로 분리해서 세탁이 가능한지, 손잡이 높이는 맞는지 아니면 높이 조절이 가능한지, 혹은 나중을 대비해 한 유모차에 아이를 둘 이상 태울 수 있는지 등을 고려합니다.

430

- 일부 연구에 따르면 아이가 앞쪽을 바라보도록 만든 유모차보다는 뒤쪽을 바라보도록 만든 유모차가 아이의 두뇌 발달에 좋다고 합니다. 아이가 앞쪽을 바라보면 별 의미 없는 각종 소음에 노출되지만, 뒤쪽을 향하면 보호자와 끊임없이 상호작용을 할 수 있기 때문이죠.
- 아기띠를 이용해서 아이와 함께 외출하려면 아이가 적어도 생후 7일 이후, 몸무게는 3.2kg 이상 나가야 합니다.

포경수술

포경수술을 하면 AIDS나 다른 성병 같은 감염이 줄어듭니다. 하지만 포경수술을 반드시 해야 한다거나, 하지 말아야 한다는 명확한 증거는 없습니다. 결국 선택의 문제입니다. 나라에 따라서는 종교적 이유나 문화적 전통 때문에 하는 곳도 있고, 남들이 다 하니까 하는 경우도 있습니다. 포경수술을 하는 동안 생기는 통증 조절 방법도 많고, 국소마취를 하면 통증도 효과적으로 줄어듭니다. 젖꼭지를 물려주는 것도 도움이 됩니다. 신생아를 포경수술할 때 아이에게 자당sucrose이 묻은 젖꼭지를 물려주면 더 편안함을 느끼고 통증도 줄어듭니다.

형제자매

아이가 하나 이상으로 늘어나면 가족들 사이의 역학 관계가 송두리째 바뀝니다. 여기서 발생하는 갈등을 줄이는 법을 살펴보겠습니다.

- 엄마 배가 불러오는 것을 아이가 눈치채지 못한다면 앞으로 어떤 일

이 일어날지 꼭 얘기를 해주세요. 새로 태어날 동생 이름에 대해 의논하는 등 아이의 관심을 유도하세요. 동생이 있는 다른 친구들과 어울리면 아이가 동생이 생긴다는 사실을 자연스럽게 받아들이고 익숙해집니다.

- 오빠, 언니 혹은 형이나 누나가 될 아이에게 새로 태어날 동생에게 줄 환영의 선물을 함께 고르게 하세요. 그리고 새로 태어난 동생이 언니, 오빠에게 줄 깜짝 선물도 부모가 살짝 준비해두세요.

- 이러한 일에 아이가 참여하지 않는다면 억지로 시키지 마세요. 아이는 자신만의 공간을 확보하려 애쓰고 있는 것입니다. 새로 태어난 동생과 유대감이 형성되려면 시간이 좀 더 필요할 수 있습니다. 유대감이 형성되기 시작하면 그때 아이 능력에 맞는 임무를 주세요.

- 명심하세요. 아이는 엄마와 아빠의 관심과 사랑을 독차지하다가 동생의 탄생으로 관심을 나눠 가져야 하는 상황에 닥쳤습니다. 그로 인한 상실감이 얼마나 클지는 헤아리기 힘들죠. 이런 상황을 이해하고 인내심을 가져야 합니다.

- 아이를 위해 특별한 놀이나 친척 집 방문, 견학 등을 하세요.

- 태어난 동생을 친구, 친척, 아이 돌보미 등에게 몇 시간 맡겨놓고 큰아이하고만 시간을 보내세요.

- 친구나 다른 사람들이 동생을 보며 귀엽다고 관심을 보일 때는, 큰아이 앞에서 아이가 의젓하게 일도 잘 거들어주고, 형 노릇, 오빠 노릇도 잘한다고 칭찬해주세요. 칭찬으로 아이는 좋은 형과 오빠로서 자신의 정체성을 만들어 갑니다.

부모 외의 보호자들

부모로서 여러분이 해야 할 임무 중에는 아이를 위한 육아 공동체를 만드는 것도 포함되어 있습니다. 육아 공동체는 아이의 부모와 할머니, 할아버지, 아이와 정기적으로 만나는 다른 사람들로 이루어지죠. 그리고 여기에 보모, 어린이집 교사, 가정부 같은 사람들이 더해집니다. 자질이 뛰어난 보호자를 찾는 것은 아이뿐 아니라 여러분 자신을 위해서도 대단히 중요합니다.

우선 부모도 쉬는 시간이 필요합니다. 아기가 태어나기 전처럼 로맨스도 되살리고, 원기를 회복해야 즐거운 마음으로 다시 육아에 복귀할 수 있습니다. 또 아이가 부모가 아닌 다른 어른과 어울리면서 사회성을 익히고, 부모와 떨어지는 법을 배우는 것도 엄청나게 중요합니다. 이것은 훗날 학교 생활을 성공적으로 시작하는 데 꼭 필요한 기술입니다. 따라서 여러 사람을 접하면서 아기가 어떤 반응을 보이는지 살펴보세요. 이를 통해 아기를 믿고 맡길 수 있는 사람인지 판단해야 합니다. 불행한 일이지만 모든 보호자가 다 똑같지는 않습니다.

보모 선택

대부분은 아이를 돌봐줄 사람이 없을 때 보모를 구합니다. 아이가 너무 어리거나 여럿이면 어린이집에 보내는 것보다 경제적으로도 유리합니다. 여기서 꼭 기억해 야 할 것이 있습니다. 보모가 입주를 하든, 출퇴근을 하든, 전일제로 일하든, 시간제로 일하든 간에 그 보모는 여러분 집에 들인 사람이라는 사실입니다. 보모와 여러분 사이에는 아주 친밀해야 하면서도 그와 동시에 직업적 관계라는 사실도 잊어서는 안 되겠죠.

보모의 선택에서 가장 중요한 기준은 그 사람의 육아 철학과 가치관이 여러분과 맞는가 하는 것입니다. 이는 개인 면담과 아이와 어울리는 모습을 보면 알 수 있습니다. 그래서 가능하면 계약 전에 수습 기간을 며칠 두는 것이 좋습니다. 물론 참고할 수 있는 것은 다 참고해야 합니다. 그리고 혹시 이전에 그 사람을 고용한 사람과 대화할 기회가 있다면 많은 도움이 되겠지요.

그 밖에도 확인할 부분이 많습니다. 훈육, 영양 관리, 수면 관리, 텔레비전에 대한 생각은 어떠한가? 집에 있기를 좋아하는가, 밖에 나가는 것을 좋아하는가? 다른 아이들과 함께 노는 시간을 만들어주거나, 동물원이나 공원에 데려가는 등 능동적인가? 아이에게 책을 잘 읽어주고, 숫자 놀이도 잘하는가? 아이에게 말을 걸거나 노래를 잘 불러주는가? 아니면 자기 친구와 전화하는 시간이 더 많지는 않은가?

아이에게 잘해주는 것도 중요하지만, 여러분의 가려운 부분을 시원하게 긁어줄 사람을 찾아야 합니다. 일찍 출근하고 늦게 퇴근하는 일이 많은데, 보모가 일찍 와서 늦게 까지 아이를 봐줄 수 있는지? 보모 자신도 돌봐야 할 가족이 따로 있는지? 어린아이를 돌볼 수 있을 만큼 건강하고 체력이 좋은지? 응급처치법을 아는지? 그리고 장보기, 요리, 청소, 세탁 등의 집안일도 요구할 생각이라면 그 부분도 반드시 확인하고 급료·휴가·병가 등도 여러분이 기대하는 수준이 어디까지인지 솔직하게 말하세요.

그 사람의 배후 사정에 대한 조사도 필요합니다. 예를 들어 보모가 아이를 차에 태우고 다녀야 한다면 운전과 관련한 기록도 조사해볼 필요가 있죠. 이런 내용에 모두 합의가 이루어지면 몇 주 정도 수습 기간을 갖는 것이 좋습니다. 서로 맞지 않는 부분이 있을 때 조정하는 이 기회는 양쪽 모두에게 필요합니다.

요즘에는 보모용 감시 카메라를 설치하는 일이 늘어나고 있습니다. 하지만 카메라를 몰래 설치했다가 보모가 그 사실을 알면 신뢰 관계가 깨질 수 있으니 여러분의 의도를 솔직하게 말하고 동의를 구하는 것이 바람직합니다.

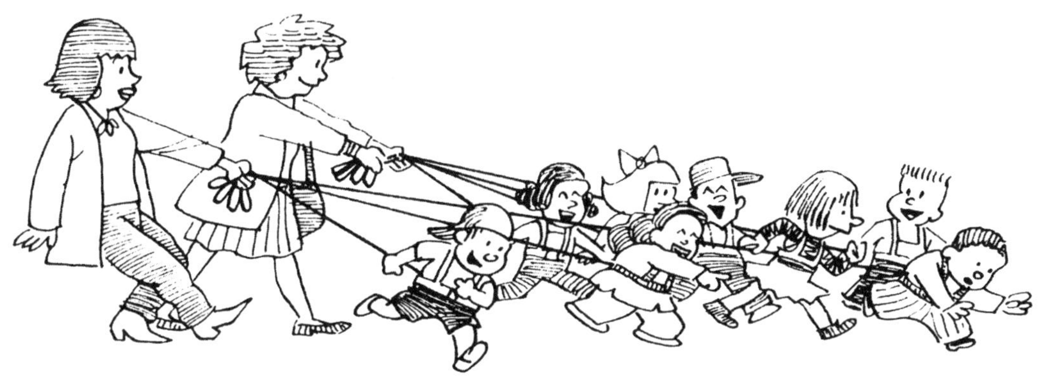

어린이집 선택

어린이집은 여러 가지 면에서 유리합니다. 일단 보모를 고용하는 것보다 경제적이고, 보모가 병가를 내거나 휴가를 갔을 때 대체 인력을 찾아야 하는 상황도 없습니다. 집중적 관심과 보살핌을 받지는 못하지만, 아이가 좀 더 풍부한 사회 경험을 할 수 있다는 장점도 있습니다. 어린이집을 고를 때에도 마찬가지로 가장 중요한 것은 시설의 수준, 보육에 대한 접근 방식, 영양 관리, 수면, 훈육, 텔레비전 시청에 대한 방침 등 여러 가지 면에서 여러분의 철학과 가치관에 맞는 곳을 찾는 것입니다. 물론 허가를 받은 곳이어야 하겠지요_{그렇지 않은 경우는 고려 대상에 포함시키지 마세요}. 어린이집 담당자와 전화로 상담한 후 직접 방문해서 확인해야 할 사항들을 살펴보겠습니다.

아이와 보육 교사 비율: 보육 교사 한 명이 담당하는 어린이가 너무 많으면 관리가 소홀해질 수밖에 없으므로 법적으로 제한을 두고 있습니다. 이런 비율이 지켜지고 있는지 확인해야 합니다. 한국에서 영유아보육법이 제시하는 연령별 보육 교사 대 영유아 비율은 다음과 같습니다.

연령	교사와 영유아 비율	연령	교사와 영유아 비율	혼합반 가능 여부
만 0세	1:3	만 0세, 만 1세	1:3	가능
만 1세	1:5	만 1세, 만 2세	1:5	가능
만 2세	1:7	만 0세, 만 2세	*	불가능
만 3세	1:15	만 2세 이하 만 3세 이상	*	불가능
만 4세	1:20	만 3세, 만 4세	1:15	가능

* 참고: 혼합반 운영 교사 대 영유아 비율은 낮은 연령의 교사 대 영유아 비율을 준수한다.
　　 가정 어린이집은 만 2세아와 유아_{방과 후 포함}의 혼합반 운영 가능.
　　 정부 인건비 미지원 어린이집은 만 2세와 만 3세 아동의 혼합반 운영 가능.

보육 교사 자격: 보육 교사는 활발하고 애정 어린 사람이어야 하며, 적어도 2년제 대학에서 조기 아동 교육과 심폐소생술 등의 응급처치에 대해 전문 교육을 받은 사람이어야 합니다. 어린이집에서 보육 교사들에게 지속적으로 개발 교육을 시키고 있는지, 보육 교사들의 평균 근무 기간과 이직률도 확인해보세요.

안전 시설과 청결도: 어린이집이 전반적으로 밝고 공기가 잘 통하나요? 건물 내부와 외부에 안전한 놀이 공간을 갖추고 있나요? 벽, 바닥, 주방, 화장실 등은 청결한가요? 벽에는 아동 발달에 도움이 되는 그림들이 그려져 있나요? 아니면 무언가를 하지 말라는 '금지'나 'X'자 표시가 가득한가요? 장식물들은 창의성을 자극하나요, 아니면 억압하고 있나요? 응급처치 장비, 소화기, 화재경보기, 일산화탄소 감지기 등이 잘 보이는 장소에 비치되어 있나요? 청소도구들은 아이 손이 닿지 않는 안전한 장소에 보관되어 있나요? 직원들은 기저귀를 갈거나 음식을 준비하기 전에 손을 씻나요? 아이들의 손을 얼마나 자주 씻기나요?

명확한 방침: 어린이집은 아이를 차로 데려오고 데려가는 것부터 요금, 건강, 예방접종 요구 사항에 이르기까지 모든 부분에서 명확한 방침을 마련하고 있어야 합니다. 아이가 아파서 어린이집에 가지 못한 경우에는 빠진 날만큼 환불해주는지? 아이가 아파서 못 간 경우 언제부터 어린이집에 다시 갈 수 있는지? 그리고 가장 중요한 부분으로, 어린이집에서는 여러분이 예고없이 방문하더라도 아이를 확인할 수 있도록 개방적 방침을 가지고 있어야 합니다. 어떤 어린이집에서는 아예 자체적으로 카메라를 설치해 부모가 어느 때든 인터넷을 통해 아이 상태를 확인할 수 있게 하는 곳도 있습니다.

일정에 따르는 활동: 좋은 어린이집에서는 실내외 놀이, 간식, 식사, 낮잠, 휴식 등을 모두 계획대로 진행합니다. 이상적으로 보면 미취학 아동은 하루에 두 시간 정도 활발한 놀이 시간이 있어야 합니다. 그리고 날씨만 허락한다면 이 두 시간에는 실외 활동도 포함되어야 합니다. 이 놀이 일정에 텔레비전이나 비디오 시청이 포함되면 안 됩니다. 오히려 미술, 공예, 음악, 구연동화, 글자 및 숫자 놀이 등 창의적 놀이를 즐길 기회를 충분히 주어야 합니다.

어린이집을 선택할 때에도 참고할 만한 내용이 있으면 모두 고려해야 합니다. 그 어린이집을 이용했거나, 이용하고 있는 다른 부모들의 평가가 좋은 참고 자료가 됩니다. 그리고 여러분이 먼저 방문한 다음, 아이를 데리고 한 번 더 가서 아이가 그곳의 교사와 환경에 잘 적응하는지도 살펴보세요.

가정 어린이집

사설 어린이집보다 가정 어린이집을 더 선호하는 사람도 있습니다. 가정 어린이집은 형식에 덜 얽매이고, 아이 수도 적고, 연령이 서로 다른 자녀도 함께 맡길 수 있으며, 가정적 환경을 갖추고 있기 때문입니다. 경제적 부담도 덜한 편이죠. 가정 어린이집도 허가를 받으려면 국가가 요구하는 자격 요건을 갖추어야 합니다. 하지만 여러분이 직접 확인해야 할 부분도 있습니다. 주변의 평판도 들어보고, 직접 집을 방문해서 그 가정에 흡연자는 없는지, 안전하고 청결한지, 아이 나이에 맞는 적절한 장난감과 책들을 구비하고 있는지, 아이를 텔레비전 앞에 앉혀놓고 방치하지는 않는지 점검해보세요. 그 집에 애완동물이 있다면 잘 훈련되었는지, 그리고 아이가 애완동물에 알레르기 반응을 보이지는 않는지 살펴보세요. 보육 교사의 감독 없이 아이 혼자 밖으로 나가는 일이 없는지도 확인해야 합니다. 야외에 수영장이 있다면 특히 조심해야죠함께 나가지 않고 부엌 창문으로 지켜보는 것만으로는 곤란합니다. 그리고 예고 없이 방문해서 양육과 관리가 올바르게 이루어지고 있는지도 확인하세요. 절대 미안해할 필요가 없습니다.

시간제 아이 돌보미

전업주부인 경우라 해도 가끔은 영화도 보러 가고 싶고, 아이를 두고 볼일을 보러 나가야 하는 경우가 생깁니다. 아니면 마음 편하게 옷장을 정리하는 동안 두 시간 정도 아이를 봐줄 사람이 있으면 좋겠다 싶을 때도 있을 것입니다. 이런 경우에는 시간제 아이 돌보미가 딱입니다.

아이 돌보미에게는 여러분의 전화번호, 이웃이나 친척의 전화 번호 그리고 혹시 모를 상황에 대비해 담당 소아과 의사 전화번호를 반드시 남겨야 합니다. 연주회 같이 어쩔 수 없이 휴대폰을 꺼야 하는 곳이 아니라면 긴급한 상황에서는 전화하라고 일러두세요.

가족이 함께하는 운동

아이는 놀랍게도 본능적으로 자기 몸을 움직이는 법을 알고 있습니다. 일단 걷기 시작하면 안 가는 곳 없이 여기저기 돌아다니고 기어오르는 등 활발하기 그지없죠. 아이에게는 이 모든 것이 놀이이며 세상의 탐색입니다. 하지만 때로는 우리가 이런 본능을 억누르는 실수를 범하기도 합니다. 신체 활동을 하지 않으면 비만 등 건강 문제가 생길 위험이 높습니다. 그래서 처음부터 아이가 몸을 움직이도록 자극하는 것이 중요합니다.

어릴 때부터 아이와 운동을 하면 가족이 함께하는 소중한 시간을 가질 수 있고 아이의 집중력, 기억력, 근력, 균형 감각 등이 향상됩니다. 하지만 이때 아이의 모든 감각을 동원하도록 운동 자체는 단순한 것으로 해야 합니다. 도구가 필요하지 않지만, 아이의 상상력을 자극할 수 있는 옷차림이나 장난감을 함께 이용한다면 금상첨화겠죠. 여기에 여러분과 아이가 함께할 수 있는 운동을 소개합니다. 여러분한테도 전신 운동을 할 좋은 기회가 될 것입니다 부모가 되면 운동할 시간을 따로 내기 힘들다는 것을 우리도 잘 알고 있

자, 이제 아이와 함께 운동을 즐겨보세요

바닥에서 하는 운동

젤리 놀이: 온몸을 느슨하게 풀기

먼저 여러분과 아이 모두 바닥에 똑바로 누운 상태에서 몸에서 완전히 힘을 빼세요. 그러고 나서 빨간색 음식을 다섯 가지 말하는 동안 온몸을 흔들어줍니다. 이후에는 음식 색깔을 바꾸면서 여러 번 진행하세요.

비행기 태우기: 팔과 중심 근육 강화

바닥에 등을 대고 무릎은 세우고 발바닥은 바닥에 편평하게 댑니다. 그런 다음 누워 서로 마주 볼 수 있도록 아이를 위로 들어 올립니다. 아이의 팔다리를 비행기처럼 쭉 펴게 하세요. 새처럼 파닥거리게 하는 것도 재미있습니다. 아이를 올렸다 내렸다 하면서 하늘을 나는 흉내를 내세요. 아이를 이렇게 앞뒤 전후로 움직이다 보면 여러분의 팔 힘도 강화됩니다. 입으로는 새소리나 비행기 소리를 내서 음향 효과를 주면 더욱 재미있지요. 이 운동은 아이와 얼굴을 마주 보며 상호작용할 수 있어서 더욱 좋습니다.

배에 바람 넣기: 몸의 긴장 풀기

아이와 위치를 바꾸어 아이는 바닥에 누워 있고, 여러분이 아이 위에서 내려다봅니다. 무릎을 꿇고 엎드려 아이 배에 입을 댄 후 바람을 불면서 부드득거리는 소리를 냅니다. 그러면 아이가 꼼지락거릴 것입니다. 이렇게 몇 분간 한 다음에는 아이를 간지럼 태우거나 까꿍 놀이를 하세요. 대부분의 아이는 간지럼 태우기를 좋아합니다. 다양한 소리를 내면서 아이의 관심을 끄세요. 어느 날은 아이가 전날보다 소리에 한층 예민해진 것을 느낄 것입니다.

행복한 아이: 아래쪽 등과 햄스트링 스트레칭

여러분과 아이 모두 등을 대고 바닥에 누운 후 발을 위로 치켜들고 양쪽 손의 손가락 두 개로 각각의 엄지발가락을 잡습니다. 그런 다음 발꿈치가 무릎 위에 오도록 다리를 직각으로 구부리세요. 그리고 팔꿈치를 매트 쪽으로 부드럽게 당기면서 등 아랫부분을 매트 쪽으로 압박하세요. 자, 이제 행복한 아이처럼 킥킥대고 웃어보세요. 억지로라도 웃어보세요. 행복해서 웃는 것이 아니라, 웃어서 행복해지는 것입니다.

불빛 찾아가기: 심폐 운동

여러분은 서 있고 아이는 손과 발을 모두 바닥에 대고 엎드리게 합니다. 그리고 전등을 바닥에 비추어 아이가 기어서 빛을 쫓아가게 유도합

442

니다. 아이가 빛을 붙잡으면 칭찬해주고 다른 곳을 비추세요. 그리고
다시 아이가 그 빛을 쫓게 합니다. 이렇게 다섯 번을 반복한 다음
에는 아이에게 전등을 주고, 여러분이 빛을 쫓습니다.

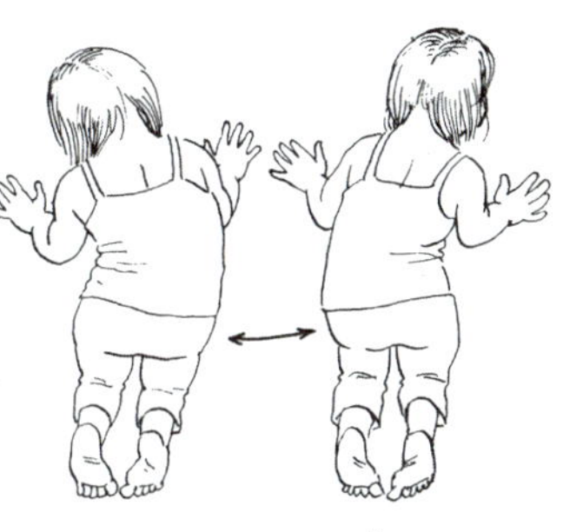

꼬리 흔들기: 척추 이완과 전신 강화

여러분과 아이 모두 바닥에 손과 무릎을 대고 엎드립니
다. 그리고 엉덩이에 꼬리가 달린 것처럼 흔들어주세요.
어깨와 머리를 함께 흔들고, 강아지처럼 소리도 내면서 실
감 나게 하세요. 그리고 방 안을 기어 다니며 아이와 술래잡
기를 하세요. 잡히는 사람은 간지럼을 태웁니다.

뒷발 차기: 대퇴사두근 강화와 균형 감각 향상

아이와 마주 보며 손과 발을 바닥에 대고 엎드립니
다. 그 상태에서 마치 당나귀처럼 양발을 위로 힘껏
차올리세요. 가능한 발을 오래 띄우고 있으면서도
내려올 때는 발바닥 떨어지는 소리가 거의 들리지 않
도록 사뿐히 내리려고 노력하세요. 팔꿈치는 살짝 구
부린 상태로 두고, 무릎에 스프링이 달렸다고 생각
하세요. 발로 찰 때 당나귀 소리를 내면 더욱 재
미있습니다. 다섯 번 반복합니다. 발로 차기 전에 뒤쪽
에 책상이나 다른 물건이 없는지 확인하세요.

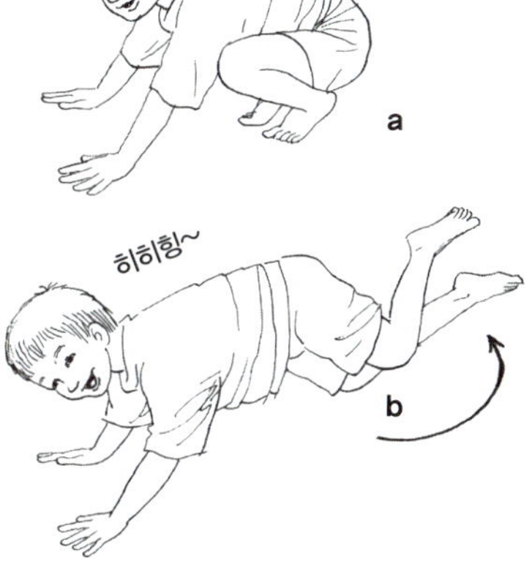

사자 놀이: 다리와 중심 근육 강화

양손과 양 무릎으로 바닥을 짚고 엎드려 있
다가 상체를 들어 올리면서 뒤로 젖혀
무릎으로 서세요. 손톱을 세우면
서 사자처럼 소리를 냅니다. 배에도
팽팽하게 힘을 주고 얼굴 표정도 사자 모습을 흉
내 내세요. 다섯 번 반복합니다.

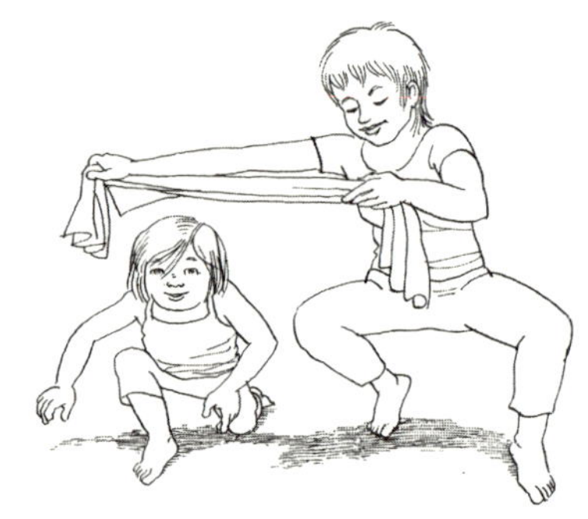

물고기 놀이: 등과 허리 근육 강화

바닥에 배를 대고 납작 엎드린 후 양손을 머리 위쪽으로 쭉 뻗습니다.
그리고 양쪽 손등을 서로 댔다 뗐다를 반복합니다. 발도 똑같이 하세요.
어항 속을 돌아다니는 금붕어가 되었다고 상상해보세요. 금붕어처럼 입
을 뻐끔거리고, 배에는 힘을 단단히 주세요. 다리는 할 수 있
는 만큼 최대한 높이 들어 올립니다. 그
리고 마치 금붕어가 된 것처럼 어항
속 풍경을 말로 표현해보세요. 금
붕어 친구에게 말을 거는 것도 좋겠지요.

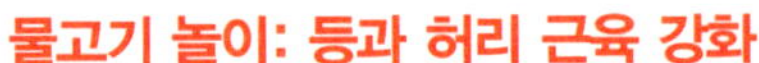

림보 놀이: 신체 지각 능력 향상

수건의 양 끝을 잡은 후 허리를 곧게 편
상태에서 다리 힘을 이용해 스쾃 자세로
쪼그리고 앉습니다. 그리고 아이가 수
건을 건드리지 않고 그 아래를 통과하

게 하세요. 다섯 번을 하되 매번 다른 방식으로 통과하게 합니다옆 혹은 뒤로 등등. 마치 서커스단에서 공연하는 것처럼 행동하세요.

고양이 몸 풀기: 동작과 호흡의 조화 능력 향상

양손과 무릎을 바닥에 대고 엎드린 후 등을 바닥과 수평이 되게 폅니다. 이때 눈은 바닥을 향하세요. 이 상태에서 배를 안으로 끌어 올리면서 척추가 위로 향하도록 등을 둥글게 말아 올립니다. 쥐어짜듯이 엉덩이에 힘을 주면서 시선은 무릎 사이를 향합니다. 고양이처럼 야옹 소리나 갸르릉 소리를 내세요. 그런 다음 다시 처음 자세로 돌아가 이 과정을 세 번 반복합니다. 그다음 한쪽 팔을 앞으로 쭉 뻗으면서 반대쪽 발을 뒤로 뻗으세요. 그다음에는 손과 발을 바꿔서 뻗습니다. 한 쪽당 세 번씩 반복하세요.

방망이 놀이: 전신 이완

바닥에 베개를 몇 개 깔아놓고서 그 위에 아이의 몸을 곧게 펴고 눕게 하세요. 그리고 방망이로 밀가루 반죽을 밀듯이 아이를 베개 위로 굴리세요. 다섯 번 반복합니다. 아이는 다른 각도에서 느껴지는 중력의 영향을 무척 신기해하며 재미있어합니다.

서서 하는 운동

비행기 놀이: 허리, 팔, 다리 운동

방 가운데에 베개를 하나 놓고 여러분과 아이는 주변에 서서 팔을 양쪽으로 뻗습니다. 이때 손바닥은 바닥을 향하게 하고 손가락은 쭉 펴세요. 허리는 편 상태에서 무릎만 살짝 구부리고, 몸은 2시 방향으로 기울이세요. 그 상태에서 산 주변을 나는 비행기처럼 베개 주위를 돌아다닙니다. 움직이는 동안 팔을 양쪽으로 번갈아 살짝 기울이세요. 앞뒤 방향으로 각각 다섯 번씩 도세요. 입으로 비행기 엔진 소리를 내고 무릎을 굽혔다 폈다 하면서 비행기 높이를 달리해도 재미있어요.

미역 놀이: 팔과 어깨 강화

팔꿈치를 어깨높이로 올리고 손가락은 팔꿈치와 직선이 되게 위로 뻗습니다. 팔꿈치부터 손톱 끝까지를 바다에서 자라는 미역이라고 생각하며 팔을 양옆으로 흐느적거리며 흔들어줍니다. 손가락을 반대쪽 팔꿈치에 댔다가 다시 바깥쪽으로 펼치기를 반복하세요. 허리를 펴고 곧게 선 자세로 움직이며 바다에서 볼 수 있는 것 열 가지를 말해보세요 고래, 불가사리, 통통배 등.

수건 줄다리기: 팔 힘 강화

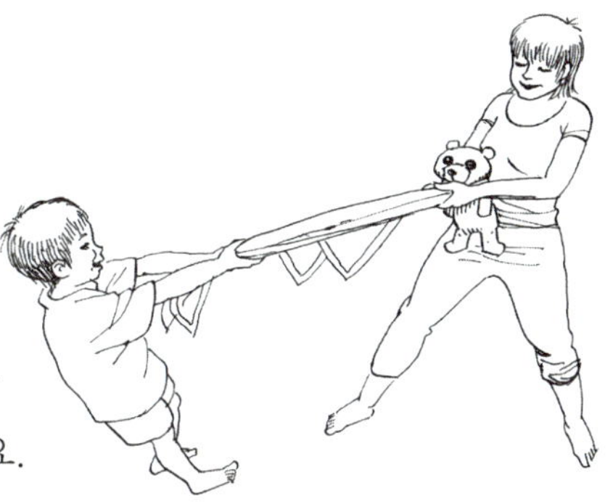

아이에게 수건 한쪽 끝을 잡게 하고, 다른 한
쪽은 여러분이 손에 쥐고 있는 동물 인형이 잡
게 하세요. 이렇게 해서 아이와 동물 인형이 줄
다리기를 하는 것입니다. 여러분의 위치를 자주
바꾸어 아이가 다양한 근육을 사용하도록 만드세요.

줄타기 놀이: 균형 감각, 집중력 향상

운동화 끈 하나를 바닥에 직선으로 펼쳐놓습니다. 그리고
여러분과 아이 머리 위에 종이 접시를 하나씩 올린 후 접시를
떨어뜨리지 않으면서 운동화 끈을 따라 걷게 하세요. 이렇게 왔
다 갔다 연습하세요. 아이가 잘 걸으면 뒤로 걷는 것도 시켜
보세요.

캥거루 놀이: 다리 힘과 심폐 기능 강화

바닥에 운동화 끈을 직선으로 펼쳐놓으세요. 팔은 가슴 앞에 두고
운동화 끈을 뛰어서 넘어갑니다. 끈을 건드리지 않으면서 최대한
멀리 뛰는 놀이입니다. 각각의 방향으로 다섯 번씩 반복한 후
에 아이와 교대합니다. 이런 식으로 먼저 아이에게 놀이를
보여준 후 따라 하도록 하세요.

코끼리 놀이: 중심 근육 강화

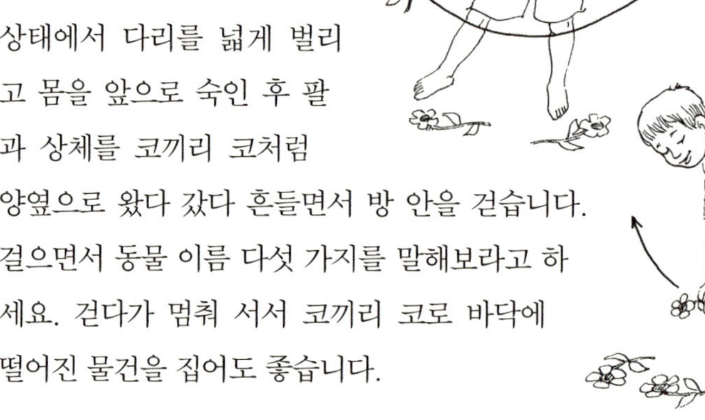

팔을 앞으로 쭉 뻗고 손가락을 깍지 끼세요. 그 상태에서 다리를 넓게 벌리고 몸을 앞으로 숙인 후 팔과 상체를 코끼리 코처럼 양옆으로 왔다 갔다 흔들면서 방 안을 걷습니다. 걸으면서 동물 이름 다섯 가지를 말해보라고 하세요. 걷다가 멈춰 서서 코끼리 코로 바닥에 떨어진 물건을 집어도 좋습니다.

사슴 놀이: 전신 근육 강화

손발로 함께 바닥을 짚으며 계단을 올라갑니다. 꽃, 나무, 벌레, 동물 등 사슴이 산에서 무엇을 볼지 아이와 함께 이야기하며 올라가세요. 산에는 지금 눈이 쌓여 있을까? 아니면 햇볕이 쨍쨍 내리쬐고 있을까? 사냥꾼에게 들키지 않고 조용히 도망가는 사슴처럼 계단을 기어서 내려갈 수 있는지도 시험해보세요.

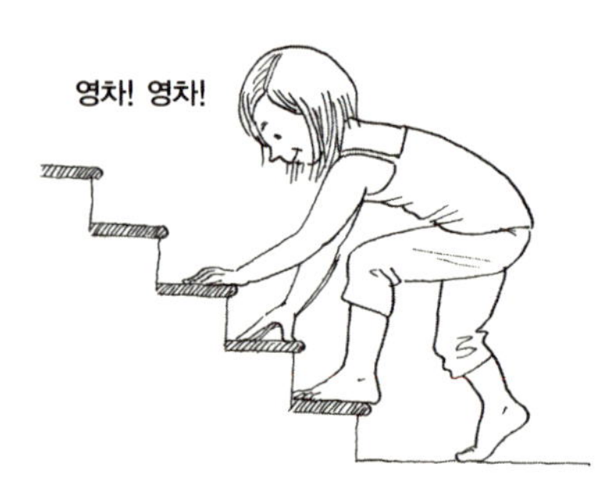

펭귄 놀이: 팔다리 근육 강화

손가락은 어깨 위에 올리고 팔꿈치는 어깨 바깥쪽으로 내리세요. 그 상태에서 자세를 최대한 낮춰 앉은 후 뒤뚱거리면서 방 안을 돌아다닙니

다. 앞으로 걸을 때는 실제로 몸을 뒤뚱거리며 펭귄처럼 걸어보
게 하세요. 이렇게 걸으며 남극처럼 차가운 물건은 뭐가 있
을지 열 가지를 말해봅니다. 아이스크림, 눈, 이글루 등.

원숭이 놀이: 팔다리 힘 기르기

양손과 양발로 바닥을 짚고 엎드립니다. 발가락으로 버티고 선
다음 손으로 바닥을 힘껏 밀면서 양팔을 최대한 앞으로 멀리 뻗어 바닥
을 짚습니다. 그런 다음 이번에는 손을 고정한 채 양발을
깡충 뛰어 앞으로 끌어옵니다. 이런 식으로 다섯
번 앞으로 나가세요. 원숭이처럼 소리를 내면서
정글에서 볼 수 있는 것을 이야기해봅니다.

나무 놀이: 균형 감각 향상

마치 휘어진 나뭇가지처럼 팔을 양옆으로 뻗습니다. 손가락도 함께 쭉
펴세요. 이 상태에서 왼쪽 발을 바닥에서 떼고 균형을 잡아보세요. 10초
간 버틴 후 발을 바꾸세요. 나무에서 볼 수 있는 것 다섯 가지 잎, 새, 사과 혹
은 서로 다른 새소리 내기를 해보세요. 다 본 신문지를 잘
라서 나뭇잎으로 사용해도 재미있습니다. 아이가 균형을
잡고 있는 동안 신문지 나뭇잎을 아이 머리 위에 뿌려주
세요.

무지개 놀이: 팔다리 스트레칭

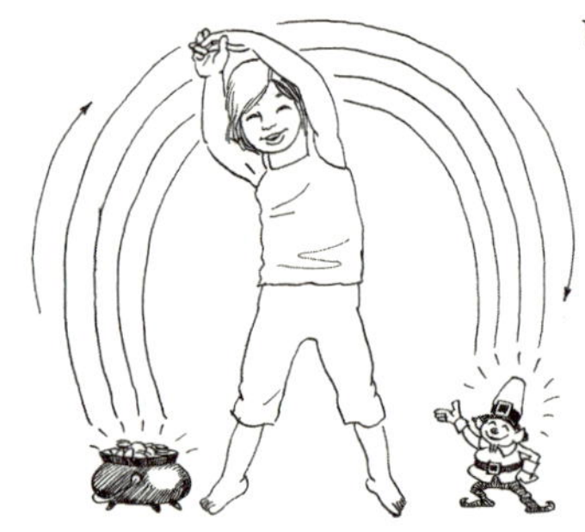

다리를 넓게 벌리고 서서 상체를 천천히 앞으로 구부려 손가락으로 바닥을 걸어가며 왼쪽 발까지 내려가세요. 거기서 양팔을 모아 머리 위로 크게 돌리며 위로 올리고 다시 오른쪽 발까지 내려옵니다. 이렇게 허공에 무지개 모양을 그리세요. 무지개 색깔을 말하며 이 동작을 좌우로 반복하세요.

회전목마 놀이: 심폐 강화 운동

똑바로 서서 팔을 양쪽으로 뻗고 한 손으로는 아이 손을, 다른 한쪽으로는 동물 인형을 잡으세요. 그리고 놀이 공원에 있는 회전목마처럼 아이가 여러분 주위를 빙글빙글 돌게 하세요. 또는 헬리콥터 흉내를 내도 좋아요. 이때 천천히 회전하도록 유도하세요. 그리고 회전하면서 눈에 보이는 것을 얘기해봅니다.

말춤 놀이: 심폐 강화 운동

카우보이가 되어 말 타는 흉내를 내면서 집 안을 돌아다닙니다. 싸이의 말춤을 추며 돌아다녀도 좋습니다. 아이가 타고 있는 가상의 말에 이름도 붙여주고 아이에게도 말을 걸어주세요. 그리고 '이랴 이랴' 하며 속도도 내보게 하세요. 말이 잘 달리면 토닥거려주고, 말타기가 끝나면 말에게 물과 먹이주는 흉내를 내보세요.

양말 던지기: 집중력과 공간 지각력 향상

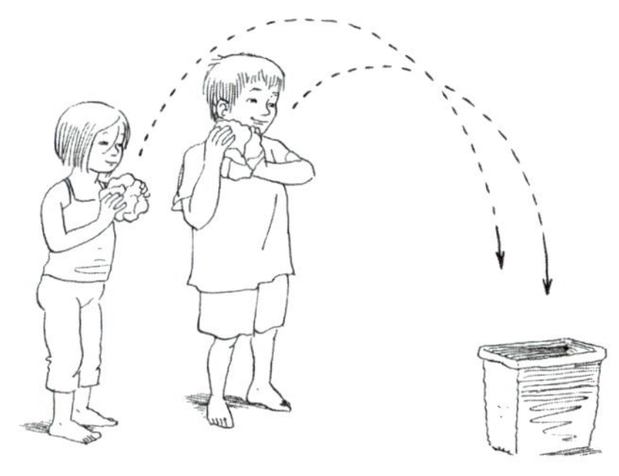

낡은 양말이나 신문지를 뭉쳐 만든 공으로 휴지
통이나 바구니에 던져 넣기 놀이를 하세요. 처음
에는 자신감을 가질 수 있도록 가까운 거리에서
시작하고, 익숙해지면 차츰 거리를 늘려가세요.
각자 다섯 번씩, 매번 손을 바꿔가며 던지세요.

의자 놀이: 다리 근육 강화

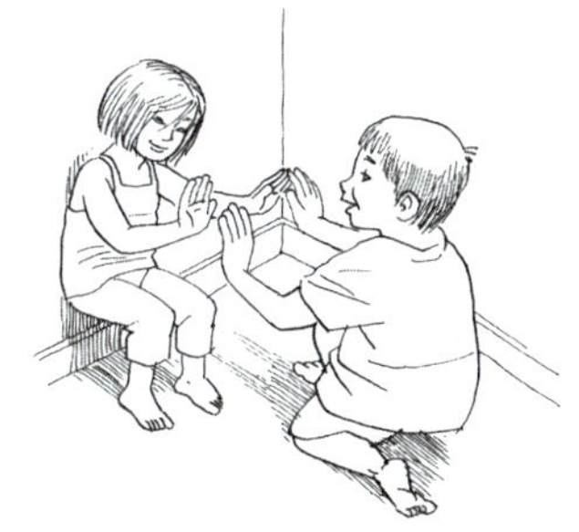

튼튼한 벽에 등을 대고 마치 아래에 의자가 있는 것처럼
자세를 낮추어 앉으세요. 이때 발꿈치는 벽에 대지 말고
무릎 위치까지 앞으로 보내야 하며 무릎과 직각을 이루도
록 하세요. 그 상태에서 서로의 손뼉을 치고 아이와 자리
를 바꾸세요.

한 발로 깡충 뛰기: 균형 감각 강화

한 발로 깡충깡충 뛰어보세요. 다른 발이 바닥에 닿지 않고 몇 걸음이
나 갈 수 있는지 세어 보세요. 발을 바꾸어서 해보고, 할 때마다 기록을
늘리려고 노력하세요. 숫자를 크게 소리 내어 세면 숫자 공부에도 도움
이 됩니다. 아이가 뛸 때는 여러분이 숫자를 세고, 여러분이 뛸 때
는 아이가 숫자를 세게 하세요.

흉내 놀이: 집중력 강화와 긴장 완화

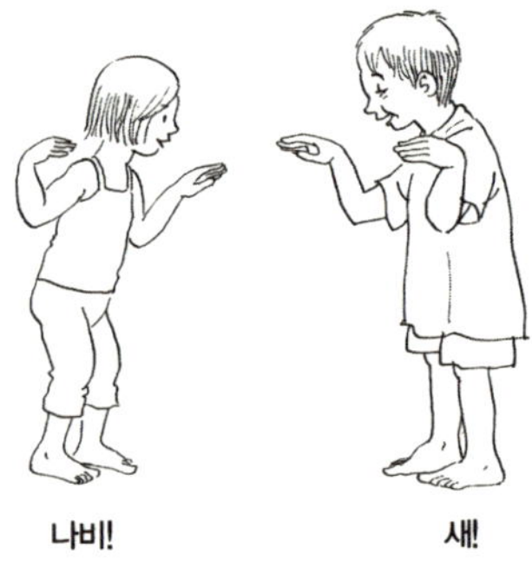

아이와 얼굴을 마주 보고 서서 서로 누구를 흉내 낼지 정하세요. 그런 다음 흉내를 내는 사람의 동작이나 얼굴 표정까지 똑같이 따라 합니다. 흉내 내는 상대를 바꾸며 여러 번 반복하세요. 이 놀이는 아이가 거울에 비친 자기 모습을 보면서 해도 재미있습니다. 춤도 따라 하게 하고, 나비 날개짓도 흉내 내보세요.

좀 더 큰 아이를 위한 놀이

아이가 자라면서 좀 더 민첩해지면 즐겁게 할 수 있는 놀이나 운동이 아주 많아집니다. 아이가 몸을 활발히 움직이도록 하는 것은 비만을 예방하고 튼튼한 몸을 만들기 위한 것도 있지만 다른 목적도 있습니다. 높이 뛰기처럼 성장판을 자극하는 운동 농구, 줄넘기 등 점프 동작이 많은 운동 _역자 주 을 하면 뼈의 성장을 촉진해 키가 잘 자라고, 뼈도 튼튼해집니다. 키 성장에 도움이 되는 방법을 알아봅시다.

- **장애물 코스를 만드세요** 공원이나 마당 같은 곳에서 아이가 달리고, 뛰어넘고, 깡충깡충 뛸 수 있는 안전한 코스를 만들어 놓으세요.
- **사방치기 놀이를 하세요** 바닥에 사방치기 판을 그려놓고 놀면 자연스레 점프 동작을 많이 하게 됩니다.
- **자기만의 점프 게임을 만들어보세요** 쿠션감이 좋은 커다란 매트 위에 숫자를 적으세요. 이것을 이용하면 온갖 종류의 점프 게임을 만들어낼 수 있습니다 번호 순서대로 뛰기, 상대방이 부르는 번호로 뛰기, 짝수 번호만 골라서 뛰기 등.

예방접종

사람은 대부분 중요한 결정을 내릴 때 활용 가능한 정보를 바탕으로 이성적으로 판단한다고 믿습니다. 하지만 사실 가장 중요한 결정을 내릴 때가 되면 감정이나 본능에 의지하는 경우가 많습니다. 아마 예방접종만큼 이러한 면이 분명하게 드러나는 분야도 없을 것입니다. 예방접종은 부모, 의사, 연구자들 사이에서 뜨거운 논란이 일고 있는 주제입니다. 예방접종을 바라보는 관점은 천차만별이지만, 마음만은 모두가 똑같습니다. 아이의 건강이 최우선이라는 점이죠. 이제 우리가 제공하는 질병의 예방과 예방접종의 위험성에 대한 정보가 여러분이 올바른 선택을 하는 데 도움이 되기를 바랍니다.

《내몸 임신출산 설명서》에서 이 주제를 다각도로 분석한 후 우리의 입장을 소개한 바 있습니다만, 그 내용을 접하지 못한 분들을 위해 다시 한번 개괄적으로 살펴보겠습니다.

예방접종과 관련해서 우리는 그 어떤 것도 단정하지 않겠습니다. 이 책의 저자들도 이 주제에 대해서는 의견이 다양하게 나뉘기 때문입니다.

따라서 여러분은 예방접종의 장단점에 대해 여기에서 소개한 내용을 숙지하고, 필요하면 다른 연구 자료까지도 검토한 후 스스로 합리적 판단을 내리길 바랍니다. 아이가 아직 태어나지 않았다 해도 미리 판단해두는 것이 좋습니다.

예방접종에 대한 논쟁을 간단히 요약하자면 다음과 같습니다. 예방접종이 목숨을 구하고 질병으로부터 몸을 보호해준다는 과학적 자료는 충분히 많이 나와 있습니다. 그 혜택이 어디까지인가에 대해서는 논란이 있지만, 우리는 긍정적인 부분이 많다고 생각합니다. 하지만 모든 약이 그렇듯 예방접종에도 안전성에 관한 우려가 존재합니다. 개인의 입장에서 보면 백신의 안전성을 보장해줄 만한 충분한 자료가 존재하지 않고, 또 존재할 수도 없기 때문입니다. 특히 예방접종은 다른 백신, 바이러스, 약물, 음식 그리고 개개인의 특수한 환경과 서로 상호작용하기 때문에 이 문제는 더더욱 복잡합니다.

그렇다면 의견이 어떻게 나뉘고 있을까요? 우선 전 세계 상당수의 소아과 의사들이 참여하는 미국소아과학회American Academy of Pediatrics와 미국질병통제예방센터Centers for Disease Conrol and Prevention에서 권고한 내용을 믿는 사람들이 있습니다. 이들은 예방접종이 아이에게 미치는 해보다는 혜택이 훨씬 크고, 장기적으로 볼 때 대중 전체의 건강에 도움이 된다는 결론을 내리고 있습니다. 그러면서 예방접종이 매년 질병을 예방하고 유아 사망률을 줄이고 있다는 연구 결과를 제시하곤 합니다.

예방접종을 전후로 간질, 발육 지체, 소통장애 등의 문제가 발생하면 '예방접종에 따르는 부작용'으로 분류하고 있지만, 그렇다고 이것이 꼭 예방접종과 인과관계로 얽혀 있다는 뜻은 아닙니다. 실제로 예방접종을 받지 않은 아이들은 받은 아이들보다 이런 문제가 더 많이 생긴다는 연구도 있습니다. 그래서 예방접종에 대한 비난은 부당하다고 주장하지요.

다른 한편으로는 장기적으로 볼 때 예방접종이 충분한 안전성을 보장하지 못한다고 주장하는 사람들이 있습니다. 그들의 관점에서 보면 예방접종의 안전성을 절대적으로 확실하게 증명한 연구는 없습니다. 그리고 예방접종으로 발생하는 심각한 결과들을 축소 발표하거나 무시하고 있다고 주장합니다.

그래도 양측 모두 공감하는 부분도 있습니다. 이러한 논쟁 덕분에 좀 더 안전한 예방접종 개발되고 있다는 것이죠. 참으로 다행스러운 일입니다. 그 밖에 여러분의 결정은 결국 다음 문제로 귀결될 것입니다.

- 어느 쪽 사람들의 주장이 마음에 와 닿는가_{의료 전문가들의 말에 믿음이 가는지, 의심이 가는지}
- 위험을 감당할 마음의 준비가 되어 있는가
- 의학적 가족력

하지만 한 가지 사실만큼은 분명합니다. 아이에게 예방접종을 하지 않으면 백신으로 예방 가능한 질병에 걸릴 가능성은 높아집니다_{474쪽 참고}.

여러분이 정확한 정보를 바탕으로 선택하도록 우리는 100명 이상의 전문가에게 예방접종의 모든 것에 대해 질문한 후 그들의 자료를 통해 그 관점들을 파악해보았습니다. 여기에 예방접종을 찬성하는 '찬성파'와 반대하는 '반대파'의 중요한 논리를 요약해서 제시합니다. 각각의 관점을 소개한 끝에는 모든 정보를 종합해서 고려한 후 우리가 어떻게 생각하는지 의견을 밝혀놓았습니다.

예방접종은 안전하고 효과적인가?

찬성파: 예방접종 이후 미국에서만 매년 2만 500명의 유아 사망을 예

방하고, 아동과 성인에서 발생하는 뇌기능장애, 마비, 심지어 암 등 수많은 질병도 함께 방지해준다. 이렇듯 예방접종으로 질병이 엄청나게 줄었다. 특히 소아마비의 경우 환자를 돌보는 데 드는 비용이 연간 1,000억 달러에 육박했는데 백신의 등장으로 돈 뿐만 아니라 환자가 겪을 고통 자체를 막아주었다. 예방접종을 통해 전체 인구의 유병률을 줄임으로써 예방접종을 할 형편이 안 되거나, 그 효과를 보지 못하는 이들예를 들면 면역 결핍증 환자, 면역 형성을 방해하는 질환을 치료받는 환자, 너무 어린아이 등의 질병 발병 위험도 함께 줄일 수 있다. 면역 형성 비율이 감소하면 모든 어린이가 더 큰 감염 위험에 노출될 것이고, 특히 사회에서 가장 취약한 계층의 사람들은 그 위험이 더욱 커진다.

예방접종이 일부 손상을 가져올 수 있음은 의심의 여지가 없다. 예를 들어 맨 처음 나온 소아마비 백신접종을 받은 아동 245명 중 한 명에서 소아마비 발생은 200만 명당 한 명에게 소아마비를 일으킨 것으로 추정된다. 하지만 요즘에 사용하는 불활화 백신inactivated vaccine은 이 비율이 더욱 낮아졌다. 홍역 백신은 미국에서 매년 네 명 정도에게 심각한 뇌기능장애를 유발하고 있지만 대신에 그러한 뇌기능장애를 2,000~4,000건 정도 예방하고, 실제 사망 수도 크게 감소시켰다. 로타바이러스 백신은 성분을 변경하기 전 예방접종을 받은 아동 1만~1만 4,000명당 한 명꼴로 장중첩증에 걸렸다수술이나 방사선 치료가 필요한 경우가 많은 심각한 질병이다. 그래서 장중첩증의 위험이 없는 새로운 백신을 개발하게 되었다. 하지만 로타바이러스 백신은 예방접종을 받은 아동 200명당 한 명꼴로 설사로 인한 입원을 예방해준다이 통계는 행정부나 법원에서 인정하는 백신 부작용 목록을 나열한 '예방접종 피해 국가 보상 프로그램National vaccine injury compensation program'에서 얻은 것이다.

대규모 연구를 통해 얻은 긍정적 효과에도 불구하고 개인에게서 얻은 일화적 정보만 들으면 상당한 정서적 불안을 초래할 수 있다. 하지만 어떤 두 가지 현상이 동시에 일어났다고 해서 그 두 가지가 모두 인과관계로 얽혀 있다고 결론 내릴 수는 없다.

반대파: 250만 명의 아동에서 예방접종으로 인한 부작용이 나타나지 않았다는 유럽의 대규모 연구는 역학조사를 바탕으로 한 것이었다. 즉 개인에서 나타나는 생물학적 원인과 효과가 아니라, 전체 인구에서 나타나는 통계학적 패턴만 연구했다는 뜻이다. 또 대규모 연구들은 예방접종을 받은 이후에 아동의 건강이 급격히 나빠지는 것을 목격했다는 부모들의 주장이 상당히 많음에도 무시하고 있다.

저자들 의견: '안전하다'는 것은 위험이 전혀 없다는 뜻이 아닙니다. 의학에서 말하는 안전이란 예방접종은 물론 그 어떤 진료에서든 일반 대중을 놓고 봤을 때 그로 인한 혜택이 위험보다 크다는 것을 의미하죠. 예방접종은 질병을 예방하고 목숨을 구합니다. 하지만 아동기에 받는 17가지 예방접종을 종합적으로 평가하면 아동 2,000~1만 명당 한 명꼴로 심각한 위험에 처할 가능성이 있습니다. 결국 아동기 예방접종이 일반 아이에게 혜택을 줄 가능성이 심각한 손상을 입힐 가능성보다는 적어도 20배 이상 크다는 뜻입니다.

우리 저자 중 일부는 부작용의 상당수가 백신만이 아니라 백신이 다른 요소와 상호작용_{예를 들면 바이러스에 의한 유전자의 활성화}해서 나타나는 것이라 생각합니다. 예방접종을 안전하게 하는 한 가지 방법은, 아이나 가족 중 다른 사람이 아플 때는 예방접종을 미루어두었다가 일주일 정도 지나 건강을 회복한 후에 하는 것입니다. 결론적으로 우리는 예방접종에 찬성합니다. 다만 아이가 아플 때 하면 안 됩니다. 이것은 미국소아과학회와 미국 정부의 권고 사항이기도 합니다. 따라서 현재 공식적으로 허가받은 백신으로 예방할 수 있는 질병이라면 아이가 건강할 때 예방접종하세요. 이것은 아이의 건강을 지키는 좋은 방법 중 하나입니다.

예방접종이 자폐증을 초래하는가?

찬성파: 핀란드, 네덜란드, 영국, 일본, 미국 등에서 이루어진 대규모 역학 연구에 따르면 예방접종이 자폐증의 확산과는 관련이 없다는 사실이 분명히 드러나고 있다. 극히 드문 미토콘드리아 관련 질환224쪽 참고의 유전적 소인을 가진 소수의 사람에게서는 예방접종으로 인해 자폐증이 나타날 가능성이 있지만, 이런 사람은 예방접종을 하지 않더라도 자폐증이 발생할 가능성이 매우 높다. 이런 상황에서는 바이러스나 환경에서 오는 다른 자극도 자폐증을 초래하는 최후의 일격으로 쉽게 작용할 수 있기 때문이다.

반대파: 기존에 건강하던 아이가 예방접종을 한 후 곧바로 자폐스펙트럼장애로 발전했다고 말하는 부모들의 얘기가 너무 많다. 그들의 주장 또한 강력해서 예방접종이 자폐증을 일으킨다는 결론을 피할 수가 없다.

저자들 의견: 예방접종이 자폐증을 일으킨다는 증거도 없고, 반대로 전혀 관련이 없다는 증거 또한 없습니다. 하지만 고열을 일으키는 또 다른 바이러스 감염 같은 환경적 상황이나 고열이 있는 상태에서 이루어진 예방접종은 유전적으로 취약한 아이에게 자폐증을 초래할 수 있습니다. 현재로서는 예방접종을 하기 전에 그런 취약한 아이를 가려낼 방법이 없습니다. 유전적 촉발 인자에 대해 더 많이 연구하고, 검사가 좀 더 안전하고 대중화되면, 바이러스와 백신의 결합으로 나타나는 질병에 걸릴 위험이 있는 사람들을 사전에 찾아내서 피해를 예방할 수 있을 것입니다.

예방접종을 하기로 결정했다면 반드시 아이가 수분 섭취를 충분히 하고 항생제도 복용하지 않은 건강한 상태에서 접종해야 합니다. 만약 아이나 다른 가족이 아프다면 예방접종 일정은 나중으로 미루세요. 예방접종 후에 생기는 열과 짜증은 적극적으로 치료해야 합니다. 아이에게 수분을 충분히 섭취시키세요. 만 1세가 안 된 아이는 모유나 분유, 걸음마 시기의 아이는 물이나 우유, 그보다 큰 아이에게는 물이나 우유 또는 100% 과일 주스를 먹이세요. 그 후에는 소아과 의사의 지시를 따릅니다.

과연 예방접종이 필요한 것인가?

찬성파: 만약 우리가 좀 더 많은 병원체_{바이러스나 세균처럼 질병을 초래하는 원인체}에 대해 백신을 보유하고 있다면 상당수의 질병을 예방할 수 있다. 우리에게 치매, 에이즈, 유방암 그리고 MRSA_{놀라울 정도로 항생제 내성이 강한 치명적인 포도상구균 감염} 같은 세균 감염을 막는 백신이 개발되었다고 상상해보라. 예방접종을 하지 않는 것은 목숨을 위험에 빠뜨리는 일이라고 믿는 의사가 많다. 이것이 충분히 이루어지지 않는 국가에서는 아직도 백일해로 죽어가는 아이가 많다.

반대파: 아직 백신이 없는 병원체가 수백 가지나 있지만, 미국 질병통제예방센터에서는 그런 병원체에 노출되어도 건강을 유지하는 데 도움이 되는 훌륭한 권장 사항을 내놓고 있다. 이를 잘 지키면 백신이 있는 질병이라도 마찬가지로 효과를 볼 것이다.

저자들 의견: 우리 조상들은 예방접종을 하지 않았습니다. 우리 중에도 일부는 현재 개발된 예방접종을 하지 않은 것이 많습니다. 그래서 수두에 걸려 1~2주일 정도 학교를 결석하기도 했고, 일부는 나중에 그 바이러스 때문에 대상포진으로 고생하기도 했다. 우리가 병에 걸리면 부모도 함께 질병을 앓았고 일도 할 수 없어 집에만 있었습니다. 소아마비 백신이 나오기 전에는 밖에서 놀지도 못하고, 극장이나 여름 캠프에도 못

가게 했죠.

우리 부모 세대에서는 홍역에 걸린 사람 1,000명당 한 명은 뇌기능장애가 생겼습니다. 임신부가 풍진에 걸리면 배 속에 있는 아이에게 청각장애, 시각장애, 뇌기능장애 등이 나타났습니다. 지금은 백신으로 예방할 수 있는 질병이 많지만, 옛날에는 그 병으로 죽는 아이가 많았습니다. 예방접종은 삶의 질을 높여주었고, 우리가 자식을 낳고 번성할 수 있게 해주었습니다. 우리 저자들은 예방접종에 찬성합니다.

우리 아이들은 어떤 항원에 노출되어 있나?

찬성파: 아이뿐만 아니라 어른도 동물원이나 박물관 같은 새로운 환경에 접하게 되면 매시간 113종이 넘는 새로운 항원에 노출된다. 더군다나 천연두 백신만 해도 203종의 항원이 들어 있다. 하지만 과거에 대규모 예방접종이 이루어진 결과 천연두가 소멸되어 현재는 이 203종의 항원을 접종하지 않아도 된다.

반대파: 만약 미국소아과학회에서 권장하는 예방접종을 모두 하면 아이는 6년에 걸쳐 총 32회 백신을 맞고 종류로 따지면 17종이지만, 일부 예방접종은 효과를 보려면 여러 번 해야 한다, 113종의 백신 항원이 주사기를 통해 몸속으로 들어간다. 그 안에는 불화학물질도 많이 들어 있다. 이는 20년 전에 권장한 것보다 세 배나 많으며, 유럽의 많은 국가에서 권장하는 것보다 더 많다.

저자들 의견: 백신의 안전성은 꾸준히 향상되어왔고, 임상 실적도 좋아졌습니다. 과학적 연구와 오랜 기간의 경험을 통해 우리는 백신의 안전성을 믿습니다. 몇 해 전에 고위험군을 대상으로 이루어진 신종플루 H1N1 예방접종 캠페인을 보면, 미국에서 4만 명이 죽을 것으로 예상한 전

염병이 효과적으로 억제되었습니다. 2009~2010년 독감 유행 시기가 끝날 무렵의 통계를 보면 H1N1으로 사망한 사람의 수는 1만 2,000명에 불과합니다. 백신이 개발되기 전에는 사망자가 훨씬 많았죠. 그리고 5,000만 명이 예방접종을 했지만 장기적 부작용이 보고된 사례는 거의 없고, 사망자는 전혀 나오지 않았습니다. 물론 백신의 품질과 판매를 위한 노력은 계속될 것입니다. 현재 일고 있는 뜨거운 논란 덕분에 연구에 점점 더 속도가 붙고 있죠.

글로벌 세상에서 예방접종은 얼마나 중요한가?

찬성파: 우리는 글로벌 사회에 살고 있다. 따라서 병원균에 노출되었지만 증상은 없는 보균자와 어떻게 마주칠지 알 수 없다. 이런 상황에서 예방접종은 반드시 필요하다. 홍역에 걸린 아이와 함께 비행기를 탔다가 예방접종을 하지 않은 사람들이 집단으로 홍역이 발병한 사례를 보면 예방접종을 게을리했을 때의 위험을 잘 알 수 있다.

반대파: 고위험군에 해당하지 않은 아이는 굳이 예방접종을 할 필요가 없다.

저자들 의견: 만약 특정 질병에 대해 아이가 저위험군에 해당한다는 것을 알 수만 있다면 예방접종에 대해 좀 더 유연하게 대처할 수 있습니다. 하지만 여러분과 아이가 바깥세상과 접촉을 하지 않는 경우가 아니고서는 그것을 확인하는 일이 쉽지 않죠. 현재 시행하는 예방접종 일정은 아이가 특정 질병에 가장 취약한 시기에 최대한의 보호 효과를 이끌어내기 위해 설정되어 있습니다. 예를 들면 백일해는 생후 첫 몇 달 동안이 가장 치명적입니다. 반면, 여러분이나 배우자 그리고 아이의 다른 보호자가 모

두 B형간염 보균자가 아니라면 B형간염 백신은 생후 2개월이나 그 이후로 늦출 것을 권합니다 이미 B형간염 예방접종을 시작하지 않은 상태라면 말입니다. 예방접종 종류에 따라 접종 시기도 천차만별이므로 수고스럽겠지만 그런 예방접종 기록 관리에 꼼꼼히 신경을 써야 합니다.

예방접종으로 질병을 막을 수 있나?

찬성파: 예방접종을 통해 우리는 이른바 집단 면역이라는 상태에 도달합니다. 이렇게 주변 환경 집단에서 특정 질병을 아주 드물거나 없는 존재로 만들면 결국에는 질병을 근절할 수도 있다 그러면 더 이상 예방접종이 필요하지 않다. 그 예로 천연두가 전 세계적으로 박멸된 것을 들 수 있다. 소아마비 바이러스도 박멸할 수 있었지만 몇몇 국가에서 몇 년 동안 예방접종을 소홀히 한 탓에 다시 창궐해 결국 다른 나라로 퍼지는 결과를 낳았다. 그런 발병이 완전히 소멸될 때까지 소아마비 백신은 필수적이다.

반대파: 질병의 박멸에는 위생 시스템과 개인위생 등 현대의 의학적 발전도 큰 역할을 했다. 생명을 위협할 정도의 심각한 질병에 걸릴 위험이 거의 없는 경우라면 예방접종을 할 필요가 없다.

저자들 의견: 우리도 천연두 박멸 얘기는 좋아합니다만, 이것이 다른 수많은 질병에 그대로 적용되리라 기대하는 것은 무리가 있습니다. 일부 병원체에 대한 예방접종은 나중에도 여전히 필요할 것입니다. 예를 들어 파상풍 병원균은 흙이 있는 곳이면 어디에나 존재하기 때문에 예방접종은 계속 필요합니다. 예방접종으로 예방 가능한 다른 질병이 천연두처럼 지구 상에서 박멸되는 날이 오기 전에는 현재 미국소아과학회에서 제시하는 표준 일정에 따라 아이를 보호해주어야 합니다 우리는 대한소아과학회가 추천

하는 일정을 따르면 됩니다. 뒤에 나옵니다 _역자 주. 예방접종 일정은 유연하게 조정할 수 있으므로 소아과 의사와 상의하세요.

다른 가족을 보호하기 위해서라도 예방접종을 해야 하는가?

찬성파: 아이에게 특정 질병을 예방하는 백신을 접종하면, 가족 중 그 질병에 취약해서 생명에 위협을 받을 수 있는 사람을 보호하는 데 도움이 된다. 면역력이 약한 할아버지, 태어난 지 얼마 안 된 어린 동생, 임신한 엄마, 혹은 질병 방어력이 약화되는 장애를 겪고 있는 성인이나 아동, 혹은 면역 억제 치료를 받는 사람이 이런 혜택을 입는다.

반대파: 질병에 취약한 사람은 감염을 막는 예방 조치가 필요하다. 다른 사람들이 이미 예방접종을 많이 하기 때문에 질병을 옮길 위험성은 이미 상당히 낮아진 상태다. 굳이 다른 사람의 건강을 위해 내 아이가 예방접종의 책임을 떠맡아야 할 이유는 없다.

저자들 의견: 집단 면역은 참으로 좋은 것입니다. 만약 여러분이 타인의 건강도 염려한다면 선택은 분명하죠. 그러나 아이의 건강만 고려하면 선택이 어려워집니다. 하지만 사회의 임무는 모든 어린이를 보호하는 것이기에, 경우에 따라서는 예방접종을 하지 않은 어린이를 학교, 어린이집, 어린이 캠프 같은 공중 프로그램에서 배제할 수 있도록 법률이 마련되어 있습니다.

예방접종 결정은 누가 내려야 하는가?

찬성파: 과학 연구와 윤리학에 대한 쟁점은 일반인이 이해하기에는 너

무 복잡하다. 게다가 표준으로 자리 잡은 연구 방식 자체가 비윤리적이라고 믿는 사람이 많아 문제가 더 복잡해졌다. 이른바 이중맹검double-blind이라는 연구 방식을 이용하려면 대규모의 아이들을 절반은 실험군으로, 절반은 대조군으로 나눠 연구를 진행해야 한다. 그러면 대조군의 아이들은 심각한 질병에 취약한 상태로 방치해야 한다는 뜻인데, 어떻게 그런 연구를 진행할 수 있겠는가? 법에 따르면 전염 가능한 질병에 관해서는 개인의 권리를 제한할 의무가 있다. 따라서 수두가 유행하는데 예방접종을 하지 않은 상태라면 아이를 학교에 보내지 말아야 한다.

반대파: 개개인은 의사의 충고 아래 예방접종 프로그램을 자기에 맞게 조정해야 한다. 한 가지 예방접종 일정을 일률적으로 적용하는 것은 많은 아이를 위태롭게 만들 수 있다.

저자들 의견: 우리는 여러분이 여기 소개한 논쟁을 이해하고 아이를 위해 합리적 판단을 내릴 수 있을 만큼 현명하다고 생각합니다. 대부분의 독자는 소아과학회에서 제시하는 공식 지침을 따를 것입니다. 중요한 예방접종을 빼먹을 가능성은 줄여주고, 심각한 질병이나 사망을 피할 가능성은 높여주니까요. 하지만 사람에 따라서는 다른 대안을 따르는 사람도 있을 것입니다. 이 책의 저자들은 늘 공식 지침을 따른 것은 아니지만, 자신의 아이들에게는 빠짐없이 예방접종을 실시했습니다저의 자녀와 손녀도 빠짐없이 예방접종을 실시했습니다 _감수자 주.

이 책의 저자들이 모든 쟁점을 공평하게 다루었다고 생각하는가?

찬성파: 아쉬움이 있다. 예방접종 반대파에도 동일한 양의 지면을 할애하는 것은 자칫 그들의 주장도 근거가 있다는 오해를 불러일으킬 수

있다. 그쪽에 대한 배려가 너무 크다. 저자들이 과학의 본질을 충분히 이해하지 못하고 있는 건 아닌가 생각된다.

반대파: 예방접종 이후에 곧바로 실질적 질병이 발병해서 고통받은 아이가 많은데, 저자들은 그런 아이를 둔 부모들의 개인적 이야기들은 무시했다. 이 책은 기존의 기득권 세력이 예방접종의 부작용에 대한 자료를 어떻게 숨기고 기만해왔는지 제대로 다루고 있지 않다.

저자들 의견: 양쪽 모두 우리가 반대 측 의견을 지나치게 두둔한다고 불평하는 것을 보면, 아마도 중립을 잘 지켰다는 의미가 아닐까 생각합니다. 우리는 이러한 정보를 부모에게 제공할 창구가 필요하다고 생각했습니다. 물론 소아과 의사에게 직접 들을 수 있다면 좋겠지만, 소아과 의사들은 일주일에도 수십 번씩 똑같은 말을 하고 또 해야 하는 처지이다보니 전달이 쉽지 않습니다. 부모들이 이 책의 다양한 정보를 공부하고 소아과 의사를 만난다면 예방접종과 관련한 사항을 소아과 의사와 논의하기가 훨씬 수월할 것입니다.

치료 효과 발현의 필요 증례수NNT

예방접종과 관련한 위험과 혜택 사이의 관계를 이해하기 쉽도록 각각의 예방접종에 대해 NNTNumber Needed to Treat, 즉 '치료 효과 발현의 필요 증례수'라는 수치를 계산해보았습니다. NNT란 특정 질병으로 인한 사망 및 발병을 예방하려면 몇 명 아이가 예방접종을 맞아야 하는지를 말해주는 수치입니다. 이 수치를 이용하면 예방접종이 얼마나 효과적인지 짐작할 수 있죠. 값은 낮을수록 좋습니다. 예를 들어 NNT 값이 2라면 아이

	발병 예방을 위한 NNT	사망 예방을 위한 NNT
수두Varicella	2	46,512
로타바이러스Rotavirus	2	104,167
홍역Measles	8	9,091
신생아 인플루엔자Newborn influenza	13	50,000
백일해Pertussis	22	998
볼거리Mumps	26	102,564
A형감염Hepatitis A	39	33,613
B형감염Hepatitis B	75	21,053
풍진Rubella	84	235,294
폐렴구균Strep pneumococcus	186	2,424
디프테리아Diphtheria	200	2,195
b형 헤모필루스 인플루엔자 Haemophilus influenzae type b	201	4,020
소아마비Polio	245	2,129
임신부의 인플루엔자 Influenza in pregnant women	952	63,492
뇌척수막염균Meningococcus	2,689	22,409
파상풍Tetanus	7,421	8,547

두 명이 예방접종을 할 때마다 사망이나 발병을 한 건 예방할 수 있다는 뜻이죠. 반면에 NNT 값이 5,000이라면 5,000명이 예방접종을 해야 겨우 한 건의 사망이나 발병을 막을 수 있다는 뜻입니다. 여러분이 숫자나 통계에 익숙하지 않다면 설사 숫자나 통계에 강하다 해도 다음에 나오는 표를 복사해서 소아과 의사와 상담해보기를 권합니다.

이런 질병들 중 상당수는 예방접종의 영향으로 주변에서 찾아보기 어려워졌기 때문에 이 같은 병에 걸리면 어떤 일이 생기는지 모르는 사람이 많습니다. 예방접종 끝 부분에 질병의 위험성474쪽을 요약해놓았으니 한번 읽어보기 바랍니다.

대부분의 경우 예방접종은 인체에 위협적인 질병을 예방해줍니다. 반면 최근에는 이런 질병의 발생 가능성이 상당히 줄어들었죠. 그 위험과 혜택의 경중을 잘 따져서 예방접종 여부를 결정해야 할 사람은 바로 여러분입니다. 물론 이것이 쉽게 대답할 수 있는 문제였다면 논란거리가 되지 않았겠죠. 표를 볼 때는 '발병 예방을 위한 NNT'만이 아니라 '사망 예방을 위한 NNT'도 관심을 가지고 보세요. 감염이 되면 다른 질병에 노출될 가능성도 높아지고 합병증으로 이어지기도 하니까요. 주변의 다른 사람들도 위험해지는 것은 두말할 필요도 없겠죠. 이 NNT 수치는 질병의 임상 사례 수치를 예방접종을 실시하기 전과 후를 비교해서 얻은 것입니다.

여기에서 의문이 들 수 있습니다. 과연 감염에 걸릴 위험이 예방접종을 해야 할 정도로 큰 것인가? 아니면 예방접종의 위험을 감수해야 할 정도로 크지는 않은가? 여기에 답할 수 있는 사람은 여러분 자신밖에 없습니다. 어디서 선을 그어야 할지는 우리 저자들도 각자 입장이 다르니까요.

여러분의 선택

결론적으로 여러분은 스스로 공부해서 가족의 가치관을 바탕으로 선택을 내려야 합니다. 기본적으로 선택은 세 가지가 있습니다. 이번에도 예방접종을 찬성하는 '찬성파'와 이를 반대하는 '반대파'로 의견을 나누어 살펴봅니다.

미국 질병통제예방센터와 미국소아과학회의 지침에 따라야 하는가?

찬성파: 두 기관 모두 전 세계 최고의 전문가들을 모아 대중의 건강에 가장 도움이 되는 예방접종 일정표를 만들어냈다. 인간의 발달생물학,

질병의 역학, 임상과 백신의 특징 등을 가장 잘 종합할 수 있는 전문가들의 지식이 한데 응축된 것이다.

반대파: 예방접종 일정표 제작에 관여한 전문가들 중에는 제약 회사를 컨설팅하거나 백신을 연구 및 투여하여 돈을 버는 사람들이다. 이들이 일반 대중의 건강을 염려하는 것이 사실이라 해도 아이의 건강을 여러분만큼 귀하게 여기지는 않는다. 그리고 권장 사항 중에는 개개인에게는 혜택이 없는데도 사회 일반에 도움이 된다는 이유로 설계한 것들이 분명히 있다. 일례로 가족이 B형간염에 걸릴 위험이 현저하게 낮은데도, 아이가 태어나자마자 B형간염 예방접종을 맞히라고 권고하는 것은 비논리적이다. 하지만 B형간염의 위험이 높은 부모^{이를테면 혈관 주사를 통해 마약을 하는 사람 등}는 아이를 적절한 시기에 병원에 데려갈 가능성이 높지 않기 때문에 이 권장사항은 전체 대중의 입장에서 도움이 된다.

저자들 의견: 표준 일정표는 개개의 아이를 어떻게 최대한으로 보호할 것인가에 대한 과학적 공감대를 바탕으로 만들어졌습니다. 대부분의 의사도 이 일정표를 따르고 있어 실수를 줄일 수 있죠. 특히 여러분이 이사를 가거나, 병원을 바꾸었을 때도 표준 일정표를 따르고 있다면 실수를 크게 줄일 수 있습니다. 하지만 일부 예방접종^{이를테면 출생 시의 B형간염 예방접종}은 별로 위험에 노출되지 않는 아이에게 너무 일찍 불필요하게 접종한다고 믿는 사람도 있습니다^{우리나라도 마찬가지입니다. 대한소아과학회에서 충분한 검토로 만들어진 지침이므로, 이 일정을 따르는 것이 현명합니다 _감수자 주}.

유명한 의사의 지침이나 자신만의 계획에 맞추어 접종을 해도 되는가?

찬성파: 예방접종의 시간 간격을 넓히면 다양한 항원과 독소를 한꺼번

에 접종함으로써 생기는 면역계 자극을 줄일 수 있다. 예방접종을 늦추면 면역계가 발달할 수 있는 시간적 여유가 있어 아이가 좀 더 효과적으로 적응할 수 있다. 이런 방법으로 예방접종 일정을 모두 마무리하면 표준 일정표를 따른 것과 동일하게 모든 보호를 받을 수 있다.

반대파: 표준 일정을 따르지 않는다면 아이의 예방접종 기록을 여러분이 직접 열심히 챙겨야 한다. 병원 직원들이 바뀐 일정에 익숙하지 않기 때문이다. 여러 회 접종해야 하는 예방접종의 경우 끝까지 마무리하지 않으면 최대의 면역 효과를 볼 수 없다. 게다가 표준 일정을 따른 아이와 그러지 않은 아이를 무작위로 비교해본 연구가 없기 때문에 이런 대체 일정이 표준 일정만큼 안전한지 알 방법이 없다.

저자들 의견: 대체 일정을 따르더라도 권장 예방접종은 모두 접종할 수 있습니다. 이 경우 예방접종 간의 시간 간격이 넓어져서 한꺼번에 몸 속에 들어오는 이물질의 종류를 줄이고, 노출 또한 더 넓은 시간에 걸쳐 분산시킬 수 있죠. 단점이라면 더 자주 내원해야 하고, 이로 인해 병원에서 아픈 아이들에게 더 많이 노출된다는 것입니다. 또 예방접종이 늦어지거나, 접종을 빼먹을 수도 있고, 아픈 아이들과 자주 접함으로써 질병에 걸릴 위험도 더 커지죠. 그리고 이런 접근 방식이 더욱 안전하다고 증명한 연구도 없습니다. 저자들은 미국소아과학회의 예방접종 일정을 지지합니다 대한소아과학회의 예방접종 일정을 지지합니다 _감수자 주.

아이에게는 예방접종이 필요 없는가?

찬성파: 우리는 아이가 언제 질병에 노출될지 알 수 없다. 비행기 안에서, 대중교통을 이용하면서, 어린이집이나 학교, 혹은 외국에 나갔다가

노출될 수 있고, 아이 돌보미나 친척에게 옮을 수도 있다. 자신이 보균자임을 인식하지 못하는 경우가 많기 때문이다. 예방접종을 회피하면 집단면역의 효과가 사라지기 때문에 아이는 물론, 사회도 함께 위험에 빠지고 만다. 이런 사사로운 결정으로 여러분이나 아이가 질병에 감염되면, 치명적 감염이 대규모로 확산될 수 있다.

반대파: 어떤 사람들은 예방접종이 아예 필요 없다고 믿는다. 특히 위험 요소가 별로 없는 사람이라면 더욱 그렇다. 이들은 아이가 질병을 극복해냈을 때 따라오는 건강상의 이점이 있다고 믿는다. 이를테면 천식이 줄고 평생 면역을 획득하는 일 등이다. 만약 면역계가 강하면 질병에 걸리지 않는다고 믿는다면 예방접종을 포기할 수 있다.

저자들 의견: 오늘날처럼 왕래가 잦은 세상에서 예방접종을 하지 않으면 아이는 예방 가능한 질병으로 고통받을 위험이 있습니다. 사람들이 붐비는 도시에 살며 대중교통을 이용하는 아이, 부모가 공중보건 계열에 종사하는 아이, 그리고 여행을 많이 하거나, 부모가 여행을 자주 하는 아이 등이 그렇습니다. 할아버지, 할머니나 면역계에 문제가 있는 사람 등 질병에 걸릴 위험이 높은 사람들 주변에 사는 아이에게도 예방접종을 권합니다. 어린이집이나 유치원 등에서 아이들과 어울리는 시간이 많은 아이, 어떤 경로로든 질병에 노출되기 쉬운 보호자를 둔 아이들도 예방접종이 필요합니다.

예방접종 일정

예방접종과 면역에 관해 알아야 할 내용을 살펴보겠습니다.

• 임신부는 독감 예방접종을 할 때 생바이러스 인플루엔자 백신을 맞으면 안 됩니다. 하지만 불활화 백신은 안전하고 효과적입니다. 이 점에 대해 의사와 얘기해보세요. 예방접종 백신은 수은 기반의 방부제인 티메로살thimerosal이 들어 있지 않은 제품을 사용해야 합니다일회용 유리병에 들어 있는 백신은 티메로살이 없습니다. 그리고 현재 티메로살을 함유한 백신에 든 수은의 양은 참치회 두 조각이나 작은 참치 샌드위치 하나를 먹을 때 섭취하는 양과 동일합니다. 임신부는 독감 예방접종에 신중해야 합니다. 생명을 위협하는 심한 독감에 걸릴 위험이 아주 높기 때문입니다. 그래도 독감 예방접종을 하지 않기로 결정했다면, 겨울 동안 매일 비타민 D3를 2,000IU 복용해서 면역력을 높여주세요.

• 만약 아이를 돌보는 사람이 독감에 잘 걸리거나, 어린이집 등 여러 사람과 접촉할 일이 많아 아이가 독감에 걸릴 위험성이 높다면 생후 6개월에 첫 독감 예방접종을 하고, 그 후에는 1년에 한 번씩 접종하세요. 만 1세 미만의 아이는 독감에 걸려도 부작용 때문에 항바이러스 치료제인 타미플루를 쓸 수 없습니다. 아직 안전성 조사가 이루어지지 않았기 때문입니다. 그리고 미취학 아동에게는 독감이 좀 더 심각한 질병으로 작용합니다.

• 우리는 모유수유를 강력하게 권장합니다. 모유가 아이에게 면역력을 제공하기 때문입니다. 하지만 모유수유 몇 번으로 효과를 보는 것은 아닙니다. 대부분의 엄마가 출산 후 6개월 정도면 모유수유를 중단하고, 그 기간 동안에도 꾸준하지 않은 경우가 많은데, 이렇게 해서는 모유수유를 통한 면역력 강화 효과를 보기 어렵습니다.

• 성공적인 예방접종을 하기 위해 아이를 다음과 같이 준비하세요.
  – 예방접종 전날 밤에는 잠을 충분히 재우세요. 돌 전후 아이는 보통

하루에 총 12~14시간 정도 자야 합니다.

- 아이가 몸이 아프다는 어떤 증상도 없고, 예방접종 일주일 전부터 감염성 질병에 걸린 사람과 접촉하지 않아야 합니다.

- 수분을 충분히 공급하세요. 만 1세 미만 아이는 모유나 분유를 먹이고, 만 1~2세 아이는 우유나 물을 한 컵, 그리고 만 3~5세 아이는 우유·주스·물을 한두 컵 먹이세요.

- 예방접종하기 적어도 일주일 전부터 적절한 양의 비타민 A, C, E를 먹이세요. 모유수유를 하면 이런 비타민을 공급할 수 있지만, 아이 전용 종합비타민제로 보충할 수 있습니다. 좀 더 큰 아이도 종합비타민제를 매일 복용해야 합니다.

• 다음의 표는 대한소아과학회에서 추천하는 연령별 정기 예방접종 일정표2008년 기준입니다. 접종 여부는 소아과 전문의와 상의하세요.

- 엄마가 HBsAgB형간염 표면항원 양성인 경우, 초회 접종 후 12시간 이내에 HBIG와 함께 부위를 달리해 B형간염 백신을 투여하며 반드시 0, 1, 6개월 방법으로 3회 접종한다. 엄마의 HBsAg 양성 여부를 모를 때에는 출생 시 B형간염 백신을 접종하고, 엄마의 결과가 양성이면 HBIG를 가능한 한 빨리늦어도 7일 이내 근육 주사하고 B형간염 백신은 반드시 0, 1, 6개월 방법으로 3회 접종한다. 엄마의 결과가 음성이면 초회 접종을 2개월부터 해도 좋다. B형간염 백신은 제품에 따라 0, 1, 6개월 또는 0, 1, 2개월 방법으로 3회 접종한다.

- 폴리오 백신은 주사로 4회 접종한다.

- 홍역 유행 시 6개월부터 홍역 단독 백신없으면 MMR을 접종한다.

- 인플루엔자 백신: 매년 6~59개월의 소아와 0~59개월의 소아를 돌보는 모든 사람에게 접종한다. 또한 일플루엔자 감염 위험 요인을 가진 2세 이상의 소아, 고위험군과 가까이 접촉하는 사람, 접종을

대한소아과학회 추천 정기 예방접종표_{기본 접종과 선택 접종}

연령	백신
출생 시	B형간염
0~4주	BCG
1개월	B형간염
2개월	DTaP, 폴리오, Hib[+], PCV[*], Rotavirus[*#]
4개월	DTaP, 폴리오, Hib, PCV, Rotavirus
6개월	B형간염, DTaP, 폴리오, Hib, 인플루엔자, PCV, Rotavirus
12~15개월	MMR, 수두, Hib, PCV
12~23개월	일본뇌염[#], A형간염[*#]
15~18개월	DTaP
4~6세	DTaP, 폴리오, MMR
6세	일본뇌염
11~12세	HPV[*#], 성인용 Td/Tdap[*]
12세	일본뇌염

* 폐구균 단백결합 백신PCV, 로타바이러스 백신, A형간염 백신, 인유두종바이러스HPV 백신 및 Tdap: 기본 접종에 포함되지 않는 선택 접종 백신이다.

로타바이러스 백신, 일본뇌염 백신은 백신 종류에 따라 접종 횟수가 다르며, A형간염 백신은 이후 1회, HPV 백신은 이후 2회 더 접종해야 한다.

+ Hib 백신은 제품에 따라 2~3회의 기초 접종과 1회의 추가 접종이 필요하다.

원하는 모든 사람에게 접종한다. 연령이 6~35개월이면 0.25ml, 3세 이상이면 0.5ml를 접종한다. 처음 접종하거나 또는 첫해에는 한 번만 접종하고 다음 해에 다시 온 9세 미만의 소아는 4주 이상의 간격으로 두 번 접종한다.

– 일본뇌염 백신: 불사화 백신이나 생백신 중 한 가지를 선택하여 12~23개월에 접종한다. 불사화 백신의 기초 접종은 7~30일 간격으로 2회 실시하고, 다음 해에 1회 접종하며 추가 접종은 6세, 12세에 한다. 3세 미만은 0.5ml, 3세 이상은 1.0ml를 접종한다. 생백신 기초 접종은 처음 방문하여 1회만 하고, 12개월 후 1회 접종한다.

- Td/Tdap 백신: 7세 미만에 DTaP 백신 접종을 완료한 후 11~12세에 Tdap를 접종하고, 그 후 10년마다 Td를 접종한다. 11~18세에 Td만 접종할 경우는 Tdap를 1회 접종하고 그 후 10년마다 Td를 접종한다.
- 인 유두종 바이러스 백신: 11~12세의 여성을 대상으로 1차 접종하고, 1차 접종 후 1개월_{서바릭스, GSK} 또는 2개월_{가다실, MSD}에 2차 접종, 1차 후 6개월에 3차 접종한다.

질병의 위험성

예방접종 여부를 결정하기에 앞서 잠시 시간을 내 다음 내용을 읽어보세요. 겁을 주려는 것이 아니라, 질병에 걸렸을 때 어떤 위험이 있는지를 알 수 있으며 여기에 소개한 질병은 백신으로 예방할 수 있습니다.

• **디프테리아** 디프테리아는 인후와 심장을 공격하며, 심부전과 사망으로 이어질 수 있습니다. 이 감염은 항생제 치료에 반응하며, 미국에서의 발병 건수는 연간 4건 미만입니다 예방접종 찬성자들은 이렇게 얘기하겠죠. "이게 다 예방접종 덕분이야!".

• **백일해** 먹고 마시고 숨 쉬는 것조차 힘들 정도로 기침이 심합니다. 폐렴이나 경련, 뇌 손상, 심지어 사망으로 이어질 수 있습니다. 분비물이 걸쭉해 기도가 좁은 만 3세 미만 아이에게 아주 위험합니다. 연령이 높은 아이는 기침은 하지만 보통은 별 탈 없이 회복합니다. 아이는 자랄수록 백일해 면역이 약해져서 백일해가 흔하게 나타납니다. 보통 기침하는 어른에게 옮는 경우가 많죠. 이는 면역이 약한 아동이나 면역 체

계가 불완전한 유아에게 치명적일 수 있습니다. 11세 이상 아이에게는 추가 접종을 하면 약해진 면역력을 끌어올릴 수 있습니다.

• 파상풍　심각한 근육 경련과 사망으로 이어질 수 있는 무서운 감염입니다.

• 소아마비　근육통과 마비를 유발합니다. 호흡하고 삼킬 때 쓰는 근육을 마비시켜 사망에 이를 수 있습니다. 대부분 가벼운 증상만 앓지만 소수의 사람은 마비나 운동장애가 남습니다.

• 홍역　발열, 발진, 기침, 콧물, 눈물 등의 증상을 초래합니다. 중이염, 폐렴, 뇌부종뿐만 아니라, 사망에 이르기도 합니다. 예방접종에 반대하는 사람들은 지역에서 홍역이 발생했을 때 비타민 A 1만 IU를 혹은 만 1세 이상 아이에게는 비타민 A 20만 IU를 1회 경구 복용시키거나, 생후 6~12개월 아이에게는 10만 IU를 1회 복용 주스에 섞어 아이에게 5일 동안 먹이라고 주장합니다. 이렇게 하면 홍역에 걸리더라도 증상이 가벼워지고, 평생 면역을 획득한다는 것이죠. 하지만 예방접종을 찬성하는 사람들은 이렇게 묻습니다. "아이의 생명을 걸고 도박할 이유가 무엇인가?" 최근 미국에서 예방접종을 하지 않은 아이들 사이에서 홍역이 발생했는데, 몇몇은 사망했고 몇몇은 영구적으로 뇌기능장애를 앓고 있습니다.

• 볼거리　발열, 두통, 침샘의 부종 등이 나타나고, 뇌수막염이나 뇌부종으로 이어지기도 합니다. 아주 드물기는 하지만 고환이 부어올라 불임이 되기도 하죠. 부모가 일주일 동안 꼼짝없이 아이 옆에 붙어 간호해야 합니다.

• **풍진** 발열, 발진, 목 부위 분비샘의 부종을 일으키고, 뇌부종이나 출혈로 이어지기도 합니다. 임신부가 풍진에 걸리면 유산이 되거나, 아이에게 자폐증 같은 신경학적 문제가 생길 위험이 높고, 뇌 손상, 청각 상실, 심장 기형, 내분비 기능장애 등을 동반해 생명을 위협하는 선천 이상이 발생할 수 있습니다. 어릴 때 예방접종을 하지 않았다면 가능한 한 빨리 접종을 받으세요.

• **b형 헤모필루스 인플루엔자**Hib, 인플루엔자 간균 b균 뇌수막염, 폐렴, 후두개염심각한 형태의 인후염으로 질식 때문에 사망할 수 있습니다을 일으킵니다. 모유만 먹는 아이에서는 이 감염이 드문 편입니다만, 생후 6개월 이후에는 늘어납니다. 특히 모유수유가 줄어들거나 중단될 때 더욱 그렇습니다. 이 감염은 디프테리아, 파상풍, 소아마비보다 흔한 질병입니다. 이에 대한 예방접종이 일반화되기 전까지는 뇌수막염이나 독감에서 비롯된 심각한 세균성 감염으로 고생하는 아이가 많았죠.

• **B형간염** 간에 염증을 일으켜 결국 간암과 사망에 이를 수 있습니다. 아이 주변에 B형간염 고위험군인 사람이 없다면 출생 시 바로 예방접종을 하지 않아도 되고, 생후 2개월이 될 때까지 미룰 수 있습니다. 어떤 의사는 만 10세 이전이면 아무 때나 맞아도 상관없다고 합니다. B형간염 예방접종은 간암을 예방하는 의미도 있습니다.

• **폐렴구균 백신** 흔히 중이염을 초래하고, 일반적으로 뇌수막염, 폐렴, 균혈증혈액 감염 등 잠재적으로 치명적 질병을 일으키는 세균으로부터 보호하는 백신입니다. 특정 상기도 감염, 천식 등의 소인을 가진 아이는 특히 이 감염에 걸릴 위험이 높습니다.

• 수막구균 백신　네 종류백신에 함유된 네 가지 혈청형을 말합니다 _감수자 주의 세균성 뇌수막염뇌와 척수를 둘러싼 액체와 막에 생기는 감염과 염증을 말합니다을 모두 막아줍니다. 세균성 뇌수막염은 발열, 두통, 목의 뻣뻣함, 정신착란, 뇌 손상, 청각 상실 혹은 시각 상실, 사망 등을 초래할 수 있습니다. 이 감염이 일단 일어나면 심각한 증상이 나타나지만, 발병 빈도는 드문 편입니다.

• 로타바이러스　로타바이러스는 급성으로 심한 위장염구토와 설사을 일으켜 사망에까지도 이릅니다. 만 2세 즈음이면 대다수의 아이는 로타바이러스 감염을 한 번쯤 경험합니다. 그런 경우에는 이 바이러스 계열에 면역이 생깁니다.

• A형간염　독감 비슷한 가벼운 증상이나 황달, 심한 복통, 설사 등이 나타나며 드물게는 사망으로 이어지는 간 질환입니다.

• 수두　전염성이 강한 흔한 질병으로 약한 발열, 발진이 나타나며 폐렴과 뇌염 등의 합병증을 일으키기도 하고 심각한 경우는 사망에 이릅니다. 임신 초기나 중기에 임신부가 수두에 걸리면 태아가 선천성 수두증후군에 걸릴 수도 있습니다. 만약 임신부가 출산 2~5일 전에 감염되면 아이도 바이러스에 감염되며, 치명적 결과를 낳을 수 있죠. 수두 예방접종은 수두뿐 아니라 성인의 대상포진도 막아줍니다. 대상포진은 통증이 아주 심한 질병으로 예방접종을 하지 않은 성인의 30% 이상에서 발생합니다.

• 인플루엔자 독감　대단히 흔하고 전염성이 강한 질병으로 발열과 근육통, 관절통, 기침, 콧물 등의 증상이 생기고 폐렴으로 이어지거나 드물지만 사망하는 경우도 있습니다. 하지만 대부분 불편함을 겪는 정도로

끝납니다. 미국에서 매년 독감에 걸리는 임신부 40만 명 중 400명이 사망하고, 또 다른 400명은 심각한 이상이 있는 아이를 출산합니다. 겨울에는 비타민 D3를 복용해서 면역계를 강화하고 손을 자주 씻으며 충분한 수면을 취하세요. 독감을 피하는 데 도움이 됩니다.

예방접종 권장 사항

• 만약 여러분이나 배우자 혹은 다른 보호자가 B형간염 보균자라면 아이의 예방접종은 출생과 동시에 바로 하세요. 그렇지 않은 경우에는 만 2개월까지 기다리기를 권합니다. 이때가 되면 여러 가지 예방접종을 한 번의 주사로 할 수 있는 콤보 백신의 일부로 B형간염 예방접종을 함께 넣을 수 있습니다.

• 미국의 경우에도 A형간염은 비교적 흔한 편이지만, 다른 나라에서는 더욱 빈발하고 있습니다 우리나라에서는 흔하지 않지만, 청장년에게 발생할 경우 치명적일 수 있어 접종을 권유하고 있습니다 _감수자 주. 미국의 질병통제예방센터에서는 2006년 이후로 만 1세 이상의 모든 아이에게 이 예방접종을 권장하고 있습니다 미국과 달리 우리나라에서 꼭 필요한 예방접종을 말씀드리겠습니다. 첫째, 비씨지BCG 백신입니다. 결핵 예방 백신으로, 결핵이 만연한 우리나라에서는 꼭 접종하도록 세계보건기구WHO에서 권장하고 있습니다. 어린아이가 결핵에 걸릴 경우 속립성 결핵Miliary tuberculosis이나 결핵성 뇌수막염Tuberculous meningitis 등과 같이 결핵균이 전신으로 퍼지는 것을 막을 수 있습니다. 그러나 폐결핵을 예방하는 효과에 대해서는 이견이 있습니다. 둘째, 일본뇌염 백신입니다. 여름철 기승을 부리는 일본뇌염 모기는 흡혈하는 동안 사람에게 바이러스를 옮겨 뇌염을 일으키고, 심각한 위험과 후유증을 남길 수 있습니다 _감수자 주. 해외여행과 이민이 많아진 탓이기도 하지만, 미국 본토에 원래부터 존재하던 A형간염을 박멸하기 위한 것이기도 하죠. 다음의 경우에 모두 해당한다면 예방접종은 부모의 선택에 달려있습니다.

- 학교에서 이 예방접종을 의무화하지 않은 경우
- 아이를 어린이집에 보내지 않을 경우
- A형간염의 고위험 지역에 살지 않는 경우
- 아이의 음식을 준비하는 사람들이 모두 위생 상태가 좋은 경우
- 여러분이 A형간염 발병률이 높은 곳으로 여행하지 않는 경우

• 로타바이러스 백신은 살아 있는 바이러스를 경구로 투여하는 백신입니다. 따라서 부작용으로 구토와 설사가 일어날 수 있습니다. 역설적이지만 예방하려는 증상이 예방접종을 함으로써 생기는 것이죠. 하지만 그 증상의 강도는 실제 질병 자체보다는 극히 미약합니다. 로타바이러스에 감염된 경우 200명 중 한 명꼴로 입원치료를 받아야 하는데 백신으로 예방이 가능합니다. 아이가 어린이집에 다니거나 다른 고위험 환경에 노출된다면 접종하는 것이 좋습니다. 가끔 아이 돌보미 서비스 등을 이용한다고 해도 이 백신을 접종할 것을 권합니다.

• 독감은 워낙 흔한 질병으로, 어린아이에게는 심각한 증상을 유발하고 미국에서만 매년 독감의 합병증으로 입원하는 만 5세 미만 아동이 2만 명에 이릅니다, 만 1세 미만의 아이에게는 항바이러스 치료제를 투여할 수 없기 때문에 생후 6개월 이후부터 시작해 매년 독감 예방접종을 하는 것이 좋습니다 만 2세 이상 아이는 천식이 없고 면역력이 약화되지 않았으며, 가족 중에도 면역력이 약화된 사람이 없다면 비강 스프레이로 예방접종할 수 있습니다. 다만 백신은 티메로살이 함유되지 않은 것을 사용해야 합니다 제품 설명서를 통해 확인할 수 있지만, 일반인은 알아보기 어려울 수 있으므로 의사에게 물어보면 됩니다. 그러나 최근에는 거의 모든 백신에 티메로살이 들어 있지 않기 때문에 안심하고 사용할 수 있습니다_감수자 주. 천식, 면역 억제, 만성 신장 질환, 심장병, 에이즈, 당뇨, 겸상적혈구빈혈, 장기 아스피린 치료 그리고 폐 기능을 저하시키는 질병 등이 있는 아이는 독감의 합병증에 취약하기 때문에 반드시 예방접종을 해야

합니다.

• 아이가 어린이집에 다니거나 가족 중에 고령 또는 독감에 걸릴 위험이 높은 사람이 있다면 독감 예방접종을 권합니다. 만약 예방접종을 하지 않기로 결정했다면 자주 손을 씻고 컵이나 식기 등을 같이 사용하지 않으며, 독감이 유행하는 철에는 사람이 많은 곳에 가지 않는 등 주의를 기울여야 합니다. 이런 노력만으로 독감을 완전히 예방할 수는 없지만 감염 가능성은 줄일 수 있습니다.

훈육의 기술

부모는 아이가 좋은 행동을 했을 때는 열정적으로 칭찬하고 "이야, 오늘은 이불에 쉬 안 했네!" 나쁜 행동을 했을 때는 냉정하게 처벌해야 합니다 "동생한테 미안하다고 안 하면 밖에 나가서 못 놀 줄 알아!". 언제나 칭찬과 처벌의 사이에서 줄타기를 하지요.

훈육은 여러분의 가치관을 바탕으로 이루어지는데 아이에게 습관을 들이거나, 좋은 행동은 장려하고, 나쁜 행동은 처벌하는 내용입니다. 훈육의 기준은 어때야 할까요? 우리가 권장하는 내용들을 살펴보죠.

부모로서 여러분은 아이의 좋은 행동을 장려하고, 나쁜 행동은 처벌해야 합니다. 이는 아이의 교육에 도움을 주고 건강한 습관을 들입니다. 그러나 여러분이 한쪽으로만 치우친 태도를 보인다면 아이가 하는 일마다 무분별하게 보상을 해주어 결국 아이가 자신의 존재만으로도 보상을 바라게 만들거나, 반대로 매일 혼내서 아이가 여러분을 두려워하게 만드는 등 아이는 엄청난 스트레스와 불안을 겪고 이후로 많은 문제를 일으키게 됩니다. 칭찬과 처벌 사이의 균형을 목표로 삼으세요. 아니라고 해야 할 상황에서는 아니라고 단호하게 야단도 치고, 아이가 보살핌을 원할 때는 아낌없는 사랑을 나누어주는 것이죠.

처벌의 기술

처벌에 관해서는 의견이 엇갈립니다. 아이에게 매를 아끼지 말아야 한다는 부모도 있고"저는 아버지한테 크게 한 번 매를 맞고서야 정신을 차렸죠", 무섭게 협박하는 부모도 있고"대학 들어갈 때까지 텔레비전 볼 생각은 꿈에도 하지 마라", 미주알고주알 잔소리를 늘어놓는 부모도 있고, 아무것도 하지 않는 부모도 있고… 종류가 끝이 없죠. 일단 우리는 매를 드는 것은 아무 의미가 없다고 생각합니다. 행동 변화에 효과적이라고 증명된 적이 없으니까요. 사실 아이를 위한 것이라기보다 부모의 스트레스를 발산하기 위해 때리는 경우가 더 많습니다. 아이를 때리는 것은 공격적 행동을 가르칠 뿐입니다거울 뉴런 기억하시죠?. 심지어 일부 연구에서는 맞고 자란 아이는 IQ가 낮아진다는 보고도 있습니다. 그렇다고 부모가 아이와 전혀 신체적으로 부딪히지 말라는 뜻은 아닙니다139쪽 아이와의 레슬링에 대해 언급한 부분 참고.

만약 여러분이 아이를 때리는 성향이 있다면 이런 질문을 해보겠습니다. 여러분은 화가 나면 사랑하는 다른 사람들도 그렇게 대하나요? 그때도 사람들을 때리나요? 돌이킬 수 없는 반응이 튀어나오기 전에 잠시 타임아웃 시간을 가지세요.

사실 우리가 알아낸 바로도 그렇고, 연구에서도 입증되었듯이 타임아웃은 훈육에서 가장 효과가 높은 방법입니다. 타임아웃은 아이와 부모 모두에게 긴장을 낮추고 그 상황에서 적절한 행동이 무엇인지 생각할 기회를 줍니다. 그리고 어떤 행동이 잘못된 것인지 아이에게 설명하고, 그런 행동은 용납할 수 없음을 각인시켜 아이가 바람직한 행동을 배우도록 합니다. 아이는 이렇게 배웁니다. '젓가락을 변기에 던지면 벽을 보고 의자에 앉아 있어야 하는구나.' 타임아웃 개념은 아이가 잘못된 행동을 하거나, 통제력을 상실할 때 '분리separation'를 습관화하는 것입니다. 즉 훈련을 통해 아이는 옳지 않은 행동을 하고 싶을 때, 짜증이 나서 감정이 폭발할 때 자신을 분리하는 법을 배웁니다. 습관이 되어 본인의 감정이 폭발할 것 같으면 스스로 알아서 타임아웃을 시행하는 아이도 있습니다. 아이는 화가 나거나, 좌절하거나, 감정이 폭발할 것 같은 순간에 심호흡을 다섯 번 하거나 열 까지 세는 등의 방식으로 마음을 다스릴 줄 알게 됩니다.

보상의 기술

건강한 습관을 들이는 가장 효과적인 방법은 아이가 옳은 행동을 했을 때 긍정적으로 강화해주는 것입니다. 물론 건강한 방식의 강화와 무분별한 보상은 다릅니다. 무분별한 보상은 결국 아이의 버릇을 망쳐놓으며, 아이에게 무언가를 얻어내기 위해 행동하라고 가르치는 셈이죠. 이 두 가지를 구분하는 기준을 살펴보겠습니다.

• 모든 행동을 '물질적'으로 보상해서는 절대 안 됩니다. 말이나 칭찬을 통해 행동을 강화해주세요. 만약 아이가 기대 이상의 행동을 하거나 어려운 과제를 해결했다면 물질적 보상을 해주는 것도 나쁘지 않습니다. 다만 물질적 보상은 항상 그런 것이 아닌 예외 상황이어야 합니다.

• 무분별한 칭찬은 아이에게 아무런 의미도 없는 말이 될 수도 있습니다. 따라서 아이의 노력에 대해서는 칭찬해주되, 모든 일에 지나치게 자주 칭찬하지는 마세요.

• 애매모호하고 과장된 칭찬을 하는 것보다 구체적 내용을 지적해서 칭찬해주는 것이 좋습니다. 실제로 아이의 그림 실력이 그리 뛰어나지 않은데도 "이야, 너 이다음에 크면 피카소 같은 훌륭한 화가가 되겠구나"라고 말하는 것보다는 "이야, 너 그림 그릴 때 선을 정말 예쁘게 그리는구나"라고 칭찬해주는 것이 낫습니다. 왜냐고요? 아이도 거짓말은 다 눈치챕니다. 자꾸 거짓 칭찬을 하면 아이는 여러분이 믿을 만한 사람이 아니라고 생각합니다.

• 말은 가려서 하세요. 앞에서도 언급했지만, 머리가 좋다는 말도 경우에 따라서는 상처가 될 수 있습니다. 이런 말을 듣다 보면 아이는 자신이 똑똑하다고 생각하게 되는데, 그러다 보면 하나만 실패해도 자신을 실패자라 여깁니다. 그러면 이후로는 실패에 대한 두려움 때문에 위험을 감수하는 걸 주저합니다. 위험을 감수하지 않는다는 것은 결국 성공 가능성 또한 멀어진다는 뜻입니다. 따라서 그보다는 아이의 노력을 칭찬해주는 것이 훨씬 바람직합니다. 머리가 좋고 나쁜 것은 아이의 노력으로 바꿀 수 있는 것이 아니지만, 노력 여부는 말 그대로 아이의 노력을 통해 달라질 수 있기 때문입니다.

• 아이의 외모 같은 특성보다 행동을 칭찬해주세요. 외출할 때마다 아이가 예쁘다는 말을 듣는다면 이런 말로 반응해주세요. "동생도 얼마나 잘 돌보는데요!"

아이가 하는 행동에 관심을 가져야 합니다. 가족들 모두 반응이 별로 없거나 가족이 적은 집안에서 자라는 아이는 어떤 반응이라도 갈망하게 됩니다. 만약 나쁜 행동을 했더니 온 가족이 반응을 보인다면, 아이는 무관심보다는 나쁜 짓을 계속해서라도 가족의 관심을 받으려 합니다.